U0281626

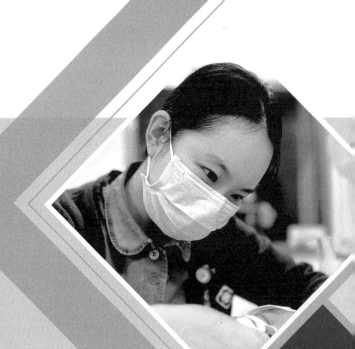

儿童危重症

护理前沿理论与实践

主编 孟玉倩 廖敏

重庆大学出版社

图书在版编目（CIP）数据

儿童危重症护理前沿理论与实践/孟玉倩，廖敏主编.--重庆：重庆大学出版社，2024.12.--（临床医学专著系列）.--ISBN 978-7-5689-4992-7

Ⅰ.R473.72

中国国家版本馆CIP数据核字第20248TQ836号

儿童危重症护理前沿理论与实践
ERTONG WEIZHONGZHENG HULI QIANYAN LILUN YU SHIJIAN

孟玉倩 廖 敏 主 编

策划编辑：胡 斌

责任编辑：张羽欣　版式设计：王 杭
责任校对：谢 芳　责任印制：张 策

*

重庆大学出版社出版发行

出版人：陈晓阳

社址：重庆市沙坪坝区大学城西路21号

邮编：401331

电话：（023）88617190　88617185（中小学）

传真：（023）88617186　88617166

网址：http://www.cqup.com.cn

邮箱：fxk@cqup.com.cn（营销中心）

全国新华书店经销

重庆长虹印务有限公司印刷

*

开本：787mm×1092mm　1/16　印张：31.25　字数：590千

2024年12月第1版　2024年12月第1次印刷

ISBN 978-7-5689-4992-7　定价：150.00元

编委会

序　言

在医学的浩瀚海洋中，儿科重症护理犹如一颗璀璨的明珠，其光芒照亮了无数危重患儿的生命之路。近年来，随着医学科技的迅猛发展，尤其是受 2020 年全球公共卫生事件的深刻影响，儿科急危重症领域经历了前所未有的挑战与变革。在此背景下，《儿童危重症护理前沿理论与实践》一书应运而生，它不仅是对过去经验的总结和传承，更是对未来发展的展望。

本书全面探讨了从早期精准识别到多系统急危重症的诊治过程，从传统的诊疗经验到先进的监护技能，每一章节都倾注了作者们的辛勤付出与不懈努力。尤为值得一提的是，本书采用了以症状为核心的内容编排与结构设计，旨在助力读者迅速锁定所需知识，并在潜移默化中帮助医护人员构建起科学的临床思维体系。

此外，本书还特别关注疼痛管理、心理支持以及终末期关怀等医学人文内容。对这些看似细微却至关重要议题的深入探讨，不仅可以展现医学技术的精湛与高效，更能彰显医学人文的温度与深度，也是现代医学全面发展的重要标志。

本书编写过程中，作者们始终秉持循证医学的原则，紧密追踪最新的临床实践与科研成果，以"一问一答"的形式展现护理新进展，为临床一线的医护人员提供切实的指导。

　　最后，我要衷心感谢所有参与本书编写、审校及提供支持的同仁们。是你们的智慧与努力，不断推进儿童危重症护理学科的发展。同时，我也相信在未来的日子里，《儿童危重症护理前沿理论与实践》将成为儿科医护人员不可或缺的良师益友，为更多危重症患儿带去生命的希望与温暖。

重庆医科大学附属儿童医院院长
中国医师协会新生儿科医师分会早产儿专业委员会副主任委员
中华医学会儿科学分会灾害筹备学组副组长
重庆市医学会儿科专委会新生儿学组副组长

前　言

近年来，随着重症医学与重症护理学的飞跃式进步，特别是在2020年全球公共卫生事件的推动下，儿科急危重症领域的治疗与护理策略迎来了前所未有的更新与发展。截至目前，我们已系统梳理并分析了71篇关于儿科急危重症治疗与护理的最新指南、证据总结及专家共识，深刻感受到这一领域知识更新的迫切需求。为响应儿科护理人员对高质量、高效能护理技能提升的渴望，我们精心编撰了此书，旨在通过汇集国内外最新研究成果与团队丰富的临床经验，为儿科重症监护工作提供坚实的循证支持与实用指导。

本书共分为十四章，紧密围绕危重症患儿的核心症状展开，从危急重症的早期精准识别，到心跳呼吸骤停、呼吸系统、消化系统、循环系统、泌尿系统、神经系统等多系统急危重症的全方位探讨，不仅涵盖了传统诊疗与评估方法的精髓，更融入了最新的监护技能与护理理念。特别值得关注的是，我们还深入探讨了儿童烧伤、疼痛管理、ICU后综合征及安宁疗护等前沿议题，力求为儿科医护人员呈现一个全面而深入的知识体系。

本书的核心受众定位于儿科医护人员，特别是工作在ICU一线的医护人员，致力于以患儿及其家庭为中心，构建一种集思想性、科学性、创新性、系统性、启发性、实践性与原创性于一体的学习平台。

在结构上，我们采用以症状为导向的编排方式，清晰勾勒出儿童危重症疾病的发生发展规律，以及相应的评估、监护与护理策略的最新进展。在内容上，本书不仅覆盖了危重症的早期识别与干预策略，还深入探讨了各脏器功能衰竭的复杂机制与综合治疗方法，同时不忘引入疼痛管理、心理支持及终末期关怀等人文内容，体现了现代医学的全面发展与人文关怀的深度融合。

在本书编写过程中，我们始终遵循循证医学的原则，紧密追踪近五年来儿科急危重症领域的最新科研成果与临床实践，确保内容的时效性与前沿性。我们希望通过本书，能够为读者提供新的监护视角，激发临床创新思维，助力儿科重症护理水平的持续提升。

在此，我们衷心感谢所有参与本书编写、审校及提供支持的院校领导、同仁及专家，是你们的智慧与努力，让这本书得以面世。同时，我们也深知，由于学识与经验所限，书中难免存在不足之处，恳请广大医护同仁及读者不吝赐教，批评指正。此外，书中提及的药物及剂量信息仅供参考，具体应用时请务必结合患者实际情况与医生指导。

2024 年 8 月

目 录

第一章

概 论

第一节 儿童重症医学发展概论

一、重症医学的发展史

重症医学（critical care medicine，CCM）是研究损伤或疾病导致机体向死亡发展的特点和规律，并根据这些特点和规律对重症患者进行治疗的学科。重症监护单元（intensive care unit，ICU）也被称作"重症监护室"或"重症加强治疗病房"，是重症医学学科的临床基地，也是医院集中救治和监护重症患者的专业科室。

1950年，现代心肺复苏术之父Peter Safar首次提出"高级生命支持"的概念，建议患者在重症监护环境中保持镇静和通气支持。1952—1953年，哥本哈根脊髓灰质炎疫情暴发。为了应对大量集中的机械通气患者和监护的需要，促成了呼吸重症监护病房（respiratory intensive care unit，RICU）的建立，这是文献报道的第一个专科ICU。在这一特殊病房内，医护人员夜以继日地提供连续的呼吸支持治疗，成功将病死率从骇人的87%降至15%，这一壮举不仅开创了跨科协作的新纪元，也让1952年的哥本哈根成为ICU历史的新起点。1970年美国重症医学会（Society of Critical Care Medicine，SCCM）作为一个独立的学术团体宣告成立。1982年欧洲成立了欧洲重症医学会（European society of intensive medicine，ESICM）。

我国的重症医学发展起步较晚,但发展迅速。20 世纪 60 至 70 年代,北京、天津等地医院率先建立了"三衰病房"及"集中观察室"等治疗危重症患者的单元。1984年,经医院领导批准,陈德昌教授按国际先进模式,在北京协和医院创建了我国首家独立的、综合性质的 ICU,曾宪九教授亲自将新成立的临床专科命名为"加强医疗科",拥有 8 张病床。1996 年 9 月,中国病理生理学会危重病学专业委员会成立。此后,我国重症医学领域持续发展壮大。2003 年严重急性呼吸综合征(severe acute respiratory syndrome,SARS)暴发,让 ICU 在国内第一次从幕后走到台前,让更多人开始知道它的存在。2005 年 3 月 18 日,中华医学会重症医学分会成立大会在北京隆重召开。2008年 7 月 4 日,一个在中国现代医学史上发展了近 30 年,但一直没有"名分"的学科终于被正式纳入国家医学学科管理体系,成为与内科、外科等并肩齐立的独立的二级学科,这个学科就是重症医学科,学科号为 320.58。我国卫生部门高度重视危重症医学的发展,已将 ICU 的设立列为衡量医院等级的重要指标之一。2009 年,原卫生部(国家卫生健康委员会,下同)明确要求我国三级医院和有条件的二级医院均应设立重症医学科,重症医学科属于临床独立学科,由直属医院职能部门直接领导。同年 7 月,中国医师协会重症医学分会成立。2010 年,重症医学专业成为医生执业范围的一个专属专业。2008 年和 2009 年汶川、玉树抗震救灾等重大医疗事件,让更多人开始认识它的重要性。2010 年重症医学进入首批国家临床重点专科建设项目,标志着我国重症医学进入崭新的发展阶段。

二、儿童重症医学的发展史

儿童重症医学(pediatric critical care medicine,PCCM)是研究儿童各年龄阶段危重症的基础理论、预防措施、临床医学理论和技术方法,以进行及时有效救治的医学科学。儿童重症监护病房(pediatric intensive care unit,PICU)是 PCCM 的实践基地和客观主体,其工作效果直接关系到危重症儿童的病死率和致残率,是儿科整体实力和水平的客观标志,在国家儿童医学发展战略中居重要的地位。

在发展中国家,例如在南非和印度,儿童重症医学的起步均晚于新生儿重症监护及新生儿学科的发展。20 世纪 50 至 60 年代,随着二氧化碳分压(partial pressure of carbon dioxide,PCO_2)和氧分压(partial pressure oxygen,PO_2)监测技术及呼吸机监护技术在南非的应用与发展,南非的第一个真正意义上全程监护的重症监护病房于 1974

年成立。印度第一个新生儿重症监护室（neonatal intensive care unit，NICU）成立于 20
世纪 60 年代的新德里，而在 NICU 成立近 20 年后，才在新德里、钦奈、昌迪加尔、孟
买、勒克瑙等主要研究中心相继成立了儿科重症监护病房。

　　我国儿科急危重症医学的发展得益于联合国儿童基金会（United Nations
International Children's Emergency Fund，UNICEF）项目的推动。1984 年，我国卫生部
和联合国儿童基金会合作启动了"小儿急救与培训项目"，11 家省市医院成为首批试
点单位，其中包括 4 个重点单位（首都医科大学附属北京儿童医院、中国医科大学附属
二院、重庆医科大学附属儿童医院、上海儿童医院）。卫生部两次组团赴美国、加拿
大考察，并利用此项目经费委派儿科医护人员赴美研修 1 年以上。1983 年，在世界卫
生组织（World Health Organization，WHO）支持下，中国儿科急危重症医学的开拓者
和奠基人、首都医科大学附属北京儿童医院樊寻梅教授以 1 台成人呼吸机、6 张床位起
步，在国内率先创建了 PICU。1985 年该项目结束后，各项目主要单位在国内先后成立
了 PICU 和 NICU。随着学科的成熟，建立专门的学术组织以促进学术交流成为迫切需求。
1988 年中华医学会急诊学分会儿科学组成立，赵祥文教授担任组长、樊寻梅教授等担
任副组长。1989 年在辽宁省丹东市召开了第一届全国儿科危重病大会。1993 年在赵祥
文教授和樊寻梅教授牵头下，中华医学会儿科学分会急救学组成立。2008 年和 2010 年
在汶川、玉树抗震救灾等重大突发事件中，儿童重症医学专业的医生、护士们发挥了重
要作用。自此，从国家层面开始认识到 PICU 的重要性。2010 年卫生部建立国家临床重
点专科，国内 10 家 PICU 首批入选。国家临床重点专科的建设对推动儿童重症医学的
发展起到了巨大的推动作用。

　　客观地说，儿童重症医学已经成为我国儿科领域最为活跃的分支之一。如果把 20
世纪 80 年代看作我国 PCCM 的创业年代，90 年代以后则是我国儿童危重症医学迅猛发
展的年代。历经三十余载的不懈努力，我国的 PCCM 成绩是显著的：PICU 和 NICU 在
中等以上城市基本普及，PCCM 基本人才梯队已经形成。尤为值得一提的是，首批建立
的 4 家 PICU 病房都已经发展成为国内规模较大、影响力较强的儿科重症监护中心。首
都医科大学附属北京儿童医院和复旦大学附属儿科医院更是晋升为国家儿童医学中心，
引领着我国儿童医疗事业的新篇章。

三、儿童重症监护的建设和要求

（一）概述

PCCM 的主要实践基地是儿童加强监护治疗病房，作为医院内专为危重患儿设立的集中管理单元，它注重疾病演变的过程和诊疗的整体性。通过应用先进的仪器设备和监护技术，对患儿的病情进行连续、动态和定量的观察，通过有效的治疗手段及干预措施，为重症患儿提供规范的、高质量的生命支持，提高危重症儿童的生存质量。重症患者的生命支持技术水平是衡量医院的综合救治能力的重要标尺，它直接体现医院的整体医疗实力，也是评判现代化医院水平的重要指标。

PCCM 是儿科学的分支，其独特性在于它是根据病情严重程度进行划分的，而非传统上按系统疾病划分的儿科学分支或亚专科。儿童重症医学与成人重症医学在研究内容、技术方法和管理实践等诸多方面都有很多的相通之处，故同时它也是重症医学的分支，是重症医学范围内按年龄阶段划分出的一部分。

PCCM 所研究的疾病范围是危及儿童生命的器官功能障碍，包括器官功能不全或衰竭和内环境紊乱，涉及全身各个系统疾病以及儿科各专业。故 PCCM 可以按病情进展速度划分为急性 PCCM 和慢性 PCCM；按治疗手段分为内科 PCCM、外科 PCCM；按器官系统分为消化系 PCCM、呼吸系 PCCM、心脏系 PCCM 等；按研究范畴分为基础PCCM、预防 PCCM 和临床 PCCM 等。

（二）服务对象

1. 儿童重症医学服务的对象

儿童重症医学服务的对象包括：①急性、可逆、已经危及生命的器官功能不全，经过 ICU 的严密监护和加强治疗短期内可能得到康复的患儿；②存在各种高危因素，具有潜在生命危险，经过 ICU 严密的监护和有效治疗可能减少死亡风险的患儿；③在慢性器官功能不全的基础上，出现急性加重且危及生命，经过 ICU 的严密监护和治疗后可能恢复到原来状态的患儿。值得注意的是，处于慢性消耗性疾病的终末状态、患有不可逆性疾病或不能从 PICU 的监护治疗中获得益处的患儿，通常不属于 ICU 的收治范围。

2. 广义的儿童重症医学服务对象

由于新生儿在病理生理、疾病、临床治疗护理等方面都非常特别，故 PCCM 的服务对象不涵盖该年龄段患儿。且近年来，我国的新生儿病房发展迅速，大多医院已经设置新生儿专科，故现在公认新生儿学科已经独立于 PCCM。

（三）儿童重症监护的内容

1. 基本生命体征监护

基本生命体征监护的主要监护项目包括呼吸、心率、血压、体温、镇静镇痛等。

2. 神经系统监护

神经系统监护主要监护患儿的神志和精神状态。

3. 呼吸系统监护

自主呼吸时的主要监护项目包括呼吸方式、呼吸频率、呼吸幅度；机械通气时的主要监护项目包括实测每分钟通气量、实测气道峰压、实测呼吸频率。

4. 循环系统监护

循环系统监护的主要监护项目包括有创或无创动脉血压、心电图、中心静脉压、肺动脉及心功能相关参数，还包括尿量等，以监测终末器官的灌注状态。

5. 实验室检查

实验室检查包括血常规、尿常规、粪常规、肝肾功能、电解质和血糖测定、凝血功能检查以及体液细菌学培养等。

6. 影像学检查

影像学检查包括核磁共振、X 影像学检查、超声检查等。

（四）PICU 的人员配备及专业要求

1. PICU 专科医生的配备

（1）PICU 专科医生的结构。PICU 专科医生的固定编制人数与床位数之比为（0.8~1）∶1 以上。PICU 日常工作中可有部分轮科、进修医生。ICU 医生组成应包括高级、中级和初级医生，每个管理单元必须至少配备一名具有高级职称的医生全面负责医疗工作。

（2）PICU 医生的专业要求。

1）PICU 医生应经过严格的专业理论和技术培训，以胜任对重症患儿进行各项监测与治疗。

2）PICU 医生应经过规范化的相关学科轮转培训。

3）PICU 医生必须具备儿童重症医学相关理论知识，掌握重要脏器和系统的相关生理、病理及病理生理学知识、PICU 相关的临床药理学知识和伦理学概念。

4）PICU 医生每年至少参加 1 次省级或省级以上重症医学相关继续医学教育培训项目的学习，不断加强知识更新。

5）PICU 医生应掌握重症患者重要器官、系统功能监测和支持的理论与技能包括：①心肺复苏；②休克；③呼吸功能衰竭；④心功能不全、严重心律失常；⑤急性肾功能不全；⑥中枢神经系统功能障碍；⑦严重肝功能障碍；⑧胃肠功能障碍与消化道大出血；⑨急性凝血功能障碍；⑩严重内分泌与代谢紊乱；⑪水电解质与酸碱平衡紊乱；⑫肠内与肠外营养支持；⑬镇静与镇痛；⑭严重感染；⑮多器官功能障碍综合征；⑯免疫功能紊乱。

6）PICU 医生应具备的监护与支持技术能力。PICU 医生除掌握一般临床监护和治疗技术外，应具备独立完成以下监护与支持技术的能力：①心肺复苏术；②人工气道建立与管理；③机械通气技术；④纤维支气管镜技术；⑤深静脉及动脉置管技术；⑥血流动力学监测技术；⑦胸穿、心包穿刺术及胸腔闭式引流术；⑧电复律与心脏除颤术；⑨床旁临时心脏起搏技术；⑩持续血液净化技术；⑪疾病危重程度评估方法。

2. PICU 专科护士的配备

（1）ICU 专科护士的结构。ICU 专科护士的固定编制人数与床位数之比为（2.5~3）：1 以上。三级医院重症医学科护士长或护理组长应当具备主管护师以上专业技术职务任职资格，二级医院重症医学科护士长或护理组长应当具备护师以上专业技术职务任职资格。

（2）ICU 护士的专业要求。ICU 护士必须经过严格的专业培训，熟练掌握重症护理基本理论和技能，经过专科考核合格后，才能独立上岗。

（3）ICU 医疗辅助人员的配备。ICU 可以根据需要配备适当数量的医疗辅助人员如呼吸治疗师等。有条件的医院可配备相关的技术与维修人员，负责保养和维护相关仪器和设备。

（五）PICU 的规模

1. ICU 分区

ICU 的功能用房面积与病房面积之比一般应达到 1.5 : 1 以上，其整体布局应当考虑到收治传染性疾病重症患者的需求，能够实现"平战结合"。ICU 应紧邻主要服务科室，如手术室、影像学科、化验室、输血科等，若横向空间布局不允许直接接近，则应该考虑楼上楼下的垂直布局实现"接近"。ICU 通道应设置 4 条：患者和家属通道、工作人员通道、污物处理通道和消防紧急通道，具体分区见表 1-1-1。

表 1-1-1 ICU 功能分区

功能分区	包含区域
医疗区	病房、中央工作站、配药室、医疗物品材料室、仪器室、实验室、营养准备室、被服室、家属接待室等
办公区	医师办公室、主任办公室、护理办公室、示教室
污物处理区	内镜清洁消毒室、污（废）物处理室
生活辅助区	工作人员休息室、更衣室、值班室、盥洗室等

根据情况，可采用开放式大间和单间相结合的形式；开放式多人间病房应保证床间距不少于 1 m，单间面积为 18~25 m²，鼓励病床单元以单间为主或分隔式病房。

ICU 应根据需要，设置一定数量的正压和负压病房。ICU 每张床单元均应按"生命岛"模式设置，病床之间、病床与中心工作站之间尽可能保持视觉通透，病房之间可使用半玻璃式隔断，中间装配窗帘。

2. ICU 的病床数量设置

根据医院等级和实际收治患者的需要，一般以该 ICU 服务病床数或医院病床总数的 2%~8% 为宜，可根据实际需要适当增加。从医疗运作角度考虑，每个 ICU 管理单元以 8~12 张床位为宜；床位使用率以 65%~75% 为宜，超过 80% 则表明 ICU 的床位数不能满足医院的临床需要，应该扩大规模。

（六）ICU 配备的设备

ICU 每张床配备完善的功能设备带或功能架，提供电、氧气、压缩空气和负压吸引等功能支持。每张监护病床装配电源插座 12 个以上，氧气接口 2 个以上，负压吸引接口 2 个以上，压缩空气接口 2 个以上。每张 ICU 床位的电源应该是独立的反馈电路供应。三级医院的 ICU 应该每张床配备 1 台呼吸机、床旁监护系统、输液泵和微量注射泵，其中微量注射泵每张床 2 套以上。另备心电图机、血气分析仪、除颤仪、血液净化仪、连续性血流动力学与氧代谢监测设备、心肺复苏抢救装备车（车上备有喉镜、气管导管、各种接头、急救药品以及其他抢救用具等）、体外起搏器、纤维支气管镜、电子升降温设备等。

每个 ICU 单元至少配备便携式监护仪 1 台和便携式呼吸机 1 台。

四、儿童重症医学的挑战

儿童重症救治的成效直接影响患儿的死亡率，在很大程度上反映整个儿科医学的水平。儿童重症救治技术的复杂程度及其对经验水平、设备条件和组织管理的要求，比儿科学其他分支学科都更高，其进展对儿科学的发展具有极大的推动作用。由此可见，PICU 作为儿科技术密集型的标志性学科，对发展 PCCM 意义重大且深远。目前，国内 PCCM 存在的问题主要是：①发展不平衡：大部分 PICU 层次不高、人力配备不足、利用效率不理想；②缺乏 PCCM 专门人才及其培训体系；③ PICU 资源和效益的研究工作滞后。

（一）信息化与人工智能在重症监护中的应用

我国重症医学信息化已经走过了基础的数字化阶段，正在由信息化向智能化发展。智能化阶段的重症信息系统主要发展方向为辅助诊疗，即自动获得诊断意见建议、获得治疗方案建议，在诊疗中更多实现智能化；开展重症医学院内及区域协同诊疗，提升区域诊疗水平。智能化之后，将迎来重症医学信息系统的智慧化发展阶段，这一阶段的特征是信息系统与医疗设备、器械以及精准医疗数据库等互相配合，通过人机互动等，为患者提供更加精准的治疗和护理方案，使治疗更加智慧化、精准化、人性化，全面提升重症医学诊疗水平，并可开展健康管理创新。

人工智能（artificial intelligence，AI）是研究用于模拟人的智能的新型技术科学，也属于计算机科学的分支之一。人工智能希望通过了解智能本质来生产出类似于人类，并能够做出与人类相同反应的智能机器。其研究内容包括 AI 机器人、语言识别、图像识别、语言处理以及专家系统等。在 CCM 中人工智能主要应用在以下四个方面，分别为疾病预警、诊断、治疗和预后恢复的判断。智能护理是护理信息化发展的高级阶段，人工智能与危重症护理的融合，将深刻变革护理实践及流程，促进最佳实践在临床的应用，形成智能化的护理服务新模式。目前，人工智能在危重症护理领域中的应用仍处于初步发展阶段，尚未真正实现临床落实。此外，人工智能也面临数据资源与安全、信息人才短缺和伦理等方面的挑战，在其探索应用中也需加以考量。

（二）ICU 综合化与专科化

综合 ICU 与专科 ICU 的建设与发展，一直是儿科重症医学的探讨重点。专科 ICU 主要以治疗专科领域的危重症患者为主，实行集中管理，并应用先进的监测、支持手段，使专科危重症患者的救治更为专业、及时、提前和精细。落实《"十四五"国家临床专科能力建设规划》，加快推进临床重点专科"百千万"工程，将重症医学作为临床专科能力建设优先支持方向，推广适宜医疗技术项目，积极引进先进治疗技术，丰富治疗手段，补齐重症医学专业技术短板。但成人 ICU 与 PICU 发展仍有区别，综合 ICU 与专科 ICU 应为互补；这不仅是儿童重症医学精细化发展的体现，也要求医院根据自身情况选择更为适宜的发展模式。

（三）没有围墙的 ICU

"没有围墙的 ICU"（critical care without walls）最早由 Hillmall 在 2002 年提出。这一理念呼吁重症专家们走出病房，参与各种紧急医疗活动，以便更早更准确地识别危重患者，更迅速地开展重症救援。随着科技的进步，很多仪器设备的小型化、集成化为重症医生走出病房创造了客观有利条件。远程重症监护也是一种新型的医疗模式，其借助先进的信息技术和设备，为异地患者提供远程医疗和护理，实现优质医疗资源共享。走出围墙，走向广阔天地，对重症医生既是挑战，也是机遇。未来它将把重症的理念带到更多的领域，必将对提高重症患者各个环节的救治成功率大有益处。

（四）飞速发展的医疗水平促进监护水平的提高

从呼吸支持治疗到肾脏替代的连续性血液净化治疗、体外膜肺氧合（extracorporeal membrane oxygenation，ECMO）等器官替代疗法，再到肾脏移植、肝脏移植、肺移植及心脏移植等器官移植技术的飞速发展，这些医疗进步不断对重症监护技术水平提出更高要求。为此，医生、护士都要加强培训以促进新技术的发展，提高危急重症救治水平。

（五）提高突发公共卫生事件的应对能力

从 2003 年非典的出现，到 2008 年汶川地震，再到 2020 年初的新型冠状肺炎的大暴发，重症医学的作用日渐凸显。为保证面对重大突发事件时可迅速实施对重症患儿的救治，要求医院方面，应当按照"平急结合"原则，储备一批可转换 ICU 床位，选择适宜的独立院区或病房楼，按照感染防控要求，对其内部病房进行改建，配备满足重症救治设备使用所需的供氧和供电设施，以及呼吸支持、抢救和监护等设备，确保能够在 24 小时内转化为重症专业救治床位。到 2025 年底，三级综合医院、中医医院、传染病医院和儿童专科医院中，综合 ICU 床位、专科 ICU 床位和可转换 ICU 床位的占比应分别不低于 4%、2%、4%；到 2027 年底，上述占比分别不低于 4.5%、2.5%、4.5%。到

2025 年末，二级综合医院、传染病医院和儿童专科医院综合 ICU 床位、专科 ICU 床位和可转换 ICU 床位的占比分别不低于 2%、1%、2%；到 2027 年底，上述占比分别不低于 2.4%、1.2%、2.4%。从重症人才队伍建设上看，重症医学科应拥有一支作风好、技术强的专业队伍。但目前医疗队伍水平差异较大，专职的重症医学人才短缺，其业务方向往往取决于原来的专业。目前的重症医学科尚没有具备适应重症医学发展的教学培训基地。PICU 专科护士培训基地在部分省市也陆续建立，但还没有得到国家卫生健康委员会（卫健委）或中华护理学会批准、认可的 PICU 专科护士培训基地。加大重症监护专业护士培养和培训力度，到 2025 年底，各地重症监护专业护士参加专项培训比例不低于 90%；到 2027 年底，基本实现专项培训"全覆盖"。新技术、新业务的发展也为应对突发公共卫生事件奠定了基础，如 ECMO 的开展与发展，为危重症患儿的救治提供了有力保证。这样才能从环境、设备、人力上保证突发公共卫生事件的应对能力。

第二节　危重症患儿的早期识别及处理

一、概述

危重症患儿是指生理功能处于不稳定的儿童，体内重要脏器的微小改变，即可导致器官系统不可逆的功能损害或死亡。对于已经出现严重意识障碍、致命性心律失常、失代偿休克、心功能衰竭的患儿，其危重病情明显，相对容易识别。儿科重症监护病房的护理人员，在临床护理工作中对急危重患儿的病情快速地做出早期评估，评估后及时准确地处理危及患儿生命的症状或体征；在患儿病情平稳时，对其进行更为细致的专科评估，是儿童 ICU 专科护士的核心能力之一。

二、危重症发生的原因及临床表现

1. 原因

（1）感染。以呼吸系统感染最为常见，其次为脓毒症、脓毒症休克或中枢神经系统感染。

（2）意外伤害。以车祸伤、高处坠落伤最为常见，烧伤、烫伤、窒息、溺水等也是主要原因。

（3）肿瘤或免疫系统疾病。

（4）遗传或染色体疾病。

2. 临床表现

（1）体温高热，患儿核心温度 >39 ℃；或体温不升，即核心温度 <35 ℃。

（2）异常烦躁、哭闹不止、反应迟钝、嗜睡、意识模糊，甚至昏迷。

（3）面色苍白、青灰甚至紫绀，或者皮肤出现花斑、出冷汗、皮肤黏膜广泛出血。

（4）呼吸频次增快，节律不规则。

（5）心率过快或过慢。

（6）脉搏细弱或不能触及。

（7）尿量少。

三、危重症患儿的评估及处理

危重症的患儿病情来势凶险、容易反复、变化多端，患儿又因病情重、年龄小，语言表达能力有限，只能通过患儿的表情、动作和声音等来发现问题和解决问题，可以通过初步印象—初次评估—二次评估三步原则来进行危重症患儿的评估，具体流程如图 1-2-1 所示。

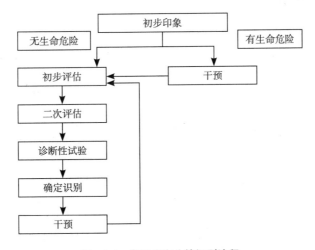

图 1-2-1 危重症患儿的识别流程

来源：许峰. 实用儿科危重病抢救常规和流程手册 [M]. 3 版. 北京：人民卫生出版社，2024.

（一）初步印象

在最初几秒内，初步印象可以使用儿科评估三角（pediatric assessment triangle，

PAT）来进行评估。这是一个快速的评估工具，它可以帮助非儿科专业的医护人员快速识别需要紧急处理的危重患儿，目前已在国内外被广泛应用于院前急救和儿科急诊。评估三角是指从 C-B-C（原来的 A-B-C 已改为 C-B-C）三方面进行评估。PAT 评分详见表1-2-1。

表 1-2-1　儿科评估三角（PAT）

项目	内容	结果	分值
C 意识状态	动作：儿童表现出符合其年龄特点或与其平时相同的动作能力 可交流：不同年龄段的儿童通过不同方式与人交流，新生儿哭声有力，婴儿随着感兴趣的物体转动头部、移动肢体、目光专注，儿童能用语言与人交流，语言连贯，对答正确 可安抚：亲密照护者能安抚儿童	正常	0
	动作：不能正常活动 交流：新生儿哭声弱，婴幼儿反应迟钝，儿童无法语言交流 安抚：不可安抚	异常	1
B 呼吸	无异常呼吸音 无呼吸做功的改变，正常体位	正常	0
	异常呼吸音（不用听诊器） 哮鸣音、呻吟（会厌关闭，横膈收缩而出现的类似呜咽、哭泣声） 呼吸做功的改变 强迫体位：嗅物位（头部和上半身整体前倾，不能平卧） 三角坐位（双手支撑使身体呈三角形，拒绝仰卧） 吸气性三凹征 鼻翼扇动	异常	1
C 肤色	肤色正常，口唇红润	正常	0
	苍白：皮肤黏膜苍白 发绀 花纹	异常	1

注：当 PAT 三边总分为 0 分时，提示患儿病情目前相对稳定；当 PAT 三边总分≥1 分时，提示患儿病情目前不稳定，需要急诊即刻采取干预措施。

来源：胡燕琪，王莹，张雨萍，等 . 儿科评估三角的意义和应用 [J]. 临床儿科杂志，2017, 35(7): 558-560.

（1）意识状态（consciouseness，C），即患儿的精神、反应、意识水平，包括患儿的外观形态、眼球活动、姿势体位、肌张力情况、是否可与周围互动、是否可安慰、是否易激惹、是否凝视，还包括语言或哭声是否正常、有无嘶哑或微弱。外观异常往往提示患儿病情严重。

（2）呼吸（breathing，B），即患儿的呼吸形态、呼吸做功是增加还是减小，是否有呼吸费力、窘迫、做功增加、呼吸气相异常、是否有异常呼吸声音如痰鸣、喘鸣、喉鸣、呻吟、叹息等，并需评估在严重情况下是否出现呼吸停止。

（3）肤色（color，C），即患儿的皮肤颜色，是否苍白、发绀或有异常花纹。这些变化往往是评估患儿血液循环状态和氧合能力的重要指标。

初步印象的CBC识别方法是在接触患儿的第一时间，靠视觉、听觉来查看总体状况，判断患儿是否稳定，一般在30~40 s内完成。稳定：意识状态、呼吸及皮肤三方面的观察因子无异常；不稳定：三方面评估中出现任何一项阳性体征者视为不稳定。如病情处于不稳定状态，再根据初步评估的项目对患儿做进一步评估，辨别出高危影响因子。初步评估可以帮助护士迅速判断患儿处于"稳定"还是"不稳定"的状态，即第一时间对患儿是否处于危重的状态进行识别。

可使用儿科早期预警评分（pediatric early warning score，PEWS）进行综合评估。PEWS可以帮助医护人员识别病情有恶化风险的患儿，从而加强对患儿的监护，以便及时启动抢救程序。它是一类用于早期识别患儿病情恶化风险的评分工具，使患儿病情判断有较为统一的标准，且可重复性好，有利于对患儿病情进行连续性评估，有助于客观识别和评估危重症患儿，同时使医护人员之间沟通更便捷。

布莱顿PEWS，即布莱顿皇家亚历山德拉儿童医院PEWS（royal Alexandra hospital for sick children，Brighton PEWS），是最早的PEWS。该评分系统参考了成人早期预警评分和专家意见，从行为——精神状态、意识、对疼痛的反应，循环——皮肤、毛细血管充盈时间（capillary refill time，CRT）、心率、呼吸——呼吸频率、呼吸节律、呼吸做功、需吸氧浓度及氧流量，三大方面评估病情，根据不同表现分别记0、1、2、3分，另外，持续性呕吐或需要连续雾化记2分。出现有3分的项目或总分4分以上给予预警。Brighton PEWS为识别潜在危重患儿提供标准做法，增强了医护人员辨别有恶化风险患儿的能力与信心。具体内容见表1-2-2。

表1-2-2 儿科早期预警评分（PEWS）

项目	0分	1分	2分	3分
精神行为	正常玩耍/微笑	易激惹，可安慰	易激惹，不可安慰	疼痛反应降低/昏睡/昏迷
心血管	肤色粉红 CRT（1~2 s）	肤色苍白 CRT（3 s）	肤色灰 CRT（4 s） 心率较正常升高20次/分	肤色灰且湿冷 CRT（≥5 s） 心率较正常升高30次/分
呼吸	频率在正常范围 无吸凹征	频率较正常增快>10次/分，呼吸做功明显，吸氧浓度>30%或氧流量大于3 L/min	频率较正常增快>10次/分或伴吸凹征，吸氧浓度>40%或氧流量大于6 L/min	呼吸频率较正常降低伴吸凹征和/或呻吟，或吸氧浓度>50%或氧流量大于8 L/min

来源：段莎莎.儿童早期预警评分识别危重症患儿的应用价值[D].乌鲁木齐：新疆医科大学，2020.

（二）处理措施

患儿无呼吸或仅有喘息，不能在 10 s 内明确感觉到脉搏或脉搏 <60 次 / 分，立即呼救团队进行团队心肺复苏术；患儿呼吸微弱、浅促，出现呼吸窘迫或者呼吸衰竭，应立即进行无创辅助通气或行气管插管进行有创机械通气改善通气状况；患儿有休克时立即进行输血、扩容等抗休克处理。责任医生在病历上及时准确地记录患儿的病情变化及治疗方法，责任护士及时准确地执行医嘱并在护理记录单上详细记录，并再次评估患儿的意识状态、呼吸、皮肤颜色，判断病情是否及时控制，待患儿病情稳定后进入一级评估流程。

1. 初步评估

按照 Ａ Ｂ Ｃ Ｄ Ｅ 的顺序，快速评估患儿的生命体征和呼吸、循环、神经系统的功能状态，以此判断患儿的病情，并做进一步的呼吸或循环干预。

（1）气道（airway，A），为气道评估，通过观察气道是否通畅和开放，及时发现并解除气道梗阻。方式：看胸腹部的运动；听呼吸音或气流声音；感觉患儿鼻、唇边是否有气体运动。

（2）呼吸（breathing，B），为呼吸评估，包括呼吸频率、呼吸节律和形式、呼吸做功或费力；胸廓扩展和气流运动；不正常的气道音和肺泡呼吸音；脉搏血氧饱和度，还要注意分辨是吸气相还是呼气相异常。

1）呼吸频率、呼吸节律和形式。无论年龄多少，呼吸超过 60 次 / 分，皆为异常，评估时间至少 30 s，因为婴儿最多可有 10~15 s 的呼吸间歇期。不同年龄儿童呼吸频率见表 1-2-3。呼吸频率降低或不规则并伴意识恶化说明临床状况恶化。呼吸急促是婴儿呼吸窘迫的最先体征，动态呼吸急促是指伴呼吸窘迫即呼吸费力，而静态呼吸急促指无呼吸窘迫的呼吸急促且没有肺部累及，常见于高热、疼痛、代谢性酸中毒伴脱水、脓毒症（无肺炎）呼吸减慢常伴呼吸不规则，在急危重症患儿常提示即将出现心跳呼吸骤停，需要紧急处理。

表 1-2-3　不同年龄儿童呼吸频率（次 / 分）

年龄	新生儿	1 个月 ~1 岁	1~3 岁	4~7 岁	8~14 岁
呼吸频率	40~44	30	24	22	20

来源：崔焱，张玉侠. 儿科护理学 [M]. 7 版. 北京：人民卫生出版社，2021.

2）呼吸做功。呼吸做功增加主要表现为呼吸费力，说明患儿试图改善氧合或通气，存在鼻翼扇动、张口呼吸、呻吟、点头呼吸、吸气或呼气时间延长、吸气三凹征、辅助呼吸肌参与呼吸、矛盾呼吸等体征，说明呼吸做功明显增加、存在呼吸窘迫或呼吸衰竭。

3）通气量。判断通气是否充分可通过观察胸廓起伏，听诊远端气道气体运动及异常气管及肺泡呼吸音，测定氧合血红蛋白饱和度，注意吸气相或呼气相（或两者均）是否受累来实现。

4）皮肤颜色。在温暖环境中，躯干与四肢皮肤颜色和温度一致，呈红色。紫绀是低氧血症的主要表现，在评估患儿肤色和温度时要考虑环境温度和灌注情况，若环境温度低且肢端灌注差，皮肤可出现花纹、发凉、CRT 延长。低氧血症患儿中心性青紫是明显的（还原性血红蛋白为 5 g/dL 以上），但中心性青紫不一定是低氧血症的可靠或早期表现（青紫性先天性心脏病、贫血也可出现中心性青紫）。

5）脉氧饱和度。脉氧饱和度是临床上评估氧合状态的一种有效方法，但它不能提供通气是否足够的信息（如是否存在碳酸血症或酸中毒）。室内空气条件下，若经皮脉搏血氧饱和度（SpO_2）≥94%，表明正常；若 SpO_2<94%，则患儿需吸氧，此时还需结合患儿呼吸频率、呼吸努力程度和意识水平等因素进行综合评估。值得注意的是，有些患儿可能表现为 SpO_2 正常，但实际上存在呼吸窘迫的症状，因为这种"正常"是通过增快呼吸频率及增加呼吸能力来维持的，尤其是在给氧后可能更为明显。当脉氧饱和仪心率与实际心率不一致、测不出、波形不规则时，可能是因为探头接触不良、灌注不足，此时测出的 SpO_2 不可信。

（3）循环（circulation，C），即循环评估，包括心率和心律、脉搏（中央和外周）、血压、CRT、末梢温度、尿量。

1）心率评估。心率过快会造成舒张期短，回心血量减少，冠状动脉灌注减少，心肌收缩力下降等不良后果。儿童心率的正常范围见表 1-2-4。

表 1-2-4 各年龄儿童心率的正常范围

年龄	新生儿	1 岁以内	1~3 岁	4~7 岁	8~14 岁
次数（次 / 分）	120~140	110~130	100~120	80~100	70~90

来源：崔焱，张玉侠 . 儿科护理学 [M]. 7 版 . 北京：人民卫生出版社，2021.

2）脉搏评估。可通过触摸中央和远端的脉搏进行评估：中央动脉包含股动脉、颈内动脉、腋动脉；外周动脉包含肱动脉、桡动脉、足背动脉、胫后动脉等。根据脉搏情况可快速而有效地判断血压：能触及桡动脉，代表收缩压 >80 mmHg；能触及股动脉，代表收缩压 >70 mmHg；能触及颈总动脉，代表收缩压 >60 mmHg。

3）血压评估，可采取无创血压监测和有创血压监测。无创血压监测不能连续显示瞬间的血压变化，当收缩压≤60 mmHg 时，无创血压监测无法正确测出。所以对于血压不稳定的危重患儿，无创血压监测不能及时正确地反映血压骤降的病情变化，应改为有创测压法。有创血压监测能够提供准确、可靠和连续的动脉血压数值（包括收缩压、舒张压和平均动脉压），能够获得正常或异常的动脉脉搏波形，并且脉搏波的波形幅度和形态可以反映心血管功能，从而推断心脏功能的状况，并计算每搏输出量。

4）CRT 评估，即毛细血管再充盈时间，代表终末器官灌注。正常值小于 2 s，同时应关注环境温度变化。若过于寒冷，则会影响评判结果。此外，皮肤颜色，有无粉红、苍白、紫绀、皮肤花斑等情况也可纳入评估内容。肢体末端如手掌，足部的温度也是评估的范围。

（4）神经系统功能评估（disability，D），即脑功能评估，包括意识状态的快速评估法（AVPU 法）；儿童改良 GLAS 评分；瞳孔对光反射和脑干反射（如咽反射）。

（5）外表评估（exposure，E），即患儿外表评估。可去除衣物查看有无创伤或感染灶或者皮疹，是否有持续腹胀，检查时注意保暖以防止低体温的发生。及时测量核心体温，包括体温升降的方式、发热的程度、发热的类型以及发热伴随症状。休克或极度衰弱患儿体温常有下降。体温过高 41 ℃以上或过低 35 ℃以下，都提示病情严重。

根据气道、呼吸、皮肤颜色判断患儿的呼吸窘迫、呼吸衰竭是上气道还是下气道，是肺实质病变导致还是驱动力引起；根据循环、反应、皮肤颜色评估患儿休克是代偿性还是非代偿性，是低血容量性、分布性、心源性还是梗阻性。一级评估快速完成后，需分辨出威胁生命的体征或症状，并迅速采取相应的处理措施。

2. 处理

（1）启动急救措施。呼叫急救小组，快速启动急救措施。

（2）保持舒适体位，开放气道。

（3）保持呼吸道通畅，若呼吸道有分泌物者要及时清除。

（4）给予患儿吸氧。

（5）进行心电监测、氧饱和度监测，密切观察患儿的生命体征。

（6）建立静脉通路。建立 2 条及以上静脉通路，等候下一步指令。

处理完毕，再次评估患儿的气道、呼吸、循环、神志反应、皮肤颜色，待病情稳定后进入二级评估流程。

（三）二次评估

经过初级评估且做出相应处理，在情况稳定后，再进行二次评估，评估时可从SAMPLE着手评估，具体评估内容及顺序见表1-2-5。评估完成后，结合全面体格检查、实验室检查和放射检查结果，根据情况再次判断。尽量寻找引发心、肺和神经功能障碍的病因和患儿的阳性体征。与医生沟通，针对相关病因采取相应的护理措施并评价。通过初始评估、一级评估、二级评估，了解患儿的危重程度、病因及并发症，总结患儿出了什么问题，给予了什么处理，目前的状态怎么样，下一步要做的事情是什么。

表 1-2-5　二次评估内容及顺序

意义	内容
S：signs and symptoms	症状体征
A：allergies	过敏史
M：medications	用药史
P：past medical history	过去疾病史、出生史、预防接种史
L：last meal	最后一次用餐史
E：events	与此次疾病相关病史

孟玉倩　颜莉

第二章

急性呼吸衰竭

第一节 急性呼吸衰竭概述

一、概述

急性呼吸衰竭（acute respiratory failure，ARF）是指由多种原因导致的呼吸功能异常，其特点为通气或换气功能严重障碍，出现缺氧或二氧化碳潴留而引起一系列生理功能和代谢紊乱的临床综合征。儿童急性呼吸衰竭是儿科急诊常见的危重病之一，一般起病急，病情变化快，症状重，常收治于儿科重症监护病房（PICU）。

儿童相对于成人在急性呼吸衰竭上有更多的致病因素和更高的发病率。儿童处于生长发育过程中，其胸壁具有高顺应性且容易变形，功能残气量较成人小；在肺顺应性降低，如肺炎、急性呼吸窘迫综合征（acute respiratory distress syndrome，ARDS）时难以产生足够潮气量，从而更容易导致呼吸衰竭的发生。

二、病因和发病机制

（一）病因

1.呼吸系统自身疾病

呼吸系统自身疾病以通气障碍为主，分为上呼吸道梗阻和下呼吸道梗阻。

（1）上呼吸道梗阻，包括感染所致喉炎、异物吸入、扁桃体及腺样体肥大、严重喉软化、喉痉挛、舌根囊肿、喉头水肿、颅面部发育畸形等。

（2）下呼吸道梗阻，包括哮喘急性发作、溺水、闭塞性细支气管炎、支气管异物、血管环压迫气管、肺部疾病（如各种肺炎、间质性肺疾病等）、肺水肿、肺出血、肺栓塞、肺挫伤等。

2. 呼吸泵异常

呼吸泵异常是指从呼吸中枢、脊髓到呼吸肌和胸廓各部位的病变引起的通气不足，可出现排痰无力、咳嗽、肺不张、感染加重等症状。包括以下病因：

（1）脑和脊髓病变，如癫痫持续状态、脑水肿、脊髓损伤、颅内占位性病变、药物过量引起的呼吸抑制、各种原因引起的低通气综合征等。

（2）神经肌肉病变，如重症肌无力、肌营养不良、吉兰-巴雷综合征、膈肌麻痹、脊髓性肌肉萎缩、线粒体脑肌病或其他代谢性肌病、膈疝、肉毒中毒等。

（3）胸膜疾病，如胸腔积液、液气胸或气胸等。

（4）胸廓创伤或胸廓畸形，如肋骨骨折、严重脊柱侧凸、创伤后的连枷胸、窒息性胸廓发育不良等。

3. 组织缺氧

组织缺氧是指机体在氧气的运输、释放和组织内有效利用过程中出现的障碍现象，病因包括：

（1）休克，包括各种原因引起的休克，如急性循环容量丢失引起的低血容量性休克、严重感染引起的感染性休克、心脏泵血功能障碍引起的心源性休克、过敏性休克、神经源性休克等。

（2）心功能不全或衰竭，如先天性心脏病、心律失常、爆发性心肌炎、心脏压塞等。

（3）中毒，如亚硝酸盐中毒、氰化物中毒等。

（4）严重贫血，包括各种原因引起的严重贫血，如红细胞生成减少、溶血性贫血、失血性贫血等。

（二）发病机制

1. 儿童呼吸系统的解剖生理特点

儿童和成人的呼吸系统解剖生理存在显著差异，尤其是小婴儿，因其自身独特的生理特点，更容易发生呼吸衰竭，且症状更严重。

（1）解剖特点。

1）上呼吸道。婴幼儿鼻根扁而宽，鼻腔相对较小，后鼻道狭窄，加之血管丰富，黏膜柔嫩且无鼻毛保护，容易发生鼻塞，进而导致呼吸困难；婴幼儿舌体较大，容易堵塞口咽部；婴幼儿咽部富有淋巴组织，鼻咽和咽部相对狭小且垂直，感染时可发生咽后壁脓肿；部分学龄前及学龄儿童因扁桃体肥大或腺样体肥大，容易出现上气道梗阻；儿童喉部呈漏斗形，喉腔及声门部较狭小，软骨发育不完全，富有血管及淋巴组织，易发生炎性肿胀，导致呼吸困难。

2）下呼吸道。婴幼儿气管和支气管的管腔相对狭窄，这一生理特征使其在吸入异物时更易受阻。由于儿童右侧支气管粗短、陡直，支气管异物多见于右侧支气管；婴幼儿毛细支气管无软骨，平滑肌发育不完善，黏膜纤毛运动差，易发生感染导致呼吸道阻塞；儿童肺组织发育尚未完善，肺泡数量较少，肺弹力纤维组织发育差，血管丰富，间质发育旺盛，肺膨胀不够充分，易发生肺部感染。

3）胸廓和纵隔。婴幼儿胸廓上下径较短，前后径相对较长，呈圆桶状，呼吸时胸廓运动幅度小，活动范围受限，肺不能充分扩张、通气和换气，因此容易发生缺氧和二氧化碳潴留；婴幼儿基础代谢率高出成人2~3倍，加之呼吸肌发育不完善，膈肌和肋间肌中耐疲劳的肌纤维数量少，膈肌呼吸储备能力不足，易疲劳，从而增加呼吸衰竭的风险。婴儿胸壁柔软，容易发生胸廓塌陷，使肺的扩张受限；儿童肋骨呈水平位，胸廓具有相对高顺应性以及容易变形的特点，肋间肌发育不全，使胸壁对增加潮气量的作用有限；同时，膈肌位置较高，膈肌与胸廓之间相互作用面积小，限制了其垂直方向的位移量。此外，儿童的纵隔占比相对较成人大，且周围组织松软，富有弹性，因而肺的扩张更易受到限制，在气胸或胸腔积液时易发生纵隔移位。

（2）生理特点。

1）呼吸频率和节律。小儿年龄越小，呼吸频率越快，应付额外负担时的储备能力较成人差。婴幼儿因呼吸中枢发育不完善，呼吸运动调节功能较差，易出现呼吸节律不齐、间断呼吸及呼吸暂停等。

2）呼吸类型。正常婴幼儿主要呈腹（膈）式呼吸，随着年龄增长，开始出现胸式呼吸，7岁后大多数儿童转变为胸腹式呼吸。

3）呼吸功能。儿童各项呼吸功能、呼吸储备能力均较差，易发生呼吸功能不全。

（3）免疫特点。

儿童呼吸道的非特异性免疫功能和特异性免疫功能均较差，具体表现为非特异性免疫功能如咳嗽反射、纤毛的运动功能差导致排痰能力降低；同时，特异性免疫功能中，婴幼儿肺泡巨噬细胞功能不足，补体、溶菌酶、干扰素、乳铁蛋白等的数量和活性不足，故易患呼吸道感染。

2. 通气障碍

通气障碍是指肺泡与外界气体交换不足，常见原因有气道阻力增加和肺扩张受限，从呼吸中枢至效应器中的任何一环发生病变，均可引起通气障碍。通气障碍使肺泡有效通气量减少，二氧化碳（CO_2）排出受阻，肺泡内氧分压降低，而出现低氧血症和高碳酸血症，低氧血症较易通过吸氧而被纠正。

3. 换气障碍

换气障碍是指肺泡内气体与血液内气体进行交换的过程发生障碍，任何原因引起的通气 / 血流比例失调、O_2 及 CO_2 弥散障碍或肺内静动脉分流均可引起肺换气障碍。换气障碍的明显特点为低氧血症，且多不易通过吸氧得到纠正，动脉血二氧化碳分压（partial pressure of carbon dioxide，$PaCO_2$）正常或降低。

三、临床表现

（一）原发病表现

原发病表现根据原发病不同而异。

（二）呼吸系统表现

1. 周围性呼吸衰竭

周围性呼吸衰竭主要表现为不同程度的呼吸困难。上呼吸道梗阻以吸气性呼吸困难为主，下呼吸道梗阻以呼气性呼吸困难为主。呼吸做功增加，临床可见三凹征、鼻翼扇动、张口呼吸等；早期呼吸多浅快，晚期呼吸减慢无力。若呼吸频率减至 8~10 次 / 分，则提示呼吸衰竭严重；若呼吸频率减至 5~6 次 / 分，则提示呼吸随时可能停止。

2. 中枢性呼吸衰竭

中枢性呼吸衰竭主要表现为呼吸节律改变，可呈浅慢呼吸，严重时出现周期性呼吸。常见有呼吸暂停、叹息样呼吸、潮式呼吸、双吸气（抽泣样呼吸）等。

（三）神经系统表现

神经系统症状的轻重和呼吸衰竭的发展速度有关。早期表现为烦躁不安、头痛、头晕等。随着病情加重，患儿意识障碍逐渐加深，可出现定向障碍、抽搐、昏睡，严重者甚至出现昏迷、颅内压增高、脑疝等。

（四）心血管系统表现

缺氧和 CO_2 潴留早期可引起交感 - 肾上腺髓质系统兴奋，表现为心率增加、血压升高，严重时则心率减慢、血压下降、心音低钝、心律失常。缺氧还可引起肺小动脉收缩、肺动脉高压，导致右心负荷增加，引起右心功能不全。

（五）消化系统表现

缺氧可导致消化道黏膜糜烂、溃疡出血、肠麻痹、肝损害等。

（六）泌尿系统表现

呼吸衰竭时泌尿系统可出现蛋白尿、少尿、血尿甚至无尿，还可出现尿白细胞增高、管型尿等，严重者甚至出现肾衰竭。

（七）水、电解质及酸碱失衡

呼吸衰竭还会引起内环境紊乱，常出现高钾 / 低钾血症、低钠血症、低血钙、低血氯、呼吸性或混合性酸中毒、水肿等。

四、辅助检查

对急性呼吸衰竭的患儿进行血气分析检查，可以监测血液酸碱度（pondus hydrogenii，pH）、动脉血二氧化碳分压（$PaCO_2$）、动脉血氧分压（PaO_2）、标准碳酸氢盐（standard bicarbonate，SB）、碱剩余（base excess，BE）及电解质等的变化，以判断呼吸衰竭的类型、程度及酸碱平衡紊乱程度，有助于对病情进行全面而又准确的评估。其他病因辅助检查详见急性呼吸衰竭的监测技术章节。

五、治疗要点

早发现、早治疗能够改变呼吸衰竭患儿疾病的预后，呼吸衰竭治疗的目标是恢复正常的气体交换和通气功能，同时使并发症减少到最低程度。

（一）病因治疗

病因治疗是治疗的根本。应综合评估患儿病情，明确病因，给予针对性治疗。

（二）气道管理

加强气道湿化、翻身、胸部物理疗法，按需吸痰，吸痰时严格无菌操作，保持呼吸道通畅；根据患儿原发病及肺部病变情况，采取适宜的体位，如半卧位、侧卧位、平卧位等。

（三）呼吸支持治疗

积极纠正缺氧和二氧化碳潴留是呼吸衰竭治疗的关键环节。根据患儿缺氧情况、二氧化碳储留情况、原发病、病情选择适宜的氧疗方式，如鼻导管、面罩、头罩给氧等。必要时行无创通气、气管插管或气管切开，行呼吸机辅助支持。重症呼吸衰竭患儿在常规呼吸支持治疗无效时，可予以特殊呼吸支持治疗，如肺表面活性物质（pulmonary surfactant，PS）治疗、高频振荡通气（high frequency oscillation ventilation，HFOV）、一氧化氮（NO）吸入治疗、体外膜肺氧合（extracorporeal membrance oxygenation，ECMO）等。

（四）营养支持

呼吸衰竭的患儿常由于发热导致代谢加快及呼吸做功增加等因素，而诱发低蛋白血症。针对此类情况，及时给予患儿营养支持，能够降低其因低蛋白血症导致的死亡率。患儿胃肠道功能允许的情况下，营养师根据患儿病情制定饮食方案，选择合适的膳食种类。无法经口进食者可安置胃管进行鼻饲，注意评估患儿消化情况，并定期进行营养评估。若患儿肠内营养摄入热量不足，可酌情予以静脉营养输注以保证热量。

（五）对症治疗

感染是引起呼吸衰竭的主要原因之一，在呼吸衰竭的治疗过程中，感染也是需重点关注的并发症之一，因此，积极有效地抗感染治疗是治疗呼吸衰竭不可或缺的重要手段。呼吸衰竭确诊后需尽快完善痰液、血液等的病原学检查，根据药敏试验结果选择合适的抗感染药物。呼吸衰竭常伴有其他器官受损，如患儿出现循环功能不稳定、肾功能不全、颅内高压、消化道出血、肝功能损害、内环境紊乱等并发症时需予以相应的处理；患儿如出现烦躁不安、高热、惊厥、咳喘等症状，也要进行积极的对症处理。

第二节　急性呼吸衰竭的相关评估

一、概述

呼吸系统相关病症是婴儿和儿童心搏骤停的主要诱因，因此在患儿发生急性呼吸衰竭时评估与治疗都须分秒必争，以防止呼吸功能的恶化。通过及早鉴别、及时治疗呼吸窘迫或呼吸衰竭，可以极大地改善患儿的预后。

在临床上，对于没有发生心搏骤停的危重症患儿，治疗的首要任务是评估气道和呼吸。医护人员需通过快速评估患儿的呼吸功能，以确认呼吸问题的类型和严重程度而不是确认病因。当氧合和通气稳定后，再确认呼吸问题的病因，进行相应的病因治疗。通过"评估—鉴别—干预"的流程，密切监测患儿的病情进展或治疗反应，并指导下一步的干预措施。

二、护理评估

（一）健康史

详细询问患儿的现病史、出生史、喂养史、生长发育史、预防接种史、过去史、家庭及生活环境史等。了解患儿有无呼吸道感染史，发病前是否有麻疹、百日咳、呼吸道合胞病毒、腺病毒、流感病毒、新型冠状病毒等呼吸道传染病。询问患儿是否为足月产、有无窒息史，了解其生长发育状况。

（二）身体状况

评估患儿呼吸系统相关症状，具体内容见本节症状评估内容。评估有无心血管系统、神经系统、消化系统、泌尿系统等受累的表现。评估血气分析、血常规、胸部影像学、病原学等检查结果。

（三）心理-社会状况

了解患儿及其照顾者的文化程度、对急性呼吸衰竭的认知水平、家庭经济情况和社会支持系统。同时，评估患儿及其照顾者的心理状态。患儿是否有因为呼吸急促、缺氧、发热、对环境陌生等产生恐惧与焦虑，照顾者是否因患儿病情重、住院时间长、缺乏疾病相关知识等而产生焦虑情绪。

三、症状评估

（一）气道和呼吸

此为急性呼吸衰竭优先评估的内容，须快速进行。

1. 气道

通过"看 - 听 - 感"观察判断患儿气道是否通畅或开放。"看"—胸腹部运动；"听"—呼吸音或气流声音；"感"—鼻和嘴唇边气体运动。另外，还需注意识别上呼吸道梗阻的相关体征，如吸气性三凹征、异常呼吸音（鼾音、哮鸣音）、有吸气努力无呼吸音（气道完全阻塞）等。

2. 呼吸

（1）呼吸频率。小儿年龄越小，呼吸频率越快，不同年龄小儿呼吸频率的正常值见表 1-2-3。评估时须计时 30 s，因为婴儿可有最多 10~15 s 的呼吸间歇期；无论年龄大小，只要呼吸频率超过 60 次 / 分，均为异常；呼吸由快转正常并伴意识水平好转，常提示患儿好转；呼吸次数减少或不规则伴意识恶化则说明患儿病情加重。

（2）呼吸节律。注意识别异常的呼吸节律，如潮式呼吸、呼吸暂停、双吸气（抽泣样呼吸）、间断呼吸等。潮式呼吸又称为"陈 - 施呼吸"，是一种呼吸由浅慢逐渐变为深快，然后再由深快转为浅慢，再经一段呼吸暂停（5~20 s）后，又开始重复以上过程的周期性变化，其形态犹如潮水起伏。呼吸暂停是指 20 s 无呼吸气流，或短于 20 s 但伴有心动过缓、紫绀或苍白。根据有无吸气活动可分为中枢性呼吸暂停、梗阻性呼吸暂停、混合性呼吸暂停。间断呼吸又称为"比奥呼吸"，表现为规律呼吸几次后，突然呼吸停止，间隔一个短时间内又开始呼吸，如此反复交替。它比潮式呼吸更严重，常在临终前发生。婴幼儿因呼吸中枢发育不完善，易出现呼吸节律不齐、间断呼吸及呼吸暂停等。

（3）呼吸做功。呼吸做功增加主要表现为呼吸费力，这往往是患儿试图优化氧合或通气的迹象。如果患儿出现鼻翼扇动、张口呼吸、呻吟、点头呼吸、吸气或呼气时间延长、吸气三凹征、辅助呼吸肌参与呼吸、矛盾呼吸等，则说明患儿呼吸做功明显增加、存在呼吸窘迫甚至呼吸衰竭。

（4）通气量。儿童的潮气量为 6~10 mL/kg，1 岁以内儿童的潮气量平均为 42 mL，约为成人的 1/12。儿童的潮气量在临床上往往难以准确测定，但是可以通过临床方法来帮助评估患儿通气量是否合适。临床上常常通过观察胸壁运动的幅度和听诊远端气道气体运动（肺泡呼吸音）的方法来进行评估，如患儿有正常胸壁运动且双侧呼吸音对称则提示通气量合适，但需注意婴幼儿胸壁较薄、易传导的特殊性，即使病变区的呼吸音减弱有时也难以鉴别，而且需评估所有肺泡呼吸音强度和音调是否对称，听诊区包括腋下、前后胸壁。

（5）肺泡呼吸音。可借助听诊器听诊患儿有无异常的呼吸音，如肺啰音、喉鸣音、喘鸣音等。

1）肺啰音。肺啰音分为干啰音和湿啰音，干啰音常见于肺间质性疾病，湿啰音常见于肺炎。

2）喉鸣音。喉鸣音是吸气相听到的粗糙的、高音调的呼吸音，是上气道梗阻的体征，常见于喉炎、会厌炎、喉软化、过敏反应等。

3）喘鸣音。在呼气相可听到，常见于支气管炎、支气管哮喘、异物吸入等疾病。

（二）发绀

发绀又称"紫绀"，是指血液中还原型血红蛋白增多使皮肤和黏膜呈青紫色改变。在毛细血管丰富、皮肤薄、色素较少的部位，发绀表现更加明显，如甲床、口唇、肢端等。在判断患儿有无发绀时需注意个体皮肤差异、光线的影响。发绀分为急性发绀和慢性发绀，前者是临床急症，常提示患儿处于急性缺氧状态，后者患者机体逐渐代偿，患者常能耐受，通常不需立即紧急处理。在进行发绀的评估时，要注意评估发绀的部位、程度及伴随症状。

（三）咳嗽

咳嗽是呼吸道疾病常见的症状之一，它是机体的一种保护性反射，其目的是清除呼吸道内分泌物或吸入物。与成人相比，小儿喉管、气管及支气管管腔狭窄，且无有效的咳嗽反射，咳嗽力量较差，清除呼吸道内分泌物或吸入物的能力弱。咳嗽评估包括咳嗽的性质、时间、节律、声音、伴随症状等。

（四）喘鸣和喘息

喘鸣是由于气道内黏液和气道壁等受气流影响产生振动所致，喘息是由于支气管和小气管阻塞或狭窄而产生。喘鸣和喘息可在呼气相和吸气相中单一出现，也可同时出现，它们的出现常常提示患儿可能存在呼吸道阻塞，如急性喉炎患儿常有吸气性喘鸣，支气管哮喘患儿可表现为呼气性喘息。

四、评估工具

（一）呼吸系统问题识别流程图

美国心脏协会编著的《儿科高级生命支持实施人员手册》（2022 年出版）总结出了呼吸系统问题识别流程图，就如何识别和确认呼吸系统问题进行了归纳。呼吸系统问题识别流程见表 2-2-1。

表 2-2-1　呼吸系统问题识别流程

呼吸问题征象					
临床征象		上呼吸道梗阻	下呼吸道梗阻	肺组织疾病	呼吸控制障碍
气道	通畅	气道开放且可维持 / 不可维持			
呼吸	呼吸频率 / 做功	增加			可变
	呼吸音	喘鸣（通常吸气时） 犬吠样咳嗽 声嘶	哮鸣音（通常呼气时） 呼气相延长	呼气性呻吟 啰音 呼吸音减小	正常
	空气流动	减少			可变
循环	心率	心动过速（初期）；心动过缓（后期）			
	皮肤	苍白、皮肤冰凉（早期）；紫绀（后期）			
功能障碍	意识水平	焦虑、躁动（早期）；嗜睡、无反应（后期）			
暴露	体温	可变			
PALS：确定呼吸问题的严重程度					
呼吸窘迫向呼吸衰竭的进展					
气道	呼吸窘迫：开放且可维持 呼吸衰竭：不可维持				
呼吸	呼吸窘迫：呼吸急促 呼吸衰竭：呼吸过慢，进展为呼吸暂停				
	呼吸窘迫：呼吸做功（鼻翼扇动 / 吸气性凹陷） 呼吸衰竭：从呼吸做功增加进展为呼吸做功降低，并随后进展为呼吸暂停				
	呼吸窘迫：空气流动良好 呼吸衰竭：从空气流动不足进展为无空气流动				

续表

循环	呼吸窘迫：心动过速 呼吸衰竭：心动过缓
	呼吸窘迫：苍白 呼吸衰竭：紫绀
功能障碍	呼吸窘迫：焦虑、躁动 呼吸衰竭：从嗜睡进展为无反应
暴露	体温变化

注：此表未囊括所有呼吸急症，而是描述了少数疾病的关键特征。

来源：美国心脏协会. 儿科高级生命支持实施人员手册 [M]. 杭州：浙江大学出版社, 2022.

（二）儿童呼吸困难评分（pediatric respiratory assessment measure，PRAM）

PRAM 评分是由 Chalut Ducharme 及其同事开发的，经研究证实能够有效评估患儿呼吸状况，与儿童哮喘的病情严重程度存在紧密联系，且安全有效。PRAM 评分见表 2-2-2。

表 2-2-2　客观评估工具 - 儿童呼吸困难评分（PRAM）

评估项	评估标准	得分
氧饱和度	≥95%	0
	92%~94%	1
	<92%	2
胸骨上窝凹陷	无	0
	有	2
斜角肌收缩	无	0
	有	2
吸气音	正常	0
	肺底部减弱	1
	肺尖及肺底部减弱	2
	最小化或接近无	3
喘息	无	0
	仅呼气相	1
	吸气相（呼气相可有）	2
	无听诊器即可闻及或沉默肺	3

注：PRAM 得分：0~3 分，轻度；4~7 分，中度；8~12 分，重度；最高 12 分。

来源：CHALUT D S, DUCHARME F M, DAVIS G M. The Pre-school Respiratory Assessment Measure (PRAM): a responsive index of acute asthma severity[J]. J Pediatr, 2000, 137(6): 762-768.

（三）哮喘严重程度分级表

《儿童支气管哮喘诊断与防治指南（2016 年版）》建议通过儿童哮喘急性发作期病情严重程度分级表对患儿进行评估，以判断哮喘的严重程度。≥6 岁儿童哮喘急性发作期病情严重程度分级见表 2-2-3，<6 岁儿童哮喘急性发作期病情严重程度分级见表 2-2-4。

表 2-2-3 ≥6 岁儿童哮喘急性发作期病情严重程度分级

临床特点	轻度	中度	重度	危重度
气促	走路时	稍事活动时	休息时	呼吸不整
体位	可平卧	喜坐位	前弓位	不定
讲话方式	能成句	成短句	说单字	难以说话
精神意识	可有焦虑、烦躁	常焦虑、烦躁	常焦虑、烦躁	嗜睡、意识模糊
辅助呼吸肌活动及三凹征	常无	可有	通常有	胸腹矛盾呼吸
哮鸣音	散在、呼气末期	响亮、弥漫	响亮、弥漫	减弱乃至消失
脉率	略增加	增加	明显增加	减慢或不规则
	不存在	可能存在	通常存在	不存在表明呼吸肌疲劳
PEF 占正常预计值或本人最佳值的百分数（%）	SASB 治疗后：>80	SASB 治疗前：>50~80 SASB 治疗后：>60~80	SASB 治疗前：≤50 SASB 治疗后：≤60	无法完成检查
血氧饱和度（吸空气）	0.90~0.94	0.90~0.94	<0.90	<0.90

注：（1）判断急性发作严重程度时，只要存在某项严重程度的指标，即可归入该严重程度等级；（2）幼龄儿童较年长儿和成人更易发生高碳酸血症（低通气）；PEF：最大呼气峰流量；SASB：短效 β_2 受体激动剂。

来源：中华医学会儿科学分会呼吸学组，《中华儿科杂志》编辑委员会. 儿童支气管哮喘诊断与防治指南 (2016 年版)[J]. 中华儿科杂志, 2016, 54(3): 167-181.

表 2-2-4 <6 岁儿童哮喘急性发作期病情严重程度分级

症状	轻度	重度
精神意识改变	无	焦虑、烦躁、嗜睡或意识不清
血氧饱和度（治疗前）	≥92%	<92%
讲话方式	能成句	说单字

续表

症状	轻度	重度
脉率（次 / 分）	<100	>200（0~3 岁） >180（4~5 岁）
发绀	无	可能存在
哮鸣音	存在	减弱，甚至消失

注：血氧饱和度是指在吸氧和支气管舒张药治疗前测得值；需要考虑儿童的正常语言发育过程；判断重度发作时，只要存在一项就可归入该级。

来源：中华医学会儿科学分会呼吸学组，《中华儿科杂志》编辑委员会 . 儿童支气管哮喘诊断与防治指南 (2016 年版)[J]. 中华儿科杂志 , 2016, 54(3): 167-181.

（四）肺损伤预测评分

2011 年 Gajic 等提出了肺损伤预测评分（lung injury prediction score，LIPS），根据诱因、创伤、高危手术等因素对肺部损害程度进行评分，可对存在急性肺损伤的高危患儿进行敏感的筛选。LIPS 详见表 2-2-5。

表 2-2-5　肺损伤预测评分表

变量		分值
诱因	休克	2.0
	误吸	2.0
	脓毒症	1.0
	肺炎	1.5
高危手术	脊柱	1.0
	急腹症	2.0
	心脏	2.5
	主动脉血管	3.5
高危创伤	脑外伤	2.0
	烟尘吸入损伤	2.0
	淹溺	2.0
	肺挫伤	1.5
	多发骨折	1.5

续表

变量		分值
危险因素	酗酒	1.0
	肥胖（BMI>30）	1.0
	低蛋白血症	1.0
	化疗	1.0
	$FiO_2>0.35$（>4 L/min）	2.0
	呼吸急促（RR>30 次/分）	1.5
	$SpO_2<95\%$	1.0
	酸中毒（pH<7.35）	1.5
	糖尿病	1.0

注：关于 LIPS 评分切点不同文献有不同的看法，目前经典认为 LIPS<4 分时发生 ARDS 的可能性是很低的；LIPS>6 分或 7 分时，ARDS 的发生率为 20%~30%；LIPS 在 4~6 分时，虽然发生 ARDS 的概率不高，但要密切注意疾病的发展，防止转变为 ARDS。吸入气中的氧浓度分数（fraction of inspiration O_2，FiO_2）。

来源：GAJIC O, DABBAGH O, PARK P K, et al. Early identification of patients at risk of acute lung injury: evaluation of lung injury prediction score in a multicenter cohort study[J]. Am J Respir Crit Care Med, 2011, 183(4): 462-470.

第三节　急性呼吸衰竭的监测及治疗技术

一、概述

急性呼吸衰竭是一个复杂的病理生理过程，儿童因其呼吸系统生理解剖特点，往往起病急、发展快，有效的监测和治疗技术可以提高患儿生存率和改善预后。

随着科技发展，急性呼吸衰竭的监测技术也快速发展，血气分析、呼吸内镜、呼吸系统影像学检查、呼吸功能测定、实验室检查等可帮助临床医生更好地判断呼吸衰竭患儿的病情。近年来，随着儿童呼吸衰竭的诊治研究取得新进展，床旁肺部超声、膈肌超声、阻抗断层成像技术等的出现更是让呼吸衰竭患儿的病情评估变得数字化、精确化，为临床决策提供了可靠的参考依据。

呼吸衰竭治疗的目标是恢复正常的气体交换和通气功能。早期及轻症者给予一般内科治疗即可，晚期或危重症则需要高级生命支持。

二、监测技术

（一）血气分析

1. 临床意义

当患儿出现呼吸衰竭时，进行血气分析检查，监测血中 pH、$PaCO_2$、PaO_2、HCO_3^-、SB、BE 及电解质等的变化，对早期诊断、早期治疗均极为重要。血气分析检查相对于其他辅助检查，具有快速可获得、可重复的优点，已在临床中广泛应用。

2. 适应证

（1）急、慢性呼吸衰竭。

（2）各种疾病、创伤、手术所导致的呼吸功能不全、呼吸功能障碍。

（3）对于危重症患儿，需进行严密的医学观察，并及时纠正其可能存在的氧合状态不良及酸碱失衡等问题。

3. 禁忌证

无绝对禁忌证。但对有出血倾向的患儿，应谨慎应用。

4. 注意事项

（1）操作注意事项。进行血气分析检查前，要根据仪器和治疗需求采集合适的血液样本（可为动脉血、静脉血、毛细血管血）；采集标本时尽量使用专用的血气采集针，充分肝素化；选择合适的采集部位，远离输液部位，并注意无菌技术操作；采集样本后注意排气并隔绝空气，及时送检；对于异常结果需判断其真实性，必要时遵医嘱进行复查。

（2）血气分析仪的质控。血气分析仪需按要求定期进行质量控制，以确保检测结果的准确性。

（3）血气分析仪的维护。血气分析仪工程师、科室设备管理员应定期对血气分析仪进行维护，保持正常的备用状态。

（二）呼吸内镜

1. 临床意义

呼吸内镜包括鼻内镜、纤维喉镜、支气管镜等，本节主要介绍支气管镜。近年来，支气管镜检查已成为全世界儿科呼吸专业医师在临床实践和研究中非常重要的一项检查技术。

2. 适应证

（1）疑似气道阻塞。

（2）喘鸣。

（3）气管、支气管软化。

（4）咯血。

（5）毒物吸入或烧伤。

（6）原因未明的肺部感染或浸润。

（7）持续性肺不张。

（8）反复性肺炎及难治性肺炎。

（9）胸部创伤。

（10）亚急性或慢性咳嗽。

（11）气管食管瘘。

（12）纵隔淋巴结肿大或包块压迫呼吸道及肺。

3. 禁忌证

（1）肺功能严重减退或者呼吸衰竭患儿氧合和通气未稳定。

（2）心脏功能严重减退或者有心力衰竭、严重心律失常或三度以上房室传导阻滞。

（3）高热。

（4）活动性大咯血。

（5）严重的营养不良、一般情况太差而不能耐受支气管镜。

4. 注意事项

支气管镜的消毒需按照相关标准执行，支气管镜检查需由专业的经过培训的医护团队进行，操作时严格无菌。操作过程中密切监测患儿生命体征，及时发现并处理并发症。

（三）胸部 X 线

1. 临床意义

胸部 X 线在儿童呼吸系统疾病诊疗中应用最广泛，是此类疾病首选的诊断手段。胸部 X 线不仅可以检查肺部病变，同时还能帮助医生了解胸部其他器官的状况。然而，其局限性在于软组织重叠较多部位的病变易被掩盖、漏诊，对纵隔内病变显示差。

2. 适应证

（1）感染或筛查。

（2）骨折。

（3）气胸和液气胸。

（4）胸部异物。

（5）胸部占位。

3. 禁忌证

没有绝对禁忌证，只有相对禁忌证。儿童是辐射损伤的高危人群，病情允许下尽量少做 X 线检查。

4. 注意事项

（1）做胸部 X 线检查时，需要取掉患儿身上的金属物品、饰品、敷料、电极片等。

（2）对会阴部进行遮盖，以免对患儿性腺造成伤害。

（3）注意遮盖患儿甲状腺。

（4）备齐各种急救药品和器械，密切观察患儿在检查中的情况。

（四）胸部的电子计算机断层扫描（computed tomography，CT）

1. 临床意义

与 X 线相比，CT 图像清晰、密度分辨率高，且不存在组织重叠现象，因此疾病的检出率更高，是胸部疾病的主要检查方法。儿童胸部 CT 检查需注意 X 线辐射剂量对患儿的影响，严格掌握适应证、减少扫描次数、低剂量扫描等。

2. 适应证

（1）肺内病变。

（2）纵隔病变。

（3）胸膜及胸壁病变。

（4）肺门肿块。

（5）膈肌病变。

（6）心脏大血管病变。

（7）胸腺瘤。

3. 禁忌证

（1）碘对比剂过敏（增强 CT 时）。

（2）严重肝、肾功能损害（增强 CT 时）。

（3）重症甲状腺疾病（增强 CT 时）。

4. 注意事项

（1）去除患儿身上携带的金属物。

（2）积极配合医生，不配合的患儿可以进行适当镇静。

（3）注意遮挡患儿身体其他部位。

（4）备齐各种急救药品和器械，密切观察患儿在检查中的情况。

（5）了解相关的禁忌证。

（五）胸部的磁共振成像（magnetic resonance imaging，MRI）

1. 临床意义

MRI 对于胸壁、脊椎旁区、纵膈和心血管结构及区分肺门淋巴结和血管结构具有优势，因此纵膈内占位性病变更适用于 MRI。

2. 适应证

（1）胸部肿瘤，如纵隔肿瘤、肺癌等。

（2）胸部血管异常者，如主动脉夹层、肺栓塞等。

3. 禁忌证

（1）心脏起搏器或其他植入物。

（2）铁屑或金属片在体内。

（3）幽闭恐惧症。

4. 注意事项

（1）去除患儿身上携带的金属物。

（2）积极配合医生，不配合的患儿可以进行适当镇静。

（3）备齐各种急救药品和器械，密切观察患儿在检查中的情况。

（六）肺部超声

1. 临床意义

有研究表明，肺部超声因无辐射、动态、操作简便而适用于新生儿或儿科重症监护病房等重症患儿的床旁检查，可用于儿童 ARDS、肺实变、肺泡间质综合征等肺部疾病的诊断，具有一定的敏感度和准确性，但做出定性诊断比较困难。

2. 适应证

（1）肺部疾病的诊断和鉴别诊断。

（2）肺部疾病的病情监测和治疗效果评估。

（3）肺部手术前的评估和术后随访。

3. 禁忌证

（1）病情不稳定，无法配合检查者。

（2）有严重心肺功能不全，不适宜进行超声检查者。

（3）检查部位有严重感染、出血或皮下气肿者。

4. 注意事项

（1）保持患儿安静，必要时进行适当镇静。

（2）选择适宜的探头。

（3）注意探头的操作技巧，避免对患儿造成不适或损伤。

（4）密切观察患儿的病情变化，确保检查的安全性和有效性。

（七）膈肌超声

1. 临床意义

在 PICU 中，超声成像在危重患儿的诊断和治疗指导方面越来越受欢迎，其中使用超声评估呼吸肌功能（尤其是膈肌）相对较新。床旁膈肌超声可以指导临床医护人员对重症患儿机械通气的撤机拔管、判断慢性阻塞性疾病的严重程度，还可以帮助鉴别膈肌功能障碍。

2. 适应证

（1）膈肌疾病的诊断。

（2）膈肌功能的评估。

（3）膈肌手术的指导。

（4）指导膈肌康复治疗。

3. 禁忌证

同本节肺部超声禁忌证内容。

4.注意事项

（1）按照规范进行操作，获取准确的指标。

（2）保持患儿安静，必要时进行适当镇静。

（3）注意操作技巧，避免对患儿造成不适或损伤。

（4）密切观察患儿的病情变化，确保检查的安全性和有效性。

（八）生物电阻抗断层成像（electrical impedance tomography，EIT）

1.临床意义

EIT 技术是将 8~32 个等间距电极系在束缚带胸廓上，电极在胸腔周围施加电流，实时监测并估算病人在呼吸过程中肺部电阻率的变化，进而生成相应的成像。图像以不同颜色直观展示肺泡塌陷区域、肺泡过度膨胀区域以及肺泡周期性复张塌陷区域，明确显示出这些区域的大小和位置。这一技术不仅能对呼吸衰竭患儿的机械通气参数调节提供准确指导，有效预防因过度通气可能导致的肺泡气压伤，还能协助医师识别气胸、肺不张、气管导管异位等临床状况。

2.适应证

通气功能异常的肺疾病，如呼吸衰竭、ARDS、肺不张、气胸等。

3.禁忌证

（1）使用电信号设备：起搏器、植入型心律转复除颤器、其他生物阻抗或电活性装置等。

（2）束缚带无法接触患儿皮肤，胸部创伤或烧伤。

（3）脊柱病。

（4）其他影响电信号传导状态：体重指数 >50 kg/m² 的患儿，严重肺水肿，MRI 检查期间。

4.注意事项

（1）束缚带和患儿保持同一朝向。

（2）保持胸部皮肤滋润或涂抹导电凝胶，以保证电信号传播。

（3）束缚带位于儿童第 4~6 肋间或婴幼儿腋窝下，首、尾电极与胸骨的距离相等。

（4）注意图像识别。在普通模式下，各电极区域的颜色对应该区域肺组织的呼气和未通气状态：黑色提示该区域无或仅有轻微阻抗变化；白色提示该区域处于过度通气状态；蓝色提示该区域通气不足、肺泡处于塌陷状态。

（九）呼吸功能测定

1. 临床意义

呼吸功能测定主要有肺功能检查、呼出气一氧化氮检测、睡眠呼吸监测，本节主要介绍肺功能检查。肺功能检查能够确定并量化呼吸系统功能的缺陷和异常，对早期检出肺、气道病变，鉴别呼吸困难原因，评估疾病的严重程度，评定治疗效果及疾病预后等均有重要意义。近年来，肺功能检查在儿科中越来越受到重视，临床上逐渐广泛应用于儿童支气管哮喘及慢性咳嗽的诊断及鉴别诊断。

2. 适应证

（1）危重疾病的监护。

（2）哮喘。

（3）慢性咳嗽。

（4）手术患者的应用。

（5）呼吸功能的评价。

（6）呼吸困难原因的鉴别。

（7）肺部病变程度的评估。

（8）大小气道阻塞的鉴别诊断。

（9）呼吸肌功能测定。

3. 禁忌证

（1）气胸、肺大疱。

（2）有明显心律失常等病史。

（3）儿童中耳炎鼓膜穿孔。

（4）近1个月内有过咯血病史。

（5）正在接受抗结核药物治疗或有活动性肺结核。

（6）腹股沟疝、脐疝等疝环较松、易嵌顿。

（7）近1~3个月内接受过胸部、腹部或眼科手术。

（8）癫痫发作需要药物治疗。

（9）受试儿童不能配合肺功能测试（如患儿存在认知问题）。

4. 注意事项

（1）检查前需要进行仪器的校正，例如环境定标、容积定标等。

（2）引导患儿做好检查前的准备，如引导大年龄儿童配合检查、评估婴幼儿是否安静入眠、做好患儿基本资料的记录、选择合适的检查时机等。

（3）检测时多采用仰卧位和侧卧位，仰卧位最多。

（4）仰卧时头略后仰，面罩遮住口鼻并压紧，避免漏气。

（5）随访时，需与前次同一体位进行检测。

三、治疗技术

（一）氧气疗法

1. 概念

氧气疗法（oxygen therapy）简称氧疗，是通过特定装置给机体输入氧气，提高吸入氧气浓度，增加 PaO_2 和动脉血氧饱和度，从而改善或纠正因各种原因造成的低氧血症的治疗方法。

2. 适应证

（1）血气分析提示低氧血症。

（2）有以下任何一种临床表现。

1）发绀。

2）呼吸异常。

3）心血管功能不全。

4）心肺脑复苏。

5）休克。

6）颅内压增高。

7）意识障碍。

8）心率增快。

3. 禁忌证

没有绝对禁忌证，氧中毒患儿或某些复杂性先天性心脏病（依赖动脉导管未闭存活）的患儿应谨慎吸氧。

4. 注意事项

（1）氧中毒。吸入氧气浓度 >60%，称为高浓度吸氧；吸入氧气浓度 <40%，称为低浓度吸氧。在 PaO_2<50 mmHg 或经皮血氧饱和度 <85% 的情况下，应注意长时间吸入高浓度氧气带来的氧中毒性肺损伤。新生儿、早产儿吸入氧气浓度为 100% 时不要超过 30 min，吸入氧气浓度为 80% 时不要超过 12 小时。

（2）早产儿视网膜病变。长时间过高的 PaO_2 会造成早产儿晶状体后纤维组织增生，甚至视网膜脱离，因此早产儿吸氧时要密切监测 PaO_2。

（3）肺不张。吸入高浓度的氧可使肺泡中的氮气比例减小，造成肺不张。

（二）无创正压通气

1. 概念

无创正压通气（non-invasive positive pressure ventilation，NPPV）指不需要侵入性或有创性的气管插管或气管切开，通过鼻塞、鼻罩、口鼻罩、全面罩或头罩等方式将患儿与呼吸机相连接以进行正压辅助通气的技术。目前临床上常用的无创通气技术有经鼻高流量氧疗（high flow nasal cannula，HFNC）、持续气道正压给氧（continuous positive airway pressure，CPAP）和双水平正压通气（bi-level positive airway pressure，BiPAP）。

2. 适应证

目前儿童应用 NPPV 尚无统一的适应证，NPPV 主要用于呼吸衰竭的早期干预或者辅助撤机。

3. 禁忌证

（1）心跳或呼吸停止。

（2）自主呼吸微弱，频繁呼吸暂停。

（3）气道分泌物多，咳嗽无力，误吸危险性高。

（4）失代偿性休克。

（5）大量上消化道出血。

（6）频繁呕吐。

（7）鼻咽腔永久性的解剖异常。

（8）颈面部创伤、烧伤及畸形。

（9）近期面部、颈部、口腔、咽腔、食管及胃部手术。

（10）先天性膈疝。

4. 注意事项

（1）选择合适的鼻塞、鼻罩或面罩等。根据患儿口鼻情况选择适宜型号的鼻塞、鼻罩或面罩等，以保证有效的通气。

（2）调节适宜的参数。医生根据患儿病情，选择适宜的通气模式，设置合理的参数。

（3）注意气体的湿化。注意湿化水的添加，保持有效的湿化。

（4）并发症的观察和处理。观察患儿有无皮肤损伤、漏气、腹胀、CO_2 潴留、误吸等并发症的发生，并及时进行相应的处理。

（三）有创通气

1. 概念

有创通气是指通过有创的方法，如气管插管或气管切开，使用呼吸机进行呼吸支持的一种治疗方法。它可以维持气道通畅、改善通气和氧合、避免二氧化碳蓄积和低氧血症，帮助机体顺利渡过由原发病所导致的呼吸衰竭，为治疗原发病争取时间。

2. 适应证

（1）通气功能异常。

（2）氧合障碍。

（3）机械通气可能受益的情况（降低全身或心肌的氧耗、降低颅内压而采用姑息性过度通气等）。

3. 禁忌证

没有绝对的禁忌证，须注意患儿在大咯血急性期、张力性气胸、大量胸腔积液等导致的呼吸衰竭时，机械通气和对症处理应该同步进行。

4. 注意事项

（1）保持合适的气管导管深度。评估患儿的气管导管深度是否合适，班班交接并记录呼吸机参数与气管导管深度。

（2）加强气道护理。注意气体湿化，予以胸部物理治疗；按需吸痰以保持呼吸道通畅，吸痰时严格无菌操作等。

（3）拔管后的评估。注意评估有无拔管指征，条件成熟时尽早撤离。

（4）预防呼吸机相关性肺炎（ventilator associated pneumonia，VAP）的发生。采用集束化管理措施预防 VAP，如体位管理，加强口腔护理，呼吸机的清洁消毒，尽早撤除呼吸机，营养支持等。

（四）高频振荡通气

1. 概念

高频振荡通气（high frequency oscillation ventilation，HFOV）是一种利用活塞泵或其他机械装置的往返活动以推动气体振荡，将气体送入和"吹"出气道的一种通气方式。HFOV 可以直接调节气道平均压，而气道平均压的高低影响氧合，并可以借此维持肺泡及气道的开放和稳定。通过没有大流量气体输送的通气方式，稳定且波动幅度较小的气道压，可以降低气流阻力和肺循环阻力，改善通气 / 血流比值，临床上常用于重症呼吸衰竭的治疗。

2. 适应证

（1）ARDS。

（2）气漏综合征。

（3）肺出血。

（4）重症支气管哮喘。

3. 禁忌证

重度气道阻塞或狭窄。

4. 注意事项

（1）操作前准备。使用前进行患儿的全面评估，做好使用前准备。

（2）合理镇痛镇静。给予患儿适当的镇痛镇静治疗。

（3）加强气道护理。常规护理内容见本节有创通气的注意事项。

（4）并发症的观察与护理。观察患儿有无气胸、肺过度扩张、腹胀、CO_2 潴留等并发症的发生，并及时进行相应的处理。

（五）一氧化氮吸入治疗

1. 概念

一氧化氮吸入治疗是指通过吸入方式，将 NO 气体输送至患儿肺部，以达到治疗疾病的目的。NO 通过选择性扩张肺内通气良好区域的肺血管，显著降低肺动脉压，减少肺内分流，改善通气血流比例失调，减少肺水肿形成。当出现严重呼吸衰竭伴有明显肺动脉高压或严重心功能不全的情况时，可考虑使用 NO 吸入治疗。

2. 适应证

（1）ARDS。

（2）肺动脉高压。

（3）急性肺炎。

（4）肺水肿。

（5）肺心病。

（6）支气管哮喘。

（7）吸入性肺损伤。

3. 禁忌证

（1）有出血倾向，尤其是已有血小板减少或颅内出血。

（2）已存在高铁血红蛋白血症或对高铁血红蛋白血症具有遗传敏感者。

4. 注意事项

（1）正确连接。注意 NO 机和呼吸机的正确连接。

（2）效果评估。评估患儿的治疗效果。

（3）记录参数。每班检查并记录 NO 机的参数。

（4）及时更换气瓶。观察 NO 气瓶上的压力值，及时更换气瓶。

（六）肺表面活性物质治疗

1. 概念

肺表面活性物质（pulmonary surfactant，PS）治疗是指通过气管插管将肺表面活性物质注入患儿肺部，以达到治疗效果的一种治疗方式。PS 可以降低肺泡表面的张力，防止肺泡萎陷和肺水肿。

2. 适应证

（1）新生儿呼吸窘迫综合征。

（2）ARDS。

（3）新生儿胎粪吸入综合征。

（4）先天性肺发育不良。

（5）其他：重症肺炎，宫内感染性肺炎。

3. 禁忌证

无绝对禁忌证。

4. 注意事项

（1）注意调节参数。在 PS 从呼吸道扩散到肺泡内之前，应适当增加机械通气的压力。

（2）及时下调参数。应用 PS 后，患儿的肺顺应性得到改善，潮气量增加，注意及时下调呼吸机参数。

（3）预防低氧血症的发生。预防性使用 PS 应尽量避免气管插管时间过长发生低氧血症。

（七）体外膜肺氧合

1. 概念

ECMO 是指将静脉血从体内引流到体外，通过 ECMO 进行气体交换，充分氧合后再将血液回输入患儿体内的一种心肺替代支持治疗，可使心脏和肺脏得到充分休息，从而为患儿的原发病治疗赢得宝贵时间。

2. 适应证

（1）心脏衰竭，如心脏术后低心排综合征、急性心肌炎、急性心肌梗死伴心源性休克、各种心肌病、急性肺栓塞、心搏骤停、其他心源性休克等。

（2）呼吸衰竭，如常规治疗无效的急性呼吸衰竭、血流动力学不稳定的 CO_2 潴留、肺移植围手术期应用、辅助高危气道操作等。

（3）其他应用，如需体外循环的胸外科手术或神经外科手术、气道手术、气道外伤、其他需要循环辅助的急症等。

3. 禁忌证

（1）绝对禁忌证。

1）不可逆的脑死亡。

2）持续进展的退化性全身性疾病。

3）不可控制的出血。

4）卧床，不能自理 >3 个月。

（2）相对禁忌证。

1）年龄 >70 岁。

2）先天性心脏病畸形矫正不满意。

3）恶性肿瘤末期。

4）多器官功能衰竭。

5）心搏骤停至心肺复苏的时间 >6 min 或无见证心搏骤停。

6）连续性血液净化 >6 小时。

7）机械通气 >7 天。

4. 注意事项

参见本书第三章。

（八）体外膈肌起搏

1. 概念

体外膈肌起搏（external diaphragm pacing，EDP）是一种被动的呼吸肌训练方法，通过外周体表电脉冲刺激膈神经，引发膈肌规律有效地收缩，模拟人体呼吸运动的生理模式，改善膈肌功能的一种康复方法。

2. 适应证

适用于多种原因导致的以下情况：

（1）排痰困难。

（2）呼吸困难。

（3）脱机 / 拔管 / 脱氧困难。

（4）顽固性呃逆。

（5）膈肌功能障碍。

3. 禁忌证

（1）气胸。

（2）活动性肺结核。

（3）安装有心脏起搏器。

4. 注意事项

（1）正确操作。按照操作步骤进行操作，做好患者准备，准确贴片，调整适宜的参数。

（2）保持气道通畅。气道分泌物过多或高误吸风险者需保持良好的体位，治疗时密切观察患儿排痰情况，及时清理分泌物。

（3）不宜使用 EDP 的情况。患儿发生脓毒症时，膈肌需要完全休息，暂停使用 EDP。

（4）与呼吸机同时使用。若呼吸机监测到患儿有效吸气触发，则 EDP 可以与呼吸机同时使用。

（5）疗效评估。注意评估治疗效果。

第四节　急性呼吸衰竭患儿的护理及新进展

一、概述

儿童呼吸道解剖结构异于成人，咳嗽力量弱，呼吸道清理能力弱，因此相对于成人，儿童引起呼吸衰竭的原因更多，呼吸衰竭的发病率也更高。俗话说"三分治疗，七分护理"，个性化、精细化的护理有利于促进患儿康复。

近年来，儿童呼吸系统疾病的诊治研究取得了新进展，在此基础上衍生出了较多关于儿童急性呼吸衰竭的护理新进展，关于儿童呼吸道管理的指南和共识也在不断更新，旨在指导护理人员对儿童呼吸道进行规范化管理，以保证患儿安全、促进患儿康复。

二、护理问题

1. 气体交换受损

气体交换受损与肺换气功能障碍有关。气体交换受损与肺换气功能障碍有关。在急性呼吸衰竭中，由于肺泡与血液之间的氧气和二氧化碳交换受到影响，导致患者出现低氧血症和／或高碳酸血症。这种状况可能由多种因素引起，包括呼吸道痉挛、呼吸面积减少、换气功能障碍等。

2. 清理呼吸道无效

清理呼吸道无效与患儿体弱、咳痰无力、气道分泌物黏稠有关。在急性呼吸衰竭中，患儿可能因为体力不足或呼吸道分泌物黏稠而无法有效咳出痰液，导致呼吸道阻塞。

3. 营养失调

营养失调，即低于机体需要量，与摄入不足、疾病消耗有关。急性呼吸衰竭患者可能因为食欲减退、呼吸困难导致的进食困难或疾病本身导致的高代谢状态而出现营养摄入不足。

4. 潜在并发症

潜在并发症包括继发感染、多脏器功能衰竭等。急性呼吸衰竭患者由于免疫功能下降和呼吸道防御机制受损，容易发生继发感染。此外，由于缺氧和二氧化碳潴留，患者可能出现多脏器功能衰竭。

5. 焦虑 / 恐惧

焦虑/恐惧与患儿和家长担心疾病预后、对环境感到陌生等有关。急性呼吸衰竭患者及其家属可能会因为对疾病预后的不确定性和对医疗环境的不熟悉而感到焦虑和恐惧。

三、护理措施

（一）呼吸管理

1. 病情观察

密切监测患儿的呼吸频率、体温、呼吸节律、心率、心律、血压、血氧饱和度、意识、皮肤温度和颜色、末梢循环等，评估患儿气道是否通畅，有异常时遵医嘱积极处理。

2. 氧疗的护理

（1）氧疗方式和给氧流量的选择。根据患儿缺氧情况、原发病、病情选择适宜的氧疗方式和给氧流量，维持 PaO_2 在 8.67~11.33 kPa。氧疗方式包括：①鼻导管或鼻塞给氧，氧流量根据年龄调整：新生儿 0.3~0.5 L/min，婴幼儿 0.5~1 L/min，儿童 1~2 L/min；②开放式面罩，适用于病情较重、PaO_2 较低患儿，氧流量根据年龄调整：新生儿 1~2 L/min，婴幼儿 2~4 L/min，儿童 3~5 L/min；③氧气头罩，氧浓度可根据需要调节，通常为 4~6 L/min；④CPAP 适用于肺内分流增加导致严重低氧血症、普通给氧效果不好的患儿，新生儿常用经鼻 CPAP，年长儿可用面罩或鼻罩 CPAP。

（2）氧疗过程中的护理。应规范操作，确保用氧安全；保持吸氧管道通畅，实现安全有效的氧疗；注意湿化，防止呼吸道干燥；加强对患儿及其照顾者的宣教，禁止随意调节氧流量或拔除吸氧装置；注意评估氧疗效果，遵医嘱及时调整氧疗方案。

（3）并发症的观察与预防。注意观察患儿有无呼吸道干燥、肺不张、呼吸抑制、氧中毒、早产儿视网膜病变等并发症的发生，通过充分湿化、避免长期高浓度吸氧、选择合适的氧流量、新生儿和早产儿用氧密切监测 PaO_2 等措施进行并发症的有效预防。

3. 机械通气的护理

（1）确保气管插管维持在适宜深度。医护人员交接并记录气管插管深度及呼吸机参数，通过听诊呼吸音、观察胸廓起伏、胸部影像片等评估患儿的气管导管深度是否合适。班班交接呼吸机参数与气管导管深度，并做好记录。

（2）预防气管导管非计划性拔管。正确连接呼吸机管路，妥善固定气管插管，及时更换浸湿的胶布，遵医嘱适当使用镇静镇痛剂，以预防非计划性拔管的发生。

（3）加强气道护理。予以患儿体位引流、翻身、拍背、机械辅助排痰等胸部物理治疗，促进呼吸功能恢复；按需吸痰以保持呼吸道通畅，吸痰时严格无菌操作；加强呼吸功能锻炼，防止肺泡塌陷、肺不张的发生；注意气体湿化，评估湿化效果。

（4）VAP 的预防。注意定期清洁呼吸机管路及过滤器，严格遵守手部卫生规范。对于存在胃部进食不耐受或误吸风险高的患儿，可考虑幽门后喂养等策略以降低 VAP 风险。

（5）评估拔管指征。条件成熟时尽早撤离呼吸机。帮助患儿进行呼吸肌功能锻炼，根据患儿病情逐步撤离呼吸机。

（二）气道护理

1. 气道湿化

采用适宜的装置保持呼吸道合适的湿度和温度，以稀释痰液、降低黏膜损伤、减轻炎症反应等。

2. 胸部物理疗法

胸部物理治疗包括翻身、拍背、吸痰、机械辅助排痰、体位引流等，可减少呼吸道阻力和呼吸做功。根据患儿病情采取适宜的胸部物理治疗，注意各胸部物理治疗的注意事项。

3. 体位管理

根据患儿原发病及肺部病变情况，采取适宜的体位，如半卧位、侧卧位、平卧位、俯卧位等。

（三）营养支持

定期评估患儿营养情况，监测体重，给予患儿高热量、高蛋白、高维生素、易消化饮食，呼吸困难者可安置胃管进行鼻饲，鼻饲时注意评估患儿消化情况。无法进食者，予以静脉营养输注以保证热量。

（四）预防感染

严格执行消毒隔离制度，加强手卫生，防止交叉感染；无菌操作时，要严格遵守无菌操作规程；减少侵入性操作，若患儿病情允许，应尽早拔除各类导管；加强基础护理，如皮肤护理、口腔护理、会阴部护理等，保持全身皮肤黏膜的完整性；注意体温的监测，及时发现低体温或者高体温，低体温时给予患儿保暖，高体温时可遵医嘱物理降温、药物降温；合理使用抗生素，遵医嘱定期复查感染指标，如血培养、痰培养等检查，了解患儿有无感染的指征。

（五）心理护理

对于婴幼儿，病情允许情况下增加触摸、对话和肢体活动，播放舒缓音乐，不能表达的幼儿可以采用卡通指示卡让其表达需求；对意识清醒的年长儿，主动自我介绍以建立熟悉感和信任感，并耐心倾听患儿的诉求，肯定患儿配合治疗带来的积极作用，尽可能让患儿参与治疗；为不能说话的患儿提供纸笔，以便患儿及时表达感受和需求；主动告知意识清醒患儿所属的空间与时间，可利用视频、音乐、绘本、照片等在视觉或听觉上转移注意力；尽可能为患儿提供安静舒适的环境，降低监护设备报警声，减少说话噪声，提供合适的光线强度，保持合适的温湿度，尽可能减少不必要的环境刺激。

四、护理新进展

（一）人工气道内吸引

问题 1：采用开放式还是密闭式吸痰？

新进展：2022 年美国呼吸治疗协会指南（American Association of Respiratory Care，

AARC，以下简称 2022 版本 AARC 指南）指出密闭式吸痰或开放式吸痰均可安全、有效地清除气道内分泌物，对于新生儿和儿童使用密闭式吸痰更为合适。

清理气道分泌物在急危重症患儿人工气道管理中是重要且复杂的护理操作，有效、合理地吸痰可以降低相关并发症发生率。开放式和密闭式吸痰均可安全、有效地清除分泌物。2022 版本 AARC 指南不再着重强调密闭式吸痰，但强调在开放式吸痰过程中必须严格无菌技术操作，防止潜在的交叉感染。对于新生儿和儿童，开放式和密闭式吸痰在吸引效果方面的差异性较小，但指南仍然建议使用密闭式吸痰更为合适。基于在预防低氧血症方面，密闭式吸痰优于传统的开放式吸痰，指南建议在护理呼吸道传染病患儿及严重缺氧不耐受患儿时，首选密闭式吸痰，并建议除非破损或污染，机械通气患者的密闭式吸痰装置无须每日更换。

问题 2：按需吸痰的临床指征有哪些？

新进展：以往的指南建议在出现需要吸痰的临床指征时才进行人工气道吸痰——按需吸痰，但并未对具体的吸痰临床指征给予总结，而 2022 版 AARC 指南则对按需吸痰的临床指征进行了归纳。

针对最佳吸引频率，国内尚未形成统一标准。目前证据表明无论儿童还是新生儿，按需吸引可以降低并发症发生率。对于按需吸痰的临床指征，2022 版 AARC 指南给出了明确的建议，包括：呼吸音听诊有痰鸣音、气管导管中有可见的分泌物、呼吸机流量波形上的锯齿波形，均表明需要吸痰；针对新生儿，气道阻力急性增加是吸引指征之一，具体表现为容量控制模式下，气道峰值增加，或者压力控制模式下，潮气量的降低均提示气道阻力值的增加。

问题 3：如何选择合适的吸痰管型号？

新进展：对于儿童，2022 版 AARC 指南指出吸痰管外径应小于气管导管内径的 1/2~2/3。

指南中并未提出吸痰管外径与人工气道内径的最佳尺寸比，但对于儿童，其建议吸痰管的直径应小于气管导管内径的 1/2~2/3；对于婴儿，应小于气管导管内径的 70%。根据 2022 版 AARC 指南建议，结合气管导管和吸痰管型号，当患儿使用 6.5~7.0 号气管导管时，选择 12 号及以下管径吸痰管；当患儿使用 5.5~7.0 号气管导管时，选择 10号及以下管径吸痰管；当患儿使用 4.5~5.0 号气管导管时，选择 8 号及以下吸痰管；当患儿使用 4.0 号气管导管时，选择 7 号及以下吸痰管；当患儿使用 3.5 号气管导管时，选择 6 号及以下吸痰管；当患儿使用 2.5~3.0 号气管导管时，选择 5 号及以下吸痰管；

当患儿使用 2.0 号气管导管时，选择 4 号吸痰管。

问题 4：吸痰前是否常规进行预充氧？

新进展： 2022 版 AARC 指南建议吸痰前不常规进行预充氧，仅在患儿有因吸痰而发生低氧血症的风险时，在吸痰前、后提高 20% 的氧浓度。

有相关研究报道，吸痰前给予短时内高浓度氧，可使低氧血症的发生率降低 32%；吸痰前、后均给高浓度氧，可使低氧血症的发生率下降 49%；联合肺复张方法可使低氧血症的发生率降低 55%。2022 版 AARC 指南明确指出，不建议对所有患儿在每次吸痰前后进行无差别的预充氧，而应评估患儿自身是否存在发生低氧血症的风险而决定。过去指南推荐吸痰前后应常规给予纯氧吸入 30~60 s，但最新研究显示，将氧浓度在原基础上调高 20% 与调高至纯氧的效果相近。

问题 5：吸痰操作应该选择多大的吸痰压力？

新进展： 2022 版 AARC 指南并未推荐既安全又有效的最佳吸引压力，建议以能达到吸引效果的最小压力为宜。

一般情况下，在实际临床中，选择能够吸引痰液的最小压力，既能有效清除痰液，又能避免造成气道黏膜损伤。新生儿和儿童患者的吸引压力保持在负 120 mmHg 以下，成人保持在负 200 mmHg 以下。

问题 6：是否应该总是选择浅吸引？

新进展： 2022 版 AARC 指南建议无特殊情况下均应选择浅吸引，但浅吸引无法满足吸引效果时，建议选用深吸引。

婴幼儿和儿童各器官发育不成熟，耐受性差，浅部吸痰能降低机体应激反应，更适合婴幼儿和儿童。但患儿肺部感染严重、无咳嗽反射或咳嗽反射差、气道分泌物多时，痰液不能及时有效地排到大气道，浅吸引不能有效清除痰液。虽然深吸引吸痰效果更好，但有造成气管黏膜损伤的风险。成人改良深部吸痰是指将吸痰管头端插至气管插管或气切套管长度后再插入 1~2 cm。由于儿童气道较短，应根据患儿体长，调整改良吸痰深度，吸痰深度为插入人工气道尖端后 0.5~1 cm。相较于浅吸引和深吸引，改良深吸痰既达到了深部吸痰的效果，又减少了吸痰管对气管黏膜造成的损伤，还减少了刺激性咳嗽、痰痂堵塞及肺部感染的风险。研究表明，在吸痰效果上，改良深吸痰与深吸痰无明显差异；在吸痰并发症及对气道黏膜的损伤方面，改良深吸痰与浅部吸痰无差别。

问题 7：吸痰前是否常规进行生理盐水滴注？

新进展： 2022 版 AARC 指南不建议常规在吸痰前滴注生理盐水，仅在痰液无法顺利吸出时滴注。

理论上，吸痰前生理盐水滴注的目的是促使痰液松弛，便于吸出，增加吸出痰液量。但根据 2022 版 AARC 指南，目前大多数研究表明，吸痰前常规使用生理盐水滴注，弊大于利，可能会影响氧合，甚至引起患者呛咳、呼吸困难、诱发气管痉挛等。但是，当痰液黏稠且常规方法难以有效吸出时，可以在吸痰前滴注生理盐水以帮助痰液排出。

问题 8：将吸痰管插入人工气道遇阻力，怎么处理？

新进展： 2022 版 AARC 指南推荐可采用气管导管内壁清除术以降低气道阻力，减少人工气道阻塞。

当人工气道内壁形成生物膜或痰痂时，会增加气道阻力和吸气压力，并进一步导致气道阻塞。2022 版 AARC 指南推荐，当吸痰过程中遇阻力增加，可采用气管导管内壁清除术，借用物理摩擦力，使附着于管壁的生物膜脱落并将其清除到体外。多项研究发现，气管导管内壁清除术可有效减少黏液积累、避免气管导管阻塞、减少生物膜厚度，但不能缩短机械通气天数、ICU 天数。

（二）俯卧位通气

问题 1：俯卧位通气的最佳时长是多久？

新进展： 国际儿童急性肺损伤共识会议（pediatric acute lung injury consensus conference，PALICC）于 2023 年发布的 2023 版国际儿童急性呼吸窘迫综合征诊疗指南（以下简称 2023 版 PALICC 指南）建议在其他措施无法改善儿童急性呼吸窘迫综合征患儿低氧血症时，可启用俯卧位通气。但适合儿童的俯卧位通气时长尚不明确，指南暂未对俯卧位通气时长做出推荐，医护人员需要根据患儿实际情况而决定。

俯卧位通气是治疗成人 ARDS 的重要措施，每日俯卧位通气时长在 16 小时及以上的 ARDS 患者，其预后结局更好，但结合临床实际情况，相关成人指南推荐每日俯卧位时长为 12~16 小时。在其他干预措施无法改善患儿低氧血症时，2023 版 PALICC 指南推荐采用俯卧位通气治疗，并需在俯卧位通气治疗过程中监测患儿低氧血症改善状况，但适合儿童俯卧位通气的治疗时长并不明确，指南对此并未作出推荐。其指出在护理俯卧位通气患儿时，建议参考成人俯卧位通气治疗时长 12~16 小时，并根据患儿临床实际情况决定俯卧位通气时长，如患儿低氧血症改善情况、血流动力学稳定情况、俯卧位通气并发症的风险等。

问题 2：开始或结束俯卧位通气的指征是什么？

新进展： 2023 版 PALICC 指南未明确说明儿童俯卧位通气的开始/结束时机，可参考 2020 版《急性呼吸窘迫综合征患者俯卧位通气治疗规范化流程》（以下简称 2020 版俯卧位规范）。

关于开始指征，成人中重度 ARDS 患者氧合指数 <150 mmHg、FiO_2 ≥60% 且呼吸终末正压（positive end expiratory pressure，PEEP）≥5 cmH_2O 时，或出现难治性低氧血症时，且在仰卧位通气无效、无禁忌证的情况下，应及早开展俯卧位通气。2023 版 PALICC 指南推荐在其他措施无法纠正顽固性低氧血症时，启动俯卧位通气治疗。俯卧位无绝对禁忌证，相对禁忌证包括：严重血流动力学不稳定、颅内压增高、急性出血性疾病、颈椎或脊柱不稳定骨折、全身多处骨折、严重外伤、胸腹部大面积烧伤或有开放性伤口、近期气管手术、休克。

关于结束指征，当患者结束上一次俯卧位通气后，氧合得到有效改善（即：持续 4 小时以上的氧合指数 ≥150 mmHg、FiO_2 ≥60% 或 PEEP ≤10 cmH_2O），应考虑结束俯卧位通气，避免不必要的俯卧位通气治疗而引起相应并发症：皮肤完整性损伤、颜面及眼部坠积性水肿、臂丛神经损伤等。

关于中止指征，如俯卧位通气不能改善患者病情，或在治疗过程中出现严重并发症时，应立即中止俯卧位通气。俯卧位严重并发症包括：恶性心律失常、严重血流动力学不稳定、心搏骤停及可疑气管导管滑脱等。

问题 3：如何在早期评估俯卧位通气治疗是否有效？

新进展： 2020 版俯卧位规范指出开始俯卧位通气后 1 小时内，SpO_2 得到改善，氧合指数提高 20% 及以上，二氧化碳分压下降 2 mmHg 及以上，提示俯卧位通气治疗有效。少数患者在俯卧位通气 4 小时后才出现氧合改善。

俯卧位通气治疗期间，影像学检查（CT、X 线）、SpO_2、$PaCO_2$ 均可反映通气效果。但监测 SpO_2、$PaCO_2$ 在临床工作中更具有及时性、可重复性、便利性。因此，在治疗过程中，需要动态监测患者血气和呼吸机参数变化，建议每 4 小时监测以评估治疗效果。

问题 4：俯卧位通气治疗期间需要暂停肠内营养吗？

新进展： 常规不需要。

目前研究结果显示，俯卧位通气期间进行肠内营养是相对安全的，但需要避免腹部受压。根据患者胃肠耐受情况，必要时减缓鼻饲速度或调整鼻饲总量，甚至采取空肠营养。重症患者肠内营养指南提出，患者体位变动与胃残留量的大小无关，不影响肠内营养实施。俯卧位时，胃内容物主要集中在胃体和胃窦，距离容易出现反流的食管括约肌下端较远，反而有利于减少反流的发生。为保证患者安全性和舒适性，在开始俯卧位通气前，暂停肠内营养，并回抽出胃内容物，待体位变换完成后再开始肠内营养泵入。

问题 5：适合俯卧位通气治疗的镇静深度是什么？

新进展：2020 版俯卧位规范提出俯卧位通气患者镇静深度以躁动 - 镇静量表（Richmond agitation-sedation scale，RASS）评分以 –4~–5 分为宜。

机械通气仰卧位通气状态下，不建议深镇静，需要保持患者自主呼吸，以利于痰液排出，减少谵妄或戒断综合征的发生。但俯卧位通气治疗过程中，非计划拔管风险增加，深镇静有利于俯卧位通气治疗顺利进行。指南建议可通过 RASS 镇静评分对俯卧位通气患儿进行镇静深度的评估，合适的镇静深度为 RASS 评分 –4~–5 分。

（三）高流量给氧

问题 1：高流量给氧（HFNC）适合儿童吗？

新进展：国内外多项研究已证实 HFNC 用于儿童呼吸支持时，具有安全性和有效性。

HFNC 最早用于成人的呼吸支持，随后由于其舒适性好、易于启动，且鼻损伤发生率小，逐渐应用至新生儿人群中，并形成了《新生儿经鼻高流量氧疗应用指南(2023 版)》。虽然目前没有针对儿童的高流量使用指南或者专家共识，但国内外相关研究均已证实 HFNC 在儿童呼吸支持中的安全性和有效性，一项由西班牙科学学会发表的 HFNC 使用共识中，涉及多个人群的 HFNV 使用建议，其中包括儿童。

问题 2：相较于经鼻导管给氧和 CPAP，HFNC 的优势是什么？

新进展：有研究证明 HFNC 通气有效性优于鼻导管给氧，舒适性和耐受性优于CPAP。

HFNC 通气过程中，以设置的吸气峰流速，为患儿提供经加热和加湿的含氧气体，减少上呼吸道死腔，降低吸气阻力，并增加肺的顺应性。在氧疗效果方面，HFNC 通气效果优于鼻导管给氧，与 CPAP 无明显差异；在舒适性和耐受性方面，HFNC 优于CPAP；在并发症方面，如气压伤、腹胀、误吸、鼻损伤等，HFNC 优于 CPAP 和机械通气。

问题 3：儿童使用 HFNC 治疗的适应证是什么？

新进展：国内外相关研究对儿童使用高流量给氧的适应证和禁忌证给予了建议。

儿童使用 HFNC 适应证包括：毛细支气管炎、支气管哮喘、呼吸衰竭、急性呼吸窘迫综合征、阻塞性睡眠呼吸暂停低通气综合征、围手术期患儿呼吸支持等。儿童使用

HFNC 的禁忌证包括：①严重的 ARDS，FiO_2>40%~60%；②严重呼吸暂停：经干预后，仍有 >3 次 /h 的呼吸暂停；③畸形，如后鼻孔闭锁、唇腭裂、食管气管瘘、膈疝、肠闭锁等；④严重颌面部外伤；⑤未经处理的气胸、纵隔积气等；⑥上气道损伤或阻塞等。

问题 4：HFNC 通气时，选择哪种雾化治疗方式？

新进展：《新生儿经鼻高流量氧疗应用指南（2023 版）》推荐使用振动筛孔雾化方式，目前暂无指南或共识对儿童 HFNC 期间雾化治疗提出建议。

HFNC 通气期间，若使用普通雾化方式进行雾化治疗，则须中断 HFNC 通气或降低 HFNC 通气效果；因此，指南推荐使用振动筛孔雾化方式进行雾化治疗。在此雾化治疗期间，无须断开通气管道，同时可增加气溶胶沉积量。雾化治疗时需将 HFNC 流量下调，把筛孔雾化器置于湿化器入口或出口近端，使气溶胶沉积量达到最大值。

HFNC 通气在成人和新生儿重症人群中开展较早、应用较多，在重症儿童人群中开展较晚，暂未形成指导儿童 HFNC 治疗的相关指南或共识。因此，儿童 HFNC 治疗过程如需进行雾化治疗，可参考《新生儿经鼻高流量氧疗应用指南（2023 版）》。

问题 5：如何根据患儿年龄调整 HFNC 流量？

新进展：《新生儿经鼻高流量氧疗应用指南（2023 版）》建议了新生儿使用 HFNC 的流量，但现今暂无相关指南推荐适合不同年龄儿童的 HFNC 流量参数，目前多数临床研究是根据患儿的体重来估算 HFNC 最大流速。

当新生儿使用 HFNC 时，《新生儿经鼻高流量氧疗应用指南（2023 版）》推荐流量 2~8 L/min，氧浓度以达到目标氧饱和度的最低氧浓度为宜。虽然暂无相关指南推荐适合不同年龄儿童的流量参数，但目前多数临床研究是根据患儿的体重来估算 HFNC 最大流速：体重 <8 kg 患儿的最大流速为 8 L/min，体重 <15 kg 患儿的最大流速为 20 L/min；体重 <22 kg 患儿的最大流速为 25 L/min。

问题 6：儿童使用 HFNC 时，应选择哪种型号的鼻塞？

新进展：《新生儿经鼻高流量氧疗应用指南（2023 版）》推荐 HFNC 鼻塞外径小于鼻孔内径的 50%。

当鼻塞直径增加，通气过程中发生漏气的概率减小，但发生气压伤的风险随之增加。当鼻塞外径增加至鼻孔内径的 50% 时，气道压力可达到 24 cmH_2O。在既保证通气效果，又降低气压伤风险的情况下，在 HFNC 通气前，需要选择与患儿鼻孔比例合适的鼻塞。指南推荐鼻塞外径小于鼻孔内径的 1/2，当气道压力过高时，有充足的泄漏空间，减少发生气压伤。

（四）呼吸机相关性肺炎

问题 1：有创机械通气是呼吸机相关性肺炎（VAP）的最高危因素，缩短有创机械通气时间的主要措施是什么？

新进展： 2022 年美国医疗保健流行病学学会更新指南《急症医院的呼吸机相关性肺炎、呼吸机相关性事件以及非呼吸机相关性医院获得性肺炎的预防策略》（以下简称 2022 版 SHEA 指南）指出，高流量给氧和无创机械辅助通气是预防 VAP 的主要措施。

对于需要机械通气辅助呼吸的患者，严格把握好气管插管和气管切开的指征，尽量优先选择无创通气或高流量给氧，减少气管插管率和再插率，同时避免延误气管插管时机。此外，在机械通气期间，在保证患者安全的情况下，尽量减少使用镇静镇痛剂，并每日评估使用镇静镇痛剂的必要性，避免不必要的深度镇静。对符合条件患者，予每日唤醒并进行自主呼吸试验，评估拔管脱机时机，尽量缩短有创机械通气时间。在机械通气期间，可协助患者早期活动，早期开展康复训练，有助于缩短机械通气时间。

问题 2：可通过哪些预防误吸的方法来降低 VAP 发生率？

新进展： 2018 版《中国成人医院获得性肺炎和呼吸机相关性肺炎诊断和治疗指南》对预防误吸的有效措施给予了具体建议。

预防误吸的有效措施包括：①抬高床头 30°～45°，并协助患者翻身及排痰；②气管导管气囊压力不低于 25 cmH$_2$O，并予声门下吸引；③呼吸机管路每周或污染后更换，冷凝水收集瓶处于最低位，每 24 小时更换湿化用灭菌水；④根据患者误吸风险，选择鼻肠营养、间断喂养、小残留量喂养，但无须对肠内营养无症状患者进行常规监测胃残余量。

目前暂无专门的儿科 VAP 预防指南，在实际临床工作中应结合儿科特点做出调整，如适合儿童的气管导管气囊压力为 20~25 cmH$_2$O，预防误吸的气囊压力则不应低于 20 cmH$_2$O。

问题 3：应该使用氯己定溶液进行口腔护理吗？

新进展： 2022 版 SHEA 指南不推荐使用氯己定进行口腔护理，且建议使用非氯己定刷牙等口腔护理方式。

一项大型随机试验发现氯己定口腔护理与常规口腔护理相比，在 VAP 发生率、机械通气时间、ICU 住院时长等结局指标上没有明显差异。同时，一些随机试验的荟萃分析和观察性研究发现，口腔护理与死亡率存在较高关联；但在另一项大规模随机试验中，氯己定口腔护理和死亡率没有关联，这可能和观察性研究存在混杂因素有关。鉴于此，

2022版SHEA指南指出氯己定口腔护理对VAP的影响不明确，且可能对患者造成伤害，因此不推荐使用氯己定进行常规口腔护理，并且认为用非氯己定刷牙等口腔护理方式是必要的。

除氯己定口腔护理方式外，2018版《中国成人医院获得性肺炎和呼吸机相关性肺炎诊断和治疗指南》推荐选择用生理盐水、聚维酮碘溶液含漱液、牙刷为机械通气患者进行口腔护理。虽然使用氯己定进行口腔护理对预防VAP无明显效果，但观察性研究发现，使用氯己定进行身体擦浴能有效降低VAP发生率。

问题4：呼吸机管路更换的频率？

新进展： 国内指南主张每周更换；国外主张按需更换，在呼吸机管路明显污染或出现故障时更换。

针对呼吸机管路更换频次，国内外指南存在分歧，国外指南建议呼吸机管路在受到明显污染或出现故障时才给予更换；而国内指南持不同意见，指南建议呼吸机管路每周更换一次。然而，在实际操作中，当制造商的使用说明与指南建议不同时，请优先遵循制造商的使用说明。研究发现，按需更换和按时更换呼吸机管路，在降低VAP发生率中，无明显差异，但按需更换呼吸机管路可降低医疗成本。

问题5：密闭式吸痰有利于预防VAP吗？

新进展： 2022版SHEA指南指出相较于开放式吸痰，密闭式吸痰对预防VAP无明显优势，故不再推荐密闭式吸痰预防VAP。

理论上，密闭式吸痰装置有密闭性薄膜将人工气道内部和外界环境隔绝，更容易实现无菌吸痰操作而降低VAP发生率。两项小型随机试验发现密闭式吸痰可降低VAP，但一项更大规模和更严谨的研究发现密闭式吸痰并没有在VAP发生率、机械通气时长、ICU住院时长、死亡率中表现出优势。因此，2022版SHEA指南不再推荐密闭式吸痰来预防VAP。

虽然密闭式吸痰在预防VAP发生率中没有表现出优势，但在吸痰过程中无须断开人工气道回路，可降低因吸痰而发生的低氧血症的风险。

问题6：哪些措施不推荐用于预防VAP？

新进展： 2022版SHEA指南提出预防应激性溃疡、监测胃残余量、早期肠外营养这些干预措施既不能降低VAP的发生率，也不能减少机械通气的持续时间、住院时间和死亡率，因此不推荐用于预防VAP。

有研究者提出预防应激性溃疡对预防VAP和降低死亡率没有益处；另一项研究显

示，无论是单独监测患者的反流与呕吐，还是同时监测反流、呕吐及胃残留量，对于 VAP 的发生率、机械通气时长及死亡率均未产生显著差异；还有研究者证实，与晚期肠外营养（入住 ICU 第 8 天后开始）相比，早期肠外营养（入住 ICU 后 48 小时内开始）的患者其死亡率和 VAP 发生率均更高。基于以上研究结果，2022 版 SHEA 指南不推荐使用预防应激性溃疡、监测胃残余量、早期肠外营养这些干预措施用于预防 VAP。

（五）呼吸机相关性肺损伤

问题 1：哪些高危因素可导致呼吸机相关性肺损伤（ventilator-induced lung injury，VILI）？

新进展： 2019 年发表的专家共识 "Lung-protective ventilation for the surgical patient: international expert panel-based consensus recommendations"（下文简称 VILI 预防共识）指出，潮气量过大和塌陷肺泡重复开放是导致发生 VILI 的两个关键因素。

VILI 是机械通气造成的一种急性医源性继发性肺损伤，是一系列肺损伤症状的统称。其中，气胸是最易危及患儿生命的紧急 VILI。导致 VILI 的主要因素包括：气压伤、容量伤、剪切力伤、生物伤、高浓度氧吸入和肺不张伤等。虽然各高危因素与发病机制之间的相互关系尚不明确，但过大的潮气量（容量伤）和塌陷肺泡重复开放（肺复张伤）是发生 VILI 的两个关键机制。

问题 2：如何减少或预防 VILI？

新进展： VILI 预防共识指出，肺保护性通气策略（lung protective ventilation strategy，LPVS）可以防止肺泡过度膨胀或塌陷，是预防 VILI 的关键措施。

经循证实践证实 LPVS 可改善患者预后，在维持机体充分氧合的前提下，可以防止肺泡过度扩张和萎陷，改善低氧血症的同时降低 VILI 发生率，从而保护和改善肺功能，减少肺部并发症。LPVS 包括：小潮气量联合 PEEP、最佳 PEEP、EIT 滴定 PEEP 等。LPVS 通气下，患儿出现持续且严重的低氧血症，并难以纠正，需要继续提高吸氧浓度和 / 或增加 PEEP 水平才能维持患儿生命体征时，启动 ECMO 支持治疗，可使患儿不再依赖自身肺功能进行气体交换，并通过最大程度减小潮气量，降低驱动压，保证实施"肺保护性通气和肺休息"策略，最终可改善患儿预后。

问题 3：护士如何管理患儿肺通气状态以预防 VILI？

新进展： 2023 版 PALICC 指南建议在可接受的低氧血症（SPO_2 88%~92%）和高碳酸血症（pH 不小于 7.20）的范围内，保持小潮气量（6~8 mL/kg）和最佳 PEEP，有条件者可采用 EIT 实时监测肺通气状态。

对于 ARDS 患儿, 有研究表明持续 $SPO_2<88\%$ 可能会增加死亡率, 提高 FiO_2 或 PEEP 将 SPO_2 维持在 92% 以上水平, 将承担更高风险的 VILI 发生率。2023 版 PALICC 指南指出, 可接受范围的低氧血症是指将 SPO_2 维持在 88%~92% 之间, 可接受的高碳酸血症范围是 pH 不小于 7.20, 更低水平的 pH 值会使患儿承担更高的神经肌肉阻滞潜在风险。

小潮气量通气可改善 ARDS 转归, 但单独使用小潮气量会增加肺不张的风险, 因此需要配合提高 PEEP。2023 版 PALICC 指南建议小潮气量为 6~8 mL/kg, PEEP 应小于 15 cmH_2O。如果患儿病情需要, 应使用 6 mL/kg 以下的潮气量, 但小于 4 mL/kg 的潮气量应谨慎使用。

问题 4: 肺保护性通气策略中, 最佳 PEEP 值是多少?

新进展: 最佳 PEEP 没有特定数值, 具有个体差异性, 是维持肺泡开放的最小呼气末压力值。

由于患者自身个体差异和病情差异, 特定 PEEP 值无法满足所有患者。最佳 PEEP 是适合患者个体的能达到最佳气体交换的最小呼气末正压。确定适合患者的最佳 PEEP, 是实现肺保护性通气策略的重要内容。诊疗 ARDS 患儿过程中, 肺通气状态、肺顺应性等随病程发展而变化, 肺保护性通气策略也随之发生变化, 护士应在护理过程中监测潮气量、PEEP 的变化, 及时根据肺即时通气状态调整潮气量、PEEP, 及早发现肺保护性通气策略下的气体交换不足, 及时告知医师评估 ECMO 指征。

目前滴定最佳 PEEP 的方法, 包括驱动压法、动态肺顺应性法、EIT 法、潮气量顺应性曲线分步法等。其中, 动态肺顺应法和 EIT 更有利于在护理过程中使用。

动态肺顺应性计算公式为实际潮气量 /（气道峰压力 –PEEP）。从病情允许的最低 PEEP 开始, 每隔 4 min 提高 2 cmH_2O（最高至 12 cmH_2O）, 当肺顺应性值达到最大值时对应的 PEEP 即为最佳 PEEP。EIT 滴定最佳 PEEP 见后文"辅助监测技术新进展"。

问题 5: 机械通气患儿应该保留自主呼吸吗?

新进展: 多个儿科专家建议, 除重度 ARDS 患儿需要深度镇静镇痛外, 其他情况应当保留患儿自主呼吸、允许性咳嗽、膈肌自主活动, 以改善重力依赖区域的肺泡通气。

镇痛镇静可以抑制患儿的自主呼吸能力, 纠正异常呼吸模式, 避免过强自主吸气, 降低胸腔负压和跨肺压, 改善人机同步性, 实现肺保护, 进而确保小潮气量和俯卧位等广义肺保护性通气策略的有效实施。患儿不同严重程度的病情对镇痛镇静的要求也不同,应根据患儿肺损伤程度决定是否需要保留自主呼吸，避免加重肺损伤，同时避免不必要的深镇静使呼吸机通气时间延长和 VAP 风险增加。因此指南推荐除重度 ARDS 患儿需要深镇静外，其他情况下应当保留自主呼吸、允许咳嗽和膈肌自主活动，改善重力依赖区肺泡通气。

（六）气道廓清技术

问题：哪些气道廓清技术适合儿童？

新进展： 2020 发表的《气道廓清技术在清理呼吸道无效患儿中的应用进展》提出，体位引流、徒手扣背、胸壁震荡、呼吸治疗技术（主动呼吸循环技术、自主引流、呼气正压治疗、振荡呼气正压治疗）。

2023 版 PALICC 指南不推荐某种特定的物理治疗方式用于辅助清理气道。儿童实施气道廓清技术的方式和原则与成人相似，但儿童由于合作水平低、身心发育不成熟等原因，需要先评估患儿实际情况再据此选择适合的气道廓清方式。目前没有关于重症儿童的气道廓清技术指南，为重症儿童提供气道廓清技术时，可参考成人《重症患者气道廓清技术专家共识》。

1. 体位引流

引流过程中需要保持头低足高位，头部低于胸部，向下倾斜30°，这种体位可能会引起儿童胃食管反流或颅内压力增高。儿童进行体位引流时，避免头部朝下。根据肺部病变位置，选择可将病变部位置于非重力区域的体位作为优先引流体位。引流过程中，长期保持相同体位可能引起对侧肺塌陷，经常而较小的体位变化可促进患儿分泌物引流。

2. 徒手扣背

手动扣背排痰和机械振荡排痰，广泛应用在儿科临床实践中，普遍认为这两种方法有助于清理呼吸道炎症性分泌物、消除气道阻塞、减少气道阻力、增强气体交换。手动叩击排痰在吸气和呼气时均可进行，通过叩击时产生的气流振动促使肺泡内或细支气管内的痰液脱落流入气管，而易被咳出或吸出，但对于深部小支气管乃至肺泡所产生的分泌物排出效果较差或者无效。机械辅助排痰仪穿透性强，振动波可穿透皮肤、肌肉和结缔组织，对痰液的排出有较好的效果。

3. 呼吸治疗技术

呼吸治疗技术包括主动呼吸循环技术、自主引流、呼气正压治疗、振荡呼气正压治疗等，是气道廓清技术的重要组成部分。然而，呼吸治疗技术主要用于慢性呼吸道疾病的儿童中，在急性疾病下使用该类技术的证据有限。

（七）机械通气患儿早期活动

问题：适用于机械通气患儿的早期活动方案有哪些？

新进展： 2023 年发表的《早期活动在机械通气患儿中的应用进展》提出，适合儿童早期活动的方案包括：分级活动水平系统、床上自行车、任天堂 wii 虚拟游戏、神经肌肉电刺激、早期目标导向运动。

早期活动有助于提高机械通气患儿的机体功能和缩短机械通气时长，降低谵妄发生率等。不同学者对"早期"定义不同，有学者提倡在进入 ICU 内 24 小时内，有学者提倡在进入 ICU 内 72 小时内，《中国呼吸重症康复治疗技术专家共识》建议患者在血流动力学和呼吸功能稳定后，即开展安全筛查并启动早期活动。虽然早期活动能带来诸多益处，但由于患儿依从性差、认知水平低、配合性低的局限性，早期活动在重症儿童领域仍是起步阶段，未有针对机械通气患儿进行早期活动的实践指南或统一方案。临床上可根据患儿情况制订安全、有效的个性化方案，理论上 18 个月龄以上的患儿可听懂指令和配合，可以完成 80% 的早期运动。

1. 分级活动水平系统

刘美华等根据患儿 RASS 评分、意识状态及肌力制订对应的活动方案：一级活动以被动活动为主；二级活动以主动活动为主，辅以被动活动；三级活动是在二级基础上，增加床边坐位及抗阻力运动；四级活动是在三级活动基础上，增加病房内行走。

2. 床上自行车训练

Choong 等设计了一种床上自行车，用于给机械通气患儿实施床上自行车运动。每天运动 30 min、每周运动 5 天，这种运动方式可以提高患儿肌力，改善患儿预后。

3. 任天堂 wii 虚拟游戏疗法

该训练方法在少量研究中验证了安全性，但对患儿肌力和握力的影响还需要更多研究来进一步验证。

4. 神经肌肉电刺激

对于无法配合运动的机械通气患儿，有学者建议使用神经肌肉电刺激开展早期活动，但具体频率、强度和持续时间目前尚无定论。

5.早期目标导向运动

国外专家建议早期目标导向运动，由物理治疗师、医生、护士构成治疗团队，共同制定递进的、可行的、安全的每日活动目标，并让患者每日按照上述目标导向进行活动，以达到患者能承受的最高活动水平。

（八）体外膜肺氧合

问题1：ARDS患儿接受ECMO治疗后，应该下调有创呼吸机参数吗？

新进展： 2023版PALICC指南建议为避免进一步肺损伤，应使用ECMO治疗前的肺保护性通气策略的极限呼吸机参数。

接受ECMO治疗的ARDS患儿往往已存在因机械通气引起的肺损伤。指南建议在ECMO治疗期间，继续使用ECMO治疗前的肺保护性通气的极限参数，因为下调呼吸机参数可导致肺泡塌陷，肺泡重新复张可引起肺复张伤，加重肺损伤。目前暂无大型研究证实ECMO治疗期间的最佳肺保护通气策略。但一项单中心回顾性研究发现，启动ECMO后3天内，氧浓度大于50%伴随更高的死亡率。另外，在ECMO治疗期间，应避免峰值吸气压力或平台压力超过25 cmH_2O。

问题2：ECMO治疗期间是否应该使用体外二氧化碳清除技术（extracorporeal carbon dioxide removal technology，ECCO_2R）？

新进展： 基于目前研究结果，2023版PALICC指南暂不建议在ECMO期间使用ECCO_2R。

ECCO_2R可在不使用机械通气状态下，清除二氧化碳，改善气体交换，使二氧化碳分压和呼吸频率下降。但目前研究暂未证实ECCO_2R可降低死亡率，并且在实施方面，ECCO_2R需要特殊设备，难以在许多医疗机构中开展，因此指南暂不建议在ECMO期间使用ECCO_2R。

（九）辅助监测技术新进展

问题1：重症肺部超声对护理重症肺炎患儿有哪些指导意义？

新进展： 2023年发表的《基于循证的儿童床旁超声护理专家共识》提出早期、快速识别肺部异常状态（肺水肿、肺不张、气胸、液胸），可以帮助护理人员为患儿提供具有目标导向的肺部精细化管理措施。

经研究证实，床旁重症超声可以帮助护理人员为成人危重症患者提供具有目标导向性的精细化护理措施。但儿童重症肺部超声在国内起步较晚，目前儿童重症肺部超声领域缺少大型研究证据，因此 2023 版 PALICC 指南并未推荐将重症肺部超声作为诊疗儿童重症肺炎的常规手段。但重症肺部超声，作为一种无创、即时、可重复的可视化监测工具，多项研究中已证实其对儿童重症肺炎管理具有指导意义。

危重症医学专业委员会于 2023 年制定了儿童床旁护理专家共识，用于指导护理人员为患儿提供更科学、更高效的临床实践，其中包含了儿童肺部超声。在选择肺部超声检查区域时，新生儿选择六分区法，俯卧位患儿选择俯卧位肺部超声法，其他患儿根据情况选择六分区法、十二分区法或改良 BLUE 法。

儿童正常肺部超声征象包括胸膜线、肺滑动征、A 线、蝙蝠征、沙滩征（或海岸征），异常肺部超声征象包括 B 线、融合 B 线、碎片征、组织样征、肺点、四边形征、水母征、支气管充气征、平流层征、肺搏动征。不同异常状态下的肺部在超声显影下呈现不同的异常征象，可帮助护士早期鉴别气胸和液胸，指导护士有计划开展体位管理、液体管理和气道管理等。

1. 炎性肺水肿

由于脏层胸膜受肺表面炎症影响，超声征象出现胸膜线异常，伴 A 线消失、B 线不对称且不均匀，重力依赖区病变程度明显高于非重力依赖区。

2. 心源性肺水肿

心源性肺水肿时肺内气水比例失衡，胸膜未受影响，超声图线显示 A 线消失，B 线基本均匀、对称，可呈肺实变征象，但胸膜线无异常；当心源性肺水肿伴随胸腔积液时，膈肌点可见四边形征或水母征。

3. 肺实变 / 肺不张

当肺炎向肺实变或肺不张进展时，非实变区域呈现 B 线或融合 B 线征象，实变区域出现碎片征、组织样征，并伴或不伴支气管充气征。碎片征或组织样征越广泛，提示患者实变区域面积越大。

4. 胸腔积液

出现四边形征或水母征时，提示患儿存在胸腔积液。目前虽然暂无适合儿童的超声胸腔积液量计算公式，但超声图像下测量所得胸腔积液厚度和积液量呈正比关系。

5. 气胸

平流层征（又称"超声条码征"）对诊断气胸的敏感度和特异度分别为 100% 和

78%，但确诊仍需结合胸片检查。但若存在胸膜滑动征、B线、肺搏动征、肺实变征或胸腔积液征象时，则可排除气胸。出现肺点可诊断气胸，根据肺点位置可初步判断胸腔内气体的量，但大量气胸时肺点消失。

问题2：哪些膈肌超声测量指标可用于指导撤离有创呼吸机？

新进展：膈肌厚度、膈肌移动度和膈肌增厚率。

膈肌收缩是自主呼吸过程中引起胸腔容量变化的主要动力，其功能状态直接影响撤机结局。在成人重症领域，膈肌增厚率、膈肌移动度预测撤机结局具有较高的敏感性和特异性。但由于儿童膈肌超声在儿童重症领域起步较成人晚，且儿童个体差异大，目前尚无关于膈肌厚度、膈肌增厚率、膈肌移动度的统一标准用于预测撤机结局。

国内一项单中心研究发现，在首次撤机失败患儿人群中，利用膈肌超声评估患儿对膈肌起搏术、仰卧位膈肌呼吸训练、膈肌拉伸术、手动膈肌释放术的即时反应效果，并选择反应最佳的膈肌训练方式作为干预方法，相较于传统膈肌训练方法，经超声指导而选择的膈肌训练方法的效果更显著，患儿再次撤机成功率更高。

问题3：胸部电阻抗断层成像技术（EIT）如何指导护士进行气道管理？

新进展：2022年发表的《电阻抗断层成像技术在重度ARDS俯卧位通气病人肺部护理中的应用进展》指出，通过实时图像显示肺通气状态，EIT可识别过度通气和通气不足区域，评估俯卧位通气治疗的效果，指导护士进行体位管理、气道吸引和辅助排痰，协助实施肺保护性通气策略，减少呼吸机相关性肺损伤。

相较于CT和胸片，EIT是一种无创、无辐射、可床旁实时监测肺通气状态的临床成像工具。近几年，在国内外均有医疗机构开展相关研究，但目前仍缺少足够证据，更鲜有儿科相关证据，故2023版PALICC指南未推荐将EIT作为诊疗重症肺炎患儿的常规监测手段，临床中应评估患儿病情并选择性使用该技术。

对护理决策的指导包括：

1. 肺泡过度通气

EIT图像中白色区域提示过度通气，肺泡处于扩张状态。护士应及时通知医师评估患儿双肺情况，及早调整呼吸机参数以改善肺泡过度通气，预防发生气压伤。同时，通过调整患者卧床体位，将过度通气区域处于重力依赖区域，减少气体进入过度通气区域。

2. 肺泡通气不足

EIT图像中蓝色区域提示该区域通气不足，肺泡处于塌陷状态。护士应及时与医师沟通，调整呼吸机通气策略，同时针对该区域增加气道管理措施，以促进肺复张，包括加强该区域的体位引流、气道廓清等技术。俯卧位通气时，将通气不足区域处于非重力区域，促进气体进入肺泡，促进肺复张。

魏小丽　张巧鹰

第三章

急性心力衰竭

第一节　急性心力衰竭概述

一、定义

心力衰竭（heart failure，HF）为儿科常见急症，是心室收缩和 / 或舒张功能障碍导致心排血量不足，组织的血液灌注减少，不能满足机体需要，造成神经 - 内分泌系统过度激活，导致一系列病理生理改变，是各种心脏病的严重阶段。急性心力衰竭（acute heart failure，AHF）是由突然发生的心脏结构和功能异常，导致心排血量急剧下降，组织器官灌注不足以及受累心室后向的静脉急性淤血。严重者发生急性肺水肿、心源性休克。多见于暴发性心肌炎、先天性心脏病手术后、川崎病冠状动脉病变引起心肌梗死等。多数急性心力衰竭患儿经住院治疗后症状部分缓解，转为慢性心衰。急性心力衰竭的分类详见表 3-1-1。

表 3-1-1　急性心力衰竭的分类

分类	急性失代偿性心力衰竭	急性肺水肿	孤立性右心室功能衰竭	心源性休克
主要机制	左室功能障碍，肾脏水钠潴留	后负荷增加和 / 或左室舒张功能障碍；心脏瓣膜疾病	右心室功能障碍和 / 或毛细血管前肺动脉高压	严重心功能障碍

续表

分类	急性失代偿性心力衰竭	急性肺水肿	孤立性右心室功能衰竭	心源性休克
主要原因	液体积聚、心室压力增加	液体重新分配到肺部，导致急性呼吸衰竭	中心静脉压增加，出现全身灌注不足	全身灌注不足
发病特点	渐进（天）	快速（小时）	渐进/快速	渐进/快速
主要血流动力学异常	LVEDP ↑ PCWP ↑ 心输出量 ↓ SBP ↓或正常	LVEDP ↑ PCWP ↑ 心输出量 ↓ SBP ↑或正常	RVEDP ↑ 心输出量 ↓ SBP ↓	LVEDP ↑ PCWP ↑ 心输出量 ↓ SBP ↓
主要临床表现	湿暖或湿冷	湿暖	湿冷	湿冷

注：左心室舒张末压（left ventricular end-diastolic pressure，LVEDP）；右心室舒张末压（right ventricular end-diastolic pressure，RVEDP）；肺毛细血管楔压（pulmonary capillary wedge pressure，PCWP）；收缩压（systolic blood pressure，SBP）。

来源：McDonagh T A, Metra M, Adamo M, et al. 2021 ESC Guidelines for the diagnosis and treatment of acute and chronic heart failure: Developed by the Task Force for the diagnosis and treatment of acute and chronic heart failure of the European Society of Cardiology(ESC)With the special contribution of the Heart Failure Association(HFA)of the ESC[J]. Eur J Heart Fail, 2022, 24(1): 4-131.

二、病因和发病机制

（一）常见病因

1. 先天性心脏病

先天性心脏病是由于心脏及大血管在胎儿期发育异常所导致的，其发病可能与遗传、药物、病毒感染等因素有关。这种先天性心血管缺陷，如紫绀型和非紫绀型心脏疾病，是儿童心力衰竭的常见原因。

2. 心肌病

心肌病，尤其是扩张型心肌病和左室心肌致密化不全，在伴有严重呼吸道感染时，也可能导致急性心力衰竭。此外，心动过速性心肌病，如长时间的室性心动过速或室上性心动过速，也是急性心力衰竭的诱因。

3. 心肌炎

心肌炎包括急性心肌炎、暴发性心肌炎或重症心肌炎等，这类病症可能由多种病毒感染引发，如柯萨奇病毒、腮腺炎病毒等，病原体可通过血液循环到达心脏，引起心肌细胞、心功能的改变，导致心力衰竭。

4. 心律失常

心律失常是指心脏搏动的起源或传导出现异常，这种异常可能与药物、疾病、电解质紊乱等因素有关。心律失常会导致心脏的负荷加大，进而可能引发心力衰竭。

5. 风湿性心脏疾病

风湿性心脏疾病包括心脏瓣膜疾病，常见于 5 岁以上的儿童。

（二）发病机制

儿童先天性心脏病的发病率相对较高，这些心脏结构的异常会直接影响心脏功能，增加心力衰竭发生的风险。儿童的心血管系统尚在发育过程中，心脏的代偿能力和调节机制相对不够完善，应对各种病理情况的能力较弱。

1. 心脏结构异常与血流动力学改变

先天性心脏病导致心脏内存在异常通道或结构畸形，引起血液分流异常，如左向右分流增加肺循环血流量，长此以往，可引起肺动脉高压，进而影响心室功能；或右向左分流使体循环血氧饱和度降低，加重心脏负担。

2. 心脏负荷过重

异常血液分流使心室容量负荷或压力负荷长期增加，导致心肌代偿性肥厚、扩张，最终失代偿而发生心力衰竭。

3. 神经内分泌激活

为应对心脏功能下降，机体过度激活交感神经系统和肾素 - 血管紧张素 - 醛固酮系统，释放大量神经内分泌因子，进一步加重心脏损害和水钠潴留等。

4. 心肌功能受损

急性心肌功能受损以及长期的心脏负荷异常、缺血缺氧等可使心肌收缩力减弱、心肌细胞损伤和凋亡。

5. 心室重构

心脏为适应病理状态而发生心室形态、结构和功能的改变，这种重构过程可能导致心脏功能恶化。

6. 氧供需失衡

先天性心脏病可影响血液氧合，导致组织缺氧，而心脏负荷增加又使氧需求增加，造成氧供需不平衡，加重心脏损害。

三、临床表现

（一）呼吸困难

呼吸困难表现为气促、喘息或呼吸频率加快。这是由于心脏负荷增加导致肺部充血和水肿所引起和 / 或心脏泵功能下降致组织缺氧后的神经调节反射结果。在严重的情况下，患者可能会出现咳粉红色泡沫样痰的症状，这是急性左心衰竭的典型表现。

（二）发绀

血液中还原型血红蛋白增多，导致缺氧，表现为皮肤黏膜处（如口唇、指甲床等）出现青紫色的现象。

（三）胸闷与胸痛

急性心力衰竭时心脏泵血功能受损，血液循环不畅，可能导致胸部感到压迫或紧缩，有时伴有疼痛感。这种不适可能局限于胸骨后部，持续时间长短不一。

（四）水肿

心力衰竭会导致体内液体潴留，积聚的液体会向组织间隙渗透，引起局部或全身性水肿。水肿通常首先出现在下肢，逐渐向上蔓延。在婴儿中，水肿可能表现为全身性，特别是眼睑与骶尾部。

（五）乏力

由于心肌收缩力量减弱，心脏无法有效地将血液泵出，导致器官供血不足，从而使身体感到疲乏无力。这种乏力的感觉可能从轻微到严重，并可能伴随体力下降和运动耐量降低。

（六）心率和呼吸频率加快

心力衰竭患儿可能会出现心动过速，如婴儿心率超过 160 次 / 分，幼儿超过 140 次 / 分，儿童超过 120 次 / 分。同时，呼吸频率也可能变快，如婴儿呼吸频率超过 60 次 / 分，幼儿超过 50 次 / 分，儿童超过 40 次 / 分。

（七）肝脏肿大

心力衰竭患者的肝脏在短时间内进行性增大，可能伴有触痛，这是体循环淤血的一个表现。

（八）外周循环灌注表现

外周低灌注表现为患儿脉搏无力，血压偏低，脉压变窄，可有交替脉。四肢末梢发凉及皮肤发花等，是急性体循环血流量减少的征象。

（九）常见器官低灌注表现

急性心力衰竭患儿出现器官（脑、肾、胃肠等）低灌注表现，表现与休克患者类似，参见本书第九章第二节。

四、辅助检查

超声心动图是评估心脏结构和功能的首选方法。除此之外，常规完善心电图、血常规、肝肾功能、电解质、动脉血气分析、心肌酶谱、脑钠肽（BNP）和氨基末端脑钠肽前体（NT-proBNP）、胸部影像学检查和血流动力学监测等。

五、治疗要点

急性心力衰竭的治疗目标为：稳定血流动力学状态，纠正缺氧，维持脏器灌注和功能，减少对脏器的损伤；纠正急性心力衰竭的病因和诱因；改善急性心力衰竭症状；解除淤血；预防血栓栓塞；避免早期再次入院；避免心力衰竭加重；提高患儿生活质量；改善远期预后。治疗原则为减轻心脏前后负荷、改善心脏收缩和舒张功能、积极治疗诱因和病因。

（一）调整体位

静息时呼吸困难明显者，应半卧位或端坐位，双腿下垂以减少回心血量，降低心脏前负荷。

（二）吸氧

2023 年《急、慢性心力衰竭患者氧疗管理的最佳证据总结》中指出，对于急性心力衰竭的患者，首先要评估其呼吸频率、SpO_2、PaO_2，判断是否存在缺氧或低氧血症的情况，对于无低氧血症的患者不应常规吸氧。但当患者出现呼吸窘迫时则需进行氧疗，氧疗目标为 $SpO_2 \geqslant 95\%$。当 $SpO_2 < 90\%$ 或动脉血氧分压（PaO_2）< 60 mmHg 时应给予氧疗，使患儿 $SpO_2 \geqslant 95\%$。

1. 鼻导管吸氧

以低氧流量（1~2 L/min）开始；若无 CO_2 潴留，可采用高流量给氧（6~8 L/min）。

2. 面罩吸氧

面罩吸氧适用于伴呼吸性碱中毒的患儿。

（三）无创或有创正压通气

当吸氧不能纠正缺氧症状时，可采用无创或有创正压通气增加胸膜腔内压，降低后负荷，从而增加心排出量。

（四）适度镇静

降低心力衰竭患儿的氧耗量有助于氧供和氧需平衡且稳定循环作用。尤其对于年龄较小的患儿，通常伴哭闹烦躁，导致氧耗量增加，因此适度镇静十分重要。然而镇静可导致交感兴奋降低，血管扩张等，有导致血压降低的风险。

（五）急性心力衰竭的快速诊断与治疗策略

急性心力衰竭危及生命，对疑诊急性心力衰竭的患儿，应尽量缩短确诊及开始治疗的时间，在完善检查的同时即应开始药物和非药物治疗。在急性心力衰竭的早期阶段，如果患儿存在心源性休克或呼吸衰竭，需尽早提供循环支持和/或通气支持。应迅速鉴别威胁生命的临床情况，并给予针对性治疗。在急性心力衰竭的早期阶段，应根据临床评估（如是否存在淤血和低灌注），选择最优的治疗策略。急性心力衰竭治疗流程见图3-1-1。

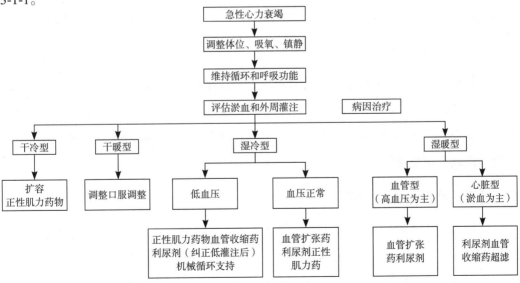

图 3-1-1 儿童急性心力衰竭治疗流程图

来源：中华医学会儿科学分会心血管学组，中国医师协会心血管内科医师分会儿童心血管专业委员会，中华儿科杂志编辑委员会.儿童心力衰竭诊断和治疗建议(2020年修订版)[J].中华儿科杂志,2021,59(2):84-94.

第二节 急性心力衰竭的相关评估

儿童急性心力衰竭的临床表现多变且缺乏特异性，不同年龄、不同病因可能有不同症状，且早期症状可与消化系统疾病和呼吸系统疾病重叠，如暴发性心肌炎患儿常以腹痛、呕吐等消化道表现为主要症状。因此，临床应强调详细的病史采集和体格检查，以排除其他导致心力衰竭症状的相关疾病，如肺部感染、严重贫血、急性肾衰竭等。

在具体诊断过程中，通过观察患儿的呼吸有无急促、费力、喘息、鼻翼扇动，甚至出现端坐呼吸、口周发绀等情况；精神状态是否出现无明显诱因的烦躁哭闹、萎靡不振、嗜睡、意识不清等；皮肤黏膜有无苍白、发绀、湿冷等；心率有无明显增快或心律失常；有无肝脏肿大、触痛、肢体水肿、脉搏细弱等判断患儿病情。早期快速识别急性心力衰竭包括慢性心力衰竭的急性发作的早期表现，进一步完善病史评估、辅助检查等，根据评估及检查结果及时处理。

一、护理评估

（一）健康史

详细询问患儿的现病史、出生史、喂养史、生长发育史、预防接种史、过去史、家庭及生活环境史等。了解患儿有无心血管疾病史、消化系统病史及呼吸系统病史等情况。

（二）身体状况

评估患儿循环相关症状，具体内容见本节症状评估内容。评估是否有呼吸系统、消化系统、神经系统等受累的表现；评估心电图、血常规、肝肾功、电解质、动脉血气分析、心肌酶谱、脑钠肽（BNP）和氨基末端脑钠肽前体（NT-proBNP）、胸部影像学检查和血流动力学监测等检验检查结果。

（三）心理–社会状况

了解患儿及照顾者的文化程度，对急性心力衰竭的认知程度，家庭经济情况及社会支持系统如何，评估患儿及照顾者的心理状态，患儿是否有因为呼吸急促、缺氧、心慌、乏力、对环境陌生等产生恐惧与焦虑，照顾者是否有因为患儿病情重、住院时间长、缺乏疾病相关知识等产生焦虑情绪。

二、症状评估

（一）容量过负荷

容量过负荷的症状包括左心功能不全导致的肺淤血症状（呼吸困难等）和右心功能不全导致的体循环淤血症状（水肿、腹胀、纳差等消化道症状）。存在上述症状时，提示容量超负荷可能；完全没有上述淤血症状，提示可能容量状态正常；无淤血症状，同时出现低血压等血流动力学不稳定的表现，可能存在容量不足，需结合其他指标进行综合判断。

（二）特殊体征

应进行针对性的体格检查，重点评估体征包括颈静脉怒张、肝颈静脉回流征、肺部啰音、浆膜腔积液、肝脏肿大及水肿等。如存在上述体征，提示体内容量超负荷。如果无上述体征，同时存在低血压、皮肤弹性差、干燥、眼窝凹陷等表现，提示容量不足。其中水肿是最直观地提示容量超负荷的体征，多为双下肢或身体低垂部位的水肿，多浆膜腔积液（如胸腔积液、腹腔积液）也提示容量过负荷可能。另外，体重、尿量及液体出入量的情况均可反映体内的容量状态，如短时间内体重增加、尿量减少、入量大于出量，这表明提示体内存在液体潴留。需强调的是，血压下降、心率加快可由于容量超负荷使心力衰竭加重引起，也可因有效循环血量不足所致，此时需结合辅助检查进一步明确。

三、评估工具

（一）改良 Ross 心力衰竭分级

临床上，心力衰竭的程度通常根据患儿的病史、临床表现及劳动耐力的程度，将心脏病患儿的心功能分为以下四级，即遵循纽约心脏病协会分级。

Ⅰ级：患儿体力活动不受限制。学龄期儿童能够参加体育课，并且能像正常儿童一样活动。

Ⅱ级：患儿体力活动轻度受限。休息时没有任何不适，但一般活动时出现症状，如疲乏、心悸和呼吸困难。学龄期儿童能够参加体育课，但活动量比同龄正常儿童小。可能存在继发性生长障碍。

Ⅲ级：患儿体力活动明显受限。轻劳动时即有症状，例如步行 15 min 即有疲乏、心悸和呼吸困难，学龄期儿童不能参加体育活动，存在继发性生长障碍。

Ⅳ级：在休息状态下亦有症状，完全丧失劳动能力。存在继发性生长障碍。

以上心功能分级对婴幼儿不适用。婴幼儿心功能评价可参考改良 Ross 心力衰竭分级计分法，详见表 3-2-1。

表 3-2-1 改良 Ross 心力衰竭分级计分法

项目	类别	分值		
		0	1	2
病史	出汗	仅在头部	头部及躯干（活动时）	头部及躯干（安静时）
	呼吸过快	偶尔	较多	常有
体格检查	呼吸	正常	吸气凹陷	呼吸困难
呼吸次数（次/分）	0~1 岁	<50	50~60	>60
	1~6 岁	<35	35~45	>45
	7~10 岁	<25	25~35	>35
	11~14 岁	<18	18~28	>28
心率（次/分）	0~1 岁	<160	160~170	>170
	1~6 岁	<105	105~115	>115
	7~10 岁	<90	90~100	>100
	11~14 岁	<80	80~90	>90
	肝大（肋缘下）	<2 cm	2~3 cm	>3 cm

注：0~2 分为无心力衰竭；3~6 分为轻度心力衰竭；7~9 分为中度心力衰竭；10~12 分为重度心力衰竭。
来源：钱明阳，洪钿．儿童心力衰竭的诊断与治疗进展 [J]. 中华实用儿科临床杂志，2020, 35(1): 14-18.

（二）早期评估

急性心力衰竭获得早期治疗的关键是急性心力衰竭的早期识别和评估。2015 年，欧洲心脏学会、心力衰竭委员会和欧洲急诊学会联合制定了成人《急性心力衰竭院前和院内早期处理共识》，特别强调"及时治疗"的理念，推荐其获得早期治疗的重要方式之一为院前（如救护车上）及院内（如急诊科）即开展急救，并制定了成人急性心力衰竭初始管理的流程。由于儿童急性心力衰竭的病因与成人存在显著差异，因此在对疑似急性心力衰竭的患儿进行早期识别、评估及处理时，需特别注意儿童特有的病理生理特点，避免直接套用成人的处理经验，而应结合儿童专科的诊疗指南和专家建议进行（图3-2-1）。对于诊断明确的儿童急性心力衰竭，2013 年加拿大心脏病协会提出根据是否存在循环淤血及外周组织灌注不足分为干暖型、湿暖型、湿冷型和干冷型这四种类型，该分型方法能较好评估急性心力衰竭患儿的血流动力学状况，帮助儿科医师迅速识别出高危者并指导临床做出正确处理。

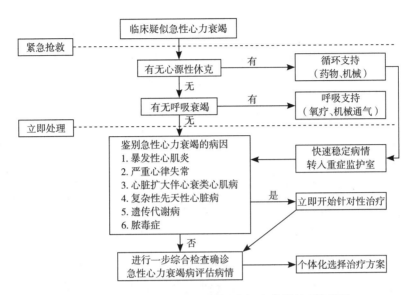

图 3-2-1　儿童急性心力衰竭早期识别、评估及处理流程图

来源：张丽，李伟. 儿童急性心力衰竭的诊治进展 [J]. 中华实用儿科临床杂志 2021, 36(13): 975-978.

第三节　急性心力衰竭的监测及治疗技术

一、监测技术

（一）超声

1. 临床意义

通过特征性超声波回波成像技术，能显示正常或异常心血管结构，进而有效评估心排出量和左室射血分数，同时对心脏结构及运动异常进行初步诊断。

2. 适应证

由于超声具有无创、操作简便、可重复性等特点，它适用于儿童心力衰竭的判定，以及治疗效果和预后的评估。

3. 禁忌证

一般无禁忌证。

4. 注意事项

超声检查时注意保护患儿隐私，适当遮盖，避免裸露。若患儿配合度差，超声检查前可根据患儿配合度遵医嘱予以镇静治疗，以获得准确结果。

（二）无创心功能测定

1. 临床意义

无创心功能测定是一种通过无创手段实现连续、实时监测心功能的新兴技术，具有安全、无创、便携、经济的优点。它包括胸腔阻抗法、生物电阻抗法两种测定方法。胸腔阻抗法通过发射和接收高频低幅的交流电信号来监测胸部电传导阻抗的变化，原理来源于欧姆定律。但胸电生物阻抗的干扰因素较多，当存在胸腔壁水肿、肺水肿、严重心律不齐等情况时，可能影响测量结果的准确性。生物电阻抗法是一种经胸廓生物电阻抗技术，原理是心脏射血后胸腔内的血流量变化将会影响胸廓导电性，通过连续测量胸部内导电性的变化，分析主动脉瓣膜开放前后主动脉血流导电性的变化率，从而精确测定主动脉血流加速的峰值速度和左心室射血时间，再根据其专利的相关算法，得出一系列血流动力学参数。相对于胸腔阻抗法，生物电阻抗法可以抵抗周围仪器的干扰，避免电极位置对测量结果的影响，显著提高测量的准确性。

2. 适应证

无创心功能测定技术适用于对常合并严重心功能障碍及血流动力学紊乱的危重儿童进行连续动态监测，同时能够评价其容量状态并指导液体复苏治疗。

3. 禁忌证

一般无禁忌证。

4. 注意事项

注意无创心功能测定电极片的贴放，贴放电极前应清洁患儿测量处皮肤，以确保获得准确效果。及时更换电极片，避免与电极片相关的皮肤损伤。同时避免影响监测准确性的环境及操作，如生物电抗监测会受手术中的电刀使用的影响等。

（三）脉搏指示连续心输出量监测技术

1. 临床意义

脉搏指示连续心输出量监测（pulse indicator continuous cardiac output，PiCCO）技术，是一种对重症病人主要血流动力学参数进行监测的技术。该技术将经肺热稀释技术与动脉搏动曲线分析技术相结合，采用热稀释法测量单次心输出量，并通过分析动脉压力波形曲线下面积与心输出量存在的相关关系，获取个体化的每搏量、心输出量和每搏量变异等血流动力学参数，以达到多数据联合应用监测血流动力学变化的目的。

2. 适应证

PiCCO 适用于需要进行容量状态、心功能、血管张力、血管外肺水评估等血流动力学监测的重症患儿。

3. 禁忌证

PiCCO 的禁忌证包括穿刺部位存在严重的外周血管疾病或解剖结构改变、局部皮肤软组织感染、严重凝血功能障碍。

4. 注意事项

（1）PiCCO 导管置入时及管路操作时应严格无菌操作，避免感染的发生。同时，注意各导联线及电缆线连接正确。为减少温度指示剂在体外的温度改变，建议选择中心静脉导管的主腔来连接温度感受器。最多使用一个输液三通，并且其后端不能连接任何测压或者输液装置，不能使用该管路输注血管活性药物，不使用时保持输液三通处于关闭状态。

（2）观察穿刺部位的渗血、肿胀情况，保持清洁、干燥，并观察肢体温度、颜色、足背动脉搏动情况，以确保导管内没有气泡。

（3）进行热稀释测量时，温度指示剂通常选用生理盐水，0~8 ℃冰盐水（即冰水混合物）最佳。儿童注射量的选择应严格遵循不同 PiCCO 厂家的操作说明。在操作过程中，操作者应避免将整个注射器握在手中，以免手温影响测量的准确性。用注射器直接连接温度传感器尾端，不用针头连接。根据仪器提示进行操作，注射时间控制在 5 s 左右，匀速推入。注射完成后及时关闭温度传感器与患儿的连接，至少每 8 小时进行一次校正。当患儿体温波动较大时，不建议注射冰盐水。

（4）及时记录各参数，关注参数变化趋势，以目标为导向；不以正常范围为导向。

根据不同疾病状态设置目标值。

二、治疗技术

（一）心脏起搏器植入术

1. 概念

心脏起搏器植入术是一种治疗手段，它通过导线将电池提供的电刺激传递到与心脏接触的电极，主要用来治疗心动过缓。按照是否永久，起搏器分为临时起搏器和永久起搏器，根据起搏器植入方式，分为经皮心外膜起搏和经静脉起搏。起搏模式可细分为心室感知 - 心室起搏、心房感知 - 心房起搏和心房感知 - 心室起搏。随着起搏器的设计和功能等技术上的显著发展，心脏外科手术复杂性增加及晚期并发症的发生使得需要安装起搏器的儿童数量逐渐增加。新型起搏器不仅能更精准地模拟正常心脏节律，而且大部分体积较小，使得低年龄、低体重患儿安装起搏器的案例报道逐渐增多。

2. 适应证

儿童永久性起搏器的适应证包括心动过缓（如心率 <40 次 / 分或心脏停搏持续 3 s），同时伴随一些症状如晕厥、头晕、运动不耐受，或充血性心力衰竭，以及手术造成的心脏传导阻滞持续超过 2 周而未恢复。

临时性起搏器的适应证包括继发于某种药物过量、心肌炎、心肌梗死后的 II 度或 III 度房室阻滞患儿，以及心脏手术后即刻发生的房室传导阻滞的患儿。

3. 禁忌证

临时性起搏器安装通常没有绝对禁忌证；严重低体温和心脏停搏时间过长，是经皮临时起搏的相对禁忌证，三尖瓣修补术为右心室起搏的禁忌证。

4. 注意事项

（1）为确保起搏器正常运转，需备好备用电池，注意临时起搏器的低电压报警，以便及时更换。同时，记录起搏器参数，包括起搏频率、起搏阈值和灵敏度。同时注意观察心律与心率的变化，注意心率与起搏频率是否一致，根据情况调整或停用起搏器。密切关注起搏器植入部位的皮肤情况，做好皮肤消毒并避免患儿抓挠或碰撞。临时起搏器体外脉冲发生器应固定在床上或患儿身上，以防滑脱而牵拉导致脱位，每天应检查接头连接处，确保安全起搏。

（2）观察有无起搏器植入相关并发症的发生：包括感染、导管移位、室速、室颤、心肌穿孔、导管断裂、电极导管在心腔内打结，以及穿刺导致的血栓形成、皮下血肿、气胸、血胸等。

（3）做好起搏器植入患儿及家属的健康指导。指导家属保证患儿充足的睡眠，避免过度劳累。合理饮食，保证营养均衡。同时，避免参加可能产生强烈冲击或碰撞的体育活动，以及避免将起搏器暴露在阳光下或潮湿的环境中。避免患儿接触强磁场、高压电场等可能干扰起搏器功能的物品和场景。

（二）植入型心律转复除颤器

1. 概念

植入型心律转复除颤器（implantable cardioverter defibrillator，ICD）是一种治疗室速和心室颤动的多程控抗心律失常装置，同时兼具治疗心动过缓的起搏功能。电极可直接放置在心外膜或经静脉系统放置在心腔内，电环路调节刺激发放的时间和特性，电源一般为锂碘电池。

2. 适应证

儿童 ICD 的适应证包括肥厚型心肌病、长 Q-T 间期综合征、原发性扩张型心肌病、Brugada 综合征、致心律失常性右室发育不良。偶有某些先天性心脏病患儿如法洛四联症和完全性大动脉转位术后出现室速，并成功植入 ICD 的病例报道。《植入型心律转复除颤器临床应用中国专家共识（2021）》中对心力衰竭患儿行 ICD 植入的适应证进行了归纳，详见表 3-3-1。其中 Ⅰ 类适应证是指根据病情，有明确证据证明或专家们一致认为 ICD 治疗对患儿有益、有用或有效，相当于绝对适应证。Ⅱ 类适应证是指根据病情，ICD 治疗给患儿带来的益处和效果证据不足或专家们的意见有分歧。Ⅱ 类适应证中又进一步根据证据和 / 或观点的倾向性分为 Ⅱ a（意见有分歧倾向于支持）和 Ⅱ b（支持力度较差）两个亚类，相当于相对适应证。Ⅲ 类适应证是指根据病情，专家们一致认为 ICD 治疗无效，甚至某些情况下对患儿有害，因此不需要、不应该植入 ICD，即非适应证。对于每一类适应证又根据证据水平分级，其中 A 级证据包括来自一项以上高质量的随机对照试验（randomized controlled trial，RCT）的证据；高质量 RCT 的荟萃分析；一项或以上由高质量注册研究证实的 RCT。B 级证据又分为 B-R 级（randomized，随机），来自一项或以上中等质量的 RCT 证据；中等质量 RCT 的荟萃分析；B-NR 级（nonrandomized，非随机），来自一项或以上设计及执行良好的非随机、观察性或注

册研究或上述研究的荟萃分析。C 级证据又分为：C-LD 级（limited data，有限数据），
设计或执行有局限的随机或非随机观察性或注册研究或上述研究的荟萃分析，对人类受
试者的生理或机制研究；C-EO 级（expert opinion，专家意见），基于临床专家经验的
共识。

表 3-3-1　心力衰竭患儿的 ICD 推荐

推荐级别	疾病状态	证据水平
Ⅱa	左心室射血分数减低的心力衰竭，不符合通常 ICD 适应证，但计划出院后在家等待心脏移植的患儿	B-NR
Ⅱa	正在使用左心室辅助装置的患儿，如出现持续性室性心律失常	C-LD
Ⅱb	心脏移植后，如出现严重的排异性血管病变、心功能不全的患儿	B-NR

来源：中华医学会心电生理和起搏分会，中国医师协会心律学专业委员会 . 植入型心律转复除颤器临床应用中国专家共识
(2021)[J]. 中华心律失常学杂志，2021, 25(4): 280-299.

3. 禁忌证

（1）满足 ICD 适应证，但患儿不能以较好的功能状态生存 1 年以上，需要综合判
断并与患方充分沟通。

（2）无休止室速或室颤，需待室速、室颤控制且病情稳定后再计划 ICD 植入。

（3）存在明显的精神疾病，可能由于 ICD 植入而加重，或不能进行系统随访者。

（4）不合并器质性心脏病及离子通道疾病的不明原因晕厥，且未能诱发室性心律
失常。

（5）手术或导管消融可治愈的室颤或室速，主要是指无器质性心脏病患儿。

（6）由完全可逆因素（如电解质紊乱、药物或创伤）引起的室性快速性心律失常。

4. 注意事项

（1）注意观察 ICD 植入后相关并发症的发生，包括植入部位伤口愈合困难、感染、
血肿、血气胸、电极微移位和上腔静脉综合征、ICD 移位、除颤电极异常等。同时要考
虑到儿童生长发育对导线的影响，避免导线弯折过度压迫心房，引起恶性心律失常。

（2）ICD 植入后较常见的并发症是术后电风暴，儿童的发病率不详。发生的机制
尚不清楚，主要考虑和心肌缺血、电解质紊乱、交感神经兴奋、药物、高速时差等有关，
尤其是术前心功能不全、宽 QRS 波或没有接受过血管紧张素转化酶抑制剂和 β 受体阻
滞剂治疗的患儿，术后更易发生电风暴。术前术后的心理抚慰、术后充分的镇痛、适当
的参数设置，可能是预防电风暴发生、降低电风暴发生率、终止电风暴的有效手段。

（3）做好 ICD 参数的观察和记录，及时汇报并遵医嘱进行处理。但关于儿童 ICD 参数设置目前缺少高证据等级的指南或共识。

（4）ICD 植入可能引发抑郁或焦虑，且其发生与 ICD 有无不适当放电无关，比例可达 12%~44%。注意患儿随访，必要时进行心理咨询与疏导。

（三）主动脉球囊反搏

1. 概念

主动脉内球囊反搏（intra-aortic balloon pump，IABP）技术是通过在左锁骨下动脉开口远端 1~2 cm 处至肾动脉开口以上的降主动脉范围内放置一个球囊，与心动周期同步充气放气，增加冠状动脉血流量以提高心肌的供血供氧，并减轻心肌氧耗，降低心脏后负荷，从而改善心脏功能，增加心输出量。该技术在成人患者中广泛应用，并取得良好的疗效。然而，由于缺乏适合儿童的球囊导管型号，加之儿童主动脉弹性大、心率快及血管较细以及适应证等原因，儿童使用 IABP 技术较成人少。

2. 适应证

IABP 主要用于先天性心脏病术后低心排血量综合征，以及心肌炎、充血性心力衰竭、扩张型心肌病、心脏肿瘤等待心脏机械辅助 / 心脏移植的过渡治疗。

3. 禁忌证

IABP 置入的禁忌证包括中度至重度房室功能不全，主动脉夹层 / 动脉瘤，外周血管疾病，活动性出血，存在抗凝禁忌证，严重血小板减少症和 / 或患儿拒绝输血，不可逆性的脑损害、心脏病或其他疾病的晚期等情况。

4. 注意事项

（1）注意观察心率、心律和 QRS 波群的变化十分重要，以保持心率和心律的稳定。监测患儿的收缩压、舒张压、平均压和反搏压的大小及波形非常重要。需要密切观察反搏前后的主动脉收缩峰压和舒张末压的变化，同时也要关注平均动脉压的变化，这可以帮助判断反搏的效果。此外，压力监测还可以及时检测到漏气情况。

（2）要密切观察伤口是否出血或出现血肿，并及时对伤口进行压迫止血。同时，要关注手术部位下肢皮肤的颜色、温度、感觉以及足背动脉的脉搏情况。观察穿刺点是否出现红肿、脓性分泌物或血肿，并且需要进行严格的无菌操作。每天需要更换穿刺点的敷料。

（3）要定期对压力管路进行肝素盐水冲洗，若使用 IABP 患者同时静脉使用普通肝素持续抗凝时，则需要每 4 小时监测一次活化部分凝血活酶时间（activated partial thromboplastin time，APTT）。

（4）为了避免球囊导管打折，保持半卧位时应将身体的倾斜角度控制在小于 45°，同时注意不要弯曲膝盖和髋部。

（5）主动脉球囊反搏只是在急性期辅助保护生命的一种治疗方法，并不是终身植入。当患儿血流动力学状态稳定，神志清楚，末梢循环良好，尿量 >1 mL/（kg·h），心电图无心律失常及心肌缺血表现，血管活性药物用量逐渐减少时及时停止治疗。

（四）体外膜肺氧合

1. 概念

体外膜肺氧合（ECMO）是儿童难治性心力衰竭最常用的机械循环支持手段。ECMO 通过机械泵和人工肺的作用，可完全或部分替代患儿心输出量和气体交换，以维持足够的组织氧输送。ECMO 治疗心力衰竭主要采取的模式为动脉 - 静脉（V-A）ECMO，即通过静脉插管静脉血液被引出，然后泵入氧合器、变温组件（通常集成在氧合器中），最后经过动脉插管返回患儿体内。根据插管部位不同，可分为经中心和外周插管 VA-ECMO，部分患儿因引流不足和灌注管压力过大，需要额外增加静脉引流管或动脉灌注管，形成静脉静脉 - 动脉（VV-A）ECMO 和静脉 - 动脉动脉（V-AA）ECMO。

随着 ECMO 适应证范围逐渐扩大，ECMO 患儿病情复杂程度逐步增加，ECMO 支持的心脏病患儿的生存率却有所增加。大量研究指出虽然儿童心脏 ECMO 的使用率和经验不断增加，但存在较大的证据差异。儿童高质量的 VA-ECMO 支持需要成熟的体系、制度、多学科团队及培训。

2. 适应证

ECMO 用于儿童心力衰竭的主要适应证是对大剂量药物治疗无效的严重心功能障碍的儿童，为心肌恢复或疾病诊断、解剖病变修复或长期机械辅助循环 / 心脏移植争取时间。研究指出，心源性休克状态超过 6 小时启动 ECMO 与较差的预后有关，因此考虑早期 ECMO 的启动十分重要。ECMO 治疗的启动通常包括以下四种策略。

（1）康复桥接，适用于基础疾病可逆以及经长时间等待、医疗干预或手术，心功能可以恢复的患儿。

（2）机械辅助桥接，适用于急性单一器官疾病患儿，可过渡到心室辅助的患儿。

（3）器官移植桥接，适用于心脏移植前需要心肺支持的患儿。

（4）决策桥接，适用于终末器官功能可能恢复的患儿，便于诊断或确定替代支持 /移植决策的患儿。

体外生命支持组织（Extracorporeal Life Spport Organization，ELSO）2021 年发布的儿童心力衰竭 ECMO 治疗指南中罗列了详细的 ECMO 治疗适应证，详见表 3-3-2。

表 3-3-2 儿童 VA-ECMO 的适应证

适应证		疾病
心导管检查及心脏手术围手术期	心输出量不足情况下维持术前状态稳定（随着时间等待或早期手术修复可达到稳定的生理状态的情况下，可能有一个成功的结果）	完全性肺静脉异位引流或大动脉转位伴血液混合不充分或持续性肺动脉高压的新生儿
		Ebstein 畸形或球囊扩张后肺瓣反流
		左冠状动脉异常起源于肺动脉
		法洛氏四联症肺血流受限或 B-T 分流术后管道阻塞
		肺动脉瓣缺失的法洛四联症伴气道或肺实质受损，肺血流不足
		未分化先天性心脏病合并心肺损伤
	术后无法脱离体外循环或低心排	体外循环后或心脏停搏不充分相关的缺血性再灌注损伤
		体外循环或心脏切开相关的心肌水肿
		法洛氏四联症术后合并交界性异位心动过速
		抗心律失常措施难以解决的血流动力学问题
其他病因引起的循环衰竭	心源性	心肌炎、心肌病、心搏骤停后心功能障碍、顽固性心动过速或心动过缓
	阻塞性	肺动脉高压、肺栓塞
	分布性	败血症、过敏反应
	心肺骤停	详见体外心肺复苏指南

来源：BROWN G, MOYNIHAN K M, DEATRICK K B, et al. Extracorporeal Life Support Organization(ELSO): Guidelines for Pediatric Cardiac Failure[J]. ASAIO J, 2021, 67(5): 463-475.

3. 禁忌证

ECMO 治疗心力衰竭的禁忌证主要是治疗团队预计该疾病情况在没有严重并发症可能情况下，ECMO 支持治疗对提高生存率帮助不大，或者无法建立置管，包括以下情况：

（1）长时间处于心源性休克状态（超过 6 小时），不太可能从 ECMO 治疗中获益。

（2）中期早产儿或低出生体重儿（胎龄 <34 周或体重 <2.0 kg），发病率和死亡率显著增加。

（3）早期早产儿或极低出生体重儿（<33 周胎龄或体重 <1.5 kg）。

（4）严重的染色体异常（如 13- 或 18- 三体综合征）。

（5）不可逆的脑损伤或颅内出血（Ⅲ级、Ⅳ级脑出血）。

（6）不可控制的出血，除非 ECMO 置管有助于控制出血。

（7）无法通过手术方式建立外周或中心置管。

4. 注意事项

（1）儿童 VA-ECMO 治疗期间需要监测设备情况，及时记录参数包括泵转速、血流速度、泵前压、膜前压、膜后压、水箱温度等，熟知各参数的临床意义及变化后的处理。监测患儿情况，包括抗凝剂剂量、中心静脉血氧饱和度（systemic central venous oxygen saturation，ScVO$_2$）、红细胞压积，每 2~4 小时监测激活全血凝固时间（activated clotting time of whole blood，ACT）、膜前血气，每日监测膜后血气、患儿血气等，了解有无血栓、空气栓塞、氧合器失效、管路破裂、插管意外脱出等情况发生。

（2）为保持 ECMO 管路固定，临床上常采取外科缝线固定管路，亦有体外实验证实，外科缝线固定加氰基丙烯酸盐组织粘合剂敷料固定，既能保证管路安全，又能避免置管周围组织感染。可采取的措施包括：密切观察管路位置，将管路出皮肤端缝扎固定，预留合适长度并固定于床单上，防止滑脱和移位。外露管路不可过长，避免牵拉。在患儿翻身及体位变动时，应安排专人固定和保护管路，维护管路安全。

（3）儿童 VA-ECMO 治疗期间血流动力学变化较大，需严密监测血流动力学变化，包括心率及心律、血压、尿量、肢端末梢循环等，较大血压波动或心律失常发生时，立即通知医生处理。ECMO 治疗早期由于心肌缺血再灌注损伤、冠脉血流减少、灌注管深度过深等原因导致发生的亚致死性、可逆性延迟恢复的心肌损伤，常见于 ECMO 治疗最初几小时到几天，持续 48~72 小时，大多可自行缓解，表现为血压偏低，脉压 <10 mmHg。此时应及时调整血管活性药物使用剂量，降低 ECMO 流量及床旁超声检查，维持平均动脉压（mean arterial pressure，MAP）在合适范围：新生儿 35~45 mmHg（1 mmHg=0.133 kPa），儿童 50~60 mmHg；中心静脉压 5~12 mmHg，左心房压 6~12 mmHg。若心肌顿抑长时间无法恢复，可发生严重的左侧心力衰竭，表现为超声上没有主动脉瓣开放，左室膨胀心肌缺血，肺水肿，甚至心室血栓形成。此时考

虑经右下肺静脉、房间隔、左心耳、左室置管行左室引流。

除此之外接受 ECMO 治疗前患儿常因病情严重造成肾功能损伤，ECMO 治疗后常因全身炎症反应和毛细血管渗漏扩容而水肿。因此，应量入为出，严格限制液体入量，每小时观察并记录尿量，控制出入量在 −10%~20% 或零平衡，必要时行床旁血液净化治疗。同时纠正电解质紊乱，为机体恢复提供稳定内环境。保持肢体末梢温暖，毛细血管充盈时间 <3 s，静脉血氧饱和度 >60%、SpO_2>95%，乳酸 <2 mmol/L 或逐渐下降。

（4）心力衰竭患儿行 VA-ECMO 治疗常规监测呼吸频率、SpO_2、PaO_2、$PaCO_2$ 及呼吸机参数，根据结果及时调整 ECMO 空氧混合器气体流量及气体氧气浓度。若未并发呼吸衰竭，无须行肺保护性通气治疗。经股动脉灌注行 VA-ECMO 治疗的大年龄儿童，如果出现严重肺功能障碍尚未得到恢复，而其心功能就已恢复，心脏则会把氧合较差的血液泵出供给冠状动脉和大脑，而 ECMO 输出端管路中的充分氧合的血液只能到达患儿躯体的下半部分，出现差异性发绀或南 - 北综合征。因此，此类患儿建议从右桡动脉导管抽取血液进行血气分析，并监测右手、下肢 SpO_2，以判断有无该现象发生。若出现该现象，可更换 / 增加灌注管为颈内静脉或者颈内动脉，改善心脑的供氧。而低年龄儿童 ECMO 常选择颈内动脉、颈内静脉建立循环，较少发生差异性缺氧，但仍需密切监测灌注管方向，避免脑部组织出现奢侈灌流现象，发生颅内出血。鉴于 ECMO 治疗期间需全身肝素抗凝，建议对接受机械通气的患儿实施按需密闭式吸痰操作，控制吸痰时间 <15 s，并注意调整吸痰负压，以免造成气道及肺损伤。同时，确保吸痰管尖端不超过气管导管末端。观察并记录痰液的量、颜色及性状，若有血性分泌物吸出，需判断有无气道损伤或肺出血发生。为避免呼吸道分泌物结痂，痰栓形成，为患儿提供34~41 ℃气体，相对湿度为 100%。在不影响 ECMO 运行及血流动力学稳定的前提下，适当抬高床头，每 2 小时调整体位。加强口腔护理，间隔不超过 8 小时。每 4 小时监测气囊压力，控制在 20~25 cmH_2O。及时倾倒冷凝水及更换呼吸机管路。

（5）行 ECMO 治疗的患儿，应严密观察其瞳孔大小、对光反射及有无抽搐。病情允许情况下每日暂停镇静镇痛药物，评估患儿意识，了解患儿四肢活动情况。

（6）有条件情况下将患儿置于单间隔离，减少无关人员探视。各类操作严格执行无菌技术，避免不必要操作。操作 ECMO 接口时必须洗手并戴无菌手套。做好患儿基础护理。

（7）注意 ECMO 患儿的皮肤护理。ECMO 置管处每日换药并观察伤口处皮肤情况，发现感染报告医生及时处理。部分经胸行 ECMO 治疗的患儿伤口巨大，需要联合伤口造口护士进行专业的伤口护理，以避免感染并促进愈合。ECMO 治疗的患儿应加强翻身，保护头部、足跟、骶尾部等重点部位，减轻局部受压，促进末梢循环。采取股动脉插管的患儿，应观察患儿该侧肢端颜色，皮肤温度及脉搏搏动。若肢体血液灌注不良，必要时配合医生建立远端灌注管，防止远端缺血。

（8）加强营养，首选肠内营养；肠内营养不耐受患儿行肠外营养，保证能量供给。同时，我们需要监测胃肠道的消化情况、肠蠕动、腹胀、排便情况。

（9）做好 ECMO 存活患儿的随访。有研究指出，在接受 ECMO 支持的心血管疾病儿童中，有相当一部分（20%~73%）有长期神经发育问题，且长期死亡率较高。且研究中发现不同患者神经发育问题不同，包括认知功能、学业成就、语言、视觉感知、注意力、执行功能、人体和精细的运动功能和社会心理失调。因此，2021 年 ELSO 新生儿和儿童 ECMO 后的随访指南建议对 ECMO 患儿的长期随访应作为结构化和标准化的方法提供"标准护理服务"，允许评估结局数据和干预措施的有效性，并促进多中心合作。根据患儿的初级诊断、潜在疾病的性质和程度、ECMO 的适应证、有无神经共病和其他医学共病的存在情况决定随访项目。

（10）国外文献报道 ECMO 患儿家庭主要的心理问题是焦虑及害怕。尤其是行ECMO 治疗未存活患儿的家庭，对遭遇同样情况再次同意采取 ECMO 治疗持保留态度。这主要是由于 ECMO 技术的复杂性以及患儿所处的陌生环境和缺乏家属的情感支持所导致的。因此应采取以家庭为中心的心理支持，鼓励患儿家属提问，并使用通俗易懂的语言解释。团队成员向患儿家属提供的信息应一致。鼓励家属陪伴患儿，并与患儿交流。

（五）心室辅助

1. 概念

心室辅助装置（ventricular assist device，VAD）在体外驱动或植入人体方式用机械装置部分或完全替代心脏的泵血功能。目前成人 VAD 应用已发展得比较成熟，而儿童VAD 发展还相对落后。随着技术的进步，近年来在欧美患儿中的应用迅速增长，但在我国尚处于起步阶段。VAD 主要由泵头、管路、控制装置及电源组成，按血流模式分为搏动性血流和连续性血流，泵头按驱动方式分为气动泵、离心泵及轴流泵。根据其辅助强度分为全辅助或部分辅助。按照辅助时间分类 VAD 分为长期辅助型和短期辅助型，长期辅助型可以提供从几周到数月的辅助支持，短期辅助型则提供少于 2 周的心功能辅助支持。

2. 适应证

VAD 作为移植或心脏功能恢复的桥梁，主要用于对药物治疗无效的心力衰竭儿童。由于儿童 VAD 使用较成人少，国内外尚未就儿童 VAD 的适应证达成共识。《中国左心室辅助装置候选者术前评估与管理专家共识（2023 版）》中指出：

（1）移植前过渡治疗：等待心脏移植，目前不能脱离辅助装置；通过左心室辅助装置辅助，让高死亡风险移植患儿有时间等到供体。

（2）候选前过渡治疗：通过左心室辅助装置纠正终末脏器功能障碍状态，使患儿具备移植条件。

（3）恢复前过渡治疗：通过左心室辅助装置使患儿存活且心功能恢复，并撤除辅助装置。

（4）永久性支持治疗：存在心脏移植禁忌证，或患儿自愿行左心室辅助装置治疗替代心脏移植的长时间治疗。

3. 禁忌证

因儿童 VAD 发展还相对比较落后，以成人禁忌证作为参考。成人植入的绝对禁忌证包括：

（1）不能耐受长期口服抗凝药物（香豆素类维生素 K 拮抗剂）治疗。

（2）败血症或全身活动性感染。

（3）孤立性右心室功能不全。

（4）某些结构性心脏病不能或不愿接受手术治疗加以纠正，包括重度主动脉瓣关闭不全；或主动脉瓣机械瓣植入术后，不能或不愿意接受手术更换生物瓣膜；或重度二尖瓣狭窄。

（5）严重的终末脏器功能不全，包括严重不可逆的肝功能不全；严重的非心源性肾脏疾病伴不可逆的肾功能不全。

（6）严重的神经 - 精神疾病、社会心理问题以及不能正常管理维护左心室辅助装置设备，包括严重不可逆的神经系统疾病或损伤、药物不能控制的精神障碍、严重的认知障碍、痴呆、不愿意终止的药物滥用等。

（7）非心脏原因导致生存期 <1 年的疾病。

成人左心室辅助装置植入的相对禁忌证包括：

（1）年龄 >80 岁。

（2）严重的呼吸系统疾病：包括严重的阻塞性或限制性肺疾病，晚期特发性肺间质纤维化。

（3）严重外周血管病变。

（4）长期肾脏替代治疗。

（5）恶病质。

（6）社会家庭支持严重不足。

4. 注意事项

（1）做好 VAD 植入术前评估和心理疏导是保证手术顺利的关键。可组织患儿进入 ICU 进行体验和感受治疗环境及护理的整个过程，消除神秘感，减少术后谵妄的发生。通过术前详细的评估与心理疏导，可缓解患儿焦虑、悲伤等负性情绪。

（2）植入 VAD 后维持左右心室容量负荷的平衡，维持出血与凝血之间的平衡，同时注意观察有无感染、出血及血栓形成及神经系统受损等并发症发生。

（3）在患儿出院前，应安排专人对患儿及家属进行 VAD 设备管理知识的培训，并将相关知识以视频宣教的形式发给家属，以确保居家自我护理的有效性。告知家属及患儿应选择距离医院 2 小时车程内的居住地，选择低楼层、台阶少、进出方便的房间。指导患儿大便时保持上半身直立，避免含胸驼背，告知患儿禁止泡澡，但可以淋浴。外出时必须携带备用电池，以防止设备电量耗尽或意外情况发生。将设备负责人联系方式告知家属，发生紧急情况时立即联系设备负责人，沟通紧急救治及入院相关事宜。当突发晕厥、脉搏无法触及，但血泵正常运行时，可以维持基础血液灌注，严禁胸外按压。患儿出院后每日定时监测体重、血压、体温、血泵转速和功耗等，并将数据告知团队，根据要求定期到医院进行各项检查。

（六）心脏移植

1. 概念

对于常规手术及药物治疗均无效的顽固性心力衰竭患儿，心脏移植被视为其标准和最终的治疗方式。心脏移植分为原位心脏移植和异位心脏移植，前者供体心脏经过修剪后会植入原心脏部位，后者保留受体心脏，将供体的心脏植入胸腔，并将两个心脏和血管连接形成一个"双心"系统。

2. 适应证

《中国儿童心脏移植操作规范（2019 版）》中对于心脏移植用于治疗儿童心力衰

竭的适应证阐述如下：

（1）终末期心力衰竭患儿，伴心肌病或曾实施根治或姑息先心病手术者。

（2）心力衰竭患儿必须满足以下条件：活动耐量严重受限，严重心室功能不全伴心肌病或曾实施先心病手术并导致严重生长发育障碍，不能用药物或器械治疗的致死性心律失常，肺血管阻力持续升高。

3. 禁忌证

（1）有乙型肝炎、丙型肝炎和人类免疫缺陷病毒感染病史，近期服用违禁药物、吸烟和酗酒者，精神行为和认知异常者，依从性差者。

（2）伴其他脏器严重不可逆疾病的患儿。

（3）伴严重不可逆的肺血管阻力升高及肺血管严重发育不良的患儿。

4. 注意事项

（1）心脏移植术后死亡的主要原因有感染、排斥反应、移植冠状动脉病、肺动脉高压等。

（2）注意心脏移植手术围手术期管理，术后严密监测血流动力学变化，密切观察及预防有无术后相关并发症发生，包括术后出血、低心排血量综合征、急性右侧心力衰竭、心律失常、消化道并发症、中枢神经系统并发症、急性肾功能衰竭和术后感染。

（3）进行规范的疼痛管理，早期多学科协作，实施围术期加速康复方案，预防和控制感染，观察免疫抑制药物的副作用及排斥反应。

（4)对患儿及其家属开展多种形式的心理护理,出院前详细制订出院后的随访计划,建立长期随访方案，以确保移植后的远期疗效。

第四节　急性心力衰竭患儿的护理及新进展

一、护理问题

（一）气体交换受损

在急性心力衰竭患儿中，气体交换受损是一种常见现象。这种情况通常与肺循环中的淤血、肺部感染或肺部通气与血流比例（V/Q 比例）失调有关。这些因素导致氧气不能有效地进入血液，从而影响患儿的呼吸功能。

（二）心输出量减少

心输出量是指心脏每次跳动所泵出的血液量。在急性心力衰竭患儿中，心输出量减少可能是由于多种因素共同作用的结果，包括前负荷（心脏充盈量）、心率、心肌的收缩力以及后负荷（心脏泵血的阻力）。

（三）体液过多

体液过多是指体内液体积聚过多，这在急性心力衰竭患儿中尤为常见。它通常是由于静脉系统淤血导致毛细血管压力升高，进而引起的体液聚集，可能导致水肿和腹水。

（四）活动无耐力

活动无耐力是指患儿在进行日常活动时感到异常疲劳。这与心输出量减少、组织缺血和缺氧、四肢无力有关，这些症状限制了患儿的体力活动能力。

（五）知识缺乏

患儿及其家庭可能对急性心力衰竭的疾病本身及其治疗方法缺乏足够的了解和认识。这种知识缺乏可能导致对治疗的不信任和不遵从治疗方案。

（六）焦虑情绪

急性心力衰竭患儿可能会因为对治疗过程及预后缺乏信心而感到焦虑。这种情绪可能会对患儿的恢复和整体福祉产生负面影响。

（七）药物不良反应

心力衰竭患儿可能需要使用利尿剂、洋地黄类制剂、血管扩张剂等药物，这些药物可能会引起不良反应，需要密切监测。

（八）心律失常

心律失常是指心脏搏动的节律或速率异常，这在急性心力衰竭患儿中较为常见。它与心脏收缩和舒张功能减弱有关，可能导致血流动力学的进一步恶化。

（九）皮肤完整性受损

长期卧床、全身水肿和血液循环差等因素可能导致患儿皮肤完整性受损。这需要特别的护理措施，以防止压疮和其他皮肤并发症的发生。

二、护理措施

（一）呼吸道管理

1. 环境与体位管理

（1）为患儿提供安静、舒适的环境，保持病房空气新鲜，定时通风换气。

（2）协助患儿取有利于呼吸的卧位，如高枕卧位、半坐卧位、端坐卧位等。

（3）病情允许时，鼓励患儿下床活动，以增加肺活量。

2. 氧疗的护理

（1）根据患儿缺氧程度给予适当氧气吸入，轻度缺氧患儿给予 1~2 L/min 的氧气流量，中度缺氧患儿给予 3~4 L/min 的氧气流量，严重缺氧及肺水肿患儿则给予 4~6 L/min 的氧气流量。针对肺水肿患儿，应使用 20%~30% 酒精湿化氧气吸入，以降低肺泡表面张力。

（2）呼吸困难严重者可予以气管插管，行呼吸机辅助呼吸治疗。

3. 保持气道通畅

（1）应教会年长患儿正确咳嗽与排痰方法：尽量坐直，缓慢地深呼吸并屏气 3~5 s，用力地将痰咳出来，连续 2 次短而有力地咳嗽。

（2）协助患儿翻身、拍背，利于痰液排出，痰液黏稠不易咳出时使用雾化吸入稀释痰液，病情允许的情况下，可以指导患儿进行自主咳嗽、排痰；病情严重不能自主排痰者，可以帮患儿叩背或借助机器排痰，或用吸痰管吸痰，以保持患儿呼吸道通畅。

（二）出入量管理

1. 病情观察

（1）严密观察患儿心律、心率、体温、血压、脉压差、心电图等改变。

（2）观察患儿末梢循环、肢体温度、血氧饱和度等改变。

2. 液体与营养管理

（1）按医嘱严格控制输液量，输液速度按"2-1-0.5"来执行，即对于体重不超过 10 kg 的患儿，输液速度为 2 mL/（kg·h）；若超过 10 kg，不超过 20 kg，对于超出 10 kg 的部分体重，输液速度调整为 1 mL/（kg·h）；若体重超过 20 kg，超出的部分则以 0.5 mL/（kg·h）的速度进行输液。将这三部分速度相加，即为患儿的总输液速度。同时，应严格限制患儿的水、钠摄入。

（2）准确记录 24 小时出入水量，维持水、电解质平衡。心力衰竭患儿均应进行动态液体评估和营养评估，短期内维持每天出入量的负平衡，控制输液速度。淤血及水肿明显的患儿应严格限制水和钠的摄入（一般为生理需要量的 80%），同时应保证充足的热量供给。轻度和稳定期患儿无须限钠和限水，但心功能 Ⅲ、Ⅳ 级慢性心力衰竭伴水肿者每日钠摄入量应在生理需要量的基础上减少 20%；伴严重低钠血症（血钠 <130 mmol/L）者液体摄入量应在每日生理需要量的基础上减少 20%。

（3）予低盐、高蛋白饮食，少食多餐，按病情限制钠盐及水分摄入，盐摄入量为重度水肿 1 g/d、中度水肿 3 g/d、轻度水肿 5 g/d。每周称体重 2 次。

（三）药物管理

1. 持续泵入液体的管理

（1）在遵医嘱使用强心利尿剂持续泵入时，注意输注速度，必要时可增加药物配置浓度，以达到减少单位时间泵入药物液体总量的目的。

（2）注意各种药物的配伍禁忌，确保存在配伍禁忌的药物不在同一通道内同时输注。

（3）持续泵入多巴胺、盐酸肾上腺素等高渗、高刺激性液体时尽量从中心静脉置管通路输入，避免刺激血管，引起渗漏，造成皮肤损伤，同时避免外周静脉用药影响药物进入体内。

（4）持续泵入特殊药物通道最好和普通药物（抗生素等药物）通道分开，避免与普通药物通道速度不一致，导致血管活性药物不能匀速进入体内，引起心率、血压变化。

2. 特殊药物用药注意事项

（1）使用洋地黄类药物时，应定期监测心率、心律、心电图、血药浓度，以及肾功能和电解质水平，如血钾、钙、镁等，避免洋地黄中毒。

（2）使用血管紧张素转换酶抑制剂时，在用药期间，应持续监测肾功能、血压等（如血压下降超过原有血压的 20% 应停药），改变体位时，动作宜缓慢，以防发生低血压反应。

（3）β 受体阻滞剂可能引起低血压、心力衰竭恶化等不良反应，须监测血压变化，一旦发现心率过低（新生儿低于 100 次 / 分，婴幼儿或年长儿低于 60 次 / 分）或者有低血压症状，应立即停药。

（4）排钾利尿剂可致低钾、低钠、低氯血症，因此应与保钾利尿剂联合使用，并定期测量体重、记录每日出入量。

（5）使用血管扩张剂时，需密切监测血压变化。特别地，硝普钠应避光使用，且连续使用不超过 72 小时。

（四）皮肤护理

1. 预防压疮

为有效预防压疮，需确保病床床单整洁干燥。协助患者定时翻身，避免同一部位长期受压；若皮肤易压红，应缩短翻身时间，翻身时动作轻柔，避免拖拽。此外，对于枕后骶尾等骨突部位，应特别使用棉垫或泡沫辅料进行保护。

2. 胶布的使用

在粘贴胶布前，应先在需要粘贴胶布的皮肤上涂抹皮肤保护膜，再用无张力方式粘贴胶布，撕除胶布时严禁用力撕扯，必要时可打湿胶布或使用除胶剂后撕除胶布。

（五）活动管理

2021 年欧洲心脏病学会新版指南更新建议，身体情况允许的患者都应进行锻炼，以提高运动能力，提高生活质量，降低再住院率（Ⅰ，A）。多项 Meta 分析显示，运动康复有助于减少患者的全因住院率，但对死亡率的影响尚未明确。对能够适应和愿意接受治疗的患者进行高强度的间歇训练，有助于提高峰值耗氧量（peak VO$_2$）；而对于那些身体虚弱、有严重疾病或共病的患者，应考虑采用有监督的、以运动为基础的心脏康复方案（Ⅱa，C）。

1. 主动运动

（1）鼓励患儿参与设计活动计划，以调节其心理状况，并激发患儿参与活动的动机和兴趣。

（2）根据心功能决定活动量。心功能Ⅰ级：避免重体力活动，一般体力活动不受限制；心功能Ⅱ级：避免较重体力活动，一般体力活动适当限制；心功能Ⅲ级：严格限制体力活动；心功能Ⅳ级：绝对卧床，生活护理由护士完成。

（3）逐渐增加活动量，活动时注意监测患儿心率、呼吸、面色，一旦发现异常，立即停止活动并报告医生。

（4）让患儿了解活动无耐力的原因及限制活动的必要性，同时识别并避免导致心脏负荷突然增加的因素。

2. 被动运动

（1）对于长期卧床的患儿，应该指导他们每2小时进行肢体活动和关节运动，以防止静脉血栓形成。

（2）对于肢体无法自主活动的患儿，建议每天进行三次肌肉按摩及全身关节活动，或者予以肢体气压治疗。

（六）心理护理

1. 健康宣教

（1）提高心力衰竭患儿自我监测的依从性和参与管理计划的主动性，促进心力衰竭的有效管理。研究显示，有效的自我护理能使心力衰竭患者的生活质量更高、再入院率更低、病死率更低，因此对患者进行健康教育至关重要。新版指南更新强调，改善自我护理的健康教育应基于循证证据或专家意见，提高患者健康素养，对患者进行个性化指导。同时让多学科团队的成员参与进来，医护人员应更关注心衰患者及照顾者的健康教育，强调家庭参与，以提高患者的社会支持。

（2）选择合适的宣教方式，使患儿及其家属了解急性心力衰竭康复或转为慢性心力衰竭的原因、治疗方案和病程发展。

（3）急性心力衰竭再次发作的常见诱因包括感染、过度体力活动、情绪激动、饮食不当、用力排便、用药不当等。

（4）急性心力衰竭常见的症状包括呼吸困难、水肿、疲惫无力、上腹饱胀、食欲不振或恶心、呕吐等，如果出现上述症状应及时就医。

（5）饮食指导。进食高蛋白、低盐低脂、易消化的食物，少量多餐，避免过饱，禁食刺激性食物。

（6）活动指导。逐步增加活动量，避免劳累，以活动时不出现心慌、气促为度。

（7）预防感冒，注意保暖，避免情绪激动。

（8）详细宣教常用药物的名称、剂量、用法、功效及可能产生的副作用，确保患者及其家属正确理解和使用。

2. 心理支持

（1）患儿出现呼吸困难、胸闷等不适时，守候在其身旁，给予其充分的安全感。

（2）耐心细致地解答患儿及其家属提出的问题，并提供专业的健康指导。

（3）与患儿/家属建立融洽关系，避免精神应激，护理操作细致、耐心。

（4）尽量减少外界压力刺激，创造轻松和谐的气氛。

（5）提供有关治疗信息，介绍治疗成功的病例，注意正面效果，使患儿树立信心。

（6）在必要时，积极寻找并构建包括家属、社会人员在内的支持系统，共同为患儿提供安慰和关心。

三、护理新进展

（一）PiCCO 监测技术的护理

问题 1：PiCCO 导管首选置入部位是哪里？留置时间多久？

新进展： 目前尚无针对儿童急性心力衰竭患儿 PiCCO 导管监测置入部位的循证护理证据。但 2020 年《儿童先天性心脏病术后经肺热稀释及持续脉搏轮廓分析心输出量测定技术规范化使用专家共识》、2023 年《PiCCO 监测技术操作管理专家共识》以及 2023 年《脉搏指示连续心排血量监测护理的最佳证据总结》均有相关内容推荐，可供参考。

由于颈内静脉和锁骨下静脉的导管尖端离右心房最近，热损失造成的误差较小，故指南推荐开放颈内静脉或锁骨下静脉作为冷指示剂注射通道；若颈内静脉或锁骨下静脉无法建立静脉通道，可开放 PiCCO 热稀释导管所在股动脉对侧的股静脉作为冷指示剂注射通道。对于动脉置管，目前适合放置儿童 PiCCO 热稀释导管的动脉只有股动脉，对于腋动脉、肱动脉置管没有经验，因此儿童推荐股动脉作为 PiCCO 热稀释导管的留置血管。但不推荐在 PiCCO 热稀释导管所在股动脉的同侧股静脉放置中心静脉导管作为冷指示剂注射通道。同时在中心静脉置管和动脉置管时采用超声引导穿刺、置管。

不同患儿应根据病情需要启动和停止 PiCCO 监测，因此 PiCCO 导管留置时间不一。有研究报道 PiCCO 导管最长的使用时间为 10 天，严重烧伤患儿 PiCCO 导管留置 3~7 天是安全的。若导管留置时间超过 10 天，需考虑更换置管部位重新置管。

问题 2：PiCCO 监测校准方法，校准间隔有何推荐？

新进展： 实施 PiCCO 监测时，应将换能器置于右心房水平（腋中线第 4 肋间）位置。每次经肺热稀释测定心排血量时，注射温度指示剂时尽可能快速弹丸式多次注射（2~4 s），每次校准至少进行 3 次，每次保持精准的推注速度，并取其平均值，以保证监测数据准确。

PiCCO 监测的温度指示剂一般使用低于 8 ℃的生理盐水，注射量建议成人为

15 mL，儿童无循证医学证据支持，建议依据不同 PiCCO 厂家的操作说明。

对于 PiCCO 监测的校准间隔时间，不同共识和指南推荐不一。有建议每 6~8 小时给予重新校准，尤其在血流动力学不稳定时。

问题 3：如何识别与预防 PiCCO 监测并发症？

新进展： 观察穿刺侧肢体温度、颜色及远端动脉搏动情况，及时识别栓塞风险和导管相关血流感染。

文献中指出 PiCCO 导管相关并发症包括局部小血肿、渗液、穿刺部位炎症、导管相关感染、缺血、脉搏减弱、股动脉血栓等。因此 2023 年 PiCCO 监测技术操作管理专家共识中推荐监测期间，及时识别导管相关血流感染。观察穿刺侧肢体温度、颜色及远端动脉搏动情况，及时识别栓塞风险。（证据等级 5，推荐级别：强推荐）

（二）ECMO 监测技术的护理

问题 1：如何提高 ECMO 患儿护理质量？

新进展： 首先，ECMO 治疗期间保证需要充足的人力，但国内外对最佳护患比暂无统一标准，有研究指出采取 1：1~2：1 的护患比可有效降低 ECMO 辅助期间相关并发症的发生率。2023 年发表的儿童体外膜肺氧合支持治疗的护理专家共识中指出 ECMO 治疗期间应注意检查整个环路的完整性，包括 ECMO 插管位置、稳定性和安全性；确保整个环路没有扭结；检查整个环路（重点检查接头处）有无血凝块或纤维蛋白沉积；确保氧源与氧合器连接；检查水箱水位线、温度设置；确保主机、水箱等设备电源指示灯亮。例行评估所有插管部位，包括敷料的完整性，周围皮肤是否发红、肿胀和破裂，并用含有氯己定的棉签或消毒片清洁插管和切口部位。记录患儿生命体征、出入量、血气指标、ECMO 及呼吸机运行参数、ACT 值及抗凝剂量等。同时应常规避免环路中采血，避免环路进气和感染。

问题 2：ECMO 患儿如何避免压力性损伤的发生？

新进展： 文献提出主要措施包括提高护士团队对 ECMO 患儿压力性损伤高危因素的认识、制订 ECMO 患儿翻身和皮肤护理操作流程、使用敷料预防压力性损伤。

国外文献发现，ECMO 患儿与其他危重症患儿相比，发生院内压力性损伤的概率是后者的八倍。其中，接受 ECMO 治疗的患儿最高压力性损伤发生率可达 65%。这主要归因于为避免 ECMO 患儿血流动力学不稳定限制患儿移动，以及 ECMO 治疗初期为维持足够的流量需要输入大量液体，易引起全身水肿，进而增加压力性损伤的风险。国外研究发现，通过基于循证支持的临床实践能显著降低 ECMO 患儿的压力性损伤发生率。

国内外亦有较多使用导管固定器等装置预防压力性损伤的报道。应根据实际情况制订患儿个性化的压力性损伤预防集束化方案，可能有利于降低 ECMO 患儿压力性损伤发生率。但国内外仍缺乏高质量研究证实压力性损伤预防措施的有效性。

（三）急性心力衰竭的护理

问题 1：急性心力衰竭发生肺水肿的患儿是否适合使用酒精湿化给氧？

新进展： 2023 年《急、慢性心力衰竭患儿氧疗管理的最佳证据总结》（证据等级 5，推荐级别 A）和 2024 年《住院患儿急性心力衰竭急救护理最佳证据总结》（证据等级 1）均不推荐成人急性心力衰竭使用酒精湿化。由于儿童的支气管黏膜和肺泡壁更脆弱，因此临床工作人员为急性心力衰竭患儿进行氧疗时更应慎重选择。

教科书建议对于急性心力衰竭发生肺水肿患儿应使用 30% 酒精湿化给氧，以达到减少回心血量、减低肺泡内泡沫的表面张力，缓解缺氧症状的目的。但湿化用酒精浓度过高对人体有害，国内研究对于何种浓度酒精湿化既起作用又伤害最小没有定论。2023 年《急、慢性心力衰竭患儿氧疗管理的最佳证据总结》（证据等级 5，推荐级别 A）和 2024 年《住院患儿急性心力衰竭急救护理最佳证据总结》（证据等级 1）认为酒精湿化可能导致支气管和肺泡壁损伤，且泡沫破裂后，水肿液中形成蛋白质沉淀物易贴附于肺泡壁，由于透明膜病变可能会导致通气/血流比值失调，从而影响血氧饱和度的改善。因此，不推荐成人急性心力衰竭时使用酒精湿化。

问题 2：急性心力衰竭患儿如何进行体位管理？

新进展： 当急性心力衰竭患儿发生肺水肿导致呼吸困难时，应协助患儿采取被迫端坐位，双下肢下垂床边，以利于呼吸，减少回心血量。当发生意识丧失、大动脉搏动消失或不明显时，应立即给予患儿复苏体位，做好心肺复苏抢救准备。病情相对平稳时，推荐患儿采取自感舒适的体位，如半卧位或平卧位。

最新成人指南及专家共识认为四肢轮扎不仅无证据证明能够改善患儿氧合，还可能导致患儿心输出量、心脏指数、右心房压力下降，外周血液阻滞，故不推荐四肢轮扎。儿童患儿亦无相关使用经验。

问题 3：心脏移植术后如何评估患儿生存质量，以及生存质量现状和影响因素？

新进展： 儿童心脏移植受者健康相关生存质量（health related quality of life,

HRQL）最常用的评估工具是儿童生存质量测定量表 4.0（PedsQLTM4.0）。该量表包括 4 个维度 23 个条目，即生理、情感、社会及学校功能维度，用来反映生理或心理社会整体情况，分值越高表明 HRQL 水平越高。其他量表包括 PedsQLTM 心脏模块量表、PedsQLTM 家庭影响模块量表、Kidscreen-52 量表等。学龄期接受移植的患儿，目前采用成人 HRQL 评估量表，例如健康调查简表（SF-36）和欧洲五维度五水平健康量表（EQ-5D-5L）。

国内外研究者发现，接受心脏移植的婴儿患者生理健康维度得分最高，学习功能、认知问题维度得分较低。同时与健康儿童相比，婴幼儿期心脏移植术后患儿 PedsQLTM 总分及各维度得分均显著降低；与心脏外科手术术后患儿相比，除情感功能维度外，PedsQLTM 总分以及各维度得分均显著降低；与哮喘、糖尿病、注意力缺陷、多动症、抑郁等慢性病患儿相比，除生理健康维度外，PedsQLTM 总分以及各维度得分均显著降低；与心脏外科手术术后仍存在症状或需进一步手术治疗的重度心血管疾病患儿相比，PedsQLTM 心脏模块量表中治疗 / 症状维度得分显著提高；与无法根治或需要安宁疗护的极重度心血管疾病患儿相比，二者 HRQL 基本相当。

学龄前和学龄期心脏移植的儿童成年时整体生活质量良好，提示儿童心脏移植术受者 HRQL 水平可能随手术年龄增加而逐渐提高。

而关于生存质量影响因素，研究指出，主要影响因素包括患儿自身因素和社会支持相关因素。其中患儿自身主要的影响因素包括患儿手术年龄、术前诊断及术后状态、患儿学习及就业状态以及患儿及其照护者的术后依从性。患儿社会支持相关的主要影响因素包括照护者态度及认知以及患儿同伴支持情况。

目前，国外相关研究仍存在研究样本量不足，评价量表偏倚较大以及缺乏连续动态评估研究等局限性。而我国极少有研究关注儿童心脏移植受者 HRQL 水平，未来需借鉴国外研究，使用精准便捷的评估工具，评价不同年龄段儿童受者术后 HRQL 水平，并探究影响因素，以支持制订并改善儿童心脏移植受者术后 HRQL 水平的有效干预措施，改善临床结局。

刘鹏　熊小伟　唐苹

第四章

急性肾损伤

第一节　急性肾损伤概述

一、概述

急性肾损伤（acute kidney injury，AKI）是由多种原因引起的一组特殊综合征，表现为短时间内肾功能急剧下降，体内代谢废物潴留，水、电解质和酸碱平衡紊乱。AKI是住院患者中最常见且具有高死亡风险的危重症之一，AKI病因繁多，机制复杂，具有发病率高、死亡率高、危害巨大的特点。

1. AKI 定义

AKI是指肾脏在不超过3个月内出现的结构或功能异常，包括血、尿、肾组织检查或影像学方面的肾损伤标志物异常。

2. AKI 诊断标准

肾功能在48小时内突然降低，至少2次血肌酐升高的绝对值≥0.3 mg/dL（26.5 μmol/L）；或血肌酐较前一次升高50%；或6小时以上尿量<0.5 mL/（kg·h）。

以血肌酐和尿量变化作为诊断依据，既包括了血肌酐绝对值的变化，也包括差异值的改变，界定了AKI的时间窗，即48小时，提高了AKI诊断的灵敏度，为临床早期诊断和干预提供了更大可能性。

3. AKI 分期

2012 年改善全球肾脏病预后组织（Kidney Disease：Improving Global Outcomes，KDIGO）基于 RIFLE 和 AKIN 标准，制订了 AKI 的 KDIGO 临床实践指南，将 AKI 分为 3 期（见本章第二节）。该指南仍采用血肌酐和尿量作为主要指标，也存在一定的局限性。

二、病因与发病机制

（一）病因

根据病变部位和病因不同，AKI 可以分为肾前性、肾性和肾后性三大类。

1. 肾前性 AKI

任何原因引起的有效循环血容量减少，肾血流灌注不足，肾小球滤过率（glomerular filtration rate，GFR）低，肾小管对尿素氮、水和钠等的重吸收相对增加，使肌酐升高、尿素氮升高、尿量减少、尿比重增高、尿钠排泄减少，出现少尿或无尿。

2. 肾性 AKI

肾性 AKI 是儿科最常见的肾衰原因，由肾实质损害引起，分为以下四类。

（1）肾小球疾病：各种肾脏原发性或继发性疾病，如急进性肾炎、过敏性紫癜肾损伤、狼疮肾炎、溶血尿毒症综合征、急性链球菌感染后肾炎等。

（2）急性间质性疾病：急性肾盂肾炎、急性间质性肾炎、药物过敏等。

（3）急性肾小管坏死：通常由肾毒性药物、毒物、重金属等经肾脏排泄时直接损害肾小管。

（4）肾脏缺血：由于手术、大出血、休克持续时间长等原因，导致肾小动脉痉挛，进而引发肾脏缺血。

3. 肾后性 AKI

肾后性 AKI 主要见于由尿路梗阻、尿路结构异常（如先天性发育异常）及肾结石等原因引起的急性尿路阻塞。

（二）发病机制

AKI 为多种因素综合作用的结果，不同病因和病情的发病机制亦不同，AKI 发病机制存在以下几种学说。

1. 肾血流减少学说

任何原因引起的有效循环血容量减少，肾血流灌注不足，均可引起 AKI，导致少尿。肾血流量减少主要表现为肾皮质血管收缩，血管阻力增加，髓质血管床开放，导致皮质缺血，肾小球滤过率降低。尿素氮、水及钠重吸收增加，引起尿素氮升高、尿量减少及尿比重增加。此外，内皮素作为体内最强血管活性物质可使肾小球滤过率明显降低，在 AKI 的发生发展中起到重要作用。

2. 肾小管损伤学说

肾缺血或中毒会导致肾小管损伤，肾小管的上皮细胞变性、坏死、基膜断裂。反漏学说认为肾间质水肿进一步压迫肾小管周围毛细血管使血流减少，加重肾损害。阻塞学说认为变性、坏死的上皮细胞脱落阻塞肾小管，使肾小球有效滤过压降低，从而引起少尿。也有其他观点认为除了反漏学说和阻塞学说，急性肾小管坏死的发病机制可能也有其他因素参与。

3. 缺血再灌注肾损伤学说

缺血再灌注肾损伤指肾缺血后，当肾血流再通时，细胞损伤反而继续加重。缺血后使细胞内钙超负荷，再灌注后局部产生大量氧自由基，使细胞损伤继续加重，肾小管损伤由可逆性发展为不可逆性。

三、临床表现

（一）少尿性肾衰

1. 少尿期

少尿（尿量 <250 mL/d）或无尿（尿量 <50 mL/d）是少尿期的典型特征。少尿症状可突然发作并逐渐加重，少尿期持续时间与病因及病因持续时间有关。少尿持续时间超过 2 周或病程中少尿与无尿间断出现，提示预后不良。

少尿期主要存在的问题有：水潴留、电解质紊乱、代谢性酸中毒、氮质血症、心力衰竭、高血压、感染等。

（1）水潴留：肾排尿减少，导致大量水分潴留在体内，表现为全身水肿、腹水、胸腔积液，严重者可导致心力衰竭、肺水肿、脑水肿等并发症，是少尿期死亡的重要原因。

（2）电解质紊乱：表现为"三高三低"症状，即高钾、高镁、高磷血症及低钠、低钙、低氯血症。肾排钾减少，感染、溶血、酸中毒、摄入钾增多、输入库存血均可导致或加重高钾血症。血钾超过 6.5 mmol/L 时，可有烦躁不安、恶心、呕吐、嗜睡、四肢麻木、心律不齐的表现，高血钾是少尿期死亡的主要原因。因此，须密切观察血钾和心电图变化。低钠血症分为稀释性和缺钠性两种，两者应该严格区别。稀释性低钠血症体内钠总量不变，由于水潴留被稀释，表现为水肿、头痛、倦怠、神情淡漠，严重者可出现惊厥和昏迷。稀释性低钠血症须严格限制水、钠摄入。缺钠性低钠血症多有腹泻、呕吐和体液丢失史，表现为脱水和血液浓缩。此外，由于组织坏死和肾功能不全，磷蓄积，使血磷升高，钙在肠道与磷结合后排出，引起低钙血症。

（3）代谢性酸中毒：肾脏排酸保碱功能障碍，导致酸中毒。酸中毒可抑制心血管系统和中枢神经系统，并促进高钾血症发生，具有进行性和不易纠正的特点。

（4）氮质血症：蛋白质的代谢产物不能经肾脏排泄，血中尿素和肌酐等非蛋白含氮物质大量增加，其程度与病情严重程度一致。

（5）高血压、心力衰竭、肺水肿：血容量增加，肾素血管紧张素水平增加、容量负荷增大，表现为轻中度高血压、呼吸困难、心率增快、水肿。

（6）感染：约 70%AKI 患者合并感染，以呼吸道和泌尿系统最为常见。感染是导致 AKI 患者死亡的重要原因之一（约占 1/3），因此积极预防和治疗感染非常重要。

2. 多尿期

在此期间，患者的尿量逐渐增多，通常 5~6 天可达高峰，这标志着肾功能好转，可能是由于排水增多，也可能是肾小管回吸收原尿减少。多尿期持续时间不等，可短（约 5~10 天），也可长达 1~2 个月。为避免延长多尿期，需控制液体摄入量，以尿量的 2/3 为宜。此期，患者体内大量水、钠、钾经尿丢失，可能导致低钠、低钾血症及脱水症状。值得注意的是，低钠血症可能由最初的稀释性转变为缺钠性，因此需及时补充适量的钠和钾。

3. 恢复期

多尿期后肾功能逐渐恢复，血尿素氮和肌酐逐渐恢复正常。肾小球滤过功能恢复快，而肾小管功能恢复较慢，少数留有不同程度的肾功能损害，或转为慢性。

（二）非少尿性肾衰

非少尿性肾衰指无少尿或无尿表现，每日尿量可达 600~800 mL。少尿性肾衰与非少尿性肾衰的临床表现和病因有所不同，非少尿性肾衰的肾内病变可能较轻，以肾小管浓缩功能障碍较为明显，同时可能伴有 GFR 降低和一定程度的肾小管损害。虽有血浆非蛋白氮的增高，但尿量并未减少，很少出现高钾血症，预后较好。

四、治疗

1. 少尿期治疗

（1）严格控制水分摄入，"量出为入"：每天评估患儿有无脱水或水肿，监测血压和体重。每日液体摄入量 = 尿量 + 不显性失水 − 内生水。

（2）热量及蛋白质摄入：早期仅供给碳水化合物，葡萄糖 3~5 g/（kg·d）静脉滴注，减少自身蛋白分解和酮体产生。情况好转及时给予基础代谢热量。给予低蛋白、低盐、低钾、低磷食物，以优质蛋白为主，限制在 0.5~1 g/（kg·d）为宜。高分解状态或不能口服者可考虑静脉高营养。

（3）高钾血症治疗：预防高血钾需要减少蛋白质分解代谢，供给机体足够热量，限制含钾高的食物与药物，避免输注库存血。高钾血症是少尿期死亡的主要原因，若血钾 >6.5 mmol/L，应积极处理。

1）重碳酸盐：纠正酸中毒，使钾离子内流至细胞内，稀释血钾浓度。5% 碳酸氢钠 2~3 mL/kg 推注（5 min 内），若未恢复正常，可在 15 min 后重复一次。作用迅速但仅能维持 30~90 min。

2）葡萄糖酸钙：拮抗钾对心肌毒性，10% 葡萄糖酸钙 10 ml 静脉滴注，5 min 起效，持续 1~2 小时，每天可用 2~3 次，用洋地黄者慎用。

3）高渗葡萄糖和胰岛素：促进钾离子内流至细胞内，每 3~4 g 葡萄糖中加入 1 个单位胰岛素。1.5 g/kg 高渗葡萄糖可降低血钾 1~2 mmol/L，15 min 起效，可持续 12 小时或更长，必要时重复使用。

4）透析治疗：血液透析作用快，1~2 小时内可使血钾从 7.5~8 mmol/L 降至正常，腹膜透析则需要 4~6 小时。

（4）低钠血症：区分稀释性低钠血症和缺钠性低钠血症。稀释性低钠血症在少尿期多见，可通过严格控制水分摄入量纠正，一般不用高渗盐。缺钠性低钠血症当血钠 <120 mmol/L，且有低钠综合征时，可补充 3% 氯化钠 3~6 mL/kg，提高血钠 2.5~5 mmol/L。

（5）代谢性酸中毒：轻度酸中毒多不需治疗，当血碳酸氢根离子 <12 mmol/L 时，应给予碳酸氢钠进行纠酸治疗。5% 碳酸氢钠 1 mL/kg 可提高碳酸氢根离子浓度 1 mmol/L。但要注意给予碱性溶液导致的血容量增大和诱发低钙抽搐。

（6）高血压、心力衰竭与肺水肿：多与容量负荷增大有关。应严格限制水、钠摄入，并采取利尿措施，根据病情需要及时进行透析治疗。

（7）低钙抽搐：静脉给予 10% 葡萄糖酸钙 5~10 mL，每日 1~2 次，适当镇静。

2. 多尿期治疗

（1）低钾血症：由于钾排泄增多，可给予口服补钾，剂量为 2~3 mmol/（kg·d）；对于明显低钾者，可经静脉补充，补钾浓度 <0.3%，注意监测血钾浓度，以防发生高钾血症。

（2）水、钠补充：水分大量丢失时应补充，但尿量过多时应适当限制水分摄入量，补液量以尿量的 1/2~2/3 为宜，补液过多会使多尿期延长。

（3）控制感染：约 1/3 的患者死于感染，所以积极预防和治疗感染非常重要。选择敏感抗生素时，务必兼顾肾功能保护。

（4）透析治疗：根据具体情况选择血液透析或腹膜透析，早期透析可降低死亡率。

第二节　急性肾损伤相关评估

一、护理评估

（一）健康史

详细询问患儿的现病史、出生史、喂养史、生长发育史、预防接种史、过去史、家庭及生活环境史等。询问目前药物治疗情况，用药的种类、剂量、疗效及副作用等。

（二）身体状况

评估患儿目前的体征，具体内容见本节症状评估内容。

（三）心理 – 社会状况

从家长和患儿两方面进行评估，了解家长是否知晓急性肾损伤的诱发因素、预后及是否积极配合治疗和护理等情况，了解家庭结构、经济状况、社会支持及应对方式等，评估家庭成员对急性肾损伤的认识程度及有无焦虑和失望等心理；了解患儿对治疗和休息的配合情况，了解年长患儿是否因住院打乱了日常生活习惯而出现烦躁或不能上学而担心学习成绩下降等，评估患儿对疾病的认识程度及是否有紧张、忧虑及情绪低落等心理状况。

二、症状评估

（一）排尿评估

急性肾损伤由多种原因引起，肾脏生理功能急剧下降，尿量是诊断 AKI 的重要指标，尿量评估非常重要。

1. 排尿次数评估

93% 的新生儿在出生后 24 小时内排尿，99% 的新生儿在出生后 48 小时内排尿。出生后头几天，因摄入量少，每日排尿仅 4~5 次；1 周后因新陈代谢旺盛，进水量较多而膀胱容量小，排尿突增至每日 20~25 次；1 岁时每日排尿 15~16 次，至学龄前和学龄期每日 6~7 次。

2. 每日尿量评估

儿童尿量个体差异较大，新生儿出生后 2 天内正常尿量一般为 1~3 mL/（kg·h），平均尿量为 30~60 mL/d；出生后 3~10 天，尿量为 100~300 mL/d；2 个月为 250~400 mL/d；2 个月 ~1 岁为 400~500 mL/d；1~3 岁为 500~600 mL/d；3~5 岁为 600~700 mL/d；5~8 岁为 600~1000 mL/d；8~14 岁为 800~1400 mL/d；>14 岁为 1000~1600 mL/d。若新生儿尿量 <1.0 mL/（kg·h），则视为少尿；<0.5 mL/（kg·h），则为无尿。对于婴幼儿、学龄前及学龄期儿童，若每日尿量分别少于 200 mL、300 mL、400 mL，则判定为少尿；若每日尿量少于 50 mL，则视为无尿。

3. 非少尿性肾衰的诊断和鉴别：

（1）尿诊断指标评估

1）钠排泄分数（FENa）：尿诊断中最敏感的指标，阳性率高达 98%。肾前性肾衰时 FENa<1%，肾性肾衰时 FENa>2%~3%。

$$钠排泄分数（FENa）=（尿钠 / 血钠）×（血肌酐 / 尿肌酐）×100\%$$

2）自由水清除率（CH_2O）：是测量肾脏稀释功能的指标，在肾衰早期即下降。所谓"自由水"，即原尿经肾髓质生长后段时，氯化钠被重吸收，而水不能通过上皮细胞，这时的肾小管液中就有"无离子水"，即自由水。

$$自由水清除率（CH_2O）=尿量（mL/h）\times（1-尿渗透压/血渗透压）$$

3）肾衰指数（RFI）：肾前性肾衰时 RFI<1，肾性肾衰时 RFI>1，可达 4~10。

$$肾衰指数（RFI）=尿钠\times 血肌酐/尿肌酐$$

尿钠排出量：肾实质性肾衰时 >40 mmol/L，肾前性肾衰时 <20 mmol/L。

（2）补液试验。当可能存在脱水或血容量不足时，可做补液试验，使用 2：1 等渗溶液 15~20 mL/kg 快速输注（30 min 内输完），若尿量增加明显则为肾前性肾衰，若尿量 <17 mL/kg 则可能为肾实质性肾衰。

（3）利尿试验。若补液后无反应，可使用 20% 甘露醇 1~1.5 mL/kg 推注（20~30 min 内推完）。若尿量 >40 mL/h 说明为肾前性肾衰，需继续补液；若尿量 <40 mL/h 可在无循环充血的情况下再试验一次。或静脉推注呋塞米 1.5~3 mg/kg，若无改善，则为肾实质性肾衰（简称"肾性肾衰"）。甘露醇在肾衰时不能经肾脏排泄，对已有循环充血者慎用，在明显血容量不足时，应慎用呋塞米利尿。肾性与肾前性肾衰的鉴别见表 4-2-1。

表 4-2-1　肾性与肾前性肾衰的鉴别

项目	分项目	肾性	肾前性
①症状与体征	脱水征 血压 眼球	无或有 正常或偏高 不凹陷	有 低 凹陷
②血液检查	血红蛋白 血尿素氮 血钾 中心静脉压	低或正常 升高 偏高 正常或偏高	高 正常或偏高 正常或偏高 低
③尿检查	常规 比重	蛋白+管型 1.010	基本正常 >1.020
④尿诊断指标	尿钠 尿渗透压 尿/血浆渗透压 钠排泄分数 肾衰指数 自由水	40 mmol/L <350 mOsm/L <1.2 >3 >1 >0	<20 mmol/L >500 mOsm/L >1.5 <3 <1 <-25

来源：王天有，申昆玲，沈颖.诸福棠实用儿科学 [M].9 版.北京：人民卫生出版社，2022.

（二）水肿

需评估患儿液体负荷状态及水肿的具体部位。当液体负荷超过体重的 20% 时，应进行血液净化治疗。

$$液体负荷 =（实际体重 - 干体重）/ 干体重 \times 100\%$$

（三）胸腔积液、心力衰竭、肺水肿、腹水

床旁超声检查快速识别胸腔积液、心力衰竭、肺水肿、腹水。这些病症会严重影响患儿呼吸功能，导致呼吸困难、无法平卧、心率增快、血氧饱和度下降，体格检查可闻及肺底湿啰音及腹部移动性浊音。

（四）高血压

水钠潴留导致血容量增加，一般表现为轻至中度的高血压症状。

（五）意识障碍

低钠血症时可有倦怠、神志淡漠、惊厥甚至昏迷。而氮质血症时也可有躁动、谵妄、抽搐、昏迷等症状。

（六）肌肉无力、瘫痪

高钾与高镁血症的表现类似，可以引起肌肉无力、瘫痪、血压下降和深反射消失、心脏传导阻滞。

三、评估工具

（一）AKI 不同诊断分期标准

AKI 不同诊断分期标准见表 4-2-2。

表 4-2-2　AKI 不同诊断分期标准

AKI 分期	尿量	血肌酐（RIFLE 标准）	血肌酐（AKIN 标准）	血肌酐（KDIGO 标准）
1	< 0.5 mL/（kg·h），持续 6~12 h	Risk（危险）：7 天内升高＞1.5 倍，或 GFR 下降＞25%，且持续 24 小时	48 h 内较基线值增加 ≥1.5~2 倍，或增加 ≥0.3 mg/dL（26.5 μmol/L）	48 h 内升高≥0.3 mg/dL（26.5 μmol/L），或 7 天内升高达基线值的 1.5~1.9 倍
2	< 0.5 mL/（kg·h），持续≥12 h	Injury（损伤）：血肌酐升高＞2 倍，或 GFR 下降＞50%	较基线值增加＞2~3 倍	升高达基线值的 2.0~2.9 倍

续表

AKI 分期	尿量	血肌酐（RIFLE 标准）	血肌酐（AKIN 标准）	血肌酐（KDIGO 标准）
3	<0.3 mL/（kg·h），持续超过 24 h，或无尿超过 12 h	Failure（衰竭）：血肌酐升高 >3 倍，或血肌酐 >4.0 mg（353.6 μmol/L）并伴有急性升高 >0.5 mg/dL（44.2 μmol/L）；或 GFR 下降 >75%	较基线值增加 >3 倍，或 ≥4.0 mg/dL（353.6 μmol/L）并伴有急性升高 0.5 mg/dL（44.2 μmol/L），或需要 RRT	升高达基线值的 3.0 倍；或升高达 ≥4.0 mg/dL（353.6 μmol/L）；或开始 RRT；或年龄 <18 岁，eGFR 下降 <35 mL/（min·1.73m²）
4		Loss（丧失）：持续性急性肾衰竭=完全性肾功能丧失 >4 周		
5		ESKD（终末期肾脏病）：ESKD>3 个月		

注：AKI 为急性肾损伤；GFR 为肾小球滤过率；ESKD 为终末期肾脏病；AKIN 为急性肾脏损伤网络；KDIGO 为改善全球肾脏病预后组织；RRT（renal replacement therapy）为肾脏替代治疗；eGFR（estimated glomerular filtration rate）为估算 GFR。

表格来源：国家慢性肾病临床医学研究中心，中国医师协会肾脏内科医师分会，中国急性肾损伤临床实践指南专家组 . 中国急性肾损伤临床实践指南 [J]. 中华医学杂志 , 2023, 103(42): 3332-3366.

（二）腹膜透析导管出口处及隧道感染

腹膜透析导管出口处感染是腹膜炎的重要危险因素。鉴于对出口处感染的主观评估存在显著差异，建议采用客观的评分系统，对肿胀、结痂、发红、压痛、分泌物五方面进行评分（表 4-2-3）。出口处评分 ≥2 分且病原微生物培养阳性者，以及不论细菌培养结果，评分 ≥4 分者，均可诊断为出口处感染。隧道感染的定义为导管皮下组织出现发红、水肿以及压痛，伴或不伴出口处化脓（即出口处评分 ≥6 分）。

表 4-2-3 出口处评分系统

标准	0分	1分	2分
肿胀	无	仅出口处（<0.5 cm）	包括部分或整个隧道
结痂	无	<0.5 cm	>0.5 cm
发红	无	<0.5 cm	>0.5 cm
压痛	无	轻微	严重
分泌物	无	浆液性	脓性

来源：徐虹，丁洁，易著文 . 儿童肾脏病学 [M]. 北京：人民卫生出版社，2018.

第三节　急性肾损伤的监测与治疗技术

一、监测技术

有效的循环血量不足是急性肾损伤的独立因素，充分的液体复苏及优化容量管理对急性肾损伤至关重要，这不仅可以缩小肾损伤的范围，减少肾残余功能损害，还有利于急性肾损伤的恢复。然而容量负荷过度同样也是急性肾损伤独立的危险因素，当液体负荷超过 5% 时，死亡率明显增加。所以既要保证有效的肾灌注，也要避免因液体负荷过重而带来的不良后果。这就要求我们对血流动力学进行密切监测，所以提供有效、准确的监测技术是至关重要的。

（一）有创血压监测和中心静脉压监测

参见第九章第三节。

（二）肾动脉阻力指数及肾灌注压监测

1. 临床意义

肾脏灌注是肾脏血流动力学的重要指标，肾脏灌注包括两个方面，一是压力灌注，二是流量灌注。健康状态下肾脏有自我调节功能，当其处于代偿能力范围之内时，压力灌注变化能通过自身调节保证肾脏血流维持在相对稳定的状态。但是，一旦病情发展到失代偿的病理状态，肾脏压力灌注和流量灌注就会失衡。例如患者感染或中毒后，虽然心输出量增加，但血管张力下降，导致出现压力灌注降低，而流量灌注升高。而当肾间质严重水肿时，去甲肾上腺素、垂体后叶激素等缩血管活性药物的应用导致肾血管阻力增高，此时即便压力灌注处于较高水平，而流量灌注却会偏低。故在评估肾脏血流动力学时，压力灌注和流量灌注同等重要。

血流速度可以反映肾血管充盈度和血供情况。肾动脉阻力指数（renal artery resistance index，RRI）与血管弹性和肾间质改变有关，能反映血管弹性和肾血管床的阻力状态，利用多普勒超声评估 RRI 是评估肾脏血流的有效方式。肾灌注压（renal perfusion pressure，RPP）是指肾动脉压与肾静脉压之差，但这两个压力均不能直接测量，平均压（MAP）在一定程度上能反映肾动脉压力，中心静脉压（CVP）+腹腔内压力（IAP）能反映肾静脉压力，两者差值得到肾灌注压估算值（eRPP）可以反映肾脏压力灌注。

RRI 联合 eRPP 监测能通过流量和压力灌注来反映肾脏血流动力学状态。通过监测肾功能的变化，有利于对急性肾损伤的治疗及监护提供依据。

2. 适应证

超声具有无创、操作简便、可重复性等特点，可用于肾脏血流及灌注的评估，实时指导治疗、评判治疗效果。

3. 禁忌证

一般无禁忌证。

4. 注意事项

（1）计算肾动脉阻力指数需分别测量双侧肾脏上中下叶间动脉的血流速度，每个部位获取 3~5 个连续且频谱形态相似的流速波形，得到收缩期峰流速（VS）及舒张期最低流速（VD），RRI=（VS−VD）/VS。连续测量 3 次取平均值，但 RRI 受血管顺应性、远端血管床横截面积、肾间质压力、腹内压、CVP 等多种因素影响，所以 RRI 反映肾脏灌注也存在一定局限性，故监测肾阻力指数对急性肾损伤影响的同时，还需要评估肾脏压力灌注情况。

（2）超声检查时注意保护患儿隐私，适当遮盖隐私部位，避免裸露。由于儿童配合度可能较低，建议超声检查前根据患者配合度遵医嘱进行镇静治疗以获得准确结果。

（三）脉搏指示连续心输出量监测技术

参见第三章第三节。

二、治疗技术

（一）腹膜透析

1. 临床意义

由于早期识别和诊治条件的限制，儿童急性肾损伤的发病率仍被低估。尽管改善全球肾脏病预组织（KDIGO）分类标准是最为广泛接受的一种诊断标准，但由于儿科急性肾损伤的情况复杂多样，从医疗资源丰富的高级监护病房中因移植、心脏手术或其他院内因素导致的儿科急性肾损伤，到农村地区的蜂蜇伤、毒蛇咬伤等原发因素引起的急性肾损伤病例数仍居高不下。尽管新型生物标志物和超声下监测肾脏灌注指标以及先进的肾脏替代疗法已引领治疗变革，但因适用性和经济条件的限制，腹膜透析仍是欠发达地区的首选，尤其是在农村等医疗资源匮乏和经济条件困难地区，腹膜透析显得更加适行。

腹膜作为天然半透膜，具有分泌、吸收、扩散和渗透功能。临床上，通过向腹腔内输入透析液，利用腹膜的弥散作用和超滤作用，将体内多余的水分、电解质及毒物排出体外，实现血液生化成分的恢复。这一过程称为腹膜透析（peritoneal dialysis，PD）。与血液透析相比，腹膜透析具有操作简单方便、经济、对血流动力学影响小的特点。

2. 适应证

（1）患儿心肺功能较差，水肿明显，有心包积液，胸腹水较多者。

（2）患儿排除容量及心功能因素后尿量仍少于 1 mL/（kg·h）。

（3）给予利尿剂后液体仍不能达到负平衡。

（4）血钾增高 >5.0 mmol/L。

（5）乳酸持续性增高（每小时增高 >0.75 mmol/L）。

（6）血流动力学不稳定、严重凝血功能障碍、难以建立血管通路的患者

（7）肾功能差，血肌酐进行性增高，血肌酐值 >200 μmol/L 或超过基础值的 50%。

（8）医疗资源相对紧缺地区，难以建立其他替代治疗方式。

3. 禁忌证

（1）绝对禁忌证。

1）确诊的腹膜功能丧失或广泛腹部粘连。

2）不可修复的腹部机械缺损。

3）腹部皮肤广泛感染。

4）严重烧伤或其他皮肤疾病的急性期。

（2）相对禁忌证。

1）炎性缺血性肠病。

2）局限性腹膜炎。

3）腹腔内巨大肿瘤。

4）近期腹部手术或创伤。

4. 注意事项

（1）透析管路护理：确保透析管路通畅，注意接头有无滑脱；导管避免受压、扭曲、

阻塞；妥善固定导管，防止折叠、脱出；流出不畅时及时查找原因并处理；流出速度很缓慢时可通过更换体位增加流出量，如左侧斜坡卧位变换为右侧斜坡卧位。

（2）预防感染：患者需住入洁净病房，实施保护性隔离，并严格探视制度，以防交叉感染，入室前洗手，戴好口罩、帽子；配制透析液时严格无菌技术操作；每日更换透析液、三通接头、透析液流入流出管道；更换时防止污染、严格消毒、无菌操作；用无菌纱布覆盖三通接头；遵医嘱在透析液中加入庆大霉素和使用抗生素。

（3）营养支持：透析丢失的蛋白质多，腹腔炎症情况下透析液中蛋白质含量更高，营养不良发生率高，应加强营养及营养监测，做好腹透期间的饮食护理和营养支持。

（二）连续性肾脏替代治疗

1. 临床意义

连续性肾脏替代治疗（continuous renal replacement therapy，CRRT）是一种采用每日持续或接近 24 小时的血液净化疗法，旨在连续、缓慢清除水分和溶质，替代受损肾脏功能。自此概念提出以来，血液净化技术已得到迅速发展，其应用范围日益广泛，已从单纯的肾脏病替代扩大到非肾脏病领域。可通过清除毒物与机体代谢废物，维持相对稳定的体液状态和血流动力学水平，从而改善预后。

2. 适应证

（1）急性肾损伤达到 AKI 2 期（KDIGO 标准）及以上。

（2）液体超负荷 >10% 时可进行 CRRT 治疗，>20% 时应进行 CRRT。

（3）非梗阻性少尿（<200 mL/12 h）、无尿（<50 mL/12 h）。

（4）重度代谢性酸中毒（pH<7.1）。

（5）氮质血症（BUN>30 mmol/L）。

（6）药物应用过量且可被透析清除。

（7）高钾血症（K^+>6.5 mmol/L）或血钾迅速升高。

（8）怀疑与尿毒症有关的心内膜炎、脑病、神经系统病变或肌病。

（9）严重的钠离子紊乱（血钠离子 >160 mmol/L 或 <115 mmol/L）。

（10）临床上对利尿剂无反应的水肿（尤其是肺水肿）。

3. 禁忌证

CRRT 无绝对禁忌证。在无法提供或建立合适的血管通路及无法获得适合新生儿患儿的滤器时，常不能开展 CRRT 治疗。此外，对于存在严重的凝血功能障碍、活动性出血（尤其颅内出血）、药物不能纠正的低血压及恶性肿瘤等疾病的终末期（脑功能衰竭或脑死亡）的患儿，应慎重进行 CRRT 治疗。

4. 注意事项

（1）操作注意事项。

使用操作流程需按照机器说明书指导。在管路安装及治疗液配制过程中，务必避免污染，配制治疗液时需双人核对。配制完成后摇匀液体，避免各离子浓度分布不均，对不能配合的患儿可以遵医嘱使用镇静药物，尽量减少因机器报警所致的血泵停止，进而减少凝血风险。治疗过程中，由于患儿受卧床、低灌注、躯体制动等因素的影响，护士需警惕患儿皮肤压力性损伤的发生。

（2）并发症防治。

1）置管相关并发症。置管过程中的穿刺损伤可引起局部出血、血肿、动静脉瘤、动 - 静脉瘘或血栓形成。严重的可发生气胸、血气胸、乳糜胸（左侧颈内静脉置管时）、心包填塞、心律失常、气栓、后腹膜血肿、大血管撕裂等。凝血障碍患儿可在纠正凝血功能后再行超声引导下中心静脉置管，常见的小血肿无须特殊处理，大的血肿早期需要冷敷止血，发生此类并发症后，需立即对症处理。

2）血管通路血流不畅。血管通路血流不畅的原因包括：导管选择过粗导致引血时导管贴壁；导管过细不能满足血流量要求；导管插管位置不当；患儿体位变化致导管扭转或打折；患儿低血压或血容量不足；治疗间期导管封管时抗凝不足致导管内血栓形成等。故治疗期间需妥善固定导管，防止扭转或打折，必要时给予镇痛镇静，维持患儿血压和血容量，治疗结束后和治疗间期需使用抗凝剂进行有效封管。

3）管路和滤器凝血、滤器的滤过分数下降和破膜。管路和滤器凝血的原因包括：患儿血小板、红细胞压积增高；血液及血浆黏度增高；抗凝不足；管路预冲不充分；血泵频繁停泵；经体外循环管路输注血液制品等。滤器凝血后可导致滤器滤过分数下降，跨膜压增高甚至破膜的发生。为预防此情况，护士需充分预冲管路，并在治疗过程中有效抗凝并监测抗凝效果，避免经滤器输注血液制品，及时处理机器报警。一旦发现凝血严重、管路破损或滤器破膜，应立即更换。

4）空气或血栓栓塞。管路及滤器肝素预冲不充分，静脉壶液面过低，体外循环管路凝血，管路的连接处松动容易引起空气栓塞或血栓栓塞。所以治疗前需充分肝素预冲，特别是静脉壶滤网需充分排气，减少体外循环管路中三通接头的使用。一旦发生空气栓塞，应立即停止体外循环，置患儿于左侧卧位和头低足高位，给予吸氧，必要时给予高压氧舱治疗。

5）低血压。低血压是小儿血液净化最常见的并发症。有效血容量不足，未使用血制品或胶体预充管路，超滤速度过快或量过大是导致低血压最常见的原因。此外，CRRT治疗中溶质快速清除导致的血浆渗透压下降，使得血浆中水分向细胞内转移，进一步减少有效血容量。需要注意，治疗液温度过高、自主神经功能紊乱、心力衰竭、心律失常、心包积液等也会引起低血压。

共识建议体外循环血量应小于患儿总血容量的10%，超滤量不大于血容量的20%~25%。为维持治疗过程中患儿血压的稳定，当上机前患儿存在低血压或者贫血时，应该采用全血或者胶体（白蛋白、血浆等）预充管路。引血时血流速度先低速再逐步加快至正常流速，开始治疗时密切观察血压和生命体征变化，发生低血压后立即停止超滤，给予扩容或血管活性药物支持，积极寻找原因。血液净化低血压应以预防为主，采用儿童超滤器及儿童专用管路，控制超滤量和超滤速度，超滤脱水不超过患儿体重的5%，控制血流量3~5 mL/（kg·min）。在治疗过程中，实施心功能监测有助于及早发现并预防低血压的发生，从而能够及时有效地进行干预。

（3）抗凝相关注意事项

1）抗凝不足。抗凝不足主要表现为滤器和管路凝血，治疗过程中或结束后发生血栓栓塞性疾病。

预防和处理：由于儿童血流速度慢，或有出血倾向的患儿若采用无肝素抗凝方法，往往难以执行。可用枸橼酸钠局部抗凝，治疗前充分评估患儿凝血状态，监测抗凝效果，制订个体化抗凝治疗方案。肝素抗凝患儿行激活全血凝固时间（ACT）检查，有条件的医院可监测患儿血浆抗凝血酶Ⅲ的活性及血栓弹力图，发生严重凝血时应该更换滤器。

2）抗凝过度主要表现为出血。

预防和处理：治疗前评估患儿出血风险，制订个体化抗凝方案。出血发生后立即减少、停用原抗凝剂或更换抗凝剂。使用拮抗剂，肝素过量给予鱼精蛋白，枸橼酸钠过量补充钙剂，必要时给予新鲜冰冻血浆、血小板等输注。

3）抗凝剂本身的药物不良反应。

预防和处理：发生肝素诱导的血小板减少症时停用肝素，选用其他抗凝剂。长时间使用肝素或者低分子肝素可致高脂血症、骨质脱钙，因此在保证抗凝充分的基础上，尽可能减少肝素剂量,给予调脂药物、维生素D和钙剂治疗。枸橼酸钠中毒表现为低钙血症、高钠血症和代谢性碱中毒，治疗过程中需密切监测钙离子浓度，发生枸橼酸蓄积时减少枸橼酸钠速度和剂量，调整透析液和置换液速度加快枸橼酸清除。

（4）低体温。

1）原因：环境温度过低；频繁暴露患儿身体；CRRT治疗过程中体外循环导致热量丢失以及治疗液温度过低。

2）预防和处理：控制室温在25~26 ℃；操作尽量集中，不要过度暴露患儿；调节机器加温器或者使用其他加温装置；新生儿使用辐射台或暖箱保暖，儿童可使用控温毯或加盖棉被。同时，治疗过程中密切监测体温。

（5）感染相关注意事项。

危重患儿免疫功能下降，留置导管的护理和CRRT过程无菌技术不严格以及导管留置时间过长均可导致患儿的感染风险增加。

1）预防：置管、治疗液配制及管路安装等各环节严格无菌操作，置管前对穿刺部位周围皮肤彻底消毒，导管固定敷料潮湿或被污染应及时更换。

2）处理：若为导管相关血流感染应及时拔除中心静脉导管并做尖端培养，根据药敏试验应用抗菌药物。

（6）过敏反应。

1）原因：与大量输入异体血浆、白蛋白，以及使用管路、滤器等材料有关。临床表现为皮肤瘙痒、皮疹、发热、畏寒、气促等，严重者血压下降出现休克。

2）预防：充分冲洗管路，排除杂质，大量用血前可适量给予激素和抗组胺药预防过敏。

3）处理：反应轻者可不中断CRRT治疗，给予抗过敏药物，严重者应立即停止治疗，给予抗休克治疗。若为管路、滤器等材料引起，则停止治疗，更换其他管路或者滤器。

（7）营养丢失、血糖与电解质异常。

1）原因：长期CRRT治疗；使用高通量滤器；治疗剂量过大；治疗液配方不合理；枸橼酸抗凝剂过量或发生枸橼酸蓄积。

2）预防和处理：每日监测电解质和血糖，发现问题给予相应处理，调整治疗液配方，禁食期间给予静脉营养支持，长期CRRT治疗患儿应根据实验室检查结果补充维生素和微量元素。

（三）肾脏移植

1. 儿童肾移植的概念

儿童肾移植是将具有功能的肾脏移植给有肾脏病变的患儿，使其在患儿体内发挥泌尿、排毒和分泌激素的作用，从而达到治疗的目的。肾移植是儿童终末期肾病（end-stage renal disease，ESRD）的首选肾脏替代治疗方案。

2. 儿童肾移植的适应证

肾移植是儿童终末期肾病最佳的肾脏替代治疗方案。各种原因导致的儿童 ESRD 均有肾移植指征，包括但不限于以下疾病：

（1）合并有肝脏功能异常的遗传性肾病，如原发性高草酸尿症、特殊类型的肾单位肾痨、常染色体隐性遗传多囊肾病等，需根据术前状况和复发风险，选择肝肾同期联合移植或先肝后肾序贯移植。

（2）肾小球肾炎，包括微小病变型肾病、膜性肾病、膜增生性肾小球肾炎、系膜毛细血管性肾小球肾炎、IgA 肾病、抗基底膜抗体肾小球肾炎、局灶节段性肾小球硬化等。

（3）先天性肾脏和泌尿系统发育畸形。

（4）遗传性疾病包括多囊肾、肾单位肾痨、Alport 综合征等。

（5）代谢性疾病，如糖尿病、高草酸尿症、痛风、卟啉病等。

（6）梗阻性肾病。

（7）药物性肝损伤。

（8）系统性疾病，如系统性红斑狼疮、血管炎、进行性系统性硬化症等。

（9）溶血尿毒综合征。

（10）不可逆的急性肾衰竭。

3. 儿童肾移植的禁忌证

ESRD 患儿接受肾移植的获益要远大于风险，因此绝对禁忌证较少。患儿若有相对禁忌证，且在控制不良情况下，可在制订针对性的预防方案后谨慎行肾移植。非免疫性、遗传性因素所致的大量蛋白尿，如 NPHS2 基因突变所致的遗传性肾病，不是相对禁忌证，在术后蛋白尿会快速减少至接近正常或者正常水平。

（1）儿童肾移植的绝对禁忌证包括：

1）广泛播散或未治愈的肿瘤。

2）严重精神性疾病及存在难以解决的心理社会问题。

3）不可逆性多器官功能衰竭而无条件进行多器官联合移植。

4）不可逆性脑损伤等严重神经系统损害。

5）药物滥用者。

6）急性活动性肝炎。

（2）儿童肾移植的相对禁忌证包括：

1）已经治愈的肿瘤。

2）慢性肝病，例如慢性乙型病毒性肝炎或慢性丙型病毒性肝炎。

3）人类免疫缺陷病毒（human immunodeficiency virus，HIV）感染。

4）ABO 血型不相容或者预存人类白细胞抗原（human leukocyte antigen，HLA）抗体。

5）曾有药物滥用史。

6）泌尿道严重畸形，神经源性膀胱等。

7）严重营养不良或者恶病质。

8）ESRD 原发病处于活动期。

9）严重的难以控制的蛋白尿。

10）活动性感染。

4.儿童肾移植治疗的注意事项

（1）在移植术前，全面优化患儿的一般情况，避免儿童终末期肾病并发症；

（2）移植术前尽可能明确原发病诊断，并充分评估复发风险，还需注意评估心功能、生长发育和营养情况、免疫接种情况、凝血状态、泌尿系统畸形、神经和精神状态等；

（3）除同卵双生子间的肾移植外，其他肾移植患儿在移植术后须终身服用免疫抑制剂；

（4）对肾移植术后患儿进行系统的健康宣教及建立终身随访制度。

5.儿童肾移植的基本手术方式

儿童肾移植目前主要分为经腹腔入路和经腹膜外入路两种术式，术式根据供肾大小、双肾整块或单肾移植，以及患儿体重抉择。一般受者儿童体重达到 30 kg 时，可采用经腹膜外途径；而体重在 10~30 kg 的患儿根据实际情况确定手术方式。若身材较小的儿童供体移植给体重较小的儿童，可采用腹膜外手术入路。

6.发生肾移植术后并发症的原因、预防及处理

（1）感染。

1）常见诱因：供者来源性感染、受者自身存在的潜在或隐性感染病灶、受者免疫力低下引起的机会性感染。

2）预防措施：感染是儿童肾移植最常见的并发症，常见的有肺部感染、尿路感染、胃肠道感染、切口和肾周感染等。术后1个月内是感染高发阶段，以细菌和真菌感染多见；术后1~6个月内多为机会性病原体致病，以病毒感染多见；术后6个月后，患儿逐步回归社会和重返校园，社区获得性感染率随之升高，因而，医护人员应落实相应的预防保护措施，操作严格保持无菌，遵医嘱预防性使用抗菌药物，调整免疫抑制水平，严格做好体温、感染指标和各项病原学的监测。同时，患儿在肾移植术后6个月内仍处于强免疫抑制阶段，应尽量避免接种疫苗。

3）处理措施：根据感染严重程度，遵医嘱调整免疫抑制剂的服用剂量；密切监测抗菌药物血药浓度变化，并预防出现胃肠道反应或菌群失调现象；保证正常营养摄入；对于肺部感染患儿加强呼吸道管理，如雾化吸入、机械辅助排痰、手法叩背排痰等。对于发生的尿路感染、胃肠道感染、切口感染和肾周感染等需采取相应的对症处理措施。

（2）出血或血肿。

1）常见诱因：机体凝血功能紊乱，术中血管吻合不良，术后抗凝药物剂量过大，腹压过高或活动过度。

2）预防措施：术后活动须循序渐进，不参与追逐、下蹲、上跳类型的游戏，避免剧烈咳嗽、用力排便等增高腹压动作，防止移植肾部位被撞击而引起损伤。密切观察生命体征变化、检验指标波动、伤口渗出或引流液性状、皮肤有无肿胀、瘀斑瘀点等情况，评估有无伤口裂开及移植肾破裂的征象。

3）处理措施：若患儿发生移植肾区疼痛、肿胀，短时间内血性引流液增多且呈温热性质，伤口持续渗血等，需警惕出血或血肿的发生，须立即通知医师采取止血措施，维持两路输液通路快速补液，必要时遵医嘱输注血制品，及时补充血容量，紧急情况予压迫移植肾区止血并尽快转运至手术室行手术探查。

（3）移植肾动脉或静脉血栓形成。

1）常见诱因：移植肾血管痉挛、低血压、机体高凝状态、手术原因等。

2）预防措施：术后密切关注患儿尿量、移植肾功能和凝血功能指标变化；严密监

测移植肾区有无疼痛、肿胀；核实抗凝药物使用剂量；术后早期避免剧烈活动。

3）处理措施：疑有移植肾动脉或静脉血栓形成时，须协助医师尽快行移植肾超声复查，必要时协助做好手术探查术前准备。

（4）移植物功能延迟恢复（delayed graft function，DGF）。

1）常见诱因：急性肾小管坏死、冷缺血时间过长、器官捐献供肾或供者情况（如年龄、体质量指数、血清肌酐）影响、术中血压不稳等。

2）预防措施：密切关注尿液的颜色、性质，准确记录每小时尿量及24小时出入量；加强血压监测，及时发现异常并处理，必要时使用血管升压药物，保证移植肾灌注良好。

3）处理措施：患儿术后肾功能未恢复且合并出现血压升高、CVP或血钾居高不下时，应遵医嘱予腹膜透析、CRRT等治疗，以维持患儿体内水、电解质和酸碱平衡。对于既往无透析史的患儿，可遵医嘱予以药物治疗或置管透析治疗，同时注意相关并发症的观察与预防，如低血压、低体温、血小板降低、血流感染等。加强心理护理，稳定患儿及家长的情绪，讲解DGF发生诱因、发展规律、护理及注意事项等。

（5）急性排斥反应。

1）常见诱因：组织配型不佳、移植物损伤、免疫抑制不足、DGF等。

2）预防措施：术后早期稳定的血药浓度对预防排斥反应的发生起着至关重要的作用。护士须严格定时、定量协助患儿服药，不随意停药或减量，以防因免疫抑制剂不足诱发排斥反应，遵循肾内科医师与药剂师的用药指导。严密监测患儿身体状况以及检验指标的变化。患儿发生呕吐后的药物调整见本章第四节内容。

3）处理措施：患儿发生排斥反应多伴随低热与高血压表现，协助患儿完成血清肌酐、血药浓度及移植肾超声等检查，确诊后应遵医嘱使用糖皮质激素冲击治疗或免疫抑制剂治疗，治疗期间观察用药效果及不良反应，警惕消化道应激性溃疡的发生。

4）心理与安全护理：

①术后特殊的环境及陌生的医护人员易引发患儿产生恐惧、孤独或不安全感。护士可鼓励患儿表达身体不适和不良情绪，开展多种形式的心理护理，与其建立良好的信任关系。

②若患儿因术后早期需控制饮水量而烦躁不安，护士可通过讲故事、放视频等方式转移其注意力，或遵医嘱采用薄荷润唇膏和无菌冰盐水擦拭口唇的方式缓解口渴不适感。

③全程落实预防跌倒、坠床、导管滑脱等防护措施。

第四节　急性肾损伤患儿的护理新进展

一、概述

儿童急性肾损伤是一种涉及多个学科的儿科常见临床危重综合征，主要表现为肾小球滤过率（GFR）下降、氮质等代谢产物潴留、水、电解质和酸碱平衡紊乱，甚至引起全身各系统并发症。其病因繁多、病情复杂、预后较差，为患儿家庭和社会带来了沉重的负担，已成为全球范围内严重的公共卫生问题。近年来，关于 AKI 的诊治研究取得了大量新进展，AKI 诊治相关指南和共识也在不断更新，旨在指导医护人员对儿童 AKI 进行规范化管理，以保证患儿安全、促进患儿康复。

二、护理问题

（一）体液过多

体液过多与 GFR 降低、液体量摄入过多有关。

（二）营养失调

患儿的营养摄入低于机体需要量，这与限制蛋白摄入、消化功能紊乱有关。

（三）有感染风险

感染风险的上升与免疫力低下及透析等侵入性操作有关。

（四）潜在并发症

潜在并发症包括：水、电解质和酸碱平衡失调，高血压，急性左心衰竭，心律失常，脑出血，上消化道出血，弥散性血管内凝血，多脏器功能衰竭。

（五）焦虑 / 恐惧

患儿及家长因肾功能急剧恶化、对疾病预后的担忧以及对新环境的陌生感而产生焦虑和恐惧情绪。

（六）知识缺乏

患儿及其家长缺乏疾病治疗、病情自我监测及饮食管理相关知识。

三、护理措施

（一）容量失衡的护理

1. 病情观察

严密观察患儿有无体液过多的表现：

（1）皮肤、黏膜水肿；

（2）体重每天增加 >0.5 kg；

（3）无失盐基础上血钠浓度偏低；

（4）中心静脉压 >12 cmH$_2$O（1.17 kPa）；

（5）胸部 X 射线显示肺充血征象；

（6）无感染征象基础上出现心率快、呼吸急促、血压增高、颈静脉怒张。

2. 休息与体位

患儿应绝对卧床休息以减轻肾脏负担。下肢水肿者抬高下肢促进血液回流。昏迷者按昏迷病人护理常规进行护理。

3. 维持与监测水平衡

"量出为入"，严格记录 24 小时出入液量，同时将出入液量的记录方法、内容告知患儿家属，让家属充分理解以便取得相关配合。每天监测患儿体重并准确记录生命体征变化。如果患儿的临床病史和体格检查提示低血容量，则需紧急静脉补液，即给予生理盐水负荷 10~20 mL/kg，输注 30 min，可酌情重复 2 次，以恢复肾功能，并防止肾前性 AKI 进展为肾性 AKI。若恢复血容量并未增加尿量和改善肾功能（即血清肌酐和尿素氮未下降），则推荐放置导尿管以明确是否无尿，并行超声检查以辅助判断是否存在肾后性梗阻。此时，还可配合其他形式的有创监测（如测量中心静脉压、有创动脉血压、无创心功能监测），以充分评估患儿的液体状态，并帮助指导进一步治疗。对于血容量正常的患儿，应通过补液（包括药物和营养）来平衡持续性体液丢失，即不显性体液丢失每日 300~500 mL/m^2、尿液和胃肠道体液丢失。发热患儿的不显性失水较多，而人工通气患儿的呼吸系统失水量降低，故不显性失水较少。有液体过剩征象（水肿、心力衰竭和肺水肿）的患儿则需要排出液体和 / 或限制液体摄入。

（二）营养支持

1. AKI 患儿的营养筛查与评估

AKI 伴有显著的分解代谢，积极的营养支持是促进患儿恢复的关键。使用经过验证的儿科营养风险筛查工具尽早（48 小时内）对患儿进行营养风险筛查。对于高风险患儿需及时请营养师进一步营养评估，并给予营养治疗。

2. AKI 患儿的营养支持策略

告知患儿家属保证营养摄入的重要性，给予充足热量、优质蛋白饮食，控制水、钠、钾的摄入量。饮食欠佳或本身已存在营养不良的患儿，首选肠内营养支持，无法经口进食者予管饲或肠外营养支持。

3. AKI 患儿的营养监测与个性化饮食制订

定期评估患儿营养情况，监测患儿体重，动态评估患儿消化情况，个性化制订 AKI 患儿的饮食评估和处方。

（三）预防感染

1. 感染控制措施

严格执行消毒隔离制度，加强手卫生，防止交叉感染；无菌操作时，要严格遵守无菌操作规程，减少侵入性操作。

2. 基础护理

加强基础护理，如皮肤护理、口腔护理、会阴部护理等，保持全身皮肤黏膜的完整性。

3. 体温监测与管理

注意体温的监测，及时发现低体温或者高体温，低体温时给予患儿保暖，高体温时可遵医嘱物理降温、药物降温。

4. 抗生素的使用与感染指标复查

合理使用抗生素，遵医嘱定期复查感染指标。

（四）水、电解质失衡的护理

1. 电解质监测与紊乱处理

电解质紊乱通常无症状，应常规进行监测并及时处理。密切观察有无高血钾征象，如心律不齐、肌无力、感觉异常、恶心、腹泻、心电图改变（T 波高尖、S-T 段压低、PR 间期延长、房室传导阻滞、QRS 波宽大畸形、心室颤动甚至心搏骤停）等。高血钾者应限制钾的摄入，少用或忌用富含钾的食物，如紫菜、菠菜、苋菜、薯类、山药、坚果、香蕉、香菇、榨菜等。预防高钾血症的措施还包括积极预防和控制感染，及时纠正代谢性酸中毒，禁止输入库存血，避免使用可能引起高钾血症的药物，如非甾体类抗炎药物、中药制剂等。

2. 水钠潴留与高磷血症的预防和管理

为预防水钠潴留引起高血压，应限制钠摄入量。对于高磷血症患儿，通常采用口服磷结合剂和膳食限磷，以减少肠道磷吸收。在低钙血症严重且需要碳酸氢钠治疗严重酸中毒和高钾血症，则应考虑静脉给予葡萄糖酸钙。

3. 药物使用与监测调整

遵医嘱停止、减少或避免使用肾毒性药物，因其可加重损伤并延迟肾功能恢复。对于需要进行治疗监测的药物，如万古霉素、氨基糖苷类抗生素、依诺肝素和地高辛，应常规动态监测其水平并调整药物剂量。

（五）心理护理

1. 患儿的心理护理和沟通策略

对于婴幼儿，病情允许情况下增加触摸和肢体活动，对话、播放舒缓音乐，不能表达的幼儿可以采用卡通指示卡让其表达需求；对意识清醒的年长儿，鼓励患儿表达身体不适和不良情绪，主动自我介绍建立熟悉感，并耐心倾听患儿的诉求，开展多种形式的心理护理，肯定患儿配合治疗带来的积极作用，尽可能让患儿参与治疗；为不能说话的患儿提供纸笔，以便患儿及时表达感受和需求；主动告知意识清醒患儿所属的空间与时间，可利用视频、音乐、绘本、照片等在视觉或听觉上转移注意力。

2. 营造舒适环境

尽可能为患儿提供安静舒适的环境，降低监护设备报警声、减少说话噪声，提供合适的光线强度，保持合适的温湿度，尽可能减少不必要的环境刺激。

（六）知识缺乏的护理

1. 护理指导

护士应该尽可能多地提供有关 AKI 病情、治疗以及护理的具体信息，使患儿及家属更好地理解和掌握有关知识。

2. 定期进行知识培训

护士可定期对患儿及家属进行 AKI 相关知识培训，使患儿及家属能够更好地理解护理的过程和知识，更好地掌握护理知识。

3. 及时反馈与补充

护士需及时识别并反馈患儿及家属在知识上的不足，采取相应措施补充相关知识，确保护理质量和患儿家属的参与度。

及时反馈，护士应该及时反馈患儿及家属知识缺乏的情况，找出患儿及家属的知识缺乏内容，及时采取措施补充相关知识。

四、护理新进展

（一）腹膜透析技术

问题 1：如何识别及预防腹膜透析置管处感染？

新进展：置管口有脓性分泌物存在，伴或不伴有导管 - 表皮皮肤红斑为置管口部位感染。

2023 国际腹膜透析协会（International Society for Peritoneal Dialysis，ISPD）的导管相关感染建议指出置管口有脓性分泌物存在，伴或不伴有导管 - 表皮皮肤红斑为置管口部位感染，在没有脓性分泌物的情况下，如有红斑、肿胀、压痛、肉芽肿等不足以明确有置管部位感染。国际腹膜透析协会指南提出外科医生在手术室置管是放置腹透管的最佳途径，如需在床旁置管，则要确保手术区域相对独立，置管过程中限制手术区域人员流动，严格执行无菌操作，保证最大程度的无菌。遵医嘱在置入腹膜透析导管前 30 min 预防使用抗生素；腹膜透析环境要求达到《医院消毒卫生标准》（GB 15982—2012）空气中细菌菌落总数≤500 CFU/m³，物体表面细菌菌落总数≤10 CFU/m³ 的要求；腹膜透析装置须由经过专业腹膜透析操作培训的护理人员实施，特别注意患者保暖和腹透液的加温，操作过程严格遵循无菌原则；除非污染，建议 PD 置管处敷料应保持完整 7 天；建议对医务人员进行再培训，减低腹膜透析导管相关感染发生的风险。

问题 2：若发生腹膜透析置管处的感染，该如何处理？

新进展：置管处的感染，目前尚无具体数据表明应进行检查的频率，但建议每天至少检查和消毒换药置管处 1 次。

每日检查和换药的主要目的是尽早识别感染的恶化情况，评估是否需要进一步治疗，建议根据临床反应、拭子培养和体外药敏结果调整抗生素治疗的种类和使用的持续时间，总体原则是根据临床反应和微生物学结果进行动态监测和调整；有明确的导管相关感染进展为腹膜炎时，建议拔除腹膜透析导管；当有效抗生素治疗无法缓解置管处相关感染时，建议在抗生素覆盖下拔除导管并同时选择新部位重新置管。

问题 3：腹膜透析治疗中如何维持液体平衡和正常血压？

新进展： 必须严格控制总的液体输入量和输出量，以实现和维持血压、血糖正常及液体平衡。

2020 年 ISPD 指南推荐腹膜透析时使用带有 Y 型连接的无菌封闭式输送管路，临床实践中，输送管路带有能调整流速的装置为最佳，可以防止流速过快，引起血流动力学不稳定；初始配方量应限制在 10~20 mL/kg，以减少透析液渗漏的风险。在患儿能够耐受的情况下，遵医嘱逐渐增加配方量约 30~40 mL/kg。初始交换时间，包括透析液的流入、保留、流出时间，一般每次 60~90 min，随着溶质去除目标的实现，遵医嘱逐渐延长停留时间。在新生儿和小婴儿中，可缩短循环时间以达到充分超滤；密切监测液体摄入和输出，维持液体平衡和正常血压；一旦血清钾水平低于 4 mmol/L，应使用无菌技术将氯化钾注射液添加到腹膜透析液中，在肝功能障碍，血流动力学不稳定和持续代谢性酸中毒的情况下，最好使用含碳酸氢盐的腹膜透析液，及时纠正水电解质失衡。

（二）连续性血液净化技术

问题 1：CRRT 适应证除了肾脏支持还可以做什么？

新进展： CRRT 已从仅仅对肾脏功能的替代转变为肾脏支持治疗。

CRRT 是危重 AKI 患儿容量管理的重要手段，既往 CRRT 治疗 AKI 的适应证主要是出现威胁生命的严重并发症或已经出现严重高钾血症（钾离子 >6.5 mmol/L），或出现急性肺水肿且利尿剂效果不佳，严重代谢性酸中毒，急性左心衰竭等。近年来，在较多高质量临床研究证明下，CRRT 已从仅仅对肾脏功能的替代转变为肾脏支持治疗，适应证从过去的"绝对指征"，即发生电解质紊乱、酸中毒、严重心力衰竭等危及生命的情况才开始 CRRT 治疗，变成"相对指征"，即 CRRT 目的不仅仅是替代受损的肾脏功能，还包括通过支持或管理内环境,适时、适量清除体内异常蓄积的水分和/或致病性溶质(如部分尿毒症毒素、代谢产物、炎症介质、过量药物、毒物等），减轻肾外脏器负荷，支持肾外脏器功能的逐步恢复。

问题 2：如何判断 CRRT 最佳启动时机？

新进展： 尽管 CRRT 的使用越来越多，但在临床实践中进行 CRRT 的最佳时机目前尚无定论。

CRRT 启动时间是由患儿体液超载程度、肾损伤程度和 CRRT 准备时间共同决定的，如患儿有严重的凝血功能障碍、血流动力学不稳定、血管通路建立困难等会使 CRRT 启动延迟。医护人员延迟启动 CRRT 会导致重症 AKI、血容量过多或感染性休克等患儿的肾功能恢复延迟、使患儿 ICU 住院时间延长、直接增加其死亡风险。所以应趁早启动 CRRT，及时输注血制品，纠正患儿凝血功能障碍，减少累积液体超负荷，纠正水电解质紊乱，维持患儿血流动力学稳定。

问题 3：如何判断 CRRT 最佳停止时机？

新进展： 对于 CRRT 最佳停止时机，不建议使用利尿剂来增强肾功能恢复或缩短 CRRT 持续时间。

接受 CRRT 治疗的 AKI 患儿，若生命体征稳定、血流动力学达稳态、肾脏之外重要器官功能恢复正常、水电解质和酸碱平衡紊乱以及容量负荷得以纠正，可以停止 CRRT；虽满足上述条件，但肾功能未恢复的患儿可以改用间断性肾脏替代治疗（intermittent renal replacement therapy，IRRT）；若患儿尿量可以满足营养治疗等容量负荷且肾功能逐渐恢复，可以暂停肾脏替代治疗；若患儿肾功能持续不恢复，可以继续血液透析或腹膜透析治疗，直到患儿的肾功能恢复或能长期维持血液透析或腹膜透析治疗。KDIGO 指南也指出，当患儿内在肾功能已经恢复到足以满足患儿需要时，自发尿量的增加和液体超载缓解，水、电解质、酸碱达到平衡状态时，即可停止 CRRT。

问题 4：为何建立 CRRT 血管通路如此重要？

新进展： 因血流缓慢，管路易凝血，消耗大量凝血因子，加重凝血功能障碍，相对稳定的血流动力学和有效的血管通路对于实现足够的血流速率至关重要。

CRRT 管路置入主要有颈内静脉置管和股静脉置管，推荐超声定位或超声引导下穿刺放置，颈内静脉置管后，进行胸片照射以确定导管的位置；为保证血流充足稳定，在外周血管穿刺中，一般选择外周股动脉、桡动脉、肱动脉作为动脉端，选择股静脉、肘正中静脉、头静脉作为静脉端，穿刺采用 16~20 G 管状留置针，在新生儿或婴儿中，因 CRRT 需大口径双腔中心静脉导管，血管通路建立具有挑战性，为了尽量减少导管相关并发症，KDIGO 指南建议使用超声引导下首选右颈内中心静脉置管，股静脉次之。导管与血管的比例不应超过 45%，以免影响远端血供。在我科临床实践中，也选择 20 G

管状留置针进行股动脉、股静脉留置。合理有效的血管通路能延长循环寿命，减少治疗中断率，提高清除效率。

问题5：CRRT抗凝方案如何抉择？

新进展： 在治疗实践中制订个性化抗凝方案，选择合适的抗凝药物，进行有效抗凝并监测抗凝效果是CRRT抗凝达标的必经之路。

全身肝素抗凝（systemic heparin anticoagulation，SHA）是CRRT中应用最广泛的抗凝方法。肝素因其广泛可用和价格便宜而受到青睐，但会导致患儿全身性抗凝。CRRT治疗前，要求激活全血凝固时间（ACT）和活化部分凝血活酶时间（APTT）是CRRT治疗前水平的1.5~2.5倍，可加重出血或肝素性血小板减少症（heparin-induced thrombocytopenia，HIT）并发症的风险。在急诊和危重症患儿中有许多禁忌证限制了其应用，因此，一些新的抗凝剂和方法得到了探索和发展，其中包括局部枸橼酸抗凝（regional citrate anticoagulation，RCA）。经过近十年的临床实践，RCA已被证明比SHA更安全有效。目前，中国急诊医学医师分会发布的《连续性肾脏替代治疗局部枸橼酸抗凝管理》共识指南推荐RCA为CRRT的首选抗凝方法。在治疗实践中制订个性化抗凝方案，选择合适的抗凝药物，进行有效抗凝并监测抗凝效果。RCA是一种体外抗凝方法，不影响血小板与体内凝血机制，是目前国内外广泛使用的抗凝方法，可减少出血风险并能延长循环寿命，KDIGO指南中也推荐RCA作为没有枸橼酸禁忌证患儿的一线抗凝方法，但RCA是一种相对复杂的方法，需密切监测患者的酸碱平衡、频繁地监测体内和体外钙离子的浓度。在RCA过程中，建议根据体内钙值调整补钙速率，推荐维持体内钙目标值为0.9~1.1 mmol/L，体外钙目标值为0.2~0.4 mmol/L，动态调节血流速、枸橼酸钠与钙剂的输注速度，还需要训练有素的护理团队配合来持续动态提供个性化治疗，以保证治疗的质量和安全性。

问题6：如何对CRRT人员进行规范化培训？

新进展： 应建立CRRT专业团队，并对成员定期进行培训和考核。

儿童危重症应用CRRT起步较晚，部分疾病应用技术尚处于探索阶段。2021年连续性血液净化在儿童危重症应用的专家共识指出，CRRT是一项专业性很强的技能，需建立专业团队，并对团队成员（专业医生、治疗护士和营养师等）进行高仿真模拟培训，以提高对CRRT基本理论及技能的理解与应用能力，通过规范化系统培训以减少可能引发危及生命的并发症，建立儿童血液净化数据库，加强质量监控和持续质量改进，实现规范化管理。

（三）肾移植技术

问题 1：肾移植术后使用免疫抑制剂的护理应注意什么？

新进展： 免疫抑制剂注意按时服用，剂量精确，监测血药浓度。

《儿童肾移植围手术期护理规范专家共识》2023 版指出儿童肾移植术后免疫维持治疗用药，常规采用三联免疫（钙神经蛋白抑制剂、霉酚酸、糖皮质激素）维持治疗方案，治疗期间注意精准剂量，严密监测药物浓度，服药早期注重评估患儿症状与体征：如发生恶心、呕吐等胃肠道反应，应遵医嘱予保护胃黏膜的药物；出现次数 >3 次 /d 的水样便腹泻导致血药浓度不稳定时，可将免疫抑制剂给药方式由口服 / 鼻饲调整为静脉持续泵入；如有烦躁不安、夜间入睡困难等症状，可予心理安抚、身体抚触，必要时遵医嘱予患儿镇静镇痛药物。根据肾移植患儿漏服、多服或服用免疫抑制剂药呕吐的对症处理方法（表 4-4-1）进行药物调整。

表 4-4-1　肾移植患儿漏服、多服或服用免疫抑制药呕吐的对症处理方法

现象	对症处理方法
漏服免疫抑制药	①在 4 h 内，立即补服治疗剂量 ②在 4~6 h，尽早先服药物全量，在下次给药时间服用半量 ③ >6 h，应尽早补服，适当推迟下次服药时间，2 次服药间隔不小于 8 h
多服免疫抑制药	①下一剂减少多服的药物 ②注意观察是否有新发的症状（药物不良反应），如有须及时到医院检查 ③在此期间不要检测药物浓度，因为不能真实反映药物的代谢情况
服用免疫抑制药后呕吐	① 0~10 min 内呕吐，加服全量药物 ② 10~30 min 内呕吐，加服 1/2 量药物 ③ 30~60 min 内呕吐，加服 1/4 量药物 ④ >60 min 内呕吐，无须加服

来源：李烟花，李海燕，曾力，等 . 儿童肾移植围手术期护理规范专家共识 [J]. 器官移植，2023, 14(3): 343-351.

问题 2：肾移植术后随访重点应注意什么？

新进展： 患者病情经过治疗好转出院并不意味着治疗终止，后续康复工作更需要专业的指导，指导长期规律服用免疫抑制剂的肾移植术后患者定期进行门诊随访听取肾内科医师及时的建议至关重要。

中华医学会器官移植学分会组织器官移植学专家指出，肾移植术后 3 个月内的随访重点是告知受者应按时按量服用抗排斥药物及其他辅助用药，熟知药物的名称、剂量、目的及服用后可能发生的不良反应，记录每日尿量和移植肾区状态、监测体重、体温、血压、脉搏等，注重饮食合理和预防感染。移植术后 3~6 个月免疫抑制剂血药浓度处于

密集调整期，机体的免疫功能仍处于较低水平，发生肺部感染的风险较大，此时随访重点是指导受者及家属及时发现急性排斥反应及各种感染（尤其是肺部感染），应尽量避免接种疫苗；遵医嘱调整免疫抑制剂的服用剂量；密切监测抗菌药物血药浓度变化，并预防出现胃肠道反应或菌群失调现象；保证正常营养摄入；对于肺部感染患者加强呼吸道管理，如雾化吸入、机械辅助排痰、手法叩背排痰等。移植术后半年大多数患者肾功能已趋于稳定，此时的随访重点是消除该阶段移植受者及家属常见的麻痹大意思想，应要求受者定期来门诊随访，强调严格执行服药医嘱，严禁自行减药或停药。

翁永林　李东　刘成林

第五章

急性肝衰竭

第一节　急性肝衰竭概述

一、定义

儿童急性肝衰竭（pediatric acute liver failure，PALF）是指各种因素导致的严重肝细胞损伤，继而引起包括其合成、转化、排泄、解毒及免疫等功能的严重障碍，出现以凝血功能障碍和黄疸等为主要表现的临床综合征。儿童急性肝衰竭进展快，会快速进展为多器官功能衰竭，预后差，死亡率高；在未普及儿童肝移植的区域，死亡率高达50%以上。儿童急性肝衰竭整体发病率相对偏低，且存在明显的地域差异，在经济发达国家发病率低，约（5~6）/100万，在经济不发达国家发病率相对较高，约（70~80）/100万，而我国儿童急性肝衰竭发病率及死亡率尚缺乏大样本相关数据。

儿童急性肝衰竭与成人急性肝衰竭有很大不同。儿童急性肝衰竭因其肝功能恶化快，多数病例可能未完全表现出肝性脑病和腹腔积液等临床症状，故肝性脑病和腹腔积液并不是诊断儿童急性肝衰竭的必要条件。根据指南和文献报道，儿童急性肝衰竭的诊断性定义通常由以下三个部分组成：

（1）无慢性肝病证据；

（2）存在急性发作严重肝损伤的生化证据；

（3）维生素 K_1 不能纠正的凝血病，包括维生素 K_1 治疗后，国际化比率≥1.5 或凝血酶原时间≥15 s，且伴有肝性脑病；或维生素 K_1 治疗后，国际化比率≥2.0 或凝血酶原时间≥20 s，且伴或不伴肝性脑病。

由此可见，儿童急性肝衰竭的凝血异常指标较关键。此外，由于缺乏相应循证医学支持，儿童肝衰竭的急性并没有具体时间规定依据，且肝损伤生化指标也无具体诊断项目阈值，使其不同于成人急性肝衰竭，故儿童急性肝衰竭仍需更多循证研究数据支持。

二、病因和发病机制

（一）病因

儿童急性肝衰竭表现及预后的差异更多源于病因及发病机理的不同，而病因随着地域、年龄和遗传背景等的不同而存在差异。在欧美等发达国家，以药物及毒物因素占主要，如对乙酰氨基酚；在发展中国家，感染因素却是最常见病因。我国随着疫苗的接种，感染因素有减少趋势，而药物及毒物因素如中草药等有上升趋势。尽管当前有基因及代谢组学等更多先进检测技术明确病因，但国内外报道儿童急性肝衰竭仍有近半数病例不能明确病因。

儿童急性肝衰竭的病因也存在年龄差异。婴幼儿以遗传代谢因素、感染因素和发育因素占主要，低龄儿童以药物/毒物因素和遗传代谢性因素占主要，青少年则考虑与药物/毒物因素和自身免疫因素更相关。这为临床诊治提供了方向性参考。虽然当前存在大部分的儿童急性肝衰竭病因不明，但临床医务人员在诊治过程中仍可从以下 6 方面考虑分析：感染因素、遗传代谢因素、发育因素、药物/毒物因素、免疫因素及恶性疾病因素等。

1. 感染因素

感染因素是儿童急性肝衰竭最常见的致病因素。常见于疱疹病毒（如单纯疱疹病毒、水痘病毒、巨细胞病毒及 EB 病毒等）、肝炎病毒、肠道病毒、腺病毒及细小病毒等，感染的细菌、真菌及寄生虫等也可致病。然而多数病原体感染人体后往往没有前驱症状表现，致使检测诊断困难，需要更多病原体血清抗原抗体分析、高通量核酸基因检测或肝脏穿刺活检等辅助诊断。

2. 遗传代谢因素

肝脏是人体重要的代谢器官，负责绝大多数物质的酶促代谢转化，之后这些物质才能被利用或排泄。因此，酶类的遗传因素至关重要。基因异常可能导致代谢酶的结构或功能发生改变，引起代谢产物堆积致毒，最终导致肝细胞损害及功能异常，出现肝功能衰竭。遗传代谢因素在低年龄婴幼儿及儿童较常见，也是儿童急性肝衰竭区别于成人较常见的病因。如酪氨酸血症、尿素循环障碍、线粒体疾病及肝豆状核变性等。尽管目前有代谢组学和基因组学等先进诊断检测技术，但部分病因不明的儿童急性肝衰竭由于基因技术和代谢技术的局限性仍不能被充分诊断。故当前遗传代谢性因素致儿童急性肝衰竭病例可能比临床实际诊断率更高。

3. 发育因素

肝脏发育异常是导致儿童急性肝衰竭的特有病因，常见于胆道闭锁和血管因素。肝衰竭的发生时间和病情进展往往与肝胆发育异常严重的程度密切相关。例如，相比于肝外胆道闭锁，肝内胆道闭锁往往导致更为严重的病情进展。因此，发育异常引起的肝衰竭，病情严重时需要及时手术，甚至肝移植。

4. 药物或毒物因素

在欧美发达国家，药物／毒物性儿童急性肝衰竭较常见，如对乙酰氨基酚等。在我国，近些年药物／毒物性儿童急性肝衰竭有上升趋势，是儿童急性肝衰竭的重要原因。常见药物包括对乙酰氨基酚、中草药、抗结核药及抗癫痫药等，而毒物常见于毒蘑菇和化学物质等。在临床查找潜在药物／毒物因素时，既往病史很重要。因大部分药物／毒物并不能完全检测，且仍无特效解毒剂，故部分患儿明确诊治仍较困难。

5. 免疫因素

自身免疫因素常见于大龄儿童或青少年急性肝衰竭，但当前患病存在低龄化趋势。免疫性肝衰竭往往存在多系统受累的证据，如系统性红斑狼疮。而仍有部分患儿仅表现为急性肝衰竭或以急性肝衰竭起病，这可能需要肝活检、自身免疫检测或基因检测等协助。

6. 恶性疾病因素

恶性疾病性儿童肝衰竭相较于成人少见。常见于噬血细胞性淋巴组织细胞增生症、白血病及淋巴瘤等血液系统疾病和儿童常见的实体性肿瘤如神经母细胞瘤、肝母细胞瘤等。其致肝衰竭的发病机理存在多种因素共同参与，包括免疫炎症反应、细胞因子风暴损伤、肿瘤细胞浸润及化疗药物损伤等，治疗效果差，死亡率高。

（二）发病机制

儿童急性肝衰竭的发病机制是一个多因素参与的复杂过程。很多机理机制目前仍不完全清楚。近年来，研究的损伤机制大致归为两大类：一是各种致病因素的直接损伤，包括各种病原体的肝细胞直接损伤、血流动力学的缺血缺氧或再灌注的直接损伤、各种药物及毒物的肝细胞直接损伤、基因酶学缺陷致毒物堆积的细胞直接损伤及创伤性损伤等；二是炎症免疫介导的损伤，肝脏本身存在一定的免疫功能，任何致病因素激发机体细胞损伤，均会再次激发炎症免疫反应，导致免疫系统活化，包括免疫细胞激活、炎症因子和细胞因子大量分泌等。其复杂的机制最终引起肝细胞坏死和凋亡，进而导致肝脏合成、转化、排泄、解毒及免疫等功能的严重障碍，出现肝脏衰竭表型。

免疫学机制是肝衰竭发生发展中的重要环节，而机体对各种损伤的免疫应答和免疫调节作用强弱，影响着患儿预后。因此，探索并认清儿童急性肝衰竭的病理学机制和免疫性机制，或许是儿童急性肝衰竭未来除肝移植外救治转化的突破口。

三、临床表现

儿童急性肝衰竭的临床表现因病因、年龄和体质的不同而表现各异。新生儿或小婴儿可能表现为喂养困难、呕吐、反应差、黄疸、腹胀、肝脾大及体重不增等。大龄儿童往往存在厌食、恶心呕吐、乏力及腹痛等非特异性前驱表现，然后可出现进行性加重的黄疸、尿色加深、肝脾大、出血、水肿、腹水等，长时间还可出现发热、败血症及自发性腹膜炎等表现。由于临床表现进展快，患者可迅速出现除消化系统以外的其他各个系统症状。

（一）神经系统

肝性脑病是儿童急性肝衰竭的常见及严重并发症。高氨血症是主要致病因素，且血氨≥75 mmol/L 是研究报道临床表现的重要阈值。因此，儿童急性肝衰竭可表现为不同程度的意识障碍及神经系统体征，严重时可出现脑水肿、脑疝等表现，影响病情及预后。

（二）泌尿系统

儿童急性肝衰竭存在各种合成、代谢等物质异常，可直接或间接影响肾脏容量状态或造成肾实质性损伤，导致少尿或无尿等肾功能损伤，出现肝肾综合征表现。

（三）呼吸系统

儿童急性肝衰竭往往存在低渗血液、凝血异常、炎症免疫反应或血管调节因子紊乱等，导致肺部渗出增加，甚至出现肺水肿、肺出血及呼吸困难等。

（四）血液系统

出血、凝血紊乱是儿童急性肝衰竭的常见表现。因此，可表现为贫血、弥散性血管内凝血、血细胞减少，甚至肝炎后再生障碍性贫血等表现。血液系统内严重电解质紊乱、酸碱平衡紊乱、低蛋白、低血糖及高乳酸等，也是儿童急性肝衰竭的常见临床表现。

（五）循环系统

肝衰竭患儿由于存在低蛋白性水肿、血管活性物质紊乱及炎症免疫反应等，导致血管内容量、血管通透性及血管阻力改变，出现容量不足及低血压，甚至出现各种休克表现，危及生命，需严密观察监测。

四、辅助检查

在诊断儿童急性肝衰竭时，除密切观察患儿有无特异性临床表现外，通常还依靠辅助检查进行全面评估。这些辅助检查主要包括实验室评估指标和影像辅助检查两大方面。实验室评估是诊断与评估过程中的核心，几乎所有病例均需借助实验室指标，如肝肾功能、凝血功能、血常规、血氨、血乳酸、血糖、电解质、血气分析等。此外，为明确病因，还可进行实验室病因评估，包括肝炎标志物、病毒血清、自身抗体、血尿串联质谱、毒物检测、免疫检测、铜蓝蛋白、血培养、淀粉酶及脂肪酶等。在必要时，还需完善骨髓活检、肝活检乃至全基因外显子等检查，以明确病因。至于影像辅助检查，则根据原发病及并发症进行相应评估检测，主要包括各系统超声、各系统 CT、各系统 MRI、脑电图及眼底检查等，以辅助综合评估病情。

五、治疗要点

儿童急性肝衰竭是导致机体多系统损伤的临床综合征，因此需进行综合性治疗，主要包括一般治疗、病因治疗、并发症治疗、人工肝治疗及肝移植治疗。

（一）一般治疗

1. 容量管理

由于儿童急性肝衰竭存在渗漏、丢失及摄入不足等液体因素，往往前期存在容量不足风险，需进行充分的容量状态和容量反应性评估。在低血容量纠正后或不需要容量复苏时需液体限制性管理；北美指南报道输液总量最初应限制在维持液的 90% 左右，避免水肿、器官间质压力及功能进一步恶化；也有报道其目标维持中心静脉压（central venous pressure，CVP）在 10~12 mmHg（1 mmHg=0.133 kPa）、脑灌注压 >50 mmHg，但目标导向存在个体差异，需时时评估容量状态及反应性和脏器功能。过度补液可导致肺水肿、腹水及脑水肿等；而补液不足或容量不足可致肝肾综合征、低血压等。

2. 营养管理

急性肝衰竭患儿需要确保充足的热量摄入，以满足其营养物质需求和维持血糖稳定。有研究指出，应提供相当于健康人群生理热量的 120%~150%。若无肠内营养禁忌证，首先推荐肠内营养支持，推荐高碳水化合物、低脂及适量蛋白饮食。若患儿无法通过肠内营养获得足够的营养及热量，可联合肠外营养支持进行补充，并需严密监测血糖及血氨情况。儿童急性肝衰竭患儿一般不需严格限制蛋白和脂肪的摄入。若出现高氨血症，蛋白摄入应控制在 1 g/（kg·d）内；若存在肝性脑病或血氨进行性增高，则停用蛋白直到血氨控制。除考虑有脂肪酸氧化障碍或线粒体疾病的可能外，肠外营养不需禁用脂肪乳剂。

3. 内环境管理

儿童急性肝衰竭极易导致内环境紊乱，包括血糖异常、电解质紊乱、酸碱平衡紊乱等。故在进行液体和营养管理时应兼顾血糖、电解质及酸碱平衡紊乱的纠正，且应严密监测血气分析及肝肾功能电解质等。

4. 镇静镇痛管理

儿童急性肝衰竭表现为肝脏转化及代谢等功能严重障碍，因此许多需要在肝脏代谢及转化的药物更容易在体内蓄积或致患儿中毒。如常见镇静镇痛药物，尤其对肝性脑病患儿，会加重中枢抑制作用，原则上尽量避免使用，而确实需用或紧急使用时，2024 ISPGHAN 共识推荐选用枸橼酸芬太尼或丙泊酚等速效药物。

（二）病因治疗

儿童急性肝衰竭存在多种致病因素，而绝大部分病因没有特效治疗方案。仅有少部分肝衰竭病因明确的患儿，可以针对性治疗。如疱疹病毒感染可应用阿昔洛韦治疗；乙型肝炎病毒感染可应用核苷酸类抗病毒治疗；对乙酰氨基酚中毒可应用 N- 乙酰半胱氨酸治疗；自身免疫疾病可尝试激素改善；部分遗传代谢性疾病可进行饮食调整；蘑菇中毒可尝试应用青霉素 G 和水飞蓟素等。然而当前仍有大部分肝衰竭不能明确病因，故病因查找仍是重要环节。

（三）并发症治疗

儿童急性肝衰竭可引起多系统临床表现及并发症，甚至出现多脏器功能衰竭，严重影响病情、预后，死亡率极高。故儿童急性肝衰竭并发症治疗对病情转归起着重要作用。其常见并发症救治包括肝性脑病的救治、呼吸衰竭的救治、循环衰竭的救治、急性肾损伤的救治、出血及凝血紊乱的救治和严重感染并发症的救治等。

1. 肝性脑病

肝性脑病的治疗策略主要包括颅脑保护性治疗和降血氨治疗两部分。在脑水肿或颅内高压出现前，降低血氨可进一步缓解肝性脑病进展，保护颅脑。常见降低血氨的措施除了蛋白控制外，还有尽量减少或防止消化道出血、乳果糖口服 [0.5~30 mL/（kg·次）]、肠道微生态调节剂和白醋灌肠酸化肠道，以减少氨的产生和吸收。而临床常用的支链氨基酸营养物质和精氨酸降低血氨，相关文献和共识并未推荐常规使用。药物降低血氨的疗效并未明确，对于进行性增高的高氨血症（血氨 ≥75 mmol/L）者，可推荐采用人工肝救治，积极降氨保脑，同时人工肝还可减少炎症、免疫反应等因素而保护颅脑。对于已经出现脑水肿或颅内高压的患儿，其保脑降颅压治疗并无特异性。多项颅脑损伤的文献报道指出，合理的脑保护应在多模态实时监测下进行，包括颅内压监测、脑氧监测、脑血流监测及脑电监测等。常用的保脑降颅内压的措施仍是甘露醇、高渗盐水、目标导向的体温管理、呼吸机二氧化碳调整及引流或手术等。

2. 呼吸衰竭

急性呼吸衰竭是儿童急性肝衰竭常见并发症，常因肺渗出、肺出血或肺部感染导致，因此改善氧合和通气仍是呼吸衰竭进行呼吸支持的主要目的。通气策略的制订需综合衡量肺保护和颅脑神经保护的需求，推荐采用低潮气量（5~8 mL/kg）和适当升高的呼气末正压的策略，以维持正常的动脉血二氧化碳分压和适当氧分压。

3. 循环衰竭

循环障碍或衰竭在儿童急性肝衰竭患儿中时常发生，更多表现为液体性或血管源性。因此，应对患儿进行包括心脏功能在内的全面血流动力学评估。容量管理如前述，仍应进行积极的容量评估。若经充分扩容后仍旧存在循环障碍表现，在排除外心源性因素后，建议选择去甲肾上腺素纠正循环，改善灌注；若去甲肾上腺素疗效不佳，可考虑采用血管加压素或小剂量激素作为替代治疗方案。

4. 急性肾损伤

治疗急性肾损伤或防止进一步加重措施主要包括充分容量评估的恰当液体管理、充分血流动力学监测的合理肾灌注治疗、肾毒性药物的合理调整、肾脏替代治疗和病因治疗等。对于儿童急性肝衰竭的急性肾损伤，尤其要警惕容量和循环灌注等。而积极救治肝衰竭诱发因素及炎症反应等，对急性肾损伤的恢复也至关重要。

5. 出血相关处理

儿童急性肝衰竭经常出现凝血异常或脏器出血，甚至严重的弥散性血管内凝血。然而血浆和血小板输注限制于活动性出血或侵入性操作及手术；对于存在凝血功能障碍但无出血倾向者，不推荐常规输注血液制品，避免输血相关性并发症、容量过度或掩盖国际化比率测值。冷沉淀可用于纤维蛋白原 <100 mg/dL。血红蛋白 >70 g/L 时，不建议常规输血。因存在血栓风险，不推荐常规使用重组Ⅶ因子。凝血酶原复合物有诱导弥散性血管内凝血的风险，故儿童急性肝衰竭者不推荐使用。因肝脏参与促凝剂（因子Ⅱ、Ⅴ、Ⅸ、Ⅺ and Fib）和抗凝剂（蛋白 C、蛋白 S 和抗凝血酶）的蛋白质合成，儿童急性肝衰竭的促凝和抗凝因子均受抑制，不推荐血栓弹力图常规监测凝血功能状态。有报道氨甲苯酸和氨基己酸因改变纤溶途径可以使儿童急性肝衰竭获益。儿童急性肝衰竭的脏器出血常表现为消化道出血，可使用 H2 受体阻滞剂或质子泵抑制剂预防或治疗消化道出血。

6. 感染并发症处理

儿童急性肝衰竭会导致机体免疫紊乱、机体抵抗力下降及肠道细菌移位等，增加病原菌的易感性。虽相关文献及指南均不推荐预防性抗感染治疗，但当患儿存在相应感染临床表现时，应给予病原菌查找及经验性广谱抗生素治疗，待病原学结果回报或转阴，再给予相应调整抗感染治疗策略或停用。

（四）人工肝治疗

目前人工肝治疗技术包括生物型人工肝技术和非生物型人工肝技术。生物型人工肝技术包括肝细胞移植及干细胞移植等，但当前更多仍处于研究探索阶段，在儿童急性肝衰竭中应用前景广阔。而非生物型人工肝技术主要模式为血浆置换，常结合血液透析滤过清除有害物质，为肝衰竭恢复创造条件，同时更多用于后续肝移植的桥接治疗。此外，分子吸附再循环系统也可用于儿童急性肝衰竭的生化指标改善和肝移植的桥接治疗，但仍需要更多临床研究支持。具体人工肝治疗技术参见本章第三节。

（五）肝移植

肝移植目前仍是儿童急性肝衰竭疗效肯定的治疗措施，但肝移植的难点在于如何精准把握肝衰竭的移植指征。只有准确评估并把握移植指征，才能避免因可恢复性肝衰竭患儿进行不必要的肝移植，故需要对儿童急性肝衰竭的移植指征进行详细评估。目前儿童肝移植指南推荐儿童终末期肝病评分和肝脏损伤单元评分用于病情评估和手术指征选择，但准确性仍需要进一步提升。具体肝移植技术参见本章第三节。

第二节　急性肝衰竭的相关评估

一、概述

所有急性肝衰竭患儿都应接受系统评估，以确定肝衰竭的病因，并评估肝损伤和功能障碍。在评估过程中应获取全面的病史，主要包括症状发作、精神状态变化、输血、药物使用和/或肝病家族史、婴儿死亡、自身免疫性疾病和近亲关系等。其中对于神经系统体征的评估至关重要。急性肝衰竭的实验室评估除了评估身体所有重要器官的整体功能外，还包括评估肝功能和肝损伤。

二、护理评估

（一）健康史

询问本病的有关病因，例如：传染性肝炎接触史、病毒感染史、输血史、心力衰竭、胆道疾病史；有无长期接触化学毒物，使用肝损药物，其用量和持续时间。询问症状发生的时间及表现，如黄疸、精神状态改变、紫癜、呕吐和发热等。询问家族史，有无肝豆状核变性病（Wilson 病）和抗胰蛋白酶缺乏症家族史，是否有近亲结婚史，是否做过其他遗传代谢性疾病筛查，如线粒体病、半乳糖血症、遗传性果糖不耐受、酪氨酸血症等。

（二）身体状况

观察患儿神志、体温、脉搏、呼吸、皮肤、黏膜情况和生长发育、营养状态等。具体内容见本节症状体征评估内容；评估动脉 pH、乳酸、肌酐水平、腹部影像、病原学等检查结果。

（三）心理 – 社会状况

小儿急性肝功能衰竭起病急，进展快，累及多器官、多系统，大多数患儿病因不明确，预后较差。患儿的治疗难度大，家庭经济负担沉重，均可使患儿及家长出现各种心理问题。评估时应了解家长及患儿的心理状态，有无性格、行为的改变，有无焦虑、悲观、易怒、暴躁的情绪。评估家长对疾病的认识程度，评估患儿家庭居住环境条件、经济状况、家长的文化程度等。

三、症状体征相关评估

（一）颅脑相关症状

1. 意识障碍

注意观察患儿的神志状态，儿童尤其是婴幼儿急性肝衰竭的意识改变在早期无特异性，可能包括精神反应差、嗜睡、易怒、无法安慰的哭泣、喂养或睡眠模式改变。年长患儿多表现为表情淡漠、性格改变或行为异常。受患儿表述能力和年龄的限制，肝性脑病（hepatic encephalopathy，HE）在儿童中表现并不典型，很少出现典型的扑翼样震颤等。Squires 等对婴儿和儿童的 HE 进行分级，详见表 5-2-1。Vilstrup 等对儿童到成人的 HE 进行分级，详见表 5-2-2。

表 5-2-1　HE 的分级（婴儿和儿童）

分级	临床表现	神经系统检查 / 反射
0 级	正常	正常
1 级	神志不清，情绪变化，无法安慰的哭泣	正常或反射亢进
2 级	昏昏欲睡，行为不当，无法安慰的哭泣	正常或反射亢进
3 级	昏迷，嗜睡，好斗，但可服从简单的命令	反射亢进
4 级	昏迷，疼痛刺激可唤醒，对疼痛刺激无反应	缺如，去大脑 / 去皮质姿势

来源：SQUIRES J E, MCKIERNAN P, SQUIRES R H. Acute Liver Failure: An Update[J]. Clin Liver Dis, 2018, 22(4): 773-805.

表 5-2-2　HE 的 West Heaven 标准（儿童到成人）

分级	临床表现	扑翼样震颤
1 级	轻微的精神恍惚，注意力缺陷，睡眠节律颠倒	是或否
2 级	昏睡或冷漠，时间及定向力障碍，性格改变，行为不当	是
3 级	嗜睡 - 半昏迷，神志模糊，好斗，明显定向力障碍	是（如能配合）
4 级	昏迷	否

来源：AMERICAN ASSOCIATION FOR THE STUDY OF LIVER DISEASES, EUROPEAN ASSOCIATION FOR THE STUDY OF THE LIVER. Hepatic encephalopathy in chronic liver disease: 2014 practice guideline by the European Association for the Study of the Liver and the American Association for the Study of Liver Diseases[J]. J Hepatol, 2014, 61(3): 642-659.

随着脑病恶化，意识障碍程度会逐渐加深。为了较准确地评价意识障碍的程度，可采用国际通用 Glasgow 昏迷评定量表。由于婴幼儿的语言和运动功能发育还不完全，该评定量表对于年龄较小的婴幼儿是有一定局限性的。本书使用的儿童格拉斯哥昏迷评分量表（表 7-2-5），根据不同年龄段儿童的语言发育、运动发育等特征进行评估。最高得分为 15 分，最低得分为 3 分，分数越低病情越重。

2. 惊厥发作

如患儿惊厥发作，医务人员应对其是否有颅脑疾病或代谢疾病进行早期筛查。惊厥发作是儿童急性肝衰竭伴肝性脑病的常见症状。脑电图是重要的检查手段，必要时作诱发试验和 24 小时动态脑电图。

（二）皮肤和黏膜

1. 黄疸

观察患儿的皮肤及巩膜是否黄染。由于肝功能障碍，患儿血清内胆红素含量升高，导致巩膜、皮肤、黏膜黄染。肝功能衰竭患儿的皮肤通常呈浅黄色或金黄色。

2. 出血

观察患儿的皮肤有无出血点，静脉穿刺后皮肤是否有淤青或出血不止。由于肝脏合成凝血因子障碍，导致患儿皮肤及黏膜有瘀青或出血点。使用维生素 K_1 无法纠正的凝血障碍是儿童急性肝功能衰竭的一个重要标志。观察患儿是否有消化道出血，多为呕血和便血，颅内出血也可发生。

3. 瘙痒

观察患儿是否频繁搔抓皮肤，皮肤瘙痒可能是慢性肝病的表现。

（三）营养状况

1. 营养

体格发育指标可反映出患儿的营养状况及健康水平。营养失调时，患儿的体重往往首先发生变化。因此，通过测量患儿的体重、身高（长）、头围、胸围、皮下脂肪厚度，并观察皮肤色泽和弹性、毛发光泽度等是否异常，可以了解其生长发育的状况，进而间接评估患儿的营养水平。

2. 水肿

观察患儿有无水肿，有水肿时，不能以体重判断患儿的营养情况。观察患儿是否有脑水肿，脑水肿是急性肝衰竭患儿危及生命的并发症之一，可以通过 CT、MRI、头部超声、颅内压检测等进行评估。

3. 低血糖

肝功能衰竭患儿的糖异生功能受损和糖原储存耗尽会导致低血糖。新生儿血糖 <2.2 mmol/L（<40 mg/dL）为低血糖，较大婴儿和儿童空腹血糖 <2.8 mmol/L（<50 mg/dL）即为低血糖。低血糖可致脑不可逆性损害而影响脑功能。需要常规定期监测血糖。

（四）生长、发育

评估患儿是否有生长、发育迟缓，如存在生长、发育迟缓应对代谢性疾病进行早期筛查。一般情况下，儿童发育迟缓的标准需要从体格、运动、语言等方面来评估。通过评估患儿的身高、体重、头围等参数，了解其身体发育情况。通过评估患儿的身体协调性、灵活性、力量等参数，了解其运动发育情况。通过评估患儿的语言表达、理解、表达速度等参数，了解其语言发育情况。

（五）消化道症状

1. 腹部体征

儿童急性肝功能衰竭也可能是由于慢性肝脏疾病失代偿引起的。提示慢性肝病的体征包括肝小、硬、腹水、毛细血管扩张，以及门脉高压的体征，包括脾肿大、血小板减少和静脉曲张。主要的评估内容包括：腹围（最大腹围 / 过脐腹围）、腹壁紧张度、有无腹壁下静脉显露及其分布与血流方向。肠鸣音是否正常；肝脾大小、硬度和表面情况；有无腹部包块；有无振水音；有无移动性浊音。检查时应先听诊肠鸣音、血管杂音，然后叩诊和触诊，以免触诊后引起肠鸣音变化。

2. 食欲及消化

观察患儿有无恶心、呕吐、食欲减退甚至畏食。Sundaram 等调查研究表明有 20% 急性肝衰竭患儿有呕吐症状。如有呕吐，应了解呕吐出现的时间、频率、呕吐物的量与性状。当上消化道出血时，呕吐物呈咖啡色甚至鲜红色。呕吐频繁且量大者可引起水电解质紊乱、代谢性碱中毒；长期呕吐伴厌食者可致营养不良；昏迷患儿呕吐时容易发生误吸，引起肺部感染、窒息等。

（六）生命体征

1. 体温

评估患儿有无发热。Sundaram 等调查研究表明，有 20% 急性肝衰竭患儿有发热症状。评估新生儿和 1~3 月龄婴幼儿的体温需要注意以下几点。首先应正确测量体温，腋下温度在新生儿病房中常作为标准的体温测定方法，但不一定能够准确地反映核心体温（直肠温度反映了核心体温），因此在评估新生儿和小婴儿时，腋下体温不作为评估发热的标准。其次，由于新生儿体温随着环境温度变化而变化。在测量新生儿体温时，应松解衣服和被子，并在 15~30 min 后再测定体温。

2. 呼吸情况

需密切观察患儿的呼吸状况，包括呼吸频率、节律是否异常，是否出现呼吸浅速、呼吸困难和发绀等症状，并注意患儿是否因呼吸困难、心悸而不能平卧。同时，还需检查患儿是否形成胸腔积液。

（七）尿量及颜色

评估患儿有无尿量减少，尿色有无异常等。急性肾损伤（AKI）在成年急性肝衰竭患者中很常见。而在一项涉及涵盖 583 名儿童急性肝衰竭患儿的儿科健康信息系统数据库的分析中，有 17.5% 儿童出现 AKI，并且与死亡率增加相关。

（八）其他体征

观察患儿角膜的颜色，患有急性肝衰竭的 Wilson 病患儿有 50% 可见角膜色素环

（Kayser-Fleischer ring），简称"K-F环"。这种环是由铜在角膜后弹力层的沉积所引起的，通常出现在双眼上，但也有个别情况出现在单眼。该色素环通常呈现为金褐色或绿褐色，宽度为 1.3~3 mm。在光线斜照角膜时，K-F 环看得最清楚。

（九）特异性检查

针对不同年龄阶段的患儿，应采取不同的特异性检查，包括新生儿和婴幼儿急性肝功能衰竭的特异性检查（表 5-2-3）和青少年急性肝衰竭的特异性检查（表 5-2-4）。

表 5-2-3　新生儿和婴幼儿急性肝功能衰竭的特异性检查

病因	特异性检查
半乳糖血症	半乳糖 -1- 磷酸尿苷酰转移酶（galactose-1phosphate uridyl transferase，GALT）；基因检测；染色体 9p13 的 GALT 基因
遗传性果糖不耐受	对果糖磷酸醛缩酶定量酶法；基因检测；染色体 9q22.3 的 ALDOB（醛缩酶 B）基因
酪氨酸血症 I 型	尿液琥珀酰丙酮；基因检测；染色体 15q23-25 的 FAH（延胡索酰乙酰乙酸水解酶）基因
妊娠期同种免疫性肝病	唾液腺活检或腹部 MRI（肝外铁沉积）
希特林蛋白缺乏症	血浆氨基酸；基因检测；染色体 7q21.3 的 SLC25A13 基因
疱疹病毒感染	病毒血清学与 PCR
嗜血细胞性淋巴组织细胞增生症（HLH）	HLH 诊断标准（见注）

注：符合以下 8 项症状中的 5 项即可诊断为噬血细胞性淋巴组织细胞增生症（hemophagocytic lymphohistiocytosis，HLH）：发热；至少两系血细胞减少；高甘油三酯血症和 / 或低纤维蛋白血症；高铁蛋白血症（>500 μg/L）；吞噬血细胞现象；可溶性白介素 -2 受体（CD25）升高；自然杀伤细胞（NK 细胞）活性降低；脾大。
来源：张敏 . 儿童肝脏病学 [M]. 北京：科学出版社，2020.

表 5-2-4　青少年急性肝衰竭的特异性检查

病因	特异性检查
对乙酰氨基酚中毒	毒理检测
蘑菇中毒	毒理检测
乙型肝炎病毒	HBsAg、HBV-DNA 检测
自身免疫性肝炎	免疫球蛋白、相关免疫指标检查
肝豆状核变性（Wilson 病）	铜蓝蛋白或 24 小时尿铜；角膜 K-F 环基因检测；染色体 13q14.3 的 ATP7B 基因

来源：张敏 . 儿童肝脏病学 [M]. 北京：科学出版社，2020.

四、评估工具

（一）儿童终末期肝病评分模型

儿童终末期肝病（pediatric end-stage liver disease，PELD）评分模型最初主要用于预测终末期肝病婴幼儿在等待供肝期间的病死率，之后也常被用来评估儿童终末期肝病的严重程度及人工肝支持系统介入时机。PELD 评分系统的基本要素包括血清白蛋白（albumin，Alb）、血清总胆红素（total bilirubin，TB）、凝血酶原时间（prothrombin time，PT）的国际标准化比值（international normalized ratio，INR）、年龄是否小于 1 岁和发育不良情况（是否低于同年龄组两个标准差）。PELD 的评分公式：4.36（若年龄 <1 岁）–6.87× ln 血清蛋白（g/dL）+4.80× ln 血清胆红素（mg/dL）+18.57× ln 国际标准化比率（international normalized ratio，INR）+ 6.67（发育落后于同龄中位值 2 个标准差）。PELD 评分≤25 分者，预后相对较好。评分≥29 分提示预后不良。但是，PELD 评分模型中的参数如血清白蛋白、胆红素、INR 会因人工肝支持系统中的血浆置换产生变化，故不能进行动态评估。

（二）肝损伤单元评分系统

另一种评分系统是肝损伤单元（liver injury units，LIU）评分，LIU 评分可适用于18 周岁以下的 PALF 患儿。LIU 是最早用于评估 PALF 严重程度和指导儿童暴发性肝衰竭肝移植时机的模型。该评分系统主要纳入 3 个指标：血清胆红素（mg/dL）、PT（s）或 INR、血氨（µmol/L）。LIU 评分分为 PT 法和 INR 法。计算公式为：

LIU 评分（PT）=3.584× 血清胆红素 +1.809×PT 峰值 +0.307× 血氨峰值

LIU 评分（INR）=3.507× 血清胆红素 +45.51×INR 峰值 +0.254× 血氨峰值

LIU 的分数是一个有用的、动态的工具，以预测儿童急性肝衰竭的临床结果。到目前为止，还没有一个单一的标准可以预测结果具有绝对确定性，普遍适用所有不同病因的儿童急性肝衰竭。LIU 结果分析见表 5-2-5。

表 5-2-5　儿童暴发性肝功能衰竭的肝移植手术时机

LIU 评分（PT）	LIU 评分（INR）	推荐级别
0~43	0~210	弱
44~84	211~295	中
85~138	296~367	强
≥139	≥368	很强

注：本表适用于 18 岁以内的暴发性肝衰竭患儿，LIU 评分（PT）与 LIU 评分（INR）二者可任选其一。

来源：夏强 . 中国儿童肝移植临床诊疗指南 (2015 版)[J]. 临床肝胆病杂志 , 2016, 32(7): 1235-1244.

（三）国王学院医院标准

国王学院医院（King's College Hospital，KCH）标准主要用于成人 ALF 预后预测。该标准将急性肝衰竭分为非乙酰氨基酚和乙酰氨基酚中毒所致两大类（表 5-2-6）。共纳入了以下几个指标：年龄、INR、肝性脑病、血清胆红素、肾功能和乳酸。

表 5-2-6 对 ALF 不良预后的国王学院医院标准

对乙酰氨基酚中毒	非对乙酰氨基酚 ALF
复苏后 4 小时动脉乳酸 >3.5 mmol/L	INR>6.5（PT>100 s）
或	或
复苏后 12 小时 pH<7.30 或动脉乳酸 >3.0 mmol/L	符合以下项目中 3 条：
或	INR>3.5（PT>50 s）
INR>6.5（PT>100 s）	年龄 <10 岁或 >40 岁
血肌酐 >3.4 mg/dL	血胆红 >17.5 mg/dL
Ⅲ级或Ⅳ级肝性脑病	黄疸持续时间 >7 日
	病因：药物反应

来源：牟劲松 . 肝病手册 [M]. 北京 : 科学出版社 , 2020.

KCH 标准适用于对乙酰氨基酚导致的肝功能衰竭。在我国，退热药相关性肝衰竭儿童占据了很大比重，故对我国肝衰竭儿童预后有较好的指导意义。KCH 标准的不足之处在于，由于 PALF 患儿往往没有肝性脑病的表现，KCH 标准中的肝性脑病史是一个重要指标。因此 PALF 预测不首选 KCH 评分。

第三节　急性肝衰竭的监测及治疗技术

一、概述

儿童急性肝衰竭的临床表现往往没有特异性，和重症肝炎表现类似，表现为黄疸或消化道症状等。因此，急需有效监测进行鉴别诊断，主要包括肝功能、血氨、凝血及相关影像学支持等。同时需要一些特异性技术进行救治，挽救患儿生命，如人工肝救治技术和肝移植救治技术等。为此，本节主要介绍儿童急性肝衰竭的常规诊断监测技术和救治技术，为临床医护提供参考。

二、监测技术

（一）腹部的电子计算机断层扫描

1. 临床意义

电子计算机断层扫描（computed tomography，CT）图像清晰、密度分辨率高，没有组织重叠，对疾病的检出率高，是腹部疾病的主要检查方法。儿童急性肝衰竭 CT 检查常提示肝脏肿大，广泛密度减低。儿童 CT 检查需注意 X 射线辐射剂量对患儿的影响，严格掌握适应证，减少扫描次数，低剂量扫描等。

2. 适应证

（1）肝脏病变。

（2）腹腔其他脏器病变。

（3）腹腔积液积血。

3. 禁忌证

儿童腹部平扫 CT 无绝对禁忌证，但存在辐射影响。

4. 注意事项

（1）去除金属物。

（2）患儿需积极配合医生，对于不配合者，采取适当的镇静处理。

（3）注意遮挡其他部位。

（4）备齐各种急救药品和器械，密切观察患儿在检查中的情况。

（二）腹部超声

1. 临床意义

超声因无辐射、动态、及时、操作简便而适用于新生儿或儿科重症监护病房等重症患儿的床旁检查，可用于儿童肝损伤等腹部疾病的诊断，具有一定的敏感度和准确性，但作出定性诊断比较困难。

2. 适应证

（1）肝脏疾病评估。

（2）腹部实质性疾病的病情监测和治疗效果评估。

（3）腹部手术前的评估和术后随访。

（4）腹腔积液或出血评估。

3. 禁忌证

（1）病情不稳定，无法配合检查的患儿。

（2）气腹明显，超声显影不清，不适宜进行超声检查的患儿。

4. 注意事项

（1）保持患儿安静，必要时进行适当镇静。

（2）选择适宜的探头。

（3）注意探头的操作技巧，避免对患儿造成不适或损伤。

（4）密切观察患儿的病情变化，确保检查的安全性和有效性。

（三）肝脏穿刺术

1. 临床意义

肝脏穿刺术创伤较大，尤其是对凝血功能紊乱严重的患儿风险更高，因此通常不作为儿童急性肝衰竭的常规检查项目，应谨慎操作。然而，肝脏穿刺术在明确诊断、病理机制、病情及预后评估方面具有重要作用，而且是明确肝脏纤维化程度的"金标准"。

2. 适应证

（1）肝脏疾病相关评估。

（2）肝脏疾病通过其他检查不能明确诊断者。

3. 禁忌证

（1）有出血倾向者。

（2）大量腹水或重度黄疸者。

（3）严重心肺等脏器衰竭或病情极差者。

（4）右侧胸腔或膈下急性炎症者或穿刺处局部感染者。

4. 注意事项

（1）术前须超声定位穿刺点及备血。

（2）穿刺中绝对制动，穿刺后卧床休息。

（3）穿刺中和穿刺后需严格监测生命体征，注意出血情况。

三、治疗技术

（一）人工肝技术

1.概念

人工肝技术是能够替代或模拟肝脏的部分或全部功能的医疗技术，可清除肝衰竭后产生的各种有害物质。肝脏具有代谢、转化、合成、解毒等多种功能，理论上具有替代或模拟其中一种或多种肝脏功能的医疗技术，即可称为人工肝技术。人工肝技术主要包括生物型人工肝和非生物型人工肝。生物型人工肝主要包括肝细胞移植或干细胞移植等，更多处于研究阶段或受伦理限制等，故目前临床应用较少。本书主要介绍非生物型人工肝，临床应用主要包括血浆置换、血液透析、血液滤过、血液透析滤过、血液灌流及分子吸附再循环系统等。儿童急性肝衰竭应用最多的人工肝支持模式为血浆置换和血液透析滤过。

血浆置换是正常人的血浆或替代物置换出患儿血浆，具有去除体内有害物质及补充有益成分的作用。血浆置换在儿童急性肝衰竭中应用较多，且疗效肯定。治疗以血浆分离器分离出患儿有害成分血浆，以新鲜冰冻血浆或血浆替代物为置换液。儿童一般每次按 40~50 mL/kg 或 1~1.5 个儿童血浆容量进行置换，血泵速度为 3~5 mL/（kg·min），一般每次置换时间为 2~3 小时。儿童急性肝衰竭多存在凝血异常，故抗凝治疗多需要减量肝素，且需定时监测凝血功能，维持活化凝血时间在正常值的 1.5~2 倍之间为宜。此外，抗凝技术也可应用减量枸橼酸抗凝，维持体外离子钙在 0.25~0.35 mmol/L 及体内离子钙在 1~1.2 mmol/L 之间为宜。

血液透析滤过是肾脏替代治疗的一种形式。它融合了血液透析和滤过的技术特点。其溶质清除原理包括弥散和对流，侧重于中小分子物质的清除。当与血浆置换联合应用时，能更有效地清除体内的有害物质。其应选择合适的滤过器，血泵速度为 3~5 mL/（kg·min），置换液速度一般是血流速度的 1/3~1/2 或低通量速度 20~35 mL/（kg·h）。抗凝技术仍常用肝素或枸橼酸抗凝，其分别维持 ACT 在正常值的 1.5~2 倍之间和体外离子钙在 0.25~0.35 mmol/L 及体内离子钙在 1~1.2 mmol/L 之间。

2.适应证

（1）各种原因导致的肝衰竭者。

（2）各种原因导致的高胆红素血症者。

（3）重型肝炎者。

（4）肝移植围手术期的严重肝功能障碍者。

（5）患有其他免疫性疾病或代谢性疾病者。

（6）急性中毒者。

3. 禁忌证

（1）肝衰竭晚期不可逆转的濒危患儿。

（2）严重活动性出血或弥散性血管内凝血者。

（3）严重循环衰竭者。

（4）有相关药品或血制品等严重过敏者。

（5）不耐受人工肝治疗的其他患者。

4. 注意事项

人工肝治疗风险高，并发症多，需密切关注及时处理；尤其是小龄儿或体重较轻患儿应用人工肝治疗时更易出现相关并发症，如循环障碍、置管处或脏器出血、管路栓塞或血管栓塞、机体过敏反应、继发感染加重、肝素诱发的血小板减少症、脑病加重等。

（二）肝移植技术

1. 概念

肝移植目前仍是儿童急性肝衰竭疗效肯定的治疗措施，也是所有肝脏疾病的终结治疗措施。其供肝主要来源于死亡器官捐献和活体部分供肝。由于儿童体格小，需肝量小，故当前活体部分供肝的亲体肝移植有逐渐增多趋势。不仅解决了器官来源不足，同时存在增加组织相容性、提高供肝质量、缩短准备时间等优势。虽然肝移植对儿童急性肝衰竭疗效肯定，但术后长期抗排异及相关并发症仍是移植术后的痛点。因此，准确判断肝衰竭的移植指征尤其重要，以避免可恢复的肝衰竭患儿进行不必要的肝移植手术。肝移植前需要对儿童急性肝衰竭进行详细评估。目前儿童肝移植指南有推荐儿童终末期肝病评分和肝脏损伤单元评分用于病情评估和手术指征选择，但准确性仍需要进一步提升。除了对肝移植指征的详细评估外，还需要儿童肝病专业医生、重症医学科医生和移植外科医生进行多学科协作，以提高肝移植存活率。

2. 适应证

（1）各种急慢性肝病经内外科方法无法治愈且在短期内（6~12个月）无法避免死

亡者。

（2）肝脏病变症状导致患儿的生活质量严重下降者。

（3）部分肝脏恶性肿瘤者。

（4）终末期良性肝病者。

3. 禁忌证

（1）肝外难以根治的恶性肿瘤者。

（2）难以控制的重症感染或艾滋病感染者。

（3）不可控制地吸毒或酗酒者。

（4）肝外重要脏器存在严重病变者。

（5）不可控制的神经、精神或心理疾病患者。

4. 注意事项

肝移植治疗属重大型移植手术治疗。其风险高，并发症多，需密切关注并及时处理；尤其是小龄儿或体重较轻患儿应用肝移植治疗时更易出现相关并发症，如移植物失功能、血管栓塞、胆管漏、感染、排斥反应、肝素诱发的血小板减少症、代谢紊乱等。

第四节　急性肝衰竭患儿的护理及新进展

一、概述

儿童急性肝衰竭是一种极为罕见但极具破坏性的临床综合征，它在儿童重症监护病房中虽不算是常见病例，但一旦发生，便需立即进行紧急救治。这种病症以其迅猛的进展速度和极高的病死率而令人警惕。其临床表现主要包括肝性脑病、黄疸、凝血功能异常以及腹水等症状。这些症状在短时间内可能迅速导致多器官功能衰竭，严重威胁患儿的生命安全。

近年来，随着医学技术的飞速发展，特别是重症医学领域的显著进步，儿童急性肝衰竭的预后情况已有所改善。这不仅体现在治疗手段的多样化和个性化，更体现在护理理念的更新与护理技术的提升。在这一背景下，关于儿童肝衰竭的护理新进展层出不穷，旨在指导护理人员以更为规范、科学的方式对患儿进行护理，确保患儿在诊疗过程中的安全，并最大程度地促进患儿康复。这些努力不仅提高了儿童急性肝衰竭的救治成功率，也为患儿及其家庭带来了更多的希望和信心。

二、护理问题

（一）体液过多

体液过多与肝功能下降、门静脉高压及水钠潴留有关。急性肝衰竭患者由于肝功能严重受损，导致门静脉系统压力增高，影响血液回流，进而引起水钠潴留和腹水积聚。此外，肝功能异常还会干扰消化系统，诱发腹胀、腹泻或便秘等肠道问题，这是因为肝脏失去正常功能，影响胆汁分泌和脂肪消化，导致消化不畅

（二）营养失调

患儿的营养摄入低于机体需要量，这与肝功能受损有关。急性肝衰竭患者由于食欲减退、消化吸收功能障碍以及疾病消耗，常常出现营养摄入不足。

（三）感染的危险

肝功能下降导致抵抗力低下，会增加感染的风险。急性肝衰竭患者由于免疫功能下降，容易发生继发感染。

（四）潜在并发症

潜在并发症包括肝性脑病、出血等。急性肝衰竭患者可能会出现肝性脑病，需要去除诱因，如严重感染、出血及电解质紊乱等，并调整蛋白质摄入及营养支持。出血风险增加是由于凝血功能障碍，需要严密监测凝血功能，并及时采取措施，如输血或补充凝血成分。

（五）知识缺乏

患者及其照顾者往往缺乏对急性肝衰竭的护理知识，这可能影响治疗效果和患者的康复。

（六）焦虑

焦虑情绪常见于急性肝衰竭患者及其家属，主要源于对病情及预后的担忧。

三、护理措施

（一）精准调控液体量，确保摄入与排出平衡

1. 建立中心静脉通路

对于 PALF 患儿，建立中心静脉通路是首要步骤，以便进行精确的液体管理和药物输注。

2. 纠正低血糖

PALF 患儿就诊时可能伴有低血糖，应监测血糖检查结果，及时给予 10%~20% 含糖液纠正低血糖。

3. 限制液体入量

在低血容量得到纠正后，应限制液体入量，以避免液体超载。对于合并腹水的患儿，更应严格限制液体入量，并使用利尿剂。

4. 维持水电解质平衡

应关注 PALF 患儿的水电解质平衡情况，对低钾、低钙、低镁等异常情况及时纠正。注意不要过度补充钠盐，除非患儿存在明显的低钠血症。

5. 治疗诱发因素

PALF 患儿常因血清血白蛋白降低、过量补液和感染等因素诱发腹水，应积极治疗这些诱发因素。

6. 监测与调整

通过中心静脉压（CVP）和脑灌注压等监测指标，动态评估患儿的液体状态和治疗效果，及时调整液体管理策略。

7. 药物支持

在液体管理过程中，可使用胰高血糖素 - 胰岛素疗法等促进肝细胞再生，增强肝脏功能。

8. 多学科协作

PALF 的液体管理需要多学科团队的密切协作，包括儿科重症监护医生、护士、营养师等，共同制订和执行液体管理计划。

儿童急性肝衰竭的液体管理需要精准调控，包括建立中心静脉通路、纠正低血糖、限制液体入量、维持水电解质平衡、治疗诱发因素、监测与调整以及药物支持等多个方面。同时，多学科团队的协作也是确保液体管理成功的关键。

（二）保证营养充足，促进患儿康复

1. 营养支持方式

（1）肠内营养（enteral nutrition，EN）：患儿的胃肠道功能尚存且安全，应首选肠内营养，因为这是更符合生理状态的营养支持的方式。

（2）肠外营养（parenteral nutrition，PN）：对于不能耐受肠内营养或肠内营养无法满足需求的患儿，可以采用肠外营养支持治疗。肠外营养支持治疗时，可用葡萄糖和支链氨基酸，脂肪乳剂可选用中链/长链脂肪乳剂，并给予足量的维生素。

2. 具体营养措施

（1）碳水化合物：作为主要的能量来源，应提供足够的碳水化合物以满足患儿的能量需求。

（2）蛋白质：对于急性肝衰竭患儿，蛋白质的摄入应受到限制，以防蛋白质在肠道分解产氨，加重高氨血症。但在病情稳定后，可以逐渐增加蛋白质食物的摄入。

（3）脂肪：限制脂肪摄入，选择中链/长链脂肪乳剂作为肠外营养的脂肪来源。

（4）维生素和矿物质：保证充足的维生素摄入，包括 B 族维生素、维生素 C、维生素 D、维生素 E、维生素 K 等，同时提供足够的矿物质和微量元素。

3. 饮食建议

（1）食物应清淡、新鲜、易消化，以流质和半流质饮食为主。

（2）忌坚硬、辛辣、热烫、快餐等食物。

（3）酸奶中含有较多乳酸菌，可抑制肠道内有害菌的繁殖，并可促进钙、磷、铁的吸收，提倡二餐中间服用。

4. 特殊情况的营养管理

（1）对于合并肝性脑病的患儿，蛋白质的摄入量应予限制，可服用氨基酸制剂。

（2）对于合并大量腹水或浮肿的患儿，应适当控制食盐和水的摄入量。

5. 注意事项

（1）营养支持治疗应在医生的指导下进行，根据患儿的具体情况制订个性化的营养支持方案。

（2）密切监测患儿的营养状况、肝功能指标以及可能出现的并发症，及时调整营养支持方案。

儿童急性肝衰竭时保证营养充足需要采取综合的营养支持措施，包括肠内营养、肠外营养、合理的饮食以及特殊情况的营养管理等。同时，营养支持治疗应在医生的指导下进行，确保患儿的营养需求得到满足，促进患儿康复。

（三）关注体温变化，控制感染发生

1. 基础护理

急性肝衰竭患儿因禁食、抵抗力降低等原因引起口腔的自洁作用减弱，容易引起口腔感染。由于水肿、绝对卧床、长时间的血滤、胶布粘贴等原因，皮肤容易受到损伤。需要做好口腔护理和皮肤清洁，保持皮肤干燥。

2. 规范抗生素应用

根据医嘱规范静脉输注抗生素，密切关注患儿实验室指标变化。

3. 体温监测

体温波动于 38.0~38.5 ℃，予冰袋物理降温；高于 38.5 ℃立即遵医嘱予退热药物，积极抗感染治疗。

4. 预防导管相关血流感染

严格执行无菌技术操作规程。定期更换置管穿刺点覆盖的敷料，更换间隔时间为：无菌纱布至少 1 次 /2 天，无菌透明敷料至少 1 次 / 周，敷料出现潮湿、松动、可见污染时应当及时更换；使用吉尔碘消毒，每次消毒后需待干，消毒面积大于敷贴面积；经输液接头（或接口）进行输液及推注药液前，应使用酒精棉片多方位用力擦拭接头（或接口）的横切面及外围 5~15 s，并待干；外周静脉留置针附加的肝素帽或无针接头宜随外周静脉留置针一起更换；外周中心静脉导管（peripherally inserted central venous catheter，PICC）、中心静脉导管（central venous catheter，CVC）、输液港（implantable venous access port，PORT）附加的肝素帽或无针接头应至少每 7 天更换 1 次；肝素帽或无针接头内有血液残留，在完整性受损或取下后，应立即更换。

5. 人工气道的护理

并发呼吸衰竭的患儿需立即予气管插管，呼吸机辅助呼吸。在机械通气期间，湿润

呼吸道痰液，吸引痰液保持呼吸道通畅。注意胶布的固定是否牢固，如有松动潮湿需立即更换。为防止计划外拔管，可对烦躁、意识不清的患儿适当地约束，或遵医嘱给予镇静药物。

（四）关注病情，预防并发症发生

1. 降低血氨，预防肝性脑病

（1）密切观察患儿有无恶心、乏力、食欲下降、皮肤巩膜黄染、大便颜色变化等。

（2）关注患儿是否存在皮肤瘙痒的情况，因血小板低下，嘱患儿务必不要抓挠。

（3）关注患儿意识状态变化，并进行神经系统检查。

（4）遵医嘱予保肝降酶等药物对症治疗，并观察患儿的用药疗效。

（5）告知患儿避免诱发肝性脑病的因素，如高蛋白饮食、大量放腹水、感染、使用镇静催眠药物等。

（6）调整蛋白质摄入及营养支持，一般情况下蛋白质摄入以植物蛋白为主，减少动物蛋白的摄入，降低体内血氨水平。

（7）严密观察患儿的性格、情绪等变化，注意有无意识障碍出现，必要时给予约束。

（8）根据医嘱应用乳果糖口服或高位灌肠，酸化肠道，促进氨的排出，调节微生态，减少肠源性毒素吸收。

（9）可给予患儿口服抗生素如甲硝唑、庆大霉素等。

（10）视患儿电解质和酸碱平衡情况，酌情选择精氨酸、门冬氨酸和鸟氨酸等降氨药物。

2. 监测实验结果，预防出血

（1）监测患儿的血常规。

（2）观察患儿的大便颜色、形状和量，注意有无便血或黑便。一旦发现消化道出血，应及时给予温凉、清淡无刺激饮食；若发生大出血，则需禁食。

（3）必要时进行心电监护，建立静脉通路，并密切关注患儿生命体征的变化，特别是血压和脉搏，同时观察患儿的神志反应。

（4）对于出血患儿，常规推荐预防性使用 H2 受体阻滞剂或质子泵抑制剂，必要时给予输血治疗。

（5）对门静脉高压出血患儿，为降低门静脉压力，首选生长抑素或加压素。

（五）做好健康宣教，提高护理能力

1. 健康宣教的重要性

（1）提高照顾者和患儿对急性肝衰竭的认识，理解其严重性和治疗的重要性。

（2）增强照顾者和患儿的配合度，促进治疗效果的提升。

（3）提高照顾者的护理能力，为患儿提供更好的家庭护理。

2. 健康宣教内容

（1）疾病知识宣教：急性肝衰竭的定义、病因（如病毒感染、药物中毒、酒精中毒等）、症状（如黄疸、恶心、呕吐、腹痛、疲劳、意识模糊等）。强调早期诊断和及时治疗的重要性，以及可能引起的并发症（如肝性脑病、肝肾综合征等）。向患儿及其家长提供具体的治疗信息，包括支持治疗、药物治疗、肝移植等。

（2）预防措施宣教：强调预防病毒感染的重要性，如接种肝炎疫苗。避免药物滥用，遵医嘱用药。注意个人卫生和饮食卫生，避免感染。

（3）护理知识宣教：指导照顾者观察患儿的症状和体征，如黄疸程度、意识状态等。提供正确的饮食建议，如少食多餐、摄入优质蛋白质和维生素等。

强调休息的重要性，建议患儿卧床休息，降低体力消耗。指导照顾者预防感染，如无菌操作、房间消毒、口腔护理等。

3. 健康宣教方式

（1）面对面宣教：由专业医生或护士与照顾者进行面对面沟通，解答疑问，提供指导。

（2）宣传资料：发放宣传册、手册等，供照顾者随时查阅。

（3）网络宣教：利用互联网资源，如微信公众号、网站等，提供疾病知识和护理知识。

（4）健康教育讲座：定期举办健康教育讲座，邀请专家进行授课，提高照顾者和患儿的认知水平。

通过对急性肝衰竭患儿及其照顾者进行健康宣教，可以提高他们的认知水平，增强护理能力，从而更好地配合治疗，提高治疗效果。同时，也可以减少并发症的发生，提高患儿的生活质量。

（六）心理护理，缓解焦虑情绪

1. 患儿心理护理

（1）建立信任关系：与患儿建立稳定、信任的关系，通过温柔的语言和态度，让患儿感受到安全和被关心。

（2）提供情绪支持：关注患儿的情绪变化，及时给予鼓励和安慰，帮助他们理解并接受自己的病情。

（3）引导患儿积极应对疾病：通过游戏、绘画等方式，引导患儿积极面对疾病，提高他们对治疗的配合度。

（4）提供透明信息：用简单易懂的语言向患儿解释疾病知识，让他们了解自己的病情和治疗进展，减少不必要的恐惧和焦虑。

2. 家长心理护理

（1）提供信息支持：向家长详细介绍急性肝衰竭的病因、症状、治疗方法和预后，帮助他们全面了解患儿的病情。

（2）心理干预策略：认知行为疗法：帮助家长调整对疾病的认知，减轻焦虑和抑郁情绪。放松训练：指导家长进行深呼吸、冥想等放松训练，缓解紧张情绪。家庭支持：鼓励家庭成员之间的沟通和支持，共同面对疾病的挑战。

（3）建立支持系统：为家长提供心理支持热线、专业心理咨询等资源，帮助他们及时寻求帮助。

（4）鼓励参与决策：让家长参与患儿的治疗决策过程，提高他们的自主性和参与感，从而减轻焦虑情绪。

3. 共同心理护理

（1）加强沟通：医护人员、患儿和家长之间应建立良好的沟通渠道，及时分享信息、解答疑问、提供支持。

（2）提供情感支持：医护人员应关注患儿和家长的情感需求，提供情感支持，帮助他们建立积极的心态。

（3）组织活动：可以组织一些适合患儿和家长参与的活动，如亲子游戏、健康讲座等，增强他们之间的互动和联系。

对于急性肝衰竭患儿及其家长的心理护理需要综合考虑多个方面。通过建立信任关系、提供信息支持、实施心理干预策略、加强沟通等措施，可以有效地缓解他们的焦虑情绪并提高治疗效果和生活质量。

四、护理新进展

（一）护理理念的更新

问题：急性肝衰竭患儿识别和干预的关键节点是什么？

新进展：强调早期识别和干预。

近年来，越来越多的研究强调了对儿童急性肝衰竭的早期识别和干预的重要性。北美儿科胃肠病学、肝脏病学和营养学学会（North American Society for Pediatric Gastroenterology, Hepatology, and Nutrition，NASPGHAN）2022 年发布《北美儿科胃肠病学、肝病学和营养学学会关于儿童急性肝功能衰竭的诊断和管理的意见书》，意见书中指出 PALF 是一种复杂的、快速发展的临床综合征，应考虑早期转到有经验的儿科治疗中心，通过采用先进的监测技术（参见第三节），通过症状观察、实验室检查可以更早地发现病情变化，从而及时采取治疗措施，降低病死率。早期识别和干预可以显著提高患儿的生存率和生活质量。通过及时的治疗和护理，可以减轻肝脏损伤，防止病情进一步恶化。

（二）护理技术的进展

问题 1：如何对急性肝衰竭患儿进行液体管理？

新进展：精准调控液体量，保证出入量平衡。

2022 NASPGHAN 意见书中指出，在应对儿童急性肝衰竭的液体管理方面，不再单纯追求维持充足血容量这一传统目标，而是更加注重避免过重的液体负荷。与医生沟通详细了解当前病情以及特殊的液体需求信息，评估患儿的基础液体需求。使用标准的计量杯，监测患儿的液体摄入量和排出量。精细化的液体管理方法，即限制静脉补液量至生理维持液体量的 90%。关注四个关键问题：何时开始输液、何时停止输液、何时开始液体清除、何时停止液体清除。这一策略旨在平衡患儿的液体需求与防止液体过载的风险，以减轻肝脏负担，促进患儿康复。通过这种调整，我们能够在确保患儿基本液体需求得到满足的同时，有效预防因液体负荷过重而可能引发的并发症，如肝性脑病等。

问题 2：体外肝脏辅助（extracorporeal liver-assist，ECLA）治疗的护理技术新进展包括哪些方面？

新进展： 儿童急性肝衰竭的诊断和管理中，治疗性血浆置换（therapeutic plasma

exchange，TPE）通过全血血浆置换可同时执行肝脏的排毒和合成功能；连续性肾脏替代疗法（CRRT）旨在降低血氨。ECLA 包括 TPE 和 CRRT。ECLA 护理是一个全面而细致的过程，精准抗凝管理和先进的监护技术，确保患儿的安全和治疗效果。

1. 精准抗凝管理

在 ECLA 治疗过程中，抗凝治疗是关键环节之一。通过动态监测患者的凝血功能指标，如激活全血凝固时间（ACT）、部分凝血活酶时间（APTT）等，及时调整抗凝药物剂量，确保既能有效预防血栓形成，又能避免出血并发症的发生。

2. 先进的监测技术（参见第三节）

利用先进的监测设备和技术，如血流动力学监测、血气分析等，实时了解患者的生理状态变化，为及时调整治疗方案提供依据。

3. ECLA 并发症预防

TPE 常见并发症包括低钙、过敏、血流动力学不稳、出血等；CRRT 常见并发症为血流动力学不稳定、出血、低体温等。动脉置管实现血气标本规律采集，同时对血流动力学进行连续监测；密切观察患儿的全身皮肤，警惕过敏；密切观察患儿的瞳孔变化、意识状态等，警惕颅内出血；使用变温毯预防低体温；监测滤器和血透管预防凝血。

问题 3：儿童肝移植围术期的护理新进展包括哪些方面？

新进展：《儿童肝移植围手术期管理专家共识》指出，儿童肝移植作为一种有效的治疗手段，已被广泛应用于多家移植中心，成功治疗了各种急慢性终末期肝病和遗传代谢性疾病。术前、术中、术后全方位、多学科护理起到了重要的作用。

1. 术前护理

（1）术前营养管理

儿童肝移植受者的术前营养管理包含三个核心环节：营养风险筛查、营养状况评估及营养干预措施。所有患儿在术前均面临营养不良的风险，入院后的 24 小时内进行营养风险的筛查。营养状况评估应用营养评估量表，全面诊断患儿的营养问题。术前营养干预的目的是优化患儿的营养状态或减轻其营养不良的程度，保持身体的有效代谢和器官、组织的功能，增强其对手术创伤的耐受能力，并减少或避免术后并发症的发生。术前营养支持治疗包括肠内营养和肠外营养两种方式。对于胃肠道功能正常的患儿，采用肠内营养。若患儿无法通过肠道获取足够的营养，则需要进行肠外营养。

（2）术前禁食与胃肠道准备

术前长时间地禁食禁饮会对机体产生一系列负面影响，特别是对于儿童而言，由于其体内糖原储备相对较少，长时间不进食和饮水更容易导致低血糖、饥饿性酮症酸中毒以及脱水等问题。另一方面，术前6小时禁食固体食物、4小时禁母乳、2小时禁清流质的方案，相比传统的更长时间的禁食方案，并未增加麻醉过程中气道误吸的风险。考虑到肝移植儿童术前普遍存在营养不良的情况，他们对禁食禁饮措施的耐受能力较差。因此，在术前2小时允许患儿饮用清流质，可以有效缓解他们的口渴和饥饿感，减少哭闹，提升整体的舒适度。

儿童与成人相比，其生理特点有所不同。儿童的胃肠道功能相对较为脆弱，且术后恢复能力较强。因此，在肝移植术前，对儿童进行过于复杂的肠道准备可能会增加其不适感和风险，而不利于手术的顺利进行和术后的快速恢复。术前一般无须行机械性肠道准备。

（3）疫苗接种

普及患儿术前疫苗接种，确保患儿在移植前完成适龄疫苗接种；移植后处于长期的免疫抑制状态，导致无法接受常规的疫苗接种，根据医嘱实施安全、有效的疫苗接种方案，使患儿在移植后得到长久的保护，减少术后感染的发生。

2. 术中护理

（1）预防低体温。

婴幼儿由于其独特的生理特点，在大手术中普遍容易出现体温过低的现象。术中低体温可能带来一系列不良后果，包括增加切口感染的风险、引发心功能障碍、导致酸中毒、引起呼吸暂停、增加术中出血量和输血的需求、改变药物的药理作用和药代动力学特性、损害凝血功能和血小板功能，并可能引发术后寒战和麻醉恢复延迟等问题。术中应积极预防低体温（<36 ℃），适当提高环境温度，使用循环水变温毯、输血输液加温仪和暖风机等主动式升温设备，动态监测患儿体温，用脱脂棉覆盖皮肤减少体表暴露面积，四肢用棉垫包裹，用温热生理盐水进行腹腔冲洗。

（2）预防压力性损伤。

肝移植手术患儿是压力性损伤的高风险群体，特别是头面部，尤其是枕部，更易发生此类损伤。手术持续时间、患儿的体位摆放、年龄大小、营养状况以及术中的低体温状况等因素，都与术中压力性损伤的出现有着紧密的联系。另外，由于儿童的皮肤较为娇嫩，他们更容易因为医疗器械的使用而遭受压力性损伤。借助相关用品保护患儿头面部皮肤、骶尾部和足跟部皮肤。

3. 术后护理

（1）呼吸道护理。

气管插管期间应加强呼吸道管理，减少呼吸道并发症；选择黏性和韧性较好的胶布做交叉固定，并贴好高危导管标识。

（2）镇静镇痛的护理。

镇静镇痛期间应持续监护患儿生命体征、意识状态、瞳孔大小、对光反射，注意呼吸频率、血氧饱和度等，对患儿进行全面、动态的评估。采取一些非药物性干预措施和药物性干预措施。

（3）喂养护理。

肝移植术后的患儿应尽早启动营养支持，以口服营养补充或管饲营养补充为主要途径。管饲时将患儿头部抬高30°~45°，避免注射速度过快导致患儿发生呕吐和反流；有胃食管反流、喂养不耐受和吸入高风险的患儿，应使用肠内营养泵做间歇或持续输注。

（4）皮肤护理。

维持皮肤清洁是预防导管相关性感染和多重耐药菌定植的有效手段。2月龄以上入住ICU的患儿每日进行氯己定擦浴或洗浴；保持臀部清洁、干燥，使用一次性纸尿裤，用软棉布或婴幼儿专用湿巾清洁患儿臀部皮肤，并涂抹滋润油。

儿童肝移植技术的成熟发展，为PALF患儿提供了有效挽救生命的治疗方案。儿童肝移植围手术期的护理是一个复杂而关键的过程，需要护理人员具备丰富的专业知识和经验，以及高度的责任心和敬业精神。通过全面的术前、术中和术后护理，以及针对性的营养支持，可以显著提高手术成功率，促进患儿恢复。

（5）免疫抑制剂应用护理

必须按照医嘱要求在规定的时间点服用免疫抑制剂；空腹服用，服药前、后1小时内不能进食；一旦出现漏服、呕吐或腹泻，应及时报告移植医师，以调整和补充相应药物。漏服免疫抑制剂和服药后呕吐的处理措施见表5-4-1、表5-4-2。

表5-4-1 肝移植术后漏服免疫抑制剂处理措施

漏服药物距下次服药时间（h）	处理措施
<4	立即补服全量，下次服药时间推迟2 h

续表

漏服药物距下次 服药时间（h）	处理措施
4~6	尽早补服全量，下次服药剂量减半
>6	尽早补服半量，下次服药时间适当推后，两次服药间隔时间不能小于 8 h

来源：陆晔峰. 中国肝移植术后随访技术规范（2019 版）[J]. 中华移植杂志（电子版）,2019,13（4）:278-280.

表 5-4-2　肝移植术后服用免疫抑制剂后呕吐处理措施

服药后呕吐时间（min）	处理措施
0~< 10	加服全量
10~<30	加服 1 /2 剂量
30~60	加服 1 /4 剂量
>60	无须追加

来源：陆晔峰. 中国肝移植术后随访技术规范（2019 版）[J]. 中华移植杂志（电子版）,2019,13（4）:278-280.

（三）多学科团队合作

问题：儿童急性肝衰竭需要多学科协作吗?

新进展：儿童急性肝衰竭的治疗是一个复杂且需要多学科协作的过程。

1. 定期会议

（1）频率：根据患儿的病情严重程度，可以每周或每两周举行一次会议。

（2）参与人员：包括但不限于消化科医生、感染科医生、重症监护医生、营养师、心理医生、社会工作者、护理团队成员等。

（3）讨论内容：

1）患儿当前的病情评估；

2）治疗计划的进展和调整；

3）任何新的诊断或检查结果；

4）患儿及家庭的需求和支持；

5）护理挑战和解决策略；

6）转诊和出院计划。

2.跨学科合作

（1）专科、重症监护医生：负责整体的医疗决策和治疗计划。

（2）营养师：提供个性化的饮食建议，帮助维持营养平衡。

（3）心理医生：提供心理支持，帮助患儿和家庭应对情绪压力。

（4）社会工作者：协助解决家庭的社会经济问题。

（5）护理团队：负责日常的护理工作，包括病情观察、落实基础护理及诊疗措施。

3.患儿与家庭参与

（1）教育：向患儿和家庭提供关于疾病的教育信息。

（2）支持小组：组织支持小组活动，让患儿和家庭互相支持。

（3）反馈：鼓励患儿和家庭提供反馈，以便改进护理服务。

通过定期召开团队会议和加强跨学科合作，结合患儿的病史、临床表现、实验室检查、影像学检查等多方面的信息，综合评估患儿病情的严重程度和病因。

通过加强多学科之间的沟通和协作，确保患儿得到全面、有效的治疗，确保治疗方案的顺利实施和治疗效果的最大化。

综上所述，儿童急性肝衰竭的护理新进展主要体现在护理理念的更新、护理技术的进展以及多学科团队合作等方面。这些新进展为儿童急性肝衰竭的治疗提供了更多的选择和支持，有助于提高患儿的存活率和预后质量。

熊小雨　陈洁　刘荣

第六章

急性胃肠功能衰竭

第一节　急性胃肠功能衰竭概述

消化系统由消化道和消化腺组成，基本生理功能是摄取、转运、消化食物和吸收营养、排泄废物，为机体提供所需的物质和能量，将不需要的物质排出体外。消化系统是人体最大的微生物生长储存处，是人体重要的免疫系统和内分泌系统。儿童的消化道发育及功能约3岁才接近成人，由于儿童消化系统发育不成熟，3岁前儿童消化系统易患感染性疾病，易出现消化功能紊乱、水电解质和酸碱平衡紊乱，从而影响儿童的生长发育。本章将从儿童胃肠功能衰竭的定义、各种评估、研究进展进行介绍。

一、定义

（一）胃肠道的解剖与生理功能

1. 解剖特点

（1）胃。胃是消化管最膨大的部分，上起食管，下续十二指肠。胃分为底、体、幽门三部。胃底是贲门平面以上向左上方膨出的部分，又称胃弯，一般为气体所充满。胃体是介于胃底和角切迹之间的部分，从角切迹向远侧称为幽门部，临床上称为胃窦。贲门和胃底部肌张力低，幽门括约肌发育较好，故易发生幽门痉挛而出现呕吐。新生儿的胃容量约为30~60 mL，1~3个月为90~150 mL，1岁为250~300 mL，5岁为

700~850 mL，成人约为 2 000 mL。哺乳后不久婴儿的幽门即打开，胃内容物逐渐流入十二指肠，故实际哺乳量常超过上述胃容量。婴儿胃呈水平位，当开始行走后逐渐变为垂直位。胃分泌的盐酸和各种酶均比成人较少，且酶的活性低，故消化功能差。胃平滑肌没有发育完善，充满液体的食物容易导致胃扩张。胃排空的时间会随着不同的食物种类而异。水的排空时间是 1.5~2 小时，母乳是 2~3 小时，牛乳是 3~4 小时，早产儿胃排空时间更长，容易发生胃潴留。

（2）小肠。小肠是消化管中最长的一段，分十二指肠、空肠和回肠三部分。肠管的长度随年龄而增长，儿童肠管相对比成人长，新生儿肠管总长度约为身长的 8 倍，婴幼儿为 6 倍，而成人则为 4~5 倍。十二指肠介于胃和空肠之间，空肠和回肠起自十二指肠空肠曲，下端连接盲肠，空肠、回肠都具有消化管典型的四层结构，其黏膜除形成环状襞外，还有密集的绒毛，增加了肠黏膜的表面积，空肠和回肠的形态结构不完全一致，见图 6-1-1，但变化是逐渐发生的，故两者间无明显界限。空肠与回肠的特点见表 6-1-1。

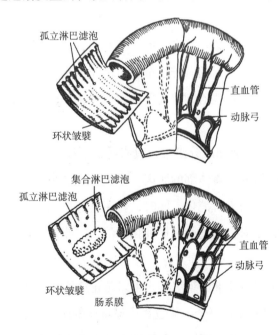

图 6-1-1 空肠（上）与回肠（下）的比较

来源：羊惠君.实地解剖学[M].北京：人民卫生出版社，2002.

表 6-1-1 空肠与回肠的特点

	空肠	回肠
位置	近侧 2/5，左腰区和脐区	远侧 3/5，脐区、右腹股沟区和盆腔内

续表

	空肠	回肠
管径	较大	较小
管壁	较厚	较薄
血管	血管较多	血管较少
颜色	颜色较红，呈粉红色	颜色较浅，呈粉灰色
肠系膜厚度	从上向下逐渐变厚，脂肪含量越来越多	
肠系膜内血管分布	动脉弓级数较少，直血管较长	动脉弓级数较多，直血管较短
淋巴滤泡	孤立淋巴滤泡	孤立淋巴滤泡 + 集合淋巴滤泡（peyer 斑）

来源：江米足, 龚四堂 . 儿童消化病学 [M]. 北京：人民卫生出版社 ,2023.

（3）大肠。大肠是消化管的下段，大肠分为盲肠、阑尾、结肠、直肠和肛管 5 部分。

2. 胃肠道功能

消化系统的基本功能是消化食物和吸收营养物质，还能排泄某些代谢产物、分泌消化液和多种胃肠激素。经消化后的营养成分透过消化道黏膜进入血液或淋巴液的过程，称为吸收，而未被吸收的食物残渣则以粪便的形式被排出体外。消化和吸收是两个相辅相成、紧密联系的过程。

（1）胃。胃能分泌胃液和内分泌素，具有收纳、搅拌和进行初步消化的功能。胃可以储存食物，进食时胃底和胃体部的肌肉产生反射性舒张，而幽门是关闭的。这样可以使得食物暂时停留在胃内进行消化。同时，胃还具有消化和吸收功能，通过胃的蠕动及胃酸、胃蛋白酶的分泌对食物进行机械和化学消化。此外，胃还具有分泌功能，可以分泌胃液、胃泌素、胃动素和生长抑素等。防御功能也是胃的重要功能，胃的黏膜屏障、胃酸、分泌型免疫球蛋白以及淋巴组织等，可以防止病原微生物及异物侵入。

（2）小肠。小肠内消化是整个消化过程中最重要的阶段，是主要的吸收部位，水、无机盐、碳水化合物、蛋白质、脂肪、胆固醇以及大部分维生素均可在小肠被吸收，食物在经过小肠后消化过程基本完成。由胰腺的腺泡细胞和小导管管壁细胞分泌的胰液具有很强的消化能力，无色无臭，不仅可以中和进入十二指肠的胃酸，使肠黏膜免受强酸腐蚀、提供小肠内多种消化酶的最适 pH 环境，还具有水解淀粉、分解脂肪、蛋白质等强大的消化能力；小肠内的十二指肠腺可保护十二指肠黏膜上皮，使之免受胃酸侵蚀，小肠腺分泌液为小肠液的主要部分，分泌的肠激酶能将胰液中的胰蛋白酶原活化为胰蛋白酶。另外，小肠上皮细胞的刷状缘和上皮细胞内含有多种消化酶，可将寡肽和双糖分解为氨基酸和单糖。

（3）大肠。大肠的主要功能在于吸收大部分水分、电解质、肠内细菌合成的 B 族维生素复合物和维生素 K 以及由细菌分解食物残渣产生的短链脂肪酸。同时还为消化吸收后的食物残渣提供暂时的储存场所，并将食物残渣转变为粪便。

（二）急性胃肠功能衰竭的定义

急性胃肠功能衰竭是由于患儿出现胃肠动力障碍后不加以及时预防和保护发展而成。一直以来，胃肠功能障碍的诊断主要依据笼统的胃肠消化、吸收以及传输功能障碍的临床表现来推测，均缺少公认且客观量化地评估胃肠道功能的检验检查指标，导致急性胃肠功能障碍的诊断定义标准发展缓慢，目前暂无统一定义。

2012 年欧洲重症医学委员会腹部疾病工作组在参考循证医学证据及专家意见的背景下，提出了急性胃肠损伤（acute gastrointestinal injury，AGI）的概念，并制订完善了 AGI 的诊断及分级标准。根据肠内营养不耐受（enteral feeding intolerance，EFI）、胃肠运动功能减弱、消化道出血和腹内压增加程度等，将重症患儿按照 AGI 进行分级。详见表 6-1-2。

表 6-1-2　危重患儿急性胃肠损伤分级系统

分级	特点
0 级	正常胃肠功能
Ⅰ 级	存在发展为胃肠功能不全或衰竭风险（病因明确、持续短暂、可自限状态）
Ⅱ 级	胃肠功能不全（与全身病情变化关系不密切，需干预治疗）
Ⅲ 级	胃肠功能衰竭（合并多器官功能障碍，保守干预不能逆转的肠功能障碍）
Ⅳ 级	胃肠功能衰竭并多脏器功能障碍或休克（存在腹腔间隙综合征、肠源性脓毒症等威胁生命的危险因素）

来源：何小兵，陈飞燕，张锦，等. 以急性胃肠损伤分级系统为导向的儿童急性肠衰竭临床分析 [J]. 中国小儿急救医学，2020, 27(11): 858-860.

根据 AGI 诊断及分级标准，Ⅲ 级和 Ⅳ 级 AGI 患儿无法耐受肠内营养，对营养物质及水分的消化吸收能力也基本衰竭。因此，将 Ⅲ 级和 Ⅳ 级 AGI 归为急性胃肠功能衰竭（acute gastrointestinal failure，AGF）具有一定的合理性。

（三）肠衰竭的定义

肠衰竭（intestinal failure，IF）是指由于各种原因导致的肠道消化吸收障碍、肠道运动功能减退、肠道黏膜屏障功能受损，难以维持消化、吸收营养的最低需要量，必须依靠肠外营养补充来维持生命和健康的状态。儿童 IF 的定义尚未统一，其中普遍被接受的是，由于肠道功能障碍需依赖肠外营养（PN）至少 90 天，以维持生命和生长发育。

分类：根据起病时的代谢状态及预期临床结局，欧洲临床营养和代谢学会（The European Society for Clinical Nutrition and Metabolism，ESPEN）在肠衰竭的定义和诊断中对其进行了功能分类，详见表 6-1-3。

表 6-1-3　肠衰竭分类

分类	特点
Ⅰ 型	急性肠衰竭，因多种病因造成的肠道吸收、运动功能障碍，肠道屏障功能受损，并可在短期内诱发脓毒症及多器官功能障碍综合征，特点为病程短，临床过程多具有自限性
Ⅱ 型	亚急性病程，病情迁延，常见于代谢不稳定的患儿，需多学科管理，需要依赖数周或数月的静脉营养补充
Ⅲ 型	病程长，常见于代谢稳定的患儿，需要数月或数年依赖静脉营养

来源：李海龙，李融融 . 慢性肠衰竭的诊断与营养管理 [J]. 中华临床营养杂志，2022, 30(6): 334-339.

二、病因及发病机制

（一）病因

肠功能损伤的病因包括多器官功能衰竭、肠道菌群的改变、细菌移位或屏障功能受损、胃肠道激素、胆汁酸信号传导以及肠壁水肿等。肠衰竭的主要病理生理包括胃肠道缺血、缺氧以及胃肠黏膜屏障受损，原因主要包括短肠综合征（short bowel syndrome，SBS）、肠瘘、肠道运动障碍和广泛性小肠黏膜疾病。2021 年中国腹腔重症协作组 9 家医院 25 位专家对胃肠功能障碍的常见原因达成了专家共识。详见表 6-1-4。

表 6-1-4　胃肠运动障碍的危险因素

因素类型	影响原因
入院时因素	基础疾病（糖尿病、帕金森综合征）、现存疾病（脊髓损伤、颅脑损伤、胰腺炎、腹腔手术）
动态内源性因素	高血糖、低血钾、疼痛、危重疾病、胃肠激素（分泌过多或抑制）炎症
动态外源性因素	阿片类镇痛药、儿茶酚胺或升压药物、复苏容量过负荷、电解质紊乱、肠内含脂物过高

来源：亚洲急危重症协会中国腹腔重症协作组 . 重症病人胃肠功能障碍肠内营养专家共识 (2021 版)[J]. 中华消化外科杂志，2021, 20(11): 1123-1136.

（二）发病机制

该病发病机制较为复杂，涉及多个环节，如肠道缺血、炎症反应等。这些因素相互作用，导致肠道黏膜屏障受损，肠道内细菌和内毒素易位，引发全身炎症反应综合征和多器官功能不全，不同原因导致的肠衰竭发病机制见表 6-1-5。

表 6-1-5　肠衰竭的病理生理学分类

分类	发病机制
短肠综合征	小肠可吸收营养素的黏膜面积减少；经肠道自主摄入减少；丢失大量含电解质的胃肠液；胃肠通过时间过速；小肠细菌过度生长
肠瘘	营养素在发生旁路的肠道内发生异常传输；经肠道丢失大量含电解质的胃肠液；肠肝循环中断；经肠道自主摄入减少；肠蠕动的动力受损；经肠道的营养吸收难以满足因同时合并炎症、消耗、感染而导致的高代谢需求
肠动力障碍	由于经口进食/肠内营养可诱发或加重胃肠症状而使患儿无法充分甚至完全不能接受经肠道内的营养；小肠细菌过度生长；由于呕吐、消化道引流、腹泻大量丢失含电解质的胃肠液
机械性肠梗阻	无法充分甚至完全不能接受经肠道内的营养；呕吐、消化道引流大量丢失含电解质的胃肠液；梗阻的局部肠段可出现黏膜大量分泌含电解质的胃肠液
广泛性小肠黏膜疾病	小肠黏膜吸收功能障碍，营养素丢失；经肠道大量丢失含电解质的胃肠液；纳差，经肠道自主摄入减少

来源：李海龙，李融融. 慢性肠衰竭的诊断与营养管理 [J]. 中华临床营养杂志，2022, 30(6): 334-339.

胃肠功能障碍的发生机制包括胃肠激素分泌紊乱和肠道屏障功能受损。胃肠激素是调整胃肠运动的重要物质，危重症患儿分泌的胃肠激素紊乱，使胃肠蠕动减缓，肠道内微生物过度移位和繁殖，分泌于肠道的毒素过多，机体吸收毒素会增加，容易导致肠功能障碍。此外，肠道屏障由 4 个部分组成，分别是机械屏障（黏膜上皮细胞以及黏液）、化学屏障（杀菌物质）、免疫屏障（分泌型 IgA）和生物屏障（生理性菌群）。营养素在肠道被吸收时，细菌及其代谢产物留存于肠道内，导致肠道屏障功能受损后，引起细菌、内毒素易位，从而造成肠功能障碍。

三、临床表现

肠衰竭以消化道症状为主要表现，主要表现为食欲减退、恶心、呕吐、腹胀、腹痛、腹泻、便秘、肠鸣音减弱或消失。因机体的应激反应和缺氧而导致物质代谢紊乱，会出现高血糖、血尿素氮升高、高碳酸血症、低氧血症等，往往合并多个脏器功能障碍，表现为严重腹胀、肠鸣音减弱或消失、消化道黏膜糜烂、出血、上皮细胞坏死、脱落等应激性反应，肠胃黏膜屏障功能遭破坏，最终导致多系统器官功能衰竭。根据急性胃肠损伤分级标准，有不同的临床表现，具体见表 6-1-6。

表 6-1-6　急性胃肠损伤的分级和临床表现

分级	临床诊断或临床表现
0 级	无胃肠症状
Ⅰ 级	损伤之后出现临床可见的胃肠症状，短暂且具有自限性。例如：腹部手术后第 1 天出现恶心、呕吐，术后肠鸣音消失，休克，早期肠蠕动减弱
Ⅱ 级	急性发作的胃肠症状，需临床干预以保证营养和水分需求。既往未行胃肠干预或腹腔镜手术但情况比预期严重。例如：胃轻瘫伴胃潴留或反流，低位消化道麻痹、腹泻、Ⅰ 级腹内高压［腹内压为 12~15 mmHg（1 mmHg=0.133 kPa）］，胃内容物或大便可见出血
Ⅲ 级	诊断：临床干预后（如使用红霉素、幽门后置管）仍持续存在的肠内喂养不耐受，导致多器官功能障碍综合征持续甚至恶化。例如：即使治疗后患者仍持续喂养不耐受，高度胃潴留，持续胃肠麻痹，发生或进展性肠扩张，腹内高压进展到 Ⅱ 级（腹内压为 15~20 mmHg），低腹腔灌注压（<60 mmHg）。出现喂养不耐受并可能与多器官功能障碍综合征持续或恶化有关
Ⅳ 级	诊断：急性胃肠损伤导致急性严重的全身情况恶化，伴多器官功能不全和休克。例如：肠道缺血、坏死，胃肠道出血导致失血性休克，假性结肠梗阻，需要减压的腹腔间隔室综合征等

来源：亚洲急危重症协会中国腹腔重症协作组 . 重症病人胃肠功能障碍肠内营养专家共识 (2021 版)[J]. 中华消化外科杂志，2021, 20(11): 1123-1136.

四、辅助检查

（一）血液检查

通过血液检查，能及时发现水电解质、酸碱失衡的情况。

（二）腹部影像学检查

通过腹部影像学检测，如腹部 X 射线、腹部 B 超，可识别有无梗阻情况；急性胃肠损伤超声评分，可通过床旁超声检查的客观数据评估病人胃肠功能。

（三）生物标志物

近年来，人们逐渐意识到肠道功能的重要性。除了消化道吸收，肠道的另一个重要功能是防止消化道中的微生物及其产物，以及其他外源性抗原进入血液或其他组织。肠道屏障功能障碍可通过肠道上皮损伤的生物特征反应。

1. 肠脂肪酸结合蛋白

脂肪酸结合蛋白主要存在于小肠上皮细胞，参与长链脂肪酸的摄取、转运及代谢，故将其命名为肠脂肪酸结合蛋白。在正常情况下血液中并不能检测到，但肠道受到缺氧、缺血及再灌注等损害时，血中脂肪酸结合蛋白水平增高而被检测出。当其血浆水平超过 100 pg/mL 时，提示小肠黏膜上皮细胞遭到破坏，由于其在诊断上的高度特异性，故而被公认为肠道的肌钙蛋白。另外，由于肠黏膜损伤早期（15 min）脂肪酸结合蛋白质即可升高，故而可以将其视为是肠黏膜缺血的实时反应指标。然而，脂肪酸结合蛋白质只是肠黏膜损伤的指标，其不能完全客观地反映消化吸收功能，因而在临床并不适合作为功能性诊断指标。

2. 瓜氨酸

血清瓜氨酸浓度的变化可能反映了肠道上皮细胞的合成能力，并代表了肠道黏膜上皮细胞总数的变化。因此，瓜氨酸水平不仅反映了肠道屏障功能的缺陷，而且与 AGI 造成的损害程度直接相关。研究表明，瓜氨酸可作为诊断和分级 AGI 的标志物。

五、治疗要点

胃肠衰竭的治疗目标是给予机体足够的营养物质，并尽量减少并发症发生或降低死亡的风险，胃肠衰竭一般采用综合治疗，包括积极治疗引起胃肠衰竭的原发病；调整维持内环境稳态和纠正肠道微生态失衡并维持肠道菌群稳定，改善肠道微循环，促进肠黏膜修复，维护肠道黏膜屏障等。

（一）胃肠功能障碍的营养支持及临床治疗

胃肠功能障碍的营养支持可促进患儿身体营养状况恢复以及疾病转归，营养支持原则从以下 4 个方面进行研究：能量供给推荐、营养支持途径、营养制剂选择以及补充特殊营养物质。

1. 能量供给推荐

推荐 1~8 岁儿童 50 kcal/（kg·d）或 5~12 岁儿童 880 kcal/（kg·d）可作为急性期预估能量消耗参考目标值，另外还应重视肠内营养的蛋白供给量，建议蛋白 1.5 g/（kg·d）可作为最低摄入参考值，研究显示 1 周内通过肠道供给 >2/3 的目标能量及 10 天内 >60% 的目标蛋白质，可显著降低 PICU 患儿 60 天病死率。

2. 营养支持途径

营养支持治疗途径可分为肠内营养和肠外营养两种方式。只要胃肠道可以利用，推荐尽早开始肠内营养，早期肠内营养能有效消除血清内毒素，还能改善患儿的肠道屏障功能，能更好地促进血清内毒素的清除，降低肠道通透性。若患儿肠内营养不耐受，未达到目标量的部分由肠外营养途径补足，由肠内营养支持转为肠外肠内联合治疗。

3. 营养制剂选择

在选择肠内营养制剂时，应根据胃肠功能状况进行合理选择。适宜的肠内制剂能够改善患儿胃肠功能及营养状态。在制剂类型上，虽然短肽型比整蛋白型的效果更好，但整蛋白型相比于短肽型或纯氨基酸配方对肠黏膜的更新和修复作用更强。不过，整蛋白型要求肠道具备较正常的消化吸收能力。目前有学者研发的一种短肽全营养组合制剂可作为唯一能量来源进行营养支持，其中含有丰富的谷氨酰胺，可以帮助恢复肠道功能，可按照 AGI 分级进行营养制剂选择，Ⅰ级可使用整蛋白制剂，Ⅱ～Ⅲ级可使用短肽类制剂，Ⅳ级可进行肠外营养支持，若患儿在营养支持实施期间发生变化可调整制剂选择，脂肪类的可以选择中链脂肪酸进行补充。然而，欧洲指南（2020）、中国指南（2018）、美国指南（2017）相关儿科危重症患儿指南均提及：接受谷氨酰胺治疗患儿的总病死率显著升高；每天补充 ω-3 脂肪酸和抗氧化剂不能缩短机械通气时间，也不能改善临床结局，甚至有害。

4. 特殊营养物质

特殊营养素分为特定营养素和微生态制剂两类。第一类由特定的营养亚元素组成，如纤维素，它们对受控生物体的炎症反应的适应有积极的影响，刺激免疫反应，导致适度的免疫缺陷反应，维持肠道黏膜的功能完整性，以及减少细菌变异。第二类是微生态益生菌，包含在微生态药物中，可以降低免疫球蛋白水平，而免疫球蛋白可以通过抑制致病性肠道细菌、改善上皮和黏膜屏障功能或改变免疫调节来预防炎症。在微生态配方中有三种益生菌：粪肠球菌、乳酸杆菌和双歧杆菌。

（二）急性肠衰竭的治疗

1. 抗休克

纠正患儿的脱水状态及电解质、酸碱平衡紊乱，应用血管活性药物维持血压、循环稳定，有出血倾向者予以输血或补充凝血因子。

2. 呼吸支持

改善肺氧合功能，对于无创呼吸机辅助通气不能纠正的呼吸衰竭，及时予以有创呼吸支持。

3. 肾脏替代治疗

合并急性肾功能衰竭或血流动力学不稳定的患儿，予以肾脏替代治疗。

4. 抗生素治疗

针对病原体，选择敏感抗生素治疗。

5. 其他治疗

比如静脉注射免疫球蛋白支持治疗、胃肠减压、保护肝脏、保护胃、促进胃肠动力药物的使用等。

（三）慢性肠衰竭的治疗

治疗原则：供给充足的营养满足患儿生长发育的需求、促进剩余肠道代偿、避免并发症。治疗主要以肠道康复为目的，包括：

1. 营养支持

营养支持包括肠内营养与肠外营养。肠内营养在肠适应过程中起重要作用，促进肠道适应性反应是术后营养支持治疗的基础。由于机体疾病情况不能通过肠内营养满足机体需求时，需要选择肠外营养支持治疗。

2. 肠道康复治疗

对于不同病理生理类型的慢性肠衰竭患儿，存在不同程度、不同特点的营养素吸收障碍，需根据肠功能受损特点选择不同的个体化治疗及支持。

3. 手术治疗

随着外科和移植技术的进步，通过手术促进肠道康复甚至肠道替代逐渐成为慢性肠衰竭的治疗方式之一，手术治疗分为非移植手术与小肠移植。

（1）非移植手术

1）消化道重建手术：将首次手术时的肠造口还纳重建消化道的连续性，开始肠道康复治疗。

2）缩窄肠管直径类手术：这类手术可缩窄残存肠管直径、改善肠动力、抑制细菌过度生长、增加吸收面积、增加摆脱肠外营养的可能。

3）延长食物转运时间的手术：此类手术目的是延缓食物排空，使食物在肠道内与肠黏膜接触时间延长，从而提高小肠吸收营养物质的能力。

（2）小肠移植。

1）单独小肠移植手术。

2）肝小肠联合移植手术。

3）改良腹腔多器官簇移植手术。

4）腹腔多器官簇移植手术。

（四）并发症的防治

小儿肠衰竭依赖肠内营养和肠外营养支持，以维持身体所需要的营养物质，促进康复。然而长期的肠内营养和肠外营养可能会导致一系列并发症，例如相关性肝损害、导管相关性血流感染、小肠细菌过度生长和微量营养素缺乏、吻合口溃疡等，对可能发生的并发症采取科学有效的防治措施也十分重要。

1. 肠衰竭相关肝病

肠衰竭相关肝病（intestinal failure associated liver disease，IFALD）是肠衰竭相关的可逆或不可逆肝脏功能障碍，是 IF 患儿最重要的并发症。目前对于 IFALD 的诊断和严重程度分级尚未形成标准。IFALD 是多种因素共同作用的结果，其危险因素包括长期应用 PN、使用肝脏毒性药物、反复感染、早产、低体重和缺乏 EN 等。在营养相关影响因素中，PN 占据主导地位，其成分可能促进胆汁淤积的发生，而脂肪乳剂中抗氧化剂（如生育酚）的缺乏可能调节氧化应激，同时植物甾醇抑制胆汁酸转运体的功能。在一项对 100 例 IF 患儿进行的长期随访研究中发现，PN 持续时间平均数为 1.2 年，随访年龄平均为 6.6 岁，26% 的患儿肝功能异常，36% 的患儿肝活检结果显示为 Metavir 纤维化 2 期。

血清直接胆红素水平是诊断相关性肝损害最常见的检测方法，其价格便宜，易于检测，被广泛认可。尽管肝活检为有创操作，其应用受到一定限制，但仍是识别和监测相关性肝损害进展的最佳方式。直接胆红素为 20 mmol/L，持续 2~4 周，是早期 IFALD 的危险信号。许多中心已经逐渐采用直接胆红素水平 >34 mmol/L 持续 2 周以上作为 IFALD 的定义，同时需满足以下条件：连续应用 PN 至少 2 周，未合并脓毒症，排除其他原因引起的肝病，包括感染性肝炎、代谢性疾病、囊性纤维化和解剖异常等。IFALD 的临床特征是从轻度脂肪变性、胆汁淤积和纤维化到肝功能衰竭伴肝硬化、门静脉高压和凝血功能障碍。大约50%的长期使用PN的患儿会发展为肝功能障碍。

避免和/或逆转肝功能损害仍然是临床面临的巨大挑战，也是跨学科治疗的目标之一。预防和治疗IFALD的策略包括缩短PN持续时间、选择合适的脂肪乳剂、预防脓毒症、增加EN等。目前，临床上通过选择合适的脂肪乳剂，可以降低IFALD的风险，改善甚至逆转IFALD。可以将脂肪乳剂的剂量限制在1 g/（kg·d），使用非100%大豆油的脂肪乳剂或鱼油脂肪乳剂。与大豆油比较，鱼油脂肪乳剂具有更好的肝脏保护作用。重症患儿应用鱼油脂肪乳剂，可减轻全身性炎症反应，保护肺、肝脏等脏器功能，减少肠外营养相关性肝病的发生。鱼油脂肪乳剂能改善长期肠外营养患儿的肝脏功能，降低肠外营养相关性肝病（parenteral nutrition associated liver disease，PNALD）发生率，但是不能阻止肝纤维化和肝硬化的进展。

2. 导管相关血流感染

IF患儿需要长期经静脉通路输注PN以维持生长发育，中心静脉导管是IF患儿的生命线。儿童IF群体的导管相关血流感染发生情况为[（4.4~13.9）/1000导管日]，是中心静脉通路最常见的并发症，严重时可危及生命。导管相关血流感染发生率增加相关的危险因素包括早产、既往腹部手术、小肠长度不足、存在肠造口、缺乏EN、使用导管输注PN、PN持续时间长以及使用抑酸剂。在IF儿童中可以观察到肠道微生物群的改变、小肠细菌过度生长和肠道黏膜炎症等现象，这些都可能增加发生导管相关血流感染的风险。

患有IF和留置中心静脉的儿童都存在发生导管相关血流感染的风险。因此，当患儿出现发热（体温>38.5 ℃或上升>1 ℃）、嗜睡、代谢性酸中毒、低血糖或血小板减少等症状或实验室检查出现异常时，均应怀疑导管相关血流感染，除非找到其他感染依据。理想情况下，当怀疑有导管相关血流感染时，建议在抗生素治疗开始前，同时从中心静脉和外周静脉采集血标本进行培养。

当高度怀疑导管相关血流感染时，在获得微生物培养和药敏试验结果之前，可经验性应用抗生素治疗。后续抗生素种类应根据具体微生物及药敏试验结果进行调整。大多数导管相关血流感染是由凝固酶阴性葡萄球菌引起的，粪肠球菌和屎肠球菌的感染也不容忽视。既往回顾性研究发现，50例IF患儿发生87次导管相关血流感染，其中疑似17例次，确诊70例次。从70例次阳性血培养中培养出7种病原体：革兰氏阳性菌63%，革兰氏阴性菌23%，真菌11%。由于IF患儿多合并营养不良，且长期住院，静脉条件相对较差，因而已存在的静脉通路甚为宝贵，通常建议可先进行抗生素治疗，而不拔除导管。由于念珠菌感染导管相关血流感染的病死率较高，需要立即拔除导管，在没有替代静脉通路的情况下可暂缓拔管，但要注意监测感染指标及生命体征。

当出现导管感染无法继续使用时，经外周静脉途径的 PN 为患儿提供的热量将大幅度下降；同时，感染会刺激患儿肠道功能，导致甚至加重腹泻，影响体重增长。因此，要重视中心静脉导管的维护。在不需持续使用中心静脉导管时，为防止感染或保持导管通畅，可使用肝素封堵导管。与使用 70% 乙醇封管、导管封堵溶液封管或牛磺酸 - 柠檬酸 - 肝素封管相比，使用肝素封管的导管相关血流感染发生率更高。改善中心静脉的护理对降低感染率十分重要，应做好相关培训工作。

3. 小肠细菌过度生长

小肠细菌过度生长是一种常见但未被充分诊断的疾病，其特征是小肠内细菌含量超过正常值，从而导致各种胃肠道和非胃肠道症状和并发症。十二指肠或空肠抽吸物的定量培养中细菌菌落总数［每 mL 的菌落形成单位（colony forming unit，CFU）］≥ 10^5 CFU/mL 是诊断小肠细菌过度生长的金标准，但此操作涉及使用侵入性内镜，应用并不广泛。另一种更常用的方法是，让患者摄入一定量的碳水化合物底物（如葡萄糖或乳果糖），然后测量其呼出的氢气量。如果在 90 min 内，氢气量比基线值高出至少 20×10^{-6}（即 20 ppm，1 ppm=1×10^{-6}），则可诊断为小肠细菌过度生长。这种呼吸测试的敏感度介于 60%~90%，特异度为 85%，具有侵入性小和可重复性高的特点，是临床上常用的诊断方法。但对于 IF 患儿，尤其是短肠综合征患儿，摄入碳水化合物可能会导致或加重腹泻症状，因此临床上并不常用。

儿童易患小肠细菌过度生长的危险因素包括使用抑酸药物、肠道内容物瘀滞和肠道解剖结构的改变。有研究发现小肠剩余长度和运动障碍与小肠细菌过度生长的发展有关，即剩余小肠较长对小肠细菌过度生长的发展具有保护作用。与短肠综合征或黏膜肠病引起的 IF 相比，原发性运动障碍引起的 IF 是小肠细菌过度生长的危险因素之一；回盲瓣的缺失无法阻止结肠细菌回流到小肠，但对于是否会发生小肠细菌过度生长没有预测价值。

小肠细菌过度生长可以延迟 PN 脱离时间，导致与长期暴露于 PN 相关的其他并发症进展，如黏膜炎症、吸收不良、脂溶性维生素缺乏和细菌易位等。治疗小肠细菌过度生长使用的抗生素需要对小肠具有特异性作用，如利福昔明、阿莫西林 - 克拉维酸钾、甲硝唑、磺胺甲噁唑等，以恢复小肠相对无菌状态，改善症状。

4. 微量营养素缺乏或过量

小肠是营养素吸收的主要场所，肠道吸收面积减少或吸收障碍的 IF 患儿容易发生宏量营养素和微量营养素的吸收不良。微量营养素是指膳食基本成分中的维生素和微量元素，在维持人体基本代谢中发挥功能，一旦缺乏会影响生长发育。在临床工作中，常常忽视微量营养素的监测及补充。实际上，微量营养素缺乏会导致生活质量下降，增加依赖 PN 患儿的发生率和病死率，同时阻碍肠道适应；患儿可出现一系列临床表现，包括代谢性骨病、贫血、生长发育迟缓、免疫功能下降、心肌病、神经认知障碍等。此外，肠切除部位和肠道病变部位不同会导致不同种类的营养素吸收障碍，例如：十二指肠和近端空肠吸收障碍可导致大多数（除外 B_{12}）水溶性维生素、铁、锌和铜缺乏，空肠、回肠吸收障碍可导致脂溶性维生素缺乏，回肠末端吸收障碍可导致 B_{12} 缺乏，术后肠衰竭患儿微量元素缺乏或过量较常见，尤其是锌、铁、铜、硒、锰，进行针对性营养支持有助于改善其临床结局。

微量营养素的补充在儿科尤其具有挑战性，因为微量营养素的需求因临床因素而异，包括年龄、喂养、疾病状态和营养状况。尽管关于大多数微量营养素的推荐口服摄入量的指南早已确立，但针对肠衰竭患儿的推荐剂量仍然缺失，且鉴于肠衰竭的疾病特点，口服制剂对于此类患儿的吸收效果欠佳。因此，虽然通过非口服途径来补充微量元素十分必要，但目前市面上针对该种需求的制剂种类较少。大多数 IF 患儿需要长期依赖 PN，在 PN 中适当提供微量营养素对于改善和维持营养状况、治疗基础疾病和预防至关重要。由于 PN 维生素混合物传统上是为年龄较大的儿童配制的，因此需要额外注意，以防止有特殊发展需求的年幼儿童的微量营养素缺乏。

第二节　急性胃肠功能衰竭的相关评估

充足的营养不仅是维持机体生存的基础，也是儿童生长发育的基本要素，然而，无论是发达国家，还是发展中国家，疾病状态下患儿营养不良的现象普遍存在。儿童疾病相关的营养不良（disease-associated malnutrition）造成的原因可能有营养素丢失、能量消耗增加、营养物质摄入减少或营养素合成利用途径改变等。住院患儿营养不良主要是指蛋白质和能量摄入不足引起的营养不良。营养筛查（nutrition screening）、营养评定（nutrition assessment）与营养干预（nutrition intervention）是营养诊疗（nutrition therapy）的 3 个关键步骤，临床需要快速、简便、准确的营养筛查工具，对入院患儿快速完成营养不良风险的筛查，并在住院期间能定期复查，引起临床工作人员的重视，使需要营养干预的患儿得到及时的营养支持。

一、营养评估

（一）护理评估

1. 健康史

评估患儿的饮食情况、食物摄入的质量、有无不良生活习惯、疾病史（如有无慢性病、腹泻、感染、烧伤等易造成营养丢失或增强营养需求的疾病）、营养史、用药史、喂养史、手术史、食物过敏史等。

2. 身体状况

评估患儿的一般生命体征、人体测量指标，特别是体重、身高、皮褶厚度和上臂肌肉周径，了解实验室检查结果。

（1）在仅有单个时间点的数据时，鉴别及诊断指标均使用 Z 值评分法，包括身高别体重 Z 值（weight-for-height Z score，WHZ）、年龄别身高 Z 值（height-for-age Z score，HAZ）、年龄别体重 Z 值（weight-for-age Z score，WAZ），具体见表 6-2-1。

表 6-2-1　单一时间点的儿科营养不良鉴别指标（SD）

指标	轻度营养不良	中度营养不良	重度营养不良
身高别体重 Z 值	−2.0~−1.0	−3.0~−2.0	<−3.0
年龄别体重指数 Z 值	−2.0~−1.0	−3.0~−2.0	<−3.0
年龄别身高 Z 值	无数据	无数据	<−3.0
中上臂围	−2.0~−1.0	−3.0~−2.0	<−3.0

来源：洪莉. 0~6 月龄婴儿营养评估 [J]. 中国实用儿科杂志 , 2019, 34(10): 818-822.

（2）在有两个以上时间点的数据时，强调生长曲线的应用，指标包括体重增长速率（2 岁以下），有无体重丢失（2 岁以上），WHZ 下降，以及膳食摄入不足，具体见表 6-2-2。

表 6-2-2　两个或多个时间点来源数据的营养不良鉴别指标

指标	轻度营养不良	中度营养不良	重度营养不良
体重增长速度（<2 岁）	正常体重增长速度的 50%~75%	正常体重增长速度的 25%~50%	< 正常体重增长速度 25%
体重丢失（2~20 岁）	正常体重的 5.0%~7.5%	正常体重的 7.5%~10.0%	正常体重的 10% 以上
身高别体重 Z 评分下降	下降 1 个 Z 评分	下降 2 个 Z 评分	下降 3 个 Z 评分
营养摄入不足	仅摄入 >50%~75% 预计蛋白 / 能量需求	仅摄入 >25%~50% 预计蛋白 / 能量需求	摄入 ≤25% 预计蛋白 / 能量需求

来源：洪莉 .0~6 月龄婴儿营养评估 [J]. 中国实用儿科杂志 , 2019, 34(10): 818-822.

（3）体重是监测患儿营养最重要的一个参数，计算患儿的体重指数（body mass index，BMI），BMI= 体重（kg）/ 身高的平方（m²），具体见表 6-2-3，该指标可以用于评估患儿是否存在超重及肥胖等。

表 6-2-3　体重指数

年龄（岁）	男生		女生	
	超重（kg/m²）	肥胖（kg/m²）	超重（kg/m²）	肥胖（kg/m²）
6.0~	16.4	17.7	16.2	17.5
6.5~	16.7	18.1	16.5	18.0
7.0~	17.0	18.7	16.8	18.5
7.5~	17.4	19.2	17.2	19.0
8.0~	17.8	19.7	17.6	19.4
8.5~	18.1	20.3	18.1	19.9
9.0~	18.5	20.8	18.5	20.4
9.5~	18.9	21.4	19.0	21.0
10.0~	19.2	21.9	19.5	21.5
10.5	19.6	22.5	20.0	22.1
11.0~	19.9	23.0	20.5	22.7
11.5~	20.3	23.6	21.1	23.3
12.0~	20.7	24.1	21.5	23.9
12.5~	21.0	24.7	21.9	24.5
13.0~	21.4	25.2	22.2	25.0

续表

年龄（岁）	男生		女生	
	超重（kg/m²）	肥胖（kg/m²）	超重（kg/m²）	肥胖（kg/m²）
13.5~	21.9	25.7	22.6	25.6
14.0~	22.3	26.1	22.8	25.9
14.5~	22.6	26.4	23.0	26.3
15.0~	22.9	26.6	23.2	26.6
15.5~	23.1	26.9	23.4	26.9
16.0~	23.3	27.1	23.6	27.1
16.5~	23.5	27.4	23.7	27.4
17.0~	23.7	27.6	23.8	27.6
17.5~	23.8	27.8	23.9	27.8
18.0~	24.0	28.0	24.0	28.0

来源：中华人民共和国国家卫生和计划生育委员会.学龄儿童青少年超重与肥胖筛查：WS/T 586—2018[S/OL].北京：国家卫生和计划生育委员会，2018：1-2[2024-07-26]. http://www.nhc.gov.cn/ewebeditor/uploadfile/2018/03/20180330094031236.pdf.

（4）测量皮褶厚度是评估机体脂肪存储量最简单的方法。肱三头肌皮肤褶皱厚度可以评估皮下脂肪消耗情况，测量的关键因素是要取上臂的中点位置，并采用同一位置进行反复测量。

（5）上臂肌肉周径可以间接反映人体骨骼肌消耗程度。测量部位与肱三头肌皮肤褶皱厚度测量部位一致。

3. 心理 - 社会状况

评估患儿及家属的心理状况，是否因为生病和住院而产生不良情绪。了解患儿及照顾者的文化程度、对疾病的认识程度，评估患儿的家庭经济情况、社会支持系统等。

（二）症状评估

评估患儿进食情况，有无呕吐、腹痛、腹胀、腹泻的情况，以及呕吐物及大便的性质、颜色、气味、量等。观察有无水电解质、酸碱失衡的情况，评估患儿的营养情况。

二、评估工具

1. 儿科营养风险评分工具

儿科营养风险评分工具（pediatric nutritional risk score，PNRS）适用于年龄大于1

月的患儿，这种综合评分的方法能很好地预测营养不良的风险。但评分工具需详细记录入院 48 小时的膳食情况，过于烦琐和费时使其应用受限，具体评估内容见表 6-2-4。

表 6-2-4　儿科营养风险评分工具

评估项目	评估内容	分值
饮食摄入减少 >50%	是	1
	否	0
疼痛	是	1
	否	0
疾病分级	1 级：轻度应激因素，如胃肠炎、小手术、其他轻微感染	0
	2 级：中度应激因素，如慢性心脏病、慢性肠病、严重感染、囊性纤维化等	1
	3 级：重度应激因素，如心脏手术、慢性疾病恶化、重大内脏手术、白血病、严重脓毒症等	3

评分结果：3 项风险因素分值相加累计总分 0~5 分，其中总分 0 分判定为营养低风险，1~2 分为中等风险，≥3 分为高风险。

来源：SERMET-GAUDELUS I, POISSON-SALOMON A S, COLOMB V, et al. Simple pediatric nutritional risk score to identify children at risk of malnutrition[J]. Am J Clin Nutr, 2000, 72(1): 64-70.

2. 儿科主观全面营养风险评定

儿科主观全面营养风险评定（subjective global nutritional risk assessment，SGNA）适用于 21 天 ~18 岁的患儿，综合多方面指标评估营养风险程度，但 SGNA 很大程度依赖评定者对有关指标的主观判断，还需要回顾大量既往史，较费时费力，不能满足临床快速营养筛查的目的。具体评估内容见表 6-2-5。

表 6-2-5　儿科主观全面营养风险评定

营养相关病史	SGNA 评分		
	正常	中度	重度
当年年龄的合适身高（发育不良） 1）身高百分位　　□≥75 百分位　　□略低于 75 百分位 　　□远低于 75 百分位			
2）身高是否处于父母中位身高曲线上？　　□是　　□否			
3）生长曲线　　□遵循生长曲线 　　□超出生长曲线 　　□落后生长曲线			
当前身高的合适体重（消耗） 标准体重＝　　kg 标准体重的百分比：　　% □＞ 90%　　□ 75%~90%　　□＜ 75%			

续表

营养相关病史	SGNA 评分		
	正常	中度	重度
体重改变 1）体重曲线　□遵循生长曲线 　　　　　　　□比生长曲线快 1% 　　　　　　　□比生长曲线落后 1%			
2）体重下降　□＜5% 平常体重			
3）2 周内有改变　□无变化　　□增加　　□下降			
膳食摄入频次 1）摄入　　　□足够 　　　　　　□不足 - 低热量 　　　　　　□不足 - 饥饿			
2）当前摄入量与平常相比　　□无变化　　□增加　　□下降			
3）改变持续时间　□＜2 周　□＞2 周			
胃肠道症状 1）□无症状 　　□1 个或多个症状，且每日出现 　　□许多症状，每日出现			
2）症状持续时间　□＜2 周　□＞2 周			
功能状态（营养相关） 1）□未受影响，有活力，能进行与年龄相符的活动 　　□剧烈活动受限，能够玩耍和在学校参加适度的活动，乏力，易疲倦 　　□玩耍、活动较少或不能活动，清醒时超过一半时间坐在椅子上或躺 　　在床上，没有力气，嗜睡			
2）过去 2 周的机能　□无变化　　□增加　　□下降			
疾病代谢应激 □无应激　　　□中度应激　　　□重度应激			

来源：石汉平，李薇，齐玉梅，等 . 营养筛查与评估 [M]. 2 版 . 北京：人民卫生出版社，2021.

　　综合上述几方面指标评估营养风险程度，分别为营养良好、轻中度营养不良和重度营养不良。

　　3. 儿科营养不良筛查工具

　　儿科营养不良筛查工具（screening tool for the assessment of malnutrition in pediatrics，STAMP）适用于 2~18 岁患儿，内容包括三大参数：临床诊断和营养不良相关风险判断、

住院期间膳食摄入调查及身高体重的测量和评价，被认为是较为可靠的筛查工具。具体评估内容见表6-2-6。

表 6-2-6 儿科营养不良筛查工具

项目	内容	分值
疾病风险	不存在：无手术、诊断性操作和检查	0
	可能存在：饮食行为问题、心脏病、脑瘫、唇/腭裂、乳糜泻、糖尿病、胃食管反流、小手术、神经肌肉病、精神疾病、呼吸道合胞病毒感染、单一食物过敏/不耐受	2
	肯定存在：肠衰竭/顽固性腹泻、烧伤/严重创伤、克罗恩病、囊性纤维化、吞咽困难、肝脏疾病、大手术、多种食物过敏/不耐受、积极治疗中的肿瘤、肾病/肾衰竭、先天性代谢异常	3
膳食调查	饮食无变化且营养摄入良好	0
	近期饮食摄入量减少一半以上	2
	无饮食摄入	3
生长发育	Z 值：−2~2（−2~1）	0
	Z 值：−3~−2 或 2~3（1~2）	1
	Z 值：<−3 或 >3（2）	3

生长发育参照标准：0~5 岁者依据其年龄的体重评价，>5 岁者依据其年龄的体重指数（BMI）评价；括号内数值指 5~18 岁者年龄的 BMI 评价标准。0~1 分为低风险（无干预必要，但需定期复测），2~3 分为中风险，≥4 分为高风险（需提供个体化的营养干预）。

来源：吴瑞，孔粼，宋苹．儿童青少年生长发育相关的营养状况评估与干预 [J]. 中华全科医师杂志，2023, 22(3): 255-262.

4. 营养状况和生长发育风险筛查工具

营养状况和生长发育风险筛查工具（screening tool for risk of nutrition and status and growth，STRONGkids）适用于大于 1 月龄的患儿，其操作简便，耗时短，被推荐应用于临床。具体评估内容见表6-2-7。

表 6-2-7 营养状况和生长发育风险筛查工具

项目	评分项目	分数
主观全面评价	皮下脂肪和肌肉减少等	1
与营养不良相关的风险疾病	是否存在潜在的能够引起营养不良的疾病（神经性厌食、烧伤、支气管肺发育不良）、腹腔疾病、囊性纤维化、早产（最佳矫正年龄 6 个月）、慢性心脏病、传染病、肠炎、癌症、慢性肝病、肾脏病、胰腺炎、短肠综合征、肌肉疾病、代谢性疾病、创伤、精神障碍/迟钝、预期大手术或需要进行大手术	2

续表

项目	评分项目	分数
膳食情况	是否有以下症状之一：最近几天是否有过度腹泻（≥5 次 / 天）和 / 或呕吐（≥3 次 / 天）；入院前饮食是否减少（不包括为了手术和其他原因禁食）；入院前是否进行健康节食的营养干预；是否因为疼痛无法正常进食	1
体重减轻	最近几周或几个月是否有体重减轻或不增现象（<1 岁婴儿）	1

备注：不清楚的问题答案一律视为"否"。根据评分标准，0 分为低风险（无干预必要，但需定期复测），1~3 分为中风险，
4~5 分为高风险（需提供个体化的营养干预）。

来源： 伍俐亭，张燕群，占敏，等 . STRONGkids 营养风险筛查在小儿胃肠外科围手术期中的应用 [J]. 江西医药，2018，
53(5): 432-434.

5. 儿科 Yorkhill 营养不良评分工具

儿科 Yorkhill 营养不良评分工具（pediatric Yorkhill malnutrition score，PYMS）适用于 1~16 岁儿童，不适用于体重变化较快的一岁以内的新生儿和婴儿。学者对于该工具进行多项临床验证，发现其具有较好的临床可靠度和适用性。具体评估内容见表 6-2-8。

表 6-2-8　儿科 Yorkhill 营养不良评分工具

评分项目	分数
体重指数	
正常范围内	0
低于临界值	2
近期体重有无下降	
无	0
有	2
近期膳食情况	
正常	0
减少	1
禁食	2
预期疾病对营养状况的影响	
无明显影响	0

评分项目	分数
减少食物摄入	1
禁食	2

备注：不清楚的问题答案一律视为"否"。根据评分标准，1分为中风险，≥2分为高风险。

来源：GERASIMIDIS K, MACLEOD I, MACLEAN A, et al. Performance of the novel Paediatric Yorkhill Malnutrition Score(PYMS) in hospital practice[J]. Clin Nutr, 2011, 30(4): 430-435.

6. 简易营养筛查工具

简易营养筛查工具（simple pediatric nutrition screening tool，PNST）不涉及人体测量，不耗时，操作简便，具体评估内容见表6-2-9。

表6-2-9 简易营养筛查工具

评估内容	是否存在	
近期是否有体重丢失	是	否
最近几个月内体重是否增加	是	否
最近几周是否有饮食摄入减少	是	否
目前是否消瘦或肥胖	是	否

备注：若2个及2个以上的问题回答为"是"，则考虑营养不良的风险。

来源：江米足，龚四堂. 儿童消化病学[M]. 北京：人民卫生出版社，2023.

7. 数字测量营养不良风险筛查工具

数字测量营养不良风险筛查工具（pediatric digital scaled malnutrition risk screening tool，PeDiSMART）适用于1月~17岁的住院患儿，由于均是在计算机中完成评分，所以更省时高效、再现性极高，但目前该工具尚未在临床中广泛应用。

该工具包含4部分内容：

（1）营养状况评价：体重Z值评分（Z值评分，指的是实测值与参考人群中位数之间的差值和参考人群标准差相比所得比值）；

（2）营养摄入水平的变化；

（3）疾病对营养状态的整体影响；

（4）影响膳食摄入的症状。

每个部分评分0~4分，考虑随着年龄增长，营养不良发生率逐步下降，对于<1岁的婴儿有2分的调整范围，所以最后4项总分0~18分，根据评分范围分别为0~5分、6~8分、>8分，分为轻、中、重度营养不良风险。

第三节　急性胃肠功能衰竭的治疗技术

一、空肠置管术

（一）概念

1. 空肠置管术

空肠置管术是指将空肠管通过内窥镜技术或徒手盲插技术经鼻或口腔插入空肠来提供营养支持或辅助治疗的一种技术。

2. 徒手盲插空肠置管术

徒手盲插空肠置管术是指将导管经鼻或口腔置入患儿胃内，尽量使导管头端接近幽门或过幽门，利用胃肠蠕动使空肠营养管头端进入十二指肠或空肠内。

3. 内窥镜辅助置管

内窥镜辅助置管是在内镜直视下将空肠营养管的头端放置于十二指肠或空肠内的方法。

（二）适应证

对于需要肠内营养，但不能耐受口服或胃内喂养的患儿，可考虑行空肠置管术进行管饲。

（1）吞咽和咀嚼困难。

（2）意识障碍或昏迷。

（3）胃出口梗阻。

（4）有误吸风险的严重胃食管反流。

（5）不能耐受口服或胃内喂养的急性胰腺炎。

（6）高代谢疾病、慢性消耗性疾病。

（7）特殊疾病。

（三）禁忌证

1. 绝对禁忌证

（1）肠梗阻。

（2）肠穿孔。

（3）坏死性小肠结肠炎。

2. 相对禁忌证

（1）早产儿。

（2）肠动力障碍。

（3）中毒性巨结肠。

（4）腹膜炎。

（5）胃肠道出血。

（6）高输出肠瘘。

（7）顽固性腹泻。

（8）免疫功能低下。

（9）食管胃底静脉曲张。

（四）注意事项

1. 术前注意事项

（1）评估患儿是否需要进行空肠置管、有无相关禁忌证。

（2）确定空肠置管术的方法。

（3）向患儿及家属讲解空肠置管术的作用、操作流程、预后以及可能出现的并发症，取得患儿及家属的同意并签署知情同意书。

（4）若为内镜下置入空肠管，还需要完善相应血液、心电图及影像学检查。

（5）根据患儿年龄及进食种类决定禁食时间。

2. 术中注意事项

（1）体位：若为徒手盲插置管法，患儿一般采用平卧位，导管进入胃内后改为右侧卧位；内窥镜辅助置管则为左侧卧位。

（2）麻醉：徒手盲插置管法无须麻醉，内窥镜辅助置管则需全身麻醉。

（3）操作流程：

1）徒手盲插空肠置管术：①测量长度：置入胃内所需鼻肠管的长度（第一刻度），即患儿鼻尖 - 耳垂 - 剑突与脐中点的距离，并记录；接着，在一侧肋缘（平腋中线）的距离确定第二刻度，第二标记加 5~10 cm 为第三刻度。②患儿取平卧位，将带有导丝的空肠管润滑后经鼻孔插入胃内，插入咽喉部时嘱患儿做吞咽动作（若患儿昏迷，则抬起其头部使下颌贴近胸骨柄），轻轻推进至第一刻度，确认空肠管位置是否在胃内（回抽有胃液、听诊气过水声、测 pH 值）。③变换体位为右侧卧位，胃内注气 10 mL/kg，总量 <500 mL，握住导管并保持轻柔的推进力，将导管置入至第二个刻度，快速注入 10 mL 空气，右肋区有明显气过水声。④根据病情需要缓慢推送至第三刻度，用注射器分次注入 3~5 mL 空气，听诊气过水声，由微弱的气过水声到高调的爆破声；测 pH 值 >7；回抽有明显负压感；腹部 X 线（金标准）。⑤最后拔出导丝，妥善固定。

2）内窥镜辅助置管：①内窥镜进入十二指肠降段排除溃疡、出血、梗阻等病变。②经鼻将空肠管置入胃内，内窥镜引导下将空肠管端头拖拽入十二指肠屈氏韧带远端的空肠内，拔出导丝。③退镜时避免将空肠管一并退出。④当内镜退至胃内时，再将空肠管置入 5~10 cm，内镜直视下确定空肠管无反折。⑤置入完成后妥善固定。

3. 术后注意事项

（1）位置确定：徒手盲插空肠置管术后 8~12 小时行腹部 X 线检查，确定空肠管端头位置；内窥镜辅助置管术后第二天也需完善腹部 X 线检查确定位置。

（2）护理：一般术后 24 小时内可以开始喂养，采取持续管饲喂养方法。初期将营养液 24 小时匀速泵入，不同年龄阶段采取不同的输注速度，具体见表 6-3-1，患儿适应后可根据情况调整输注方式，每次输注前后均需冲管，以免发生堵塞。

表 6-3-1　输注速率

年龄	初始速率	速率的增加	可耐受的速率
早产儿	0.5~2 mL/（kg·h）	0.2~1 mL/kg 每 8 h	4~8 mL/（kg·h）
婴儿	1~2 mL/（kg·h）	1~2 mL/kg 每 2~8 h	5~6 mL/（kg·h）
1~6 岁	1 mL/（kg·h）	1 mL/kg 每 2~8 h	1~5 mL/（kg·h）
≥7 岁	25 mL/（kg·h）	25 mL/kg 每 2~8 h	100~150 mL/（kg·h）

来源：江米足，龚四堂. 儿童消化病学 [M]. 北京：人民卫生出版社，2023.

（3）并发症及处理，见表 6-3-2。

表 6-3-2　空肠置管术后并发症及处理

并发症	症状	预防及处理
机械性并发症	管道堵塞	每次管饲后冲洗管腔，加强护理，避免意外拔管；发现管道移位时及时就诊，可根据情况考虑是否重置管道
	管道移位	
胃肠道并发症	呕吐	通过调整营养液成分、食物温度、输注速度可有效减少相关并发症
	腹痛	
	腹泻	

续表

并发症	症状	预防及处理
感染性并发症	吸入性肺炎	选择合适的喂养速率，加强监管
	管腔感染	
代谢性并发症	再喂养综合征	根据患儿情况选择合适的速率与营养液成分
	高血糖	

来源：江米足，龚四堂．儿童消化病学 [M]．北京：人民卫生出版社，2023.

二、胃造瘘喂养

（一）概念

经皮内镜胃造瘘术（percutaneous endoscopic gastrostomy，PEG），是在内镜引导下经皮穿刺放置胃造瘘管的微创手术，创伤小，术后护理简便，预计肠内营养时间超过 2~3 个月时，可考虑行经皮内镜胃造瘘术。

（二）适应证

（1）各种原因所致的需长时间肠内营养的患儿。

（2）预防因各种原因（如化疗、放疗和移植手术等）造成的营养不良患儿。

（3）维持水电解质平衡。

（4）改善服药依从性。

（5）保证安全的喂养途径及防止误吸。

（6）改善儿童和照护者的生活质量。

（三）禁忌证

1. 绝对禁忌证

（1）不可纠正的严重凝血功能障碍。

（2）血小板计数 $<50 \times 10^9$/L。

（3）胃周围解剖结构异常。

（4）明确的合并增大的器官如肝脏或扩张的结肠。

（5）腹膜炎。

2. 相对禁忌证

（1）大量腹腔积液。

（2）严重低蛋白血症。

（3）腹部严重粘连或解剖结构异常。

（4）凝血功能异常或行抗凝治疗的患儿，皮下注射肝素需停药 6 个月以上。

（5）胃溃疡伴出血。

（6）1 周内行脑室腹腔引流术。

（7）腹膜透析。

（8）门静脉高压。

（四）注意事项

1. 术前注意事项

（1）术前评估患儿是否具有适应证或禁忌证，评估患儿能否耐受手术及麻醉。

（2）向患儿及家属讲解胃造瘘的作用、操作流程、预后以及可能出现的并发症，取得患儿及家属的同意并签署知情同意书及麻醉风险同意书。

（3）术前完善实验室及影像学检查，排除上消化道急性梗阻，明确穿刺部位及腹腔有无炎症、肠粘连或肿大的内脏器官。

（4）术前根据患儿年龄及进食食物种类决定禁食时间。

（5）根据患儿年龄、体重选择合适的胃造瘘管。

2. 术中注意事项

（1）体位：仰卧位。

（2）麻醉方式：全身麻醉。

（3）操作流程：①麻醉前仔细核对患儿信息、手术信息等。②摆好患儿体位，检查有无松动的牙齿。③确定穿刺点。④用手术刀切开穿刺点皮肤，内镜直视下将穿刺针经切口穿刺入胃，退出针芯，导丝经穿刺针套管送入胃腔，将导丝与造瘘管末端导丝连接，将 PEG 管经食管、胃、腹壁穿刺点提拉出体外，内镜直视下确定造瘘管内固定盘片紧贴胃前壁。用外固定装置固定造瘘管，皮肤切口消毒并覆盖无菌纱布。

（4）穿刺前，需向胃内充分注气，使胃腔充盈、胃前壁紧贴腹壁。

（5）外固定装置与腹壁固定时不宜过紧，以免在腹壁皮肤形成压疮或引起胃黏膜缺血坏死。

3. 术后注意事项

（1）护理。

1）管饲：一般术后 24 小时开始管饲，先采取少量、间歇性喂养，每次应注入适量的肠内营养物。管饲的过程中注意观察有无呕吐或渗液的情况发生，如无不适，可逐步增加至正常量。每次管饲前后冲管，避免导管堵塞。管饲时避免酸性液体，尤其是茶叶和果汁，管饲时与管饲后采取半卧位，以免发生胃食管反流。

2）造瘘口的护理：术后 24 小时应对造瘘口进行消毒换药，并观察切口有无红肿、化脓等感染征象，在瘘道形成前需在空腹状态下换药，每天换药 1~2 次，每次换药时旋转造瘘管，直至瘘道形成为止。

3）胃造瘘管出现磨损、破裂或梗阻时应及时更换，并且造瘘管有一定的使用寿命，不能支持长期喂养，若更换需在内镜下取出后重新置管。

（2）随访。

术后定期随访，若发生切口感染、误吸、造瘘管漏液、移位、断管等及时复诊。

4. 并发症及处理

并发症分为严重并发症与轻微并发症，见表 6-3-3。

表 6-3-3　胃造瘘术后并发症分类

分类	具体表现
严重并发症	胃穿孔、胃结肠瘘、腹膜炎、吸入性肺炎、皮下脓肿、出血、胃出口梗阻、蜂窝组织炎、坏死性筋膜炎、大量气腹、包埋综合征等
轻微并发症	导管阻塞、导管移位、导管老化、外漏、一过性胃瘫、胃壁溃疡、肉芽组织增生、局部感染等

来源：江米足，龚四堂. 儿童消化病学 [M]. 北京：人民卫生出版社，2023.

（1）内脏器官损伤、穿孔：术前定位；术中发现问题立即停止操作转外科手术，术后密切观察生命体征、腹部体征等。

（2）出血：术前评估凝血功能，术后密切观察有无出血征象，出血时先采取局部按压止血，效果不明显时考虑内镜或外科治疗。

（3）切口感染：置管时严格无菌操作，术后密切观察有无漏液，及时予以消毒换药，若发生感染，则选用敏感抗生素抗感染治疗。

三、肠内外营养

（一）肠内营养

1. 概念

肠内营养（EN）是指通过口服或管饲途径经胃肠道提供代谢所需要的营养物质与其他营养素的营养治疗方式。目前，在临床已广泛应用于胃肠道功能正常或仅部分正常，且不能正常进食的患儿，以进行基本营养补充或营养治疗。

2. 适应证

（1）因口腔和咽喉炎症或食管肿瘤手术后不能经口摄食者。

（2）营养素需要量增加而摄食不足，如大面积烧伤、创伤、甲亢、脓毒症等，此外，如有厌食、抑郁症、恶心或呕吐时。

（3）不能吞咽者，如中枢神经系统紊乱、吞咽困难和失去咀嚼能力等禁忌经口摄食。

（4）短肠综合征患儿。短肠的患儿术后多以肠外营养作为主要营养支持，有时需要长期肠外营养。在适当阶段采用或兼用肠内营养，更有利于肠道康复。

（5）胃肠道瘘患儿。肠内营养适用于低位小肠瘘、结肠瘘以及远端喂养的胃十二指肠瘘患儿。高位胃和十二指肠瘘应由空肠造瘘给予要素肠内营养，要素肠内营养较非要素肠内营养更能降低瘘液的排出量。

（6）炎症性肠病。肠内营养可作轻中度克罗恩病诱导缓解的治疗。

（7）胰腺炎。胃或空肠持续喂养可减轻胰液分泌，并可给予营养支持。

（8）肠道憩室炎、胆盐腹泻、吸收不良综合征和顽固性腹泻。

（9）肠道准备。要素肠内营养常无渣，适用于结肠手术或结肠镜检查的准备，因其可使肠道干净及降低感染发生。

（10）围手术期。需要择期手术的营养不良患儿，于术前1~2周给予肠内营养，改善营养状况。

（11）肿瘤恶病质等。

3. 禁忌证

（1）完全性机械性肠梗阻、胃肠道出血、严重腹腔感染。

（2）严重应激状态早期、休克状态。

（3）高流量空肠瘘。

（4）持续严重呕吐、顽固性腹泻，严重小肠、结肠炎。

（5）胃肠功能障碍或某些要求肠道休息的病情。

（6）急性重症胰腺炎的急性期。

（7）无法建立肠内营养喂养通路。

（8）不宜应用要素性制剂的 3 个月内的婴儿、糖尿病或糖代谢异常者、氨基酸代谢异常者。

4. 肠内营养的途径和方法

肠内营养的途径主要取决于胃肠道解剖的连续性、功能的完整性、肠内营养实施的预计时间、有无误吸可能等因素。根据途径不同，可以将肠内营养分为口服营养补充和管饲营养。

（1）口服营养补充。

口服营养补充是肠内营养的首选，适合于能口服摄食但摄入量不足者，是最安全、经济、符合生理的肠内营养方式。

（2）管饲。

管饲包括鼻胃管、鼻腔肠管、胃造瘘管、胃造瘘空肠管和空肠造瘘管，如口服营养补充持续不足，应考虑进行管饲营养。管饲的优点在于可以保证营养液的均匀输注，充分发挥胃肠道的消化吸收功能。常见的管饲途径有鼻饲管和经消化道造口管饲。

5. 注意事项

（1）管饲喂养的原则。

1）必须满足所有的营养需求（包括所有的微量元素）。

2）规范操作，尽可能减少接口，必须尽量减少被污染的机会。

3）如要经喂养管注入药物，必须征得药剂师的许可（避免喂养管堵塞、药物与营养素的相互作用）。

（2）管饲喂养的方式。

1）分次管饲：将一定量的营养液在一定时间内用注射器缓慢推注或滴注，时间在 30~60 min 之间，此种方法多用于能够耐受的患儿。

2）间歇管饲：24 小时循环滴注，但有间歇休息期，输注时间在 60~120 min 之间，如输注 2 小时，休息 1 小时，如此循环重复，这种方法可让患儿有较大的活动度。

3）夜间连续管饲：患儿晚上输注，白天不输，此法用于补充口服摄入不足，但应注意避免给予过多的液体量。

4）连续管饲：不间断输注肠内营养。

（3）管饲喂养的管理。

最好能用肠内营养喂养泵，没有条件也可以采用重力滴注法，肠内营养应让胃肠道逐步适应、耐受，在肠内营养开始 1~3 天内，采用低量、低速度的喂养方式，而后根据患儿的耐受情况逐步增量，3~5 天内达到维持量。肠内营养的实施需要考虑的几个因素：

1）速度：建议从 1~2 mL/（kg·h），体重大于 10 kg 者，可从 20 mL/h 开始，根据耐受情况逐步增量。

2）温度：在输注肠内营养液时的温度应保持在 37~40 ℃左右，过凉的肠内营养液可引起腹泻。

3）浓度：根据患儿的耐受情况选择合适浓度的配方。

4）患儿体位：对于有高误吸风险的患儿，应保持坐位、半卧位，以减少反流性误吸的风险。

5）导管管理：在持续输注过程中，每 4 小时用 10~20 mL 温水脉冲式冲洗导管，在输注营养液的前后、不同药物输注前后也应冲洗以保持导管通畅。

（4）使用肠内营养液期间，需要关注患儿的一般情况、生命体征和营养评估，并注意避免营养液被污染。此外，还需要维持患儿的水电解质和酸碱平衡，并定期更换导管。

（5）肠内营养并发症与防治。

肠内营养作为一种营养疗法，其目的是作为患儿自主摄食能力障碍的一种补充，是一种相对安全的过程，其并发症有限而且是可以避免和控制的。并发症通常由于不恰当的配方选择和 / 或使用的途径及速度不当引起，也可由疾病或治疗间接引起。并发症可分为机械性、胃肠道反应性、导管相关性和代谢性，具体见表 6-3-4。

表 6-3-4　肠内营养相关并发症及防治

类型	相关并发症	临床特点	防治
机械性	吸入性并发症	呼吸困难、呼吸急促、喘息、心动过速和发绀	定期监测胃残留量，高危患儿应优先考虑鼻空肠喂养。喂养时保证床头抬高 45° 半卧位
	喂养管相关并发症	喂养管移位：可导致出血、气管和肺实质损伤、胃肠道穿孔 喂养管接触的黏膜表面坏死、溃疡和脓肿	小口径和质地柔软的喂养管及精心护理能减少并发症发生。需长期喂养时，应选择胃造口来代替鼻饲管

续表

类型	相关并发症	临床特点	防治
机械性	导管堵塞	肠内营养过程中最常见的并发症之一，与导管内径、护理、导管类型（空肠造瘘管与胃造瘘管）及导管放置的持续时间有关	导管堵塞可用冲洗法，如用温水轻度压力冲洗和吸引交替、胰酶和碳酸氢钠盐有助于"消化"沉淀物
胃肠道反应性	腹泻	腹泻是肠内营养的常见并发症	可通过输注途径、耐受评估、配方选择和规范操作来预防，如发生了腹泻应采取以下措施：①检查使用的配方；②排除感染性腹泻；③查找可引起腹泻的药物；④减慢输注速度；⑤更换配方；⑥如果采用了以上方法仍然无改善，应考虑肠外营养支持
	恶心、呕吐	近20%肠内营养患儿发生恶心和呕吐，多种原因引起的胃排空延迟是导致呕吐最常见的原因	如果怀疑胃排空延迟，需考虑减少镇静剂的使用，更换低脂配方，减慢输注速度和给予促胃肠动力药
	便秘	长期卧床不活动、肠道动力降低、水摄入减少、粪便阻塞或缺乏膳食纤维	充分水供给和用含不溶性纤维的配方改善便秘，持续便秘需要使用软化剂或肠道蠕动刺激剂
	腹胀	由于营养素吸收不良、过快输注冷的营养液、间歇输注营养液过量或输注过多的表现	根据原因加以处理可改善腹胀
导管相关性	鼻胃管	鼻、咽及食管损伤，反流，吸入性肺炎	—
	鼻肠管	鼻、咽及食管损伤、倾倒综合征、腹胀、腹痛、腹泻或肠痉挛、导管移位	—
	胃造瘘管	反流，吸入性肺炎，造口出血，造口旁皮肤感染，导管堵塞、脱出，胃内容物漏出	—
代谢性	水电解质紊乱	—	更换配方

来源：江米足，龚四堂.儿童消化病学[M].北京：人民卫生出版社，2023.

（二）肠外营养

1. 概念

肠外营养又称静脉营养，是一种通过静脉途径提供能量和多种营养素的营养治疗方法。全部营养从肠外供给称全胃肠外营养（total parenteral nutrition，TPN），肠外营养的途径有周围静脉营养和中心静脉营养。

2. 适应证

如因营养状况、疾病以及手术或药物等治疗，经肠内未能获得所需足够营养 5 天以上的患儿，则应考虑肠外营养支持。

（1）肠道损伤：手术或创伤。

（2）肠道炎症：坏死性结肠炎、炎症性肠病。

（3）消化道梗阻：食管闭锁、肠闭锁、肠扭转、肛门闭锁等。

（4）肠道吸收障碍：短肠综合征、慢性腹泻、化疗、骨髓移植等。

（5）肠道发育不良：早产儿。

（6）胃肠动力障碍：难治性呕吐、假性肠梗阻。

（7）肠外疾病导致的营养不良、心脏或肾衰竭、严重烧伤、肿瘤等。

3. 禁忌证

（1）水电解质或酸碱平衡紊乱：在机体存在内环境紊乱的情况下，营养支持治疗非但不能使机体有效利用营养物质，反而可能因增加代谢负荷而加剧代谢和内环境紊乱，导致营养治疗相关的并发症，如水钠潴留、电解质紊乱或再喂养综合征等。

（2）血流动力学不稳定：休克或血流动力学不稳定时微循环障碍；营养素代谢和利用均受影响，加之应激状态下分解代谢超过合成代谢，故应先抗休克，待血流动力学稳定后再考虑肠外营养支持治疗。

4. 操作规范

（1）配置环境要求：①肠外营养液应集中调配与供应。②各功能室洁净度应满足配液需求并定期评估。③肠外营养液的配制操作应在 B 级（ISO 5 级）环境中完成，须保持静脉用药，调配室温度为 18~26 ℃，相对湿度为 35%~75%。④推荐采用尘埃粒子计数器测定悬浮粒子，各功能室微生物限度应满足配液需求，推荐采用测定沉降菌监测微生物限度，在测定沉降菌基础上，有条件的可定期测定浮游菌。

（2）血管通路选择：①建议葡萄糖浓度≤10%、蛋白质浓度 <5% 或全营养混合液渗透压物质的量浓度不超过 900 mOsm/L，预期使用肠外营养≤14 天，应选择上肢外周静脉（留置针、中长导管）输注。②中心血管通路装置可用于所有类型输液治疗的给药。③需进行肠外营养支持的化疗患儿宜使用静脉输液港输注肠外营养。

（3）输注装置的选择：①推荐不含脂肪乳的肠外营养使用 0.2 μm 终端过滤器。②含脂肪乳的 TNA 使用 1.2~5.0 μm 终端过滤器。③当脂肪乳与葡萄糖 / 氨基酸分开输注时，

对葡萄糖 / 氨基酸溶液使用 0.2 μm 的过滤器，并在过滤器下输注脂肪乳剂（如"背驮式"）。④单独输注脂肪乳剂可能不需要过滤，可遵照使用说明书，如需要，建议使用 1.2 μm 过滤器。⑤不推荐在输注 TNA 的过程中使用避光输液装置。

（4）输注方式：①重症患儿推荐连续输注。②推荐外周静脉曲张患儿使用间歇输注。③需肠外营养超过 2 周的患儿，考虑周期性输注，而非连续性输注。

（5）输注速度：①根据患儿营养需求和治疗情况确定输注速度，持续输注速度应保持在 40~150 mL/h，间歇输注速度可高达 200~300 mL/h，含有葡萄糖的肠外营养输注速度为 5~7 mg/（kg·min）。②对于接受肠外营养的糖尿病患儿，葡萄糖输注速度应 <4 mg/（kg·min）。③脂肪乳的输注速度应由输液泵控制，并参考脂肪乳输注说明书，输注速度具体如下：新生儿和婴儿每小时不超过 0.17 g/kg（体重）；中长链脂肪乳：婴儿和学龄前儿童：最初 15 min 内不应超过 0.05~0.1 g/（kg·h），最大输注速度 0.15 g/（kg·h）；多种油脂肪乳：新生儿和婴儿最大输注速率不超过 0.125 g/（kg·h），儿童最大不超过 0.15 g/（kg·h）；ω-3 鱼油脂肪乳：鱼油最大滴注速度不超过 0.05 g/（kg·h）[或 0.5 mL/（kg·h）]。

（6）输注装置更换：①外周静脉留置针附加的肝素帽或无针接头宜随静脉留置针一同更换。②更换无针输液接头的频率不应过于频繁，一般 5~7 天更换 1 次，PICC、CVC、PORT 附加肝素帽或无针接头应至少每 7 天更换 1 次。③三通接头应与输液装置一起更换。④当附加装置的完整性受损或怀疑污染时，应及时更换。⑤肠外营养输液装置至少每 24 小时更换 1 次，或每次使用新肠外营养容器时更换。⑥单独输注静脉脂肪乳剂时，每隔 12 小时或根据产品说明更换输液装置和输液袋。⑦过滤器应每 24 小时更换 1 次；每 12 小时更换 1 次脂肪乳剂过滤器（背驮式）。⑧至少每 24 小时更换肠外营养溶液给药装置；也有建议给药装置和肠外营养容器一起更换。

（7）营养液配置：①已配置的营养液须有明确标签，内容包括病区、床号、姓名、住院号、总容量、成分、建议输注时间和有效期等。②在装配和更换药品时，推荐使用条码技术验证药品，且需双人核对。

（8）肠外营养液储存：①营养液宜现配现用，避免阳光直射。如需存放，应置于 4 ℃冰箱内避光冷藏，并应复温后再输注。②不含维生素与微量元素的全营养混合液在室温下可保存 30 小时，2~8 ℃下可保存 7 天。

（9）营养液输注有效期：①全营养混合液输注时间不超过 24 小时。②单独输注脂肪乳剂的时间不应超过 12 小时或遵照药物说明书用药。

5. 注意事项

（1）肠外营养监测：在应用肠外营养过程中，需要对患儿进行观察和监测；根据临床表现和监测结果评价肠外营养治疗的效果和不良反应，并据此及时调整营养治疗方案，以提高疗效和安全性，减少和避免与肠外营养相关的并发症。

（2）肠外营养的并发症：肠外营养的并发症主要由中心静脉置管技术及维护、营养制剂的选择不当或应用不合理所造成，可分为与导管相关的并发症和代谢并发症，具体见表 6-3-5。

表 6-3-5　肠外营养相关并发症

性质	相应并发症
机械性	导管移位和断裂
	胸膜或心包积液、心包填塞、纵隔血肿
	气 / 血胸
	臂丛损伤、膈肌麻痹
	空气栓塞
	血栓性疾病和血栓性静脉炎
	皮肤坏死和皮下血肿
感染性	脓毒血症：细菌性、真菌性
代谢性	肝功能损害（胆汁淤积、脂肪变性、肝硬化）
	代谢性骨病（骨质缺乏导致佝偻病或骨折）
	电解质紊乱、低磷血症、低血糖或高血糖、必需脂肪酸缺乏、微量元素缺乏、高脂血症
	再喂养综合征

来源：江米足，龚四堂. 儿童消化病学 [M]. 北京：人民卫生出版社，2023.

第四节　急性胃肠功能衰竭患儿的护理及新进展

一、概述

传统急危重症中有呼吸衰竭、心力衰竭、肾衰竭、肝衰竭等，随着医学的进步和急危重症学科的不断发展，胃肠功能在急危重症中的作用得到越来越多的重视，胃肠功能衰竭由于发病机制复杂，常诱发和加剧多器官功能障碍进而危及患儿生命，常常预后较差,为此类患儿提供精准的治疗和护理对改善疾病状态以及提高生命质量显得尤为重要。

二、护理问题

（一）潜在并发症

急性胃肠功能衰竭的患儿可能会出现水电解质失衡和酸碱平衡紊乱等并发症。这是因为他们的胃肠功能受损，影响了正常的消化和吸收过程。

（二）体液不足的危险

体液不足是这类患儿的一个常见问题，通常是由于频繁地呕吐和腹泻导致体液过度丢失，或者由于食欲下降和喂养困难导致液体摄入不足。这可能导致脱水和血容量减少，影响患儿的血液循环和肾脏功能。

（三）营养失调

由于胃肠功能衰竭，患儿可能无法通过正常饮食摄取足够的营养，导致营养失调。这种情况会削弱患儿的免疫力，延缓其恢复进程。

（四）排便形态紊乱

排便形态紊乱是肠道功能紊乱的直接表现，患儿可能会出现腹泻、便秘或大便性状改变等症状。这些症状可能会给患儿带来不适，影响其生活质量。

（五）焦虑

家属担心疾病预后而引发的焦虑情绪。这种焦虑情绪可能影响他们对患儿的照顾能力，甚至可能影响家庭的日常生活。

（六）知识缺乏

患儿及其家属可能对急性胃肠功能衰竭的病因、病程和治疗方案缺乏足够的了解。这种知识缺乏可能导致他们难以有效地参与患儿的护理。

三、护理措施

（一）疾病观察

观察患儿的生命体征,是否有脱水及电解质紊乱的情况,观察病人呕吐、腹泻的次数、量,准确记录24小时出入量,必要时记录每小时尿量、尿比重,定期复查患儿电解质水平,及时调整用药方案,并观察用药效果。

(二)营养支持

1. 肠内营养

(1)体位:管饲时无特殊体位禁忌时,采取半卧位,床头抬高30°~45°,喂养结束后宜保持半卧位30~60 min,以免引起反流或误吸。

(2)温度:肠内营养液加热至37~40 ℃,持续输注肠内营养液时,可使用专用加温器。

(3)量:一次性输注者,可使用注射器缓慢推注,一次推注量由患儿年龄、体重以及病情决定。

(4)速度:持续泵入者,根据年龄、体重及病情选择相应速率,具体见上文表6-3-1。

(5)分次喂养者每次喂养前应检查胃残留量,持续喂养者应每隔4~6小时检查胃残留量。

(6)每4~6小时评估患儿肠内营养耐受情况。

(7)妥善固定喂养管防止脱落、打折、堵塞,观察喂养管固定处皮肤和黏膜受压情况,每次管饲前后冲管,若为持续泵入时,应每4小时用10~20 mL温开水脉冲式冲管一次。对免疫功能受损或危重患儿,采用灭菌注射用水冲管。

(8)胃造瘘者应定期对造瘘周围皮肤进行消毒和更换敷料,保持周围皮肤清洁干燥。

(9)评估患儿病情,根据需求及喂养管的种类按要求定期更换。

(10)管饲过程中密切观察患儿有无恶心、呕吐、腹胀、肠鸣音减弱等不适症状,观察有无胃潴留发生,遵医嘱调整喂养方案或使用药物促进胃动力;观察患儿有无腹泻,以及大便的颜色、气味、量等,若是肠内营养液引起的腹泻,及时调整营养液的输注速度或更改营养液的配方;观察有无恶心、呕吐、呛咳等发生,及时查找原因并予以对症处理。

2. 肠外营养

(1)配置和输注肠外营养液:准确配置营养液,注意无菌操作,配制好的营养液在4 ℃冰箱内备用,存放超过24小时,则不宜使用。避免阳光直射和高温,使用专用的输注装置进行输注，每 12~24 小时更换一次，严格控制输注速度。

（2）选择合适的静脉，短时间内应用肠外营养制剂可选取外周静脉，应选取粗直血管，长时间肠外营养者建议采取中心静脉置管，置管时严格无菌操作原则，选择合适的导管及血管，确保导管妥善固定；置管后定期检查导管位置、是否通畅、有无并发症发生，保持导管周围皮肤清洁干燥，预防感染。

（3）输液过程中加强巡视，注意输液是否通畅，开始时缓慢输注，逐渐增加滴速，输液过程中防止液体中断或导管拔出，防止发生空气栓塞。定期监测患儿生命体征，观察有无导管感染、代谢紊乱等并发症发生。定期监测血糖、血生化指标，观察有无肝肾功能损害。记录患儿每日的出入量，评估患儿液体平衡状态。

3. 饮食护理

患儿疾病及营养状态逐渐改善后，可逐渐减少肠外营养，直至全部应用肠内营养，待肠内营养适应良好后，再根据患儿肠道情况增加专门的口服营养，并注意补充维生素、微量元素以及电解质，从肠内营养循序渐进过渡到日常饮食。

（三）用药护理

肠功能衰竭的治疗药物根据作用机制可分为：抑酸、止泻、促进肠蠕动、抗生素、生长因子药物和促进肠吸收药物。在短肠综合征患儿中，消化液损失是一个具有挑战性的问题，抑制消化液分泌或促进液体吸收的药物均可以显著改善患儿的治疗效果。小肠细菌过度生长是短肠综合征患儿常见的并发症，需循环交替使用广谱抗生素治疗小肠细菌过度生长。目前胃肠激素治疗诱导肠道适应是肠功能衰竭药物治疗的热点。肠衰竭治疗的过程长，常需多种药物联合使用，护理过程中应注意观察药物不良反应，及时评估用药效果。

（四）皮肤护理

肠衰竭患儿因长期禁食、卧床、潮湿刺激、营养吸收障碍、消瘦、水肿、腹泻频繁等因素，导致皮肤不能保持干燥，肛周、外阴皮肤、肩胛骨、骶尾部、足跟等骨突部位易出现皮肤破损，所以应加强对患儿皮肤的护理，保持皮肤清洁干燥，避免长期受压，嘱咐患儿穿着宽松舒适的衣物，以保护水肿的手、足皮肤，对于患儿发红、破溃的皮肤及时采取措施以改善皮肤状态，保持皮肤完整性。

（五）心理护理

由于急性肠衰竭病情危重，慢性肠衰竭病程长，家属及患儿对疾病的恐惧与担心、焦虑情绪尤为突出，应向患儿及其家属讲解疾病相关知识，解释治疗的重要性，讲解成功病例，使其正确面对疾病，树立战胜疾病的信心，提高患儿及家属依从性。此外，家庭成员之间的心理相互影响，长期父母一方进行单人照护使得主要照护者身心俱疲，父母另一方的参与度会影响其营养照护体验和应对方式，也有部分父母常因经济负担、紧张的夫妻关系而产生消极情绪，照护质量也因此受到影响。因此，医护人员需重点关注患儿父母的营养照护体验，鼓励其表露内心感受，并采用音乐疗法、正念疗法、"喘息"疗法等方式及时提供其心理支持，以缓解其负性情绪。建议医护人员建立以家庭为中心的整体照护模式，定期组织家庭会议，引导家庭成员共同参与患儿的治疗与康复，同时实施同伴支持，定期组织父母联谊会，鼓励具有相似经历的父母分享其照顾经验和情感体验，促进父母间的正向交流，以提升家庭抗逆力，减轻父母的心理负担。

（六）制订医院－家庭－社区过渡期护理方案

在出院随访时，医护人员应给予居家营养照护指导，为患儿和家属提供及时、连续的家庭营养支持服务，这包括定期评估患儿父母的居家照护需求，实时调整随访方式和随访内容，提供家庭肠外营养支持服务，协助患儿更安全地向家庭、社区护理过渡。

在实施家庭肠外营养支持前，医护人员可组建专业的营养支持团队，包括营养治疗师、医生、护士、药剂师等人员，以便制订个体化家庭肠外营养支持方案并进行全程指导；待患儿出院后，营养支持团队应与基层医疗机构沟通，告知肠外营养配方和输注方案，必要时提供肠外营养制剂。

患儿居家期间，营养支持团队应指导父母做好环境管理，确保居住环境清洁、卫生，以降低肠外营养污染风险并预防感染。同时，基层医疗机构需实时监测患儿的血常规、电解质、肝肾功能、血糖等实验室指标，并及时与营养支持团队沟通，适时调整肠外营养方案，保障治疗安全。此外，营养支持团队可通过智能随访平台，开展双向反馈式随访，根据患儿居家营养照护问题制订并调整随访计划，给予营养照护指导，对家庭肠外营养支持进行远程监督和系统化管理，以提供及时、连续的营养支持服务。

四、护理新进展

（一）粪菌移植

问题1：什么是粪菌移植？

新进展： 粪菌移植即粪微生态移植（fecal microbiota transplantation，FMT），是一种针对和调节人类肠道微生物群的新兴治疗方法，是将经过医学规程严格筛查的健康个体（供体）的新鲜或冻存粪便经稀释、过滤制备的粪菌液以及粪便中的天然抗菌物质通过多种方式移植到患儿消化道内，改善肠道菌群的组成和代谢能力，恢复肠道菌群的多样性，修复肠黏膜屏障，调控炎症反应，维持肠道内环境稳定，改善多个系统的疾病预后。

问题2：粪菌移植的应用范围？

新进展： 粪菌移植的应用范围包括：

（1）艰难梭菌感染（clostridioides difficile infection，CDI），包括难治性、复发性以及重度CDI。

（2）炎症性肠病（inflammatory bowel disease，IBD）。

（3）肠易激综合征（irritable bowel syndrome，IBS）。

（4）难治性便秘。

（5）非胃肠道疾病如慢性疲劳综合征、代谢综合征（肥胖、2型糖尿病等）。

（6）自身免疫性疾病（特发性血小板减少性紫癜）。

（7）神经系统疾病（孤独症谱系障碍、多发性硬化、帕金森病）等。

问题3：目前粪菌移植的分类和操作方式有哪些？

新进展： 粪菌移植的分类主要根据供体的来源和移植方式的不同进行划分。从供体来源上看，可分为自体FMT、同源FMT和异源FMT三种类型。而根据移植方式的不同，粪菌移植可分为肠镜下FMT和口服FMT两种类型。这些不同的分类和操作方式，为FMT在临床应用中的多样化选择提供了可能。各种粪菌移植方法各具优缺点，需要根据患儿的具体情况和医生建议进行选择。

问题4：粪菌移植供体筛查的标准及流程是什么？

新进展： 供体选择分为患儿定向供体和通用供体。定向供体一般指由患儿指定，通常是兄弟姐妹等家庭成员。通用供体是指粪便样本库内的通用健康供体。

各地区筛选健康供体的流程基本一致，一开始必须进行问卷调查，内容包括自身疾病史、用药史、疫苗接种史、家族史和6个月内的高危行为，还需评估供者的心理、膳食和运动。最终通过筛选的供者在捐赠前 3 周内必须接受血液、粪便和尿液的检测来排除传染性疾病和潜在的微生态失调相关疾病。在捐赠当天还需再接受一次问卷调查并完成粪便性状评估、心理评估和生理评估来排除任何临时的风险因素。

如果受者存在发热、肠梗阻、肠穿孔、肠出血、多器官功能衰竭及严重免疫缺陷等症状，则不宜进行 FMT。因此，受者需要进行完善的血常规、肝肾功能、免疫全套、食物过敏等检测，以及肠道菌群的检测。

问题 5：目前我们粪菌液的制备方式是什么？

新进展：目前普遍采用传统人工方式制备粪菌移植菌液，将新鲜粪便与生理盐水充分混匀并均质化过滤，然后迅速移植至受者消化道内。由于新鲜的粪便制备菌液在操作、储存和运输等方面面临一些挑战，冷冻粪菌移植成为实践中的一种趋势，有研究证明冷冻粪菌移植与新鲜粪菌移植成功率相当。最近胶囊粪菌移植被研制出来，菌液浓缩制成胶囊，储存在 -80 ℃的冰箱中，最多可以保存 6 个月，对于患儿来说吞服胶囊更容易被接受，但目前治疗效果还没有得到大规模的临床试验验证。

问题 6：粪菌液制备时环境是有氧还是无氧条件？

新进展：目前大部分粪菌液的制备是在有氧环境下操作的，有指南指出在有氧或无氧条件下制备的样本对复发性艰难梭菌感染治疗都是有效的，但有氧条件下处理样本时专性厌氧菌可能会减少甚至消除，有氧条件下处理粪便会显著降低丁酸盐和乙酸盐等短链脂肪酸的生成以及重要抗炎代谢物的生物合成能力，目前还没有临床研究直接比较有氧和无氧条件下制备粪便样本对研究结果的影响，但是鉴于炎症性肠病等疾病与专性厌氧菌丰度有关，还是希望尽可能地在厌氧条件下制备样本。

问题 7：目前粪菌液移植的途径和剂量是什么？

新进展：粪菌移植的给药途径分为上消化道给药或下消化道给药，上消化道给药通常采取口服胶囊、胃镜、鼻胃管、鼻空肠管、经皮胃造口管等方式进行，下消化道给药通常采用肠镜或灌肠。指南普遍推荐，在条件允许的情况下，首选肠镜输送至右侧结肠的给药方式，这种给药方式安全且有效。关于粪菌移植量，目前暂建议儿童粪菌移植量为每次 5 mL/kg（每 1 g 粪便加 5 mL 生理盐水），移植方式及次数应视疾病种类、严重程度及移植效果而定。

问题 8：目前粪菌移植安全性如何？

新进展：FMT 临床安全性包括术中、近期和远期 3 个阶段，术中风险包括麻醉风险、肠穿孔、消化道出血、腹膜炎等。近期风险包括一过性腹泻、腹胀、腹痛、低热等移植后不良反应，及传染性和非传染性病原体的传播、细菌移位和脓毒症等。远期风险包括肥胖症、2型糖尿病等。

粪菌移植后需要对患儿进行动态随访，对于复发性艰难梭菌感染患儿，至少进行8周的随访，其余疾病的随访周期主要依据医生的经验、患儿的状态以及客观的指标来决定，一般要求1周内进行1次随访，来确定治疗效果以及有无近期风险发生。在4~8周内进行第2次随访，来明确治疗效果及有无复发情况，随后进行长期随访，监测有无相关不良事件发生。

问题9：粪菌移植注意事项有哪些?

新进展：在进行粪菌移植前，务必与患儿及家属进行深入沟通，介绍粪菌移植的基本原理、国内外治疗现状、移植的适应证、移植的步骤及不良反应等，告知移植过程中的注意事项，并确保患儿及家属签署知情同意书。

在粪菌移植过程中，加强与患儿及家属的交流，给予心理疏导，缓解患儿及家属心理压力。操作过程中，严格无菌技术，若为鼻胃管或鼻肠管给药方式，置入鼻胃管或鼻肠管时确认置入深度、妥善固定、保证通畅。取出粪菌液时，执行双人核对制度，重点核对粪菌液瓶的密闭性，检查粪菌液的生产日期、有效期、批号、剂量，检查粪菌液瓶内有无团块等，同时核对患儿的治疗信息、医嘱、住院号、床号、姓名、性别等。核对无误后，将粪菌液推入鼻肠管或鼻空肠管，推注过程中加强心理护理，关注患儿的生命体征。

粪菌移植后应密切观察移植后患儿的不良反应，不良反应分为轻、中、重度。轻度症状表现为眩晕、乏力、咽喉部不适、恶心、腹胀、腹部隐痛、发热（37.3~37.9 ℃）；中度症状表现为呕吐、发热（38~38.9 ℃）、痉挛性腹痛等；重度症状表现为发热（≥39.0 ℃）、中毒性巨结肠、全身炎性反应综合征。

术后，持续密切观察患儿有无发热、恶心、呕吐、腹痛、腹胀、腹泻等，观察记录粪便颜色、性状、量，关注患儿的实验室检查结果，白细胞计数、C反应蛋白、降钙素原等炎症指标以及患儿的白蛋白、电解质等变化情况。

问题10：粪菌移植效果与移植方式和移植频率有关吗?

新进展：有研究发现粪菌移植治疗儿童复发性艰难梭菌感染时，经上消化道移植治愈率较经下消化道移植治愈率低，这可能是因为经上消化道移植时胃酸可降解部分移植细菌，同时可降低移植菌群的代谢产物浓度，从而减弱了粪菌的定植效果，降低了粪菌移植的治愈率。

研究还发现，粪菌移植在治疗炎症性肠病时，采用上消化道移植治疗溃疡性结肠炎较采用下消化道移植方式临床缓解率低；而采用上消化道移植和采用下消化道移植治疗克罗恩病时均能得到有效治疗，这可能与疾病病变位置有关系。

此外，移植频次不同，治愈率也不同。接受单次移植的患者较多次移植的患者治愈率低，可能与移植菌定量少有关。

问题 11：粪菌移植前处理是否影响粪菌移植效果？

新进展：研究发现粪菌移植治疗儿童炎症性肠病时，在移植前处理（包括使用质子泵抑制剂抑制胃酸、使用抗生素清除肠道细菌、使用聚乙二醇清洁肠道等）可以提高粪菌移植治疗炎症性肠病的临床缓解率。

问题 12：粪菌移植培训管理要求是什么？

新进展：拟开展 FMT 治疗的医师培训要求包括：

（1）应当具有《医师执业证书》，具有初级及以上专业技术职务任职资格，经过 GCP 培训并取得证书。

（2）接受至少 3 个月的系统培训，并在指导医师的指导下，参与 20 例以上 FMT 患儿的全过程管理，包括适应证选择、供者筛选、制订方案、并发症处理、移植后管理和随访等，并考核优良，取得资格证书。

（3）从事临床工作满 10 年，具有副主任医师以上专业技术职务任职资格，近 3 年独立开展 FMT 治疗临床应用不少于 50 例，未发生与 FMT 相关医疗事故的，可免予培训。

培训基地要求包括由省级卫生健康行政部门指定并同时应当具备以下条件：

1）三级甲等医院，符合 FMT 治疗管理规范要求。

2）近 3 年累计完成 FMT 治疗不少于 200 例，每年完成 FMT 治疗不少于 100 例。

3）本医疗机构具有开展 FMT 的相关科室、实验室及检测条件。

4）有至少 4 名具有 FMT 能力的指导医师，其中至少 1 名为副主任医师，研究生学历。

5）有与开展 FMT 治疗培训工作相适应的人员、技术、设备和设施等条件。

6）近 3 年举办过全国性与 FMT 治疗相关的专业学术会议，或者承担过 FMT 治疗国家级继续医学教育项目。

培训工作基本要求包括：

1）培训教材和培训大纲满足培训要求，课程设置包括理论学习和临床实践。

2）保证接受培训的医师在规定时间内完成规定的培训。

3）培训结束后，对接受培训的医师进行考试或考核，并出具是否合格的结论。

4）为每位接受培训的医师建立培训及考试或考核档案。

问题 13：粪菌移植是否制定了不良事件上报制度？

新进展：粪菌移植在我国至今并未出现严重的不良事件，安全性较高。主要的不良事件包括自限性的腹痛、腹胀、腹泻、便秘、发热和肠源性感染，经暂停粪菌移植后可治愈。不良事件上报制度主要包括以下内容。

1. 管理原则

管理原则包括医疗安全（不良）事件的管理，遵循预防为主、紧急处理、合理控制、防微杜渐、持续改进的原则。

2. 医疗安全（不良）事件上报

上报要求包括凡科室医务人员均有权上报医疗安全（不良）事件，可通过网络、书面、电话上报，上报时限要求在不良事件发生后 24~48 小时之内。

3. 审核和处置

审核和处置要求包括科室负责人 24 小时内审核、处置科室发生的不良事件，并呈报至相关职能部门。主管职能部门自接报之日起，24 小时内审核、处置不良事件；对于接报的 Ⅱ 级以上（含 Ⅱ 级）不良事件，应呈报至主管院领导。

（二）小肠移植

问题 1：小肠移植的时机如何选择？

新进展：经过近 40 年的发展，小肠移植技术、免疫抑制方案、排斥反应的监测与治疗等主要技术已取得极大进步，使小肠移植逐渐发展成为技术成熟、效果确切的临床常规手术，一般认为在临床病情、生活质量、经济负担等综合考量下，肠功能衰竭患儿一旦出现肠外营养相关并发症，应尽早接受小肠移植。

问题 2：儿童与成人小肠移植有何差异？

新进展：小肠移植病因依次为短肠综合征、肠动力障碍、非首次移植、肿瘤、肠黏膜缺失。短肠综合征仍是小肠移植第一大适应证，儿童病因为腹裂、肠扭转、新生儿坏死性小肠结肠炎、肠闭锁，而成人则为小肠缺血坏死、克罗恩病等。国际小肠移植登记中心（International Intestinal Transplant Registry，IITR）数据显示，1985—2022 年的 37 年间，儿童患者及移植物 1、5 年平均存活率为 74%/59%、67%/50%，成人为 76%/50%、69%/44%。但从趋势上看，移植物存活率有明显进步。

（三）儿童肠衰竭管理

问题：对肠衰竭患儿如何开展多学科团队合作进行营养管理？

新进展：每名儿童都是独立的个体，需求具有差异性，而肠衰竭患儿营养管理又是复杂的过程，需要有经验丰富的胃肠外科医疗专家、消化科医疗专家、营养师以及静脉导管维护与肠外营养输注方面的专科护士组成多学科团队，根据原发疾病、肠外营养持续时间、精细化的营养策略等来制订多学科团队合作计划，确保有效的治疗和护理。

孔粼　杨芸

第七章

颅内高压综合征

第一节 颅内高压综合征概述

一、定义

颅内高压综合征（intracranial hypertension syndrome，ICH）是由多种原因造成颅内容物的总容积增加，或由先天性畸形造成颅腔容积狭小时，颅内压力增高并超出其代偿范围，继而出现的一种常见的神经系统综合征。颅内压（intracranial pressure，ICP）是指颅腔内容物对颅腔壁产生的压力，又称脑压，通常以侧卧位时颅脑脊液压力为代表。颅腔是由脑组织（80%）、血液（10%）及脑脊液（10%）组成的有固定容积的密闭腔。当任何一种内容物的容积增加时其他内容物也会相应减少以维持容量平衡，否则会引起压力改变。ICP 允许的安全增量阈值约为总体积的 5%，如果超过此范围 ICP 开始增高。通常情况下，成人的颅内压正常值为 5~15 mmHg，婴儿和儿童的颅内压正常值为 5~10 mmHg，当颅内压持续高于 11 mmHg 时，称为颅内压增高。《婴儿、儿童及青少年严重创伤性颅脑损伤急性期治疗指南（第二版）》指出，颅内高压治疗阈值设定为 20 mmHg（表 7-1-1）。

表 7-1-1　颅内高压的治疗阈值分度

颅内压分度	Kpa	mmHg
轻度增高	1.47~2.67	11~20
中度增高	2.80~5.33	21~40
重度增高	>5.33	>40

二、病因和发病机制

（一）病因

1. 脑水肿

脑组织水分增多，引起脑组织体积增大，常见于颅脑外伤、炎症、卒中、肿瘤、缺血缺氧性脑病、脑血管病变、脑代谢障碍等情况。

2. 颅内占位性病变

颅内占位性病变包括颅内肿瘤、脓肿、血肿等，这些占位性疾病占据颅脑空间，导致邻近组织受压及脑脊液循环受阻，从而引起颅内压增高。

3. 脑血管疾病

常见脑血管疾病种类繁多，其中常见类型有脑梗死、高血压脑病、蛛网膜下腔出血、颅内静脉和静脉窦血栓形成等。

4. 颅内炎症

颅内炎症包括各种类型的脑炎和脑膜炎。

5. 脑缺氧

脑缺氧可由多种因素引起，如呼吸道梗阻、窒息、心搏骤停、一氧化碳中毒等导致的缺氧性脑病。

6. 中毒及代谢失调

中毒及代谢失调性疾病，如肝性脑病、酸中毒、铅中毒、急性水中毒和低血糖等，也可导致颅内压增高。

7. 特发性颅内高压（idiopathic intracranial hypertension，IIH）

特发性颅内压增高指没有颅脑占位或脑积水的颅内压增高，其脑脊液成分正常。在儿童中，这种疾病有时会在停用皮质类固醇或使用生长激素后发生，服用四环素或服用大量维生素 A 后也可能发生此类情况。

8. 先天性异常

如颅底凹陷和先天性小脑扁桃体下疝畸形等先天性异常，往往导致脑脊液回流受阻，进而继发脑积水和颅内压增高。此外狭颅症，由于颅腔狭小，限制了脑的正常发育，也常发生颅内压增高。

（二）发病机制

颅内压的生理调节是通过脑脊液（10%）、脑血流（10%）、脑组织（80%）的体积相应缩减或增加来实现的。脑脊液对颅内压的调节主要是通过改变脑脊液的吸收和转移实现的，脑血流量的自动调节功能主要是依靠血管阻力和脑灌注压的变化实现的，脑组织则是通过自身的调节机制来适应颅内压的变化，任何原因引起的脑脊液、脑血流和脑组织的改变均可能导致颅内压失衡。颅内压增高可能由中枢神经系统的原发疾病引起，也可能继发于其他全身性疾病。颅内高压综合征可引起一系列生理紊乱和病理改变，如不及时诊治，患儿常因脑疝而导致死亡。急性颅内压增高的发病机制见图 7-1-1。

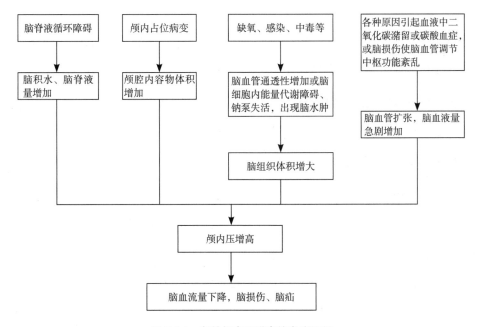

图 7-1-1　急性颅内压增高的发病机制

来源：崔焱,张玉侠.儿科护理学 [M].7 版.北京：人民卫生出版社,2021.

三、临床表现

颅内高压的临床表现与发病原因、部位、病情进展速度及合并症密切相关。头痛、喷射性呕吐、视神经乳头水肿，这三种症状合称为颅内高压的"三联征"。早期临床表现缺乏特异性且复杂多样，晚期常常有生命体征的改变。

（一）头痛

头痛是颅内高压最常见的临床症状，常于早期出现。随着颅内压逐渐升高，头痛症状越明显，但年龄越小的婴幼儿因为颅缝未闭合而头痛症状不明显。

（二）呕吐

颅内压升高刺激中枢神经系统的呕吐反射中枢引起呕吐，可表现为喷射性呕吐。

（三）视神经乳头水肿

颅内压增高时，眼底检查会发现视乳头及视网膜水肿，小动脉痉挛，视网膜静脉扩张。

（四）意识障碍

高颅压和脑水肿会导致大脑皮质及脑干网状结构缺血、缺氧，可引发不同程度的意识障碍。慢性高颅压患者可表现先出现躁动不安，再出现嗜睡甚至昏迷。颅内压与意识障碍程度不一定成正比，这主要取决于病变的具体部位。例如，丘脑下部肿瘤或脑干挫伤，即使意识障碍可很重，但颅内压不一定很高。

（五）肌张力增高和抽搐

由于脑干网状结构受损，颅内高压压迫脑干、大脑皮质和小脑锥体外系，可使肌张力明显增高；当颅内高压刺激大脑皮层运动区时，可能出现抽搐和惊厥。

（六）生命体征改变

高颅压可引起"两慢一快"，即脉搏慢、呼吸慢和心率快。颅内压增高越快，缓脉越明显。急性高颅压时，最初呼吸深而慢，至延髓衰竭时，转为呼吸浅慢不规则或叹息样呼吸，最后可突然停止。颅内压增高反射性地引起血压上升，至晚期延髓衰竭时血压下降，可出现脑性休克。

（七）展神经麻痹伴复视

由于展神经在颅底走行最长，因此在高颅压时易受压迫，导致单侧或双侧麻痹及复视，但这些症状无定位意义。

（八）瞳孔

不同情况下的颅内压增高所导致的瞳孔变化不同，包括瞳孔大小、形状及对光反射的变化。

（九）脑疝

脑疝是部分脑组织因颅内压力差而造成的移位，当移位超过一定的解剖界限时则称为脑疝。它是颅内高压最严重的临床表现，常常危及生命。脑疝初期阶段患儿常常表现为逐渐发生意识障碍，出现剧烈头痛、烦躁不安、频繁呕吐等症状。

四、辅助检查

（一）电子计算机 X 线断层扫描（CT）

头颅 CT 是诊断颅内高压的首选检查手段。CT 扫描可以清楚显示颅内占位性病变、颅脑外伤、脑卒中等可能导致颅内高压的疾病。通过 CT，能够观察到脑组织体积的增加、颅内容量的变化、脑脊液的增加以及颅腔的空间情况，这些都是颅内高压的常见原因。优点在于无创伤性，易于被患儿接受，此外可以快速精准地发现颅内病变。

（二）磁共振成像（MRI）

磁共振成像是检查颅内高压的一种重要辅助手段，尤其在 CT 检查不能明确病因的情况下，因为 MRI 比 CT 具有更高的软组织分辨率，弥补了 CT 对软组织成像的不足。MRI 有助于观察脑组织结构的微小变化，检测脑积水的程度和范围，评估颅内血管的状况，了解是否有血管畸形或其他影响脑血流的因素。包括眼眶视图和核磁共振静脉造影，以确定颅内压增高的潜在原因。支持颅内高压的发现包括鞍区为空或部分为空、视神经内鞘扩张、眼球后部变平、视神经乳头突出、视神经弯曲、远端横窦狭窄（TSS）、视神经乳头增强和脑室裂隙，如图 7-1-2 所示。

（三）腰椎穿刺检查

腰椎穿刺是一种通过腰椎间隙穿刺测定颅内压，并取出脑脊液进行检查的方法。这种检查对于诊断和鉴别例如脑膜炎、脑炎等某些疾病时非常重要，不过腰穿可能会出现脑疝、出血等风险，所以应该在综合评估患儿的病情和充分镇痛镇静的情况下进行。

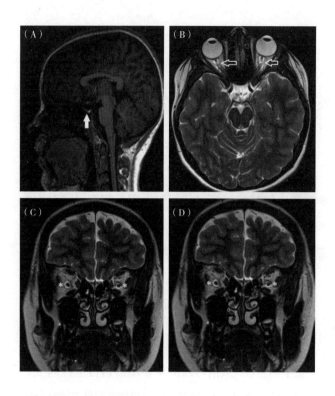

A—矢状面视图显示空鞍（实心箭头）；
B—轴向视图显示视神经扩张（空心箭头）；
C—冠状面视图显示"靶征"（星号）；
D—静脉成像显示横静脉窦狭窄（箭头）。

图 7-1-2　颅内高压的影像学表现

来源：VARMA H, AYLWARD C S. Pediatric intracranial hypertension: A review of presenting symptoms, quality of life, and secondary causes[J]. ACNS, 2024, 2(1): 15-26.

五、治疗要点

早期、及时、正确地处理儿童颅内高压，可降低病死率和减少神经后遗症。及时识别 ICH，明确病因并积极治疗，确保大脑的正常血流灌注，选择合适的降低颅内压的方式是治疗的关键。

（一）药物治疗

渗透性药物治疗是目前临床主要使用的降颅压手段，其主要原理是通过跨壁渗透梯度，将水从脑组织转移，减轻脑水肿，从而降低颅内压。渗透性降颅压药物包括甘露醇、甘油果糖、高渗盐水等，在选择脱水剂时，既要考虑药物起效时间、作用强度和持续时间，也要考虑药物停用以后 ICP 反弹的可能。

（二）镇痛镇静管理

任何有害刺激均可能增加 ICP 的风险，因此应当重视镇痛镇静管理。镇痛药物目前推荐的是阿片类镇痛药，作用于中枢神经系统，临床常用药物有芬太尼、舒芬太尼、瑞芬太尼等。临床常用的镇静药物有苯二氮䓬类和丙泊酚，其中咪达唑仑是最常用的药物。

（三）亚低温治疗

体温每升高 1 ℃，脑代谢需求就增加 5%，高热会加重颅内高压的严重程度，因为体温的升高会增加脑血流量和代谢率。亚低温治疗包括物理降温和使用冬眠合剂疗法达到降温目的。物理降温在临床上常采用冰毯或冰帽降低体温从而达到脑保护、减少脑代谢的目的。在亚低温治疗时，保持肛温在 33~35 ℃，并且观察患儿的反应和可能出现的并发症，如寒战、冻伤和皮肤压力性损伤等。冬眠合剂包括氯丙嗪、异丙嗪和哌替啶联合应用，并且辅助大血管部位的冷敷，使体温降到 35 ℃左右。

（四）维持血糖和血钠稳定

成人研究表明，血糖维持在正常水平可以防止继发性脑损伤，血糖水平维持在 6~9 mmol/L 是达到正常脑代谢功能的理想血糖浓度。然而，目前尚缺乏针对儿童的研究数据。此外，维持正常的血钠水平可以尽可能地减少脑水肿和颅内压的波动。

（五）过度通气治疗

动脉血二氧化碳分压是影响脑血流的重要因素，短期使用过度通气是可以考虑的紧急处理办法，通过过度通气来实现轻度到中度的低碳酸血症和脑血管收缩，从而达到迅速降低颅内压的目的。

（六）外科减压手术

外科手术是降低颅内高压的重要方式，目的是通过物理手段减少颅内压力，保护脑组织。但是手术也同时伴随着一定的风险和并发症，所以应综合考虑患儿的整体情况、疾病严重程度以及潜在的风险。手术方式包括去骨瓣减压术、肿瘤切除术、脑室穿刺引流术等。

（七）气道管理

颅内高压患儿的气道管理至关重要，意识障碍或神经肌肉功能障碍的患儿存在气道保护能力下降的风险。对于意识清醒且呼吸平稳的患儿，可给予氧气、翻身、胸部物理疗法、按需吸痰、保持呼吸道通畅等。对于昏迷病人，由于可能会存在吞咽功能障碍，应特别注意避免误吸。

（八）营养支持

神经系统疾病常常伴有营养问题，营养不足又可能使原发疾病加重，影响患儿的预后，所以应根据患儿的实际情况来选择合适的营养支持方式，如肠内营养制剂和静脉营养支持治疗。

（九）激素治疗

颅内高压的激素治疗是指使用激素类药物来减轻脑水肿，通过激素的抗炎作用和减少血管通透性的作用，降低颅内压。不过激素治疗并不适用于所有类型的颅内高压，并且长期使用会带来一些副作用。因此，激素治疗应在医生的指导下慎重使用。常用的激素药物包括地塞米松、甲强龙、氢化可的松等。

第二节　颅内高压综合征的相关评估

一、概述

典型的颅内高压综合征具有头痛、呕吐及视神经乳头水肿表现，其中尤以视神经乳头水肿最为客观。但在急性颅内压增高或慢性颅内压增高的早期，多无视神经乳头水肿，患儿可能仅有头痛或呕吐，容易误诊为功能性疾病，产生严重后果。因此，应慎重对待每一个头痛和呕吐的患儿，警惕颅内压增高的可能。

二、护理评估

（一）健康史

详细询问患儿的现病史、出生史、喂养史、生长发育史、预防接种史、过去史、家庭及生活环境史等。

（二）身体状况

评估患儿颅内高压综合征相关症状，具体内容见本节症状评估内容；评估是否有神经系统受累的表现；评估脑脊液检查、血常规、神经影像学、眼底评估等检查结果。

（三）心理 - 社会状况

了解患儿及照顾者的文化程度、对颅内高压综合征的认知程度、家庭经济情况、社会支持系统；评估患儿及照顾者的心理状态，患儿是否因为头痛、呕吐、发热、对环境陌生等产生恐惧与焦虑，照顾者是否有因为患儿病情重、住院时间长、缺乏疾病相关知识等产生焦虑情绪。

三、症状评估

儿童常不能自述头痛，起病急，进展快，视神经乳头水肿少见，临床表现与成人有很大区别。婴幼儿虽有前囟和可裂开的颅缝，但因颅内空间小，代偿能力有限，脑水肿时颅内压迅速增高，年龄越小，颅内高压综合征的发生率和病死率越高。临床上颅内高压综合征患儿因严重程度不同，首先出现的临床表现有差异，因此需要密切观察精神状态、意识状态、生命体征和瞳孔等细微变化，及时汇报，尽早处理。

（一）头痛

头痛是颅内高压综合征最常见的症状之一，部位不同，头痛类型不同，比如额颞部的疼痛在清晨醒来比较常见，后枕部这类型的头痛程度与颅内压的变化关系更加密切，单侧头痛可能更倾向于偏头痛。在儿童中，头痛时常不明显，特别是婴幼儿，可表现为烦躁不安或哭闹拒食。

（二）呕吐

颅内压增高时，呕吐为常见症状，可为喷射性呕吐。不同年龄段的患儿表现不同：婴儿期有的仅表现为拒乳、胃纳差。较大患儿表现为恶心、呕吐，患儿呕吐时应将其头偏向一侧，防止误吸。

（三）前囟和头围

婴儿前囟区隆起是颅内压增高的表现，前囟区隆起、紧张或搏动消失是判断婴儿颅内压增高的重要依据。因婴幼儿颅骨缝未闭或闭合不紧，在颅内压增高时，骨缝加宽可缓解增高的颅内压。如果头围增长过快或超出正常范围，提示颅内高压的存在；如果前囟变得紧绷或者隆起，可见于脑膜炎、脑炎或颅内出血等情况。

（四）精神意识状态

意识障碍是颅内压增高最重要的症状之一，随时观察和呼唤患儿，如发现有创操作、手捏皮肤等刺激时，患儿不哭闹、不产生抵抗动作，及时采用格拉斯哥昏迷评分量表评判意识障碍程度，高度警惕脑疝的发生。

（五）瞳孔

瞳孔的大小及对光反应常能提示颅内压力的变化，瞳孔的改变往往发生在意识改变之后。当患儿突然发生昏迷或昏迷逐渐加重时应及时观察瞳孔。当双侧瞳孔不等大时，警惕脑疝的发生，尽快完善头颅 CT 检查后评估是否有外科手术指征。患儿出现一侧瞳孔散大时，可考虑脑干受损。

四、评估工具

颅内压评估工具是指直接或间接反映颅内压变化的工具和量表，对诊断和治疗颅内高压相关疾病至关重要。

（一）前囟评估

在判断颅内压是否升高时，前囟评估对于婴幼儿尤为重要，因为此时他们的颅骨尚未完全闭合，前囟的变化可以作为颅内压变化的一个重要指标。在颅内高压的情况下，前囟的张力可能会增强。正常情况下，前囟应该是平坦的，或者在婴儿哭泣时轻微凸起。颅内高压时，患儿的前囟可能会出现持续的凸起或张力增高。

（二）头围评估

头围的评估通常不是成人颅内压增高的主要诊断手段，但在儿童中可能更为重要，因为儿童的头骨较软，颅内压力的增高可能导致头围增大。表 7-2-1 为新生儿至 6 岁儿童正常的头围标准。

表 7-2-1　新生儿至 6 岁儿童正常的头围标准

年龄	月龄	头围（cm）	
		男	女
新生儿	0	30.9~37.9	30.4~37.5
婴儿	1	33.3~40.7	32.6~39.9
	2	35.2~42.9	34.5~41.8
	3	36.7~44.6	36.0~43.4
	4	38.0~45.9	37.2~44.6
	5	39.0~46.9	38.1~45.7
	6	39.8~47.7	38.9~46.5
	7	40.4~48.4	39.5~47.2
	8	41.0~48.9	40.1~47.7

续表

年龄	月龄	头围（cm）	
		男	女
婴儿	9	41.5~49.4	40.5~48.2
	10	41.9~49.8	40.9~48.6
1 岁	12	42.6~50.5	41.5~49.3
	15	43.2~51.1	42.2~50.0
	18	43.7~51.6	42.8~50.5
	21	44.2~52.1	43.2~51.0
2 岁	24	44.6~52.5	43.6~51.4
	27	45.0~52.8	44.0~51.7
	30	45.3~53.1	44.3~52.1
	33	45.5~53.3	44.6~52.3
3 岁	36	45.7~53.5	44.8~52.6
	42	46.2~53.9	45.3~53.0
4 岁	48	46.5~54.2	45.7~53.3
	54	46.9~54.6	46.0~53.7
5 岁	60	47.2~54.9	46.3~53.9
	66	47.5~55.2	46.6~54.2
6 岁	72	47.8~55.4	46.8~54.4

（三）生命体征评估

颅内压增高时，会出现心率减慢、呼吸节律不规则、血压增高等变化，可参照颅内压正常值来判断是否有颅内压增高的情况，儿童正常生命体征范围详见表 7-2-2。

表 7-2-2　各年龄段儿童正常生命体征范围

年龄	心率（次 / 分）	呼吸（次 / 分）	收缩压（mmHg）
新生儿	100~205	40~60	收缩压：67~84 舒张压：35~53
婴儿	100~180	30~53	收缩压：72~104 舒张压：37~56
幼儿	98~140	22~37	收缩压：86~106 舒张压：42~63
学龄前儿童	80~120	20~28	收缩压：89~112 舒张压：46~72

续表

年龄	心率（次/分）	呼吸（次/分）	收缩压（mmHg）
学龄儿童	75~118	18~25	收缩压：97~115 舒张压：57~76
青少年	60~100	12~20	收缩压：110~131 舒张压：64~83

来源：TOPJIAN A A, RAYMOND T T, ATKINS D, et al. Part 4: Pediatric Basic and Advanced Life Support: 2020 American Heart Association Guidelines for Cardiopulmonary Resuscitation and Emergency Cardiovascular Care[J]. Circulation, 2020, 142(16_suppl_2): S469-S523.

（四）儿童格拉斯哥昏迷评分量表

儿童格拉斯哥昏迷评分量表（pediatric Glasgow coma score，PGCS）评估内容包括最佳眼部反应（best eye response，E）、最佳语言反应（best verbal response，V）和最佳运动反应（best motor response，M），每项单独评分，最后计算总分。详见表 7-2-3。

表 7-2-3 PGCS 评估量表

评估项目	<1 岁	>1 岁	得分
最佳眼部反应	自发	自发	4
	声音刺激时	声音刺激时	3
	疼痛刺激时	疼痛刺激时	2
	刺激后无反应	刺激后无反应	4
最佳运动反应	自发	服从命令动作	6
	因局部疼痛而动	因局部疼痛而动	5
	因疼痛而屈曲回缩	因疼痛而屈曲回缩	4
	因疼痛而呈屈曲反应 （似去皮质强直）	因疼痛而呈屈曲反应 （似去皮质强直）	3
	因疼痛而呈伸展反应 （似去大脑强直）	因疼痛而呈伸展反应 （似去大脑强直）	2
	无运动反应	无运动反应	1
最佳语言反应	0~23 个月	2~5 岁 / >5 岁	
	微笑，发声 / 适当的单词、短句 / 能定向说话		5
	哭闹，可以安慰 / 词语不当 / 不能定向		4
	持续哭闹，尖叫 / 持续哭闹，尖叫 / 语言不当		3
	呻吟，不安 / 呻吟 / 语言难以理解		2
	无反应 / 无反应 / 无反应		1

注：最高分 15 分，表示意识状态正常；13~14 分提示轻度意识障碍；9~12 分提示中度意识障碍；≤8 分提示重度意识障碍；最低分 3 分，表示最深昏迷程度。

来源：王天有，申昆玲，沈颖.诸福棠实用儿科学[M].9 版.北京：人民卫生出版社，2022.

第三节　颅内高压综合征的监测及治疗技术

一、概述

颅内高压综合征是神经科较常见的急危重症，该病若不及时处理往往进展迅速，尤其在儿童患儿中需要特别关注。颅内压监测技术和治疗技术在颅内高压综合征患儿早期诊断、治疗效果评估及预后判断中具有重要意义。

二、监测技术

（一）无创颅内压监测

1. 临床意义

无创颅内压监测是一种通过非侵入性的方法测量颅内压的方法。与传统的侵入性监测相比，无创性方法可以减少患者的痛苦和感染风险，避免侵入性手术带来的并发症和风险，同时能够早期发现颅内压增高的情况，及时采取干预措施。

2. 适应证

（1）颅脑创伤，如脑震荡、脑挫裂伤等。

（2）脑出血，如硬膜下、硬膜外血肿。

（3）脑水肿，由于各种原因导致的脑水肿，如脑缺血、脑卒中等。

（4）脑肿瘤。

（5）颅内感染，如脑炎、脑膜炎等。

3. 禁忌证

（1）严重颅骨损伤，如颅骨骨折可能影响无创设备的准确性。

（2）皮肤破损或感染，如监测部位有皮肤破损或感染时，不适合使用某些无创设备。

4. 注意事项

（1）设备选择。根据患儿的具体情况选择合适的无创监测设备，确保监测结果的准确性。

（2）监测环境。在安静的环境下进行监测，减少外界干扰对监测结果的影响。

（3）结果解读。结合患儿的临床表现和其他辅助检查结果，对无创颅内压监测数据进行综合分析，避免单一依赖监测结果。

（4）定期校准设备。保证设备处于最佳工作状态，定期校准和维护设备。

（二）有创颅内压监测

1. 临床意义

有创颅内压监测是通过侵入性手术将监测装置置入颅内，直接测量颅内压的方法。相比无创性方法，有创监测能够实时监测颅内压变化，提供更精确和连续的颅内压数据，有助于识别颅内压增高的严重程度和病因，是重症监护中的重要手段。

2. 适应证

（1）严重颅脑损伤，如严重的脑挫裂伤、弥漫性轴索损伤。

（2）严重颅内出血，包括硬膜下血肿、硬膜外血肿、脑内血肿等。

（3）颅内肿瘤伴水肿。

（4）脑卒中。

（5）其他疾病，如颅内感染、严重代谢性脑病。

3. 禁忌证

（1）严重凝血功能障碍，如严重的血小板减少症或凝血功能异常，可能增加出血风险。

（2）感染风险高，如全身性感染或颅内感染未得到控制，可能增加颅内感染的风险。

（3）监测设备植入部位损伤，如果监测部位存在严重的头皮或颅骨损伤，可能无法安全植入监测装置。

4. 注意事项

（1）术前评估。在实施有创颅内压监测前，应全面评估患儿的凝血功能、感染状态和其他可能影响手术安全的因素。

（2）无菌操作。手术过程和监测装置的管理必须严格无菌操作，防止颅内感染。

（3）监测数据解读。连续监测颅内压的变化，并结合患儿的临床表现，及时调整治疗方案。

（4）设备维护。监测装置应定期检查和维护，确保数据的准确性和设备的安全性。

（5）并发症监测。需密切观察可能出现的并发症，如颅内出血、感染或设备移位等，并及时处理。

三、治疗技术

（一）渗透性治疗

1.概念

渗透性治疗是通过使用高渗溶液来降低颅内压的一种重要方法，其原理为利用高渗药物建立跨壁渗透梯度，从而将水分从脑组织向外转移。颅内高压综合征患儿的渗透性治疗药物包括尿素、甘油、山梨醇、甘露醇、高渗盐水等。

2.适应证

（1）颅内高压急性期。

（2）脑水肿。

（3）颅内出血。

（4）脑肿瘤。

（5）脑脓肿。

3.禁忌证

（1）严重脱水。

（2）肾功能不全。

（3）心功能不全。

（4）电解质紊乱。

（5）过敏反应。

4.注意事项

（1）剂量和频率。严格按照医嘱使用渗透性药物，控制剂量和给药频率。过量使用可能导致严重并发症。

（2）监测电解质水平。在治疗过程中，定期监测血清电解质水平，特别是钠、钾等，防止电解质失衡。

（3）肾功能监测。定期监测患儿的肾功能，包括血尿素氮和血肌酐水平，及时发现和处理肾功能异常。

（4）水分管理。在进行渗透性治疗时，应注意水分管理，避免患儿出现脱水或水中毒等情况。

（5）观察临床反应。在治疗过程中，密切观察患儿的临床反应，如意识状态、瞳孔反应、血压、心率等，及时发现和处理异常情况。

（6）逐步停药。渗透性治疗一般不宜长期使用，应在病情好转后逐步减量停药，防止颅内压反弹。

（二）脑脊液引流

1. 概念

脑脊液引流是一种通过在脑室或椎管内插入引流管，将脑脊液引流到体外或体内其他部位，以减轻颅内压的治疗方法。

2. 适应证

（1）急性颅内高压。

（2）脑脊液循环障碍。

（3）颅内感染。

3. 禁忌证

（1）严重凝血功能障碍。

（2）严重感染，颅内压过低。

4. 注意事项

（1）无菌操作。脑脊液引流操作必须严格遵守无菌操作规程，防止感染。操作前应进行手术区域的彻底消毒。

（2）监测颅内压。在引流过程中，应持续监测颅内压，确保引流的安全性和有效性。可以使用颅内压监测仪实时监测颅内压变化。

（3）控制引流速度。引流速度不宜过快，应根据病情逐步调整，以防止颅内压骤降引起脑疝。

（4）引流管维护。定期检查和更换引流管，观察引流管的颜色、性质及引流量，防止管道堵塞和感染。引流管应保持通畅，避免扭曲和压迫。

（5）观察临床反应。密切观察患儿的临床反应，如意识状态、瞳孔反应、头痛等，及时发现和处理异常情况。定期评估患儿的神经功能状态。

（6）逐步减少引流量。当病情好转后，应逐步减少引流量，防止颅内压反弹。可以通过逐步增加引流间隔时间来减少引流量。

（7）并发症处理。如出现感染、出血、脑脊液漏等并发症，应及时处理。感染时可以使用抗生素治疗，出血时应进行止血处理。

（三）巴比妥昏迷疗法

1. 概念

巴比妥昏迷疗法是一种通过使用大剂量的巴比妥类药物诱导患儿进入深度昏迷状态，从而降低颅内压和脑代谢率，减少脑组织损伤和改善预后的方法。但研究发现，预防性使用巴比妥酸盐可以增加死亡率和致残率，所以并不建议采用，仅在1级治疗无效、危及生命的难治性颅内压增高时，方建议使用，且使用时必须保证血流动力学的稳定。

2. 适应证

（1）难治性颅内高压。

（2）严重脑损伤。

（3）顽固性癫痫持续状态。

3. 禁忌证

（1）严重心功能不全。

（2）严重肝功能不全。

（3）过敏反应。

（4）急性肺功能不全。

（5）严重电解质失衡。

4. 注意事项

（1）剂量控制：根据患儿体重和病情调整巴比妥类药物的剂量，一般通过静脉注射起始剂量，随后根据临床反应调整维持剂量。

（2）监测脑电图：持续监测脑电图，确保患儿达到并维持暴发 - 抑制模式。脑电图显示暴发 - 抑制模式是治疗有效的重要指标。

（3）生命体征监测：巴比妥类药物可能引起血压下降和呼吸抑制，需要及时调整治疗措施。

（4）呼吸支持：由于巴比妥类药物可能抑制呼吸，患儿通常需要机械通气支持。确保气道通畅，定期吸痰，预防呼吸道感染。

（5）电解质和酸碱平衡：定期监测电解质和酸碱平衡，特别是钾、钠、钙、镁等电解质，及时纠正异常情况。

（6）肝肾功能监测：定期监测肝肾功能，包括血清转氨酶、血尿素氮、血肌酐等，防止药物蓄积和中毒。

（7）逐步停药：巴比妥昏迷疗法一般不宜长期使用，当病情好转后应逐步减量停药，防止停药反应和颅内压反弹。减量时需密切观察患儿的临床反应和生命体征。

（四）亚低温治疗

1. 概念

亚低温治疗，也称为目标温度管理，通过将患儿的核心体温降低并维持一定时间，以降低代谢率，减少细胞耗氧量，减轻脑水肿，抑制有害的神经化学反应，从而保护脑组织，减少脑损伤。最新指南建议颅脑损伤导致颅内高压的患儿应避免中枢性高热，维持正常体温。相比维持正常体温不推荐预防性亚低温。若 1 级和 2 级治疗未能控制 ICP，则应考虑治疗性低温（即目标核心温度≤36.0 ℃）。

2. 适应证

（1）心搏骤停后脑复苏。

（2）重度颅脑损伤。

（3）新生儿缺氧缺血性脑病。

3. 禁忌证

（1）严重凝血功能障碍。

（2）严重感染。

（3）心功能不全。

（4）重度低温症。

4. 注意事项

（1）降温速度。治疗性低温启动时间越早、降温速度越快，其治疗效果越好。降温诱导阶段需尽快达到目标温度。

（2）监测生命体征。持续监测心率、血压、呼吸频率和体温，及时发现并处理异常情况。建议特别注意监测心电图，以防止心律失常的发生。

（3）预防感染。低温状态可能抑制免疫反应，应注意无菌操作，预防感染。

（4）加强电解质管理。低温可能引起电解质失衡，须定期监测血清电解质水平，特别是钾、钠、钙、镁等，及时纠正电解质紊乱。

（5）镇静和镇痛。低温状态可能引起寒战和不适感，应使用镇静剂和镇痛药物控制症状。

（6）复温宜慢。复温应逐步进行，速度不宜过快。指南建议每 12~24 小时 0.5~1.0 ℃或者更慢的复温速率以避免并发症的发生。

第四节　颅内高压综合征的护理及新进展

一、概述

颅内高压综合征患儿往往临床症状不明显、体征不突出，对于这一类患儿的护理需要医护人员、家庭和社会的共同努力，通过科学、全面的护理措施，有效减轻患儿的痛苦，促进其康复，提高生活质量。在新进展中，温度控制、体位管理、镇静镇痛、过度通气等方面日益受到关注，国内外专家学者也进行了积极的探索和研究，为颅内高压综合征患儿带来了福音。

二、护理问题

（一）急性意识障碍

急性意识障碍是指患者在短时间内出现的意识水平下降，这与颅内压增高导致的脑组织血液灌注不足密切相关。颅内压增高会压迫脑组织，影响脑部的血液循环，进而导致脑组织缺氧和代谢障碍。

（二）急性疼痛

急性疼痛是颅内高压综合征患者常见的症状之一，它与颅内压的增高有着直接的联系。随着颅内压的上升，脑膜受到刺激，引发剧烈的头痛。这种疼痛通常是持续性的，并且可能会随着体位变化而加剧。

（三）脑组织灌注异常

脑组织灌注异常是指脑部血流供应不足，这与脑水肿导致的血管通透性增加以及血流动力学改变有关。脑水肿会使脑组织体积增大，压迫周围的血管，减少血流量，从而影响脑组织的氧气和营养供应。

（四）潜在并发症

颅内高压综合征患者需要密切监测脑部状况，以预防可能的严重并发症，如脑疝和癫痫发作。脑疝是由于颅内压增高导致脑组织被迫移位，可能压迫重要的脑结构，引起生命危险。癫痫发作可能是由于颅内压增高引起的脑电活动异常。

（五）有窒息的危险

颅内高压综合征患者存在窒息的危险，这通常与喷射性呕吐有关。呕吐时，胃内容物可能会误吸入呼吸道，导致窒息。此外，颅内压增高还可能影响呼吸中枢，导致呼吸功能障碍，进一步增加窒息的风险。

（六）营养失调：低于机体需要量

营养失调是指患者摄入的营养不能满足其机体的需要。在颅内高压综合征患者中，这通常与食欲减退、呕吐和营养摄入不足有关。由于颅内压增高引起的恶心和呕吐，患者可能无法正常进食，导致营养摄入不足。

（七）焦虑

焦虑情绪的产生主要源于患儿及其家属对疾病预后不确定性的担忧。颅内高压综合征的严重性和复杂性可能会给患者及其家属带来巨大的心理压力。患者可能会担心自己的健康状况和未来的生活质量，而家属则可能会因为对疾病知识的缺乏和对治疗结果的不确定性而感到焦虑。

三、护理措施

（一）一般护理

保持恒定的室温和湿度，以确保患儿的舒适度和稳定的生理状态。同时，控制噪声和光线刺激，以减少患儿的不适感。减少人员探视，创造安静的病房环境，保证患儿的休息。各项医疗护理操作应集中进行，尽量减少不良刺激以免引起患儿哭闹，加重颅内高压。

（二）监测生命体征

1.血压监测

保持适当的血压水平，避免高血压或低血压对颅内压的影响。使用血压监测仪定时测量，尤其在药物调整或治疗过程中，需密切关注血压变化。

2.心率监测

通过心电监护仪持续监测心率，及时发现心律失常或心率异常，记录心率变化。

3.呼吸监测

观察呼吸频率和呼吸模式，必要时使用氧气支持或机械通气，确保患儿的氧合状态良好。记录呼吸频率、深度和节律，及时发现呼吸异常。

4.体温监测

定时测量体温，防止高热加重脑水肿；控制体温在正常范围内，记录体温变化情况。

（三）药物护理

药物治疗是颅内高压患儿的主要治疗手段，护理人员需严格遵医嘱给药，确保药物的疗效和安全性。

1.降颅压药物

降颅压药物如甘露醇，通过静脉注射给药，可迅速降低颅内压。静脉输注时需要选择大血管，加强巡视以防输液渗漏。此外还需要注意观察患儿的水电解质平衡和肾功能，防止电解质紊乱和肾功能损害。记录利尿剂的使用剂量和频率，观察患儿的排尿量和尿液颜色。

2.糖皮质激素

糖皮质激素如地塞米松，具有抗炎和抗水肿的作用。长期使用需监测血糖和骨密度，预防糖皮质激素的不良反应。记录糖皮质激素的使用剂量和频率，观察患儿的精神状态和体重变化。

3.镇静剂和镇痛剂

使用镇静剂和镇痛剂时需密切观察呼吸和血流动力学变化，防止呼吸抑制和低血压。记录药物的使用剂量和频率，观察患儿的疼痛缓解情况和副作用。

4. 抗惊厥药物

对于有惊厥发作的患儿，应按医嘱使用抗惊厥药物，预防和控制惊厥发作。常用药物包括苯妥英钠、卡马西平等。抗惊厥药物的使用需要监测患儿的血药浓度，防止药物过量或不足。

（四）ICP 监测护理

1. 引流管的固定

避免过度拉扯引流管，以免导致引流管的移位或断裂。定期检查并确保引流管在正确的位置固定，避免不必要的移动和滑动。使用无纺布贴或透明敷料进行固定，注意二次固定，减少非计划性拔管的发生。如果发现引流管位置不正常，应及时上报医生。

2. 引流液监测

定期检查引流液的量和性状。记录引流液的颜色、浑浊程度以及引流液的量。如果出现血液或感染迹象等异常情况，必须及时向医生报告。

3. 避免阻塞

确保引流管通畅，避免阻塞。根据医生的指示，护理人员定期进行引流管的冲洗，以防止引流管的堵塞。

4. 预防感染

定期更换引流袋、引流管和连接件，保持引流系统的清洁。在更换引流袋或进行其他护理操作时，护理人员应注意无菌操作，以减少发生感染的可能。

（五）体位管理

1. 头部抬高

将患儿的头部抬高至 30°，有助于促进脑脊液和静脉血液的回流，减轻颅内压。使用枕头或床头抬高装置，确保头部位置稳定。记录患儿头部抬高的角度和时间，观察患儿的反应和颅内压变化。

2. 颈部护理

确保颈部无束缚，不使用高枕头，避免颈静脉受压影响颅内静脉回流，加重颅内压升高。保持颈部放松。避免因体位变换而导致颈部受压。

3. 体位变换

定时帮助患儿变换体位，防止压力性损伤的发生。注意变换体位时应缓慢和轻柔，避免突然的体位变化引起颅内压波动。记录体位变换的频率和时间，观察皮肤的完整性和压力性损伤预防效果。

（六）营养支持

1. 合理饮食

根据患儿的饮食偏好和营养需求，制订科学的饮食计划。提供高蛋白、高维生素、易消化的食物，避免过多的盐分和糖分摄入。记录饮食计划的实施情况，观察患儿的营养状况。

2. 进食安全

对于吞咽困难的患儿，提供适宜的食物质地，如软食或液体食物。使用适当的喂养工具，防止误吸和窒息。记录保证进食安全的措施和效果，观察患儿的进食、消化和吸收情况。

3. 营养补充

必要时使用营养补充剂，确保患儿获得足够的营养支持。根据医生建议，选择适合的营养补充剂和剂量。记录营养补充的种类和量，观察患儿的营养状况和补充效果。

（七）对症护理

1. 头痛的护理

（1）根据患儿年龄大小使用儿童疼痛量表评估疼痛情况。同时，观察患儿的面部表情、行为变化，以了解头痛的强度、性质、部位和持续时间。

（2）按照医嘱给予镇痛药物和降颅内压药物，并监测药物效果和不良反应。

（3）非药物治疗方面，为患儿提供安静、昏暗的环境，进行冷敷或温热疗法，以及轻柔的头部按摩和放松训练，帮助减轻头痛。

（4）通过倾听和理解患儿的痛苦，给予情感支持，必要时请专业心理医生进行辅导，并提供适当的娱乐活动以分散注意力。

2. 呕吐的护理

（1）为防止呕吐物误吸的发生，患儿发生呕吐时应立即将患儿头部侧向一边，并保持上半身抬高，确保呼吸道通畅，记录监测患儿的生命体征和呕吐频率、量及性质。

（2）根据医嘱给予止吐药物，并观察药物效果和不良反应。

（3）确保患儿保持充足的水分摄入，通过少量多次饮用温开水或电解质溶液，防止脱水。提供易消化、清淡的食物，避免油腻和刺激性食物。

（4）加强口腔护理，每次呕吐后用温水漱口，保持口腔清洁。

（5）给予患儿情感支持，安抚其情绪，减轻其焦虑的情绪。

3. 高热的护理

（1）颅内高压患儿需定期测量体温，每4小时一次，病情不稳定时每1~2小时一次，并记录体温变化，关注趋势。

（2）根据患儿具体情况采取体表降温或者体内降温的方式。药物降温方面，按医生处方给予退热药物如对乙酰氨基酚或布洛芬等，并监测药物效果和不良反应。

（3）饮食和水分管理方面，鼓励患儿多饮水，提供高蛋白、高维生素、易消化的食物，少量多餐。

（4）通过定期评估和记录体温变化及护理效果，及时调整护理计划，确保患儿高热得到有效控制。

4. 预见性护理

解除任何引起颅内高压的因素。如患儿有便秘的情况，必要时应用导泻剂，使患儿减少或避免排便时屏气用力，以免导致颅内压进一步增高。

（八）心理支持

颅内高压患儿常伴有焦虑、抑郁等情绪问题，医务人员需要给予关心和安慰，关注患儿的心理状态，必要时提供心理咨询或支持，帮助患儿树立战胜疾病的信心。

1. 心理评估

评估患儿的心理状态，了解其情绪变化、心理适应能力等。可以使用儿童心理评估量表，结合心理咨询师的评估结果，全面了解患儿的心理状况。

2. 情感支持

通过情感支持，帮助患儿建立积极的生活态度和信心。给予患儿足够的关爱和理解，帮助其应对情绪波动和心理压力。

3. 社会支持

利用社会资源，提供心理支持和社会支持。通过社区组织、志愿者服务等方式，帮助患儿及其家人获得更多的支持和帮助。

（九）家属教育与支持

1. 病情解释

向家长详细解释颅内高压综合征的病因、症状和治疗方法。帮助家长了解疾病的自然过程和可能的预后，增强其应对疾病的信心。

2. 护理指导

教授家长基本的护理技能，如药物管理、营养支持、日常护理等，以确保患儿出院后的持续护理。

3. 健康教育

通过专业讲座、培训班等多种形式，向家长普及颅内高压综合征的护理要点和应急处理方法。教授家长紧急情况处理方法，如识别紧急症状、保持呼吸道通畅、头部抬高等。通过模拟演练，提高家长应对突发情况的能力。

四、护理新进展

（一）温度管理

问题1：颅内高压综合征患儿进行亚低温治疗的方法有哪些，选择哪种方法更好？

新进展： 指南建议有条件的医院优先选择具有温度反馈调控装置的新型全身体表低温技术或血管内低温技术进行降温。如不具备条件，也可选择传统全身体表降温。

目前常用的降温方法包括体表降温、药物降温和血管内降温。传统体表降温技术，如冰袋、酒精擦浴、普通冰毯等，是临床上最容易获得的降温方法，缺点是劳动强度大，可能导致降温不足或出现过度降温，难以稳定维持目标温度。新型体表低温技术是指备有温度自动反馈调控系统的冰毯（包裹式冰毯）、冰垫，通过循环冷却水或冷空气而达到降温的目的，能快速启动低温治疗，不足之处在于容易造成病人皮肤冻伤。生理盐水输注低温技术能快速且有效地诱导降温，但不能有效地长时间维持目标温度。血管内降温技术通过置入下腔静脉的热交换导管来诱导低温，能严密地控制核心温度的改变，包括快速降温速率、恒温期温度的稳定及控制性复温，且温度变异度最小，但操作具有侵入性，并可能伴随导管相关的并发症，如血栓形成和血流相关的感染等。近年，国内有文献报道了一种新型的经直肠降温方法，通过循环的冰盐水带走肠道的热量来降低核心体温。由于冰盐水不进入体内，可以持续使用，此降温方法安全有效，为高颅压患儿高热降温提供了一种新的治疗选择。

我国神经重症目标温度管理操作流程与管理规范（2022 版）指南建议优先选择具有温度反馈调控装置的新型全身体表低温技术或血管内低温技术进行降温，如不具备条件，也可选择传统全身体表降温技术进行低温治疗，但更需严密监测核心温度。2022 年发表在 *Intensive Care Medicine* 杂志的 Management of Moderate to Severe Traumatic Brain Injury: An Update for the Intensivist 推荐使用控温毯和冷却盐水灌注以降低颅内压和改善预后。2022 年发表的 Management of Severe Traumatic Brain Injury in Pediatric Patients 建议在高颅压情况下使用如降温毯或降温垫进行降温，并进行频繁的体温监测。

问题 2：高颅压患儿是否都需要进行亚低温（目标温度管理）治疗？

新进展： 不是所有的高颅压患儿都需要进行亚低温（目标温度管理）治疗，临床决策认为可将低温疗法用于其他治疗方法无效的颅内高压患儿。体温每升高 1 ℃，脑代谢需求就增加 5%，过高的温度可能导致相关组织相对缺氧。亚低温治疗通过抑制基质金属蛋白酶活性以保护血脑屏障，从而减少继发性脑水肿并降低颅内压，展现出一定的颅内压控制和神经保护效果。但该方法容易诱发心律失常、寒战等并发症，故在临床应用中饱受争议。也有报道指出亚低温治疗改善预后的效果不理想，不能改善严重颅脑损伤患儿的病死率和神经系统功能预后。

即便亚低温对控制颅内压的长期效果并不佳，2022 年《儿童颅脑创伤诊治中国专家共识》仍建议预防性亚低温可在创伤性颅脑损伤早期颅内压未升高前施行，而治疗性亚低温则是在颅内压增高后实施，后者是一种降低顽固性颅内高压的有效手段。在严格的重症管理下，对于难治性颅内压增高的重型颅脑损伤患儿可以进行控制性低温治疗。在降低颅内压方面，治疗性亚低温对于儿童创伤性颅脑损伤而言仍是重要的治疗措施。我国神经重症目标温度管理操作流程与管理规范（2022 版）明确提出，目标温度管理适应证之一即为重型及特重型颅脑损伤 GCS 3~8 分，伴顽固性 ICP 升高，ICP>25 mmHg。

问题 3：进行目标温度管理（亚低温）时降温阶段温度的选择？

新进展： 为了控制颅内压，建议使用亚低温治疗时温度为 32~33 ℃，另需注意缓慢复温，复温速率为 12~24 小时 0.5~1.0 ℃。

2018 年英国特发性颅内高压诊疗共识不推荐使用预防性亚低温（32~33 ℃）治疗来改善总体预后（Ⅱ级推荐，推荐强度中等），但为了控制颅内压，仍建议使用亚低温治疗（32~33 ℃）（Ⅲ级推荐，推荐强度中等）。2022 年发表的 Management of Severe Traumatic Brain Injury in Pediatric Patients 建议在进行目标温度管理时将核心体温维持在 32~33 ℃，以减少脑水肿和防止进一步的神经损伤。

值得注意的是，在亚低温治疗的复温过程中，不合理的复温速率会导致颅内压出现反跳的现象，因此整个复温过程必须加以严格控制。2019 年 3 月 Pediatr Crit Care Med 发表的《儿童严重创伤性脑损伤治疗指南第三版》和 2022 年《儿童颅脑创伤诊治中国专家共识》均建议应该缓慢复温，采用每 12~24 小时 0.5~1.0 ℃或者更慢的复温速率，以避免并发症的发生。

（二）体位管理

问题：颅内高压综合征患儿体位管理床头抬高多少度？

新进展： *颅内高压综合征患儿床头抬高的角度建议为 30°。*

颅内高压综合征患儿床头抬高 30° 的护理措施在临床上具有重要意义，主要体现在降低颅内压、减轻脑水肿、改善呼吸功能、增加舒适度及促进康复等方面。首先，床头抬高 30° 有助于降低颅内压。通过利用重力作用，促进脑脊液和静脉血液的回流，减少脑脊液在颅内的积聚和静脉血在颅内的滞留，从而有效地降低颅内压。这对于缓解颅内高压引起的各种症状，如头痛、恶心呕吐等，具有直接的缓解作用。其次，床头抬高 30° 可以减轻脑水肿。通过促进液体回流，减少血管外液体渗透到脑组织中，有助于减轻脑水肿的程度。同时，这种体位有助于改善脑组织的微循环，减少脑水肿引起的进一步压迫和损伤，维护脑组织的健康。在改善呼吸功能方面，床头抬高 30° 同样具有显著效果。此角度能够减少腹部对膈肌的压迫，促进膈肌的活动，改善肺部的扩张和通气功能。对于长期卧床的患儿，床头抬高还可以预防肺部感染和肺不张等并发症，通过促进肺部通气和排痰，确保呼吸道通畅。此外，床头抬高 30° 能够增加患儿的舒适度，缓解因颅内压增高引起的头痛和恶心呕吐，提高患儿的生活质量。作为一种非侵入性护理措施，床头抬高 30° 操作简单且安全，能够与其他治疗手段（如药物治疗、物理治疗等）相结合，提升整体护理效果。

《难治性颅内压增高的监测与治疗中国专家共识（2018 版）》指出，对前颅窝创伤性脑损伤、脑肿瘤、脑卒中、脑积水等颅内压增高患儿，应将床头抬高 30°，以降低颅内压（2级证据，B级推荐）。《中国神经外科重症管理专家共识（2020版）》《脑脊液漏规范化管理中国专家共识》指出，昏迷患者呕吐时应使其去枕平卧，头偏向一侧，防止误吸，病情稳定后抬高床头至30°。2020年，美国神经外科专家 Mark S Greenberg 主编的《神经外科手册》第九版将推荐头部抬高30°~45°作为控制颅内压增高的一般治疗措施。

（三）镇静镇痛

问题：颅内高压综合征患儿需要进行镇静镇痛吗？

新进展： 适度的镇静镇痛对于颅内高压综合征患儿是有必要的。

适度的镇静镇痛可降低颅内压，并改善脑血流。对于需要气管插管和机械通气的颅高压患儿，使用镇痛剂和镇静剂能够增加其舒适性和耐受性，以免人机不同步导致大脑血流量的突然上升而使颅内压增高。然而也有报道显示镇痛剂或镇静剂的使用可能引起动脉血压降低，从而导致脑缺血和脑血管扩张，引起颅内压的升高。因此，需要警惕镇痛剂和镇静剂所导致的脑灌注不足。

2019年3月 Pediatr Crit Care Med 发表的《儿童严重创伤性脑损伤治疗指南第三版》指出，为了控制颅内高压，推荐使用多种降颅压治疗的同时进行适当镇痛镇静，但在使用镇痛镇静剂时应避免采用间断推注，以避免因镇痛镇静剂导致的血压波动而使脑血流灌注不足（Ⅲ级推荐）。同时，该指南不推荐长时间持续静脉滴注丙泊酚；对于使用机械通气的患儿可使用神经肌肉阻滞剂，以通过预防人机对抗或减轻寒战来降低颅内压。2019年发表的《儿童急性颅内高压的治疗与管理进展》提出，任何有害刺激均有增加 ICP 的风险，适当的镇痛镇静可以降低脑损伤后 ICP 和应激反应，也能降低颅内代谢。《儿童颅脑创伤诊治中国专家共识（2022版）》指出，镇痛镇静是儿童颅脑损伤重要的治疗措施之一，但目前的临床证据级别仍然不高，其有效性和安全性评价不一致。因此，镇痛在儿童颅高压的综合管理中应该得到重视，值得进一步深入研究。

（四）过度通气

问题：颅内高压综合征患儿是否需要过度通气？

新进展： 过度通气不是颅内高压综合征的一线治疗手段，目前只在特定情况下适度使用，必要时可以采用短暂（<60 min）过度通气以降低颅内压，需同时进行高级神经功能监测来评估脑组织缺血情况。

以往的研究认为，创伤后易出现脑血流量增加而导致颅内压增高，因此采取过度通气的策略使脑血管收缩以减低脑血流量，从而到达降低颅内压的目的，但最近的研究发现，创伤后脑缺血比脑血流量增加更常见，并且脑缺血与不良预后密切相关。

有研究显示颅内高压患儿采用短时程（10 min）过度通气治疗后可降低颅内压，但长时程（≥60 min）持续过度通气的 ICP 与基线水平 ICP 并无显著差异（2 级证据）。此外，即便是短暂的过度通气也可造成脑血流下降，脑组织谷氨酸盐和乳酸等水平升高引起二次脑损伤（3 级证据），并影响患儿预后（1 级证据）。《颅内压增高监测与治疗中国专家共识（2018 版）》建议必要时，可采用短暂（<60 min）过度通气以降低颅内压治疗（3 级证据，B 级推荐），$PaCO_2$ 管控目标值为 30 mmHg（3 级证据，B 级推荐），还需充分考虑二次脑损伤风险（1~3 级证据，B 级推荐）。美国神经外科专家 Mark S Greenberg 于 2020 年主编的《神经外科手册》第九版推荐短暂过度通气适用于以下情况：颅内压监测前有颅内压增高的临床表现；置入 ICP 监测后颅内压突然上升和/或病情突然急性恶化需要评估是否有治疗价值时；脑充血引起的颅内压增高；如已证实颅内压增高，且对镇静、肌松、脑脊液引流和渗透性治疗无反应时，过度通气时间可以更长。《儿童严重创伤性脑损伤治疗指南第三版》不建议在颅脑损伤后 48 小时内使用预防性过度通气疗法使动脉血 CO_2 分压 <30 mmHg（Ⅲ级推荐）。如果采取过度通气，需同时进行高级神经功能监测来评估脑组织缺血情况（Ⅲ级推荐）。该指南强调了过度通气可导致脑组织缺血或低灌注的发生，反而引起继发性的脑损伤，所以在特定情况下使用时需要高级神经功能监测。除此以外，2019 年发表的《儿童急性颅内高压的治疗与管理进展》也不建议常规使用过度通气的方法治疗颅内高压。该指南指出对于急性期应用其他干预措施失败或有明显脑疝证据的患儿，可短期使用过度通气进行紧急处理。《儿童颅脑创伤诊治中国专家共识（2022 版）》指出过度通气在重型儿童创伤性脑损伤的治疗中仅被推荐为第二层次的治疗，且需要进行高级神经功能监测。

邓星 赵黛

第八章

惊厥持续状态

第一节　惊厥持续状态概述

一、概述

惊厥持续状态（status convulsion）通常称为惊厥性癫痫持续状态（convulsive status epilepticus，CSE），其定义是指一次癫痫发作持续 30 min 以上，或反复发作间歇期意识不能完全恢复超过 30 min。随着近几年研究发现，如果惊厥发作时间超过 5 min 者，自发缓解的可能性大幅度降低，因此 2015 年国际抗癫痫联盟（International League Against Epilepsy，ILAE）修订了癫痫持续状态的定义：强直阵挛发作持续 >5 min，局限性发作伴意识障碍持续 >10 min，失神发作持续 >15 min，即应该按照 CSE 开始紧急治疗，迅速控制惊厥发作；强直痉挛发作持续 >30 min，局限性发作伴意识障碍持续 >60 min 则可导致长期永久性神经系统损伤。

临床上除了 CSE 外还存在非惊厥性癫痫持续状态（nonconvulsive status epilepticus，NCSE），由于运动症状不明显，容易被忽视，其诊断需要结合临床表现和脑电图（electroencephalogram，EEG）综合判断。根据惊厥持续时间及对抗惊厥药物的反应，可以将癫痫持续状态划分为非难治性癫痫持续状态（non-refractory status epilepticus，NRSE）、难治性癫痫持续状态（refractory status epilepticus，RSE）和超难治性癫痫持续状态（super-refractory status epilepticus，SRSE）。其中，RSE 是经过足量规范的苯二氮䓬类药物和二线抗癫痫发作药物治疗后仍持续发作，需要全身麻醉治疗。NRSE 为全身麻醉治疗 24 小时后发作仍未终止，或发作已终止但在麻醉药物减量过程中复发的情况。RSE 和 SRSE 治疗难度大，预后不良，甚至导致患儿死亡。

二、病因和发病机制

（一）病因

1. 感染性疾病

（1）颅内感染：如细菌、病毒、寄生虫、真菌等引起的脑炎和脑膜炎或随之而引起的脑水肿等。

（2）颅外感染：

1）热性惊厥：多发生在生后 3 个月至 5 岁，体温 38 ℃或以上出现的惊厥，排除中枢神经系统感染以及引起惊厥的任何其他急性病。

2）中毒性脑病：指急性感染过程中病原体的毒素侵入机体，人体对病原体的过度反应引起的脑组织水肿、缺血、缺氧和坏死，而非病原体直接侵犯中枢神经系统。其特点为：①可见于任何年龄儿童；②多见于感染性疾病的极期，尤以细菌感染常见；③多在惊厥前即有意识障碍和其他神经精神异常，并在惊厥发作后加重，严重者出现昏迷；④惊厥多出现反复发作或持续时间较长。

3）其他：破伤风等。

2. 非感染性疾病

（1）颅内疾病：癫痫；颅内占位性病变如肿瘤、血肿等；颅脑损伤如产伤、外伤等；先天性发育异常如脑积水、脑血管畸形等；脑退行性病变；其他，如接种后脑病等。

（2）颅外疾病：

1）代谢性疾病：氨基酸代谢障碍（如苯丙酮尿症、枫糖尿症等）、低血糖症等。

2）维生素缺乏：如脑型维生素 B_1 缺乏症、维生素 B_6 缺乏症及依赖症。

3）水电解质紊乱：如低血钙和低血镁、高血钠或低血钠、脱水热、水中毒等。

4）缺血缺氧性脑病：如窒息、溺水、触电等。

5）中毒：①药物，如氨茶碱、异烟肼等；②植物，如毒蕈、苦杏仁等；③农药，如有机磷农药等；④灭鼠药，如毒鼠强等；⑤其他中毒包括一氧化碳中毒、胆红素脑病等。

6）心血管疾病：如严重高血压、先天性心脏病并发脑血栓、脑栓塞等。

7）肾脏疾病：伴高血压或尿毒症时均可引起惊厥。

8）其他：如瑞氏综合征。

3. 判断不同病因的相关因素

（1）年龄：不同年龄的儿童引起惊厥的常见病因不同。新生儿期常见病因为急性代谢紊乱、缺氧缺血性脑病、颅内出血、胆红素脑病、败血症等；婴儿期则以低血钙、颅脑畸形、晚发维生素K缺乏导致的颅内出血、热性惊厥（尤其6个月后）、化脓性脑膜炎等常见；1~3岁幼儿常见为热性惊厥（婴幼儿期最常见的惊厥性疾病）、颅内感染、中毒性脑病、低血糖、头部外伤、癫痫等；3岁以上儿童则以癫痫（儿童最常见的神经系统疾病）、颅内肿瘤、中毒、头部外伤、颅内感染、中毒性脑病等常见。

（2）季节：低钙惊厥好发于冬春阳光不充足的季节，中毒性菌痢和肠道病毒感染夏秋季多见，乙型脑炎一般发生于7~9月，流行性脑膜炎则多见于冬春季。

（3）病史：伴发热症状的患儿大多为感染所致，应详细询问感染性疾病接触史及伴随症状，但少数非感染性疾病也可伴有发热。不伴发热者大多为非感染性，但需要注意的是新生儿或严重感染的患儿可以不发热，甚至还会出现体温不升。对新生儿惊厥应特别注意询问母孕史、出生史。婴儿惊厥应注意喂养史、出生史及家族史等。年长患儿应注意有无既往类似发作史、误服毒物及颅脑外伤史。

（二）发病机制

1. 发育期脑的特性

儿童出生时大脑表面已有较浅而宽的沟回，但脑发育不完善，细胞分化不成熟，脑皮质较薄，较弱的刺激也能在大脑引起强烈兴奋与扩散，导致神经细胞大量异常放电。儿童的神经髓鞘形成不完全，灰质和白质分界不明显，神经传导不完善，因此冲动易泛化。癫痫性惊厥的生化基础是缺少对神经兴奋介质起抑制作用的物质，这可能导致细胞膜电位改变和神经元兴奋阈值降低，从而引起惊厥。

2. 发育期组织器官功能特点

儿童血脑屏障功能相对较弱，这使得药物和多种毒性物质易进入脑组织。此外，儿童也较容易出现水电解质失衡，出现脱水、电解质紊乱等。

3. 末梢神经肌肉的刺激阈值较低

儿童末梢神经肌肉对刺激的阈值较低，这意味着即使是轻微的刺激也可能引发神经肌肉的反应，例如在血中游离钙水平降低的情况下，可能会增加惊厥发生的风险。

三、临床表现

（一）惊厥发作表现

频繁且持续的惊厥发作常见强直 - 阵挛持续状态。发作开始时，全身骨骼肌（伸肌或屈肌）的强直性收缩，伴意识丧失、呼吸暂停与发绀，即强直期；随后进入阵挛期，全身出现反复、短促的猛烈屈曲性抽动，同时伴有昏迷、嗜睡等意识障碍。发作结束后，可能有局灶性神经功能受损，例如 Todd 瘫痪，即惊厥发作后持续数小时至数天的暂时性瘫痪。

（二）其他系统异常表现

1. 高热

惊厥发作可能导致机体产热增加，或感染等原因导致的高热。

2. 呼吸衰竭

惊厥发作可能伴随气道分泌物增加，导致呼吸功能受损。

3. 循环不稳定

惊厥发作时可能出现心律不齐或血压波动等循环系统异常。

4. 大小便失禁

在惊厥发作期间，可能出现大小便失禁的情况。

四、辅助检查

（一）血常规、大小便常规

血常规可提示是否由感染性病因导致的疾病；夏秋季伴发热的惊厥，须行大便镜检以排查中毒性菌痢，无大便者用冷盐水灌肠取大便标本。婴幼儿病因不明的感染伴惊厥，应查小便常规以排查尿路感染。

（二）血生化检查

血生化检查要特别注意血糖、血钙、血镁、血钠、pH 值、乳酸、血尿素氮、肌酐等。

（三）脑脊液检查

当怀疑患儿存在颅内感染时，应尽快做腰椎穿刺，送检脑脊液常规、生化及病原学检查。

（四）脑电图

所有惊厥患儿均应进行脑电图检查，这有助于明确病因、评估治疗效果及预测预后。当惊厥发作得到控制且患儿的意识状态能迅速恢复到正常时，则可进行常规脑电图检查；若意识状态不能恢复正常，则建议进行长程脑电图或视频脑电图监测。

（五）颅脑影像学检查

头颅超声、CT 和核磁共振对颅内出血、各种占位性病变、脑积水、颅脑畸形和感染等均有诊断意义。头颅超声适用于前囟未闭的婴儿。

（六）遗传检测

在缺乏明确病因的患儿中，推荐进行遗传学检测，特别是有家族史或伴有发育障碍者。

（七）其他检测

根据患儿病史及临床表现，酌情选择毒物检测、血尿串联质谱。

五、治疗要点

（一）治疗时机

尽早治疗，早期快速终止临床惊厥发作和持续性脑电图癫痫样放电。

（二）药物治疗

抗惊厥药物首选苯二氮䓬类药物，剂量要足、用法合适、疗程序贯连续。初始治疗剂量不足及治疗不及时是发展成 RSE 的常见、重要原因。常用抗惊厥药物用量及注意事项详见表 8-1-1。

表 8-1-1　常用抗惊厥药物用量及注意事项

名称	剂量	优点	缺点	注意事项
苯二氮䓬类	首选药，地西泮每次 0.3~0.5 mg/kg，咪达唑仑每次 0.1~0.3 mg/kg	见效迅速（1~3 min 内见效）；对 85%~90% 的发作有效	维持疗效短暂，0.5~1 h；速度过快、过量易致呼吸抑制、血压	静脉缓推 1~2 mg/min

续表

名称	剂量	优点	缺点	注意事项
苯巴比妥钠	新生儿惊厥初始用药，每次负荷剂量为 10 mg/kg，静注	药效维持时间长	起效慢，肌注 20~30 min，静注 5~10 min 见效	给药速度应 <25 mg/min
10% 水合氯醛	每次负荷剂量为 0.5 mL/kg，鼻饲或稀释成 3% 保留灌肠	药效维持时间长	起效慢	对皮肤有腐蚀性，要及时清除

（三）综合治疗

综合治疗包括生命支持（气道、呼吸、循环）、病因治疗和处理并发症。

（四）非药物治疗

药物治疗无效时应考虑非药物疗法。其中，生酮饮食疗法最常用，对部分 SRSE 有效。此外，非药物治疗还包括迷走神经刺激术、低温疗法、手术治疗等，但这些方法的治疗效果不明确，风险较高，需要多学科讨论评估后使用。

（五）神经功能评估及康复治疗

尽早进行神经功能评估，及时开展康复治疗。

第二节　惊厥持续状态的相关评估

一、概述

惊厥持续状态是儿童常见的危急重症之一，发作时患儿可出现肢体强直阵挛发作、意识障碍等表现，病情加重可进展成 RSE，同时易合并高热、呼吸衰竭、循环不稳定等危及生命的合并症，具有潜在的致死性。在临床工作中，正确地识别惊厥持续状态的临床发作及脑电异常、规范急救中的医护配合、准确进行全面高级生命支持，精准给予止惊药物，缩短惊厥持续时间，防止不可逆脑损伤或其他脏器功能的衰竭，是医护救治惊厥持续状态患儿的关键。因此尽早全面地评估惊厥持续状态的患儿显得尤为重要。

二、护理评估

（一）健康史

详细询问患儿的现病史、出生史、喂养史、生长发育史、预防接种史、过去史、家庭及生活环境史等。了解患儿有无惊厥发作的家族史，了解患儿有无惊厥甚至惊厥持续发作的既往史，了解患儿发作前的诱因、先兆、表现、频率、持续时间及发作时段。

（二）身体状况

评估患儿惊厥发作形式及持续时间，意识状态、瞳孔变化，生命体征变化，有无呼吸衰竭和循环不稳定情况，有无大小便失禁情况；评估患儿有无惊厥发作造成的二次伤害情况发生；评估实验室检查、头颅影像学、病原学等检查结果。

（三）心理 – 社会状况

了解患儿及照顾者的文化程度、对惊厥及惊厥持续状态的认知程度等，家庭经济情况如何，社会支持系统如何；评估患儿及照顾者的心理状态，患儿是否对惊厥发作产生恐惧与焦虑，照顾者是否有因为患儿病情重且后遗症明显、住院时间长、缺乏疾病相关知识等产生焦虑情绪。

三、症状评估

（一）惊厥发作情况评估

1. 惊厥发作的形式

评估惊厥发作是全身性强直 - 阵挛发作，还是伴意识障碍的局灶性发作，或者是没有明显运动状态但是脑电图显示为癫痫样放电的情况。

2. 惊厥发作的持续时间

如果惊厥发作持续时间超过 5~10 min，需要适当的药物抗惊厥治疗，很难自行缓解。临床上，如果惊厥发作时间超过 5 min，应立即给予抗惊厥药物静脉注射。如未能成功建立静脉通路，优先选择肌内注射。

3. 抗惊厥药物的治疗效果

苯二氮䓬类药物是控制惊厥发作的一线药物，具有起效快、作用强的特点，适用于急症。在惊厥发作 10 min 内给予此类药物，惊厥控制率可达到 96%。但需要注意的是，这类药物作用短暂，剂量过大会引起呼吸抑制；若苯二氮䓬类药物未能控制惊厥发作，则应在 30 min 内开始使用苯巴比妥类的二线药物。值得注意的是，仅二线药物适用于惊厥持续状态控制后的抗癫痫维持治疗。若二线药物仍未能控制惊厥发作，发作持续时间大于 30~60 min，则应在 1 小时内开始使用麻醉剂类的三线药物。

（二）意识状态的评估

1. 嗜睡（lethargy）

患儿的清晰度有下降，在语言或疼痛刺激下能立即清醒，并能做出简单的动作和交流，在交流过程中对事物的认知是正确的。一旦刺激减弱或消失，患儿会再次入睡，有吞咽、瞳孔、角膜等反射。

2. 意识混沌（obtundation）

患儿觉醒水平显著降低，对时间、空间和任务的定向认知缓慢、模糊、错误，对外部刺激的敏感性降低，出现思维不连贯和思维活动缓慢等现象。

3. 昏睡（stupor）

昏睡是比嗜睡程度更深的一种觉醒障碍。轻微的外界的刺激，不能够叫醒患儿，必须大声地呼唤或者给予患儿较强的疼痛刺激，患儿才可以出现短暂的意识转醒，醒后可以简单地回答一些问题，当停止刺激之后患儿很快再次进入睡眠状态。

4. 昏迷（coma）

昏迷是最严重的意识障碍，患儿不能被唤醒，不能感知周围环境，躯体随意运动丧失，对刺激反应异常和 / 或反射异常。昏迷又分为浅昏迷和深昏迷，浅昏迷对一般刺激无反应，深昏迷对各种刺激均无反应。

5. 谵妄（delirium）

谵妄表现为维持、转移或集中注意力的能力降低，活动过度，睡眠减少，常有意识模糊、兴奋、幻觉和易激惹。

（三）呼吸、循环功能评估

1. 呼吸功能

惊厥持续状态和大量止惊药物使用后，会导致呼吸抑制或呼吸衰竭，具体评估方法参见本书第二章第二节。

2. 循环功能

如果出现呼吸抑制或呼吸衰竭后没有及时处理，会导致患儿出现心率减慢甚至停止；使用大量止惊药物后也可以引起患儿低血压、血流动力学不稳定。循环系统具体评估方法参见本书第九章第二节。

（四）营养状况评估

惊厥持续状态的患儿容易出现意识障碍、吞咽功能障碍、咳嗽反射减弱或消失等异常情况，这类患儿较其他危重症患儿更易发生营养不良。大量止惊药物的使用会抑制患儿的肠道蠕动，出现胃肠排空延迟，胃残留量增加，影响肠内营养的实施。因此，为了保证患儿得到足够的营养支持，需对患儿营养状况进行评估，具体评估方法参见本书第六章第二节。

四、评估工具

（一）AVPU 法

AVPU 法是通过患儿对语言和疼痛刺激的反应来评估患儿的意识状态。A（alter）：指意识清醒，对外界刺激反应正常；V（response to voice）：指患儿存在意识障碍，但对语言刺激尚有反应；P（response to pain）：指患儿存在意识障碍，对语言刺激已无反应，但对疼痛刺激有反应；U（unresponsive）：对语言和疼痛刺激均无反应。该方法简单易行，可快速完成，适合于急诊或非重症监护室和神经专业的医务人员使用。

（二）格拉斯哥昏迷评分表和儿童格拉斯哥昏迷评分表

GCS 适用于成人和 5 岁以上儿童，PGCS 是由 GCS 改良而来，适用于 5 岁以下儿童。GCS 和 PGCS 对判断预后有一定帮助，分数越低表示患儿意识障碍程度越重。GCS 和 PGCS 对意识障碍程度进行了比较细致的判断，适合重症监护室和神经专业的医务人员使用，具体评估方法参见第七章表 7-5 PGCS 评估量表。

（三）全面无反应性量表评分

全面无反应性量表评分（full outline of unresponsiveness，FOURs）评估内容包括眼部反应（best eye response，E）、运动反应（motor response，M）、脑干反射（brainstem reflexes，B）和呼吸情况（respiration，R），每项单独评分，最后计算总分。评估内容除了患儿眼部反应和运动反应外，还增加了对脑干反射和呼吸情况的评估，对脑干损害的严重程度做出判读，更适合于使用机械通气的昏迷患儿，评分越低，提示昏迷程度越重。具体评估方法见表 8-2-1。

表 8-2-1　FOURs 评估方法

评估项目	评估内容及结果	得分
眼部反应	处于睁眼状态或能够睁眼，可追踪视物或按指令眨眼	4
	睁眼但不能追踪视物	3
	闭眼，大声呼唤能睁眼	2
	闭眼，疼痛刺激时睁眼	1
	疼痛刺激时仍不能睁眼	0
运动反应	可以竖起大拇指、握拳，或作出和平手势（V 形手势）	4
	能够对疼痛进行定位	3
	疼痛刺激时呈屈曲反应	2
	疼痛刺激时呈伸展反应	1
	对疼痛刺激无反应，或呈全身性肌阵挛状态	0
脑干反应	瞳孔反射和角膜反射均存在	4
	一侧瞳孔散大固定	3
	瞳孔反射和角膜反射有一项消失	2
	瞳孔反射和角膜反射均消失	1
	瞳孔反射、角膜反射和咳嗽反射均消失	0
呼吸状况	自主呼吸规则，未接受气管插管	4
	自主呼吸呈潮式呼吸，未气管插管	3
	自主呼吸不规则，未接受气管插管	2
	已气管插管，呼吸频率高于呼吸机设定频率	1
	已气管插管，呼吸频率等于呼吸机设定频率，或有呼吸暂停	0

注：最高分 16 分，最低分 0 分，得分越低提示昏迷程度越重。
来源：王天有，申昆玲，沈颖. 诸福堂实用儿科学 [M]. 第 9 版. 北京：人民卫生出版社，2022.

（四）Richmond 镇静 - 躁动评分

使用大量镇静剂或麻醉剂治疗的患儿，可以采用此表评估镇静效果。详见本书第十一章疼痛管理。

第三节　惊厥持续状态相关的监测及治疗技术

一、概述

惊厥持续状态通常称为惊厥性癫痫持续状态（CSE），为常见儿科急重症，是指持续频繁的惊厥癫痫发作形成了一个固定的癫痫样状态，传统的定义包括一次惊厥发作持续 30 min 以上或连续发作、发作间歇期意识不能完全恢复者。各种类型的惊厥只要频繁持续发作，均可形成惊厥持续状态。由于惊厥发作持续超过 5~10 min，没有适当的止惊治疗很难自行缓解，所以近来倾向于将惊厥持续状态持续时间的定义（或称为"操作性定义"）缩短至 5 min，其目的就是要强调早期处理的重要性。由于病因繁多，治愈困难，所以利用有效的监测技术和治疗技术尽早发现、尽早干预，从而改善患儿的预后和提高患儿生存率成为我们的治疗目标。

二、监测技术

（一）脑电图

1. 临床意义

脑电图是记录脑电活动的检测技术，是惊厥持续状态的诊断金标准，其监测结果的严重程度与患儿的预后呈正相关。也是鉴别发作形式、确定发作类型的最佳检测方法。

2. 脑电图的选择

（1）常规脑电图。临床常规脑电图检查，即脑电图检测，主要应用于门诊清醒患儿的评估，以初步判断患儿是否存在癫痫样放电或评估其脑功能情况。

（2）长程脑电监测。由于常规脑电图仅可筛查出 29%~55% 的发作间期癫痫样放电（interictal epileptiform discharge，IED），而延长脑电图的记录时间可将 IED 的筛出率提高，对局灶性癫痫和非癫痫性发作更为有效。长程脑电监测建议采用视频与头皮脑电相结合的监测方式。

（3）重症持续性脑电图（critical care continuous electroencephalogram，CCEEG）。全面性惊厥性癫痫持续状态（generalized convulsive status epilepticus，GCSE）发作中止后超过 30 min 仍未恢复意识，应进行 CCEEG 监测；当给予抗癫痫药（antiepileptic drug，AED）或麻醉药持续静脉注射控制癫痫发作时，应进行 CCEEG 监测以评估治疗效果；非惊厥性癫痫（nonconvulsive seizure，NCS）控制后如果患儿再次出现意识状态改变，应重新进行 CCEEG 监测，以排除 NCS 复发的可能。

3. 适应证

（1）癫痫发作诊断和类型鉴别诊断。

（2）惊厥持续状态病情监测和治疗效果评估。

4. 禁忌证

（1）头颅外伤严重者。

（2）极度躁动不安、无法配合检查者。

5. 注意事项

（1）临床上进行常规脑电图检查时，推荐根据 10~20 系统放置 21 个脑电电极（包括 19 个记录电极和 2 个参考电极），以尽可能从空间上全面展示整个大脑的脑电活动。如果条件有限，建议至少采用 16 导联（除去 Fz、Cz 和 Pz）。最后根据临床需要另外放置参考电极、心电电极和肌电电极等。

（2）常规脑电图检查通常选用桥式盘状电极。对于某些特殊检查部位，则需使用特殊电极如蝶骨电极。对于新生儿，可采用改良的国际 10~20 电极安放系统。

（3）对于头发浓密的患儿，若脑电图电极不易与头皮充分接触时，应在取得家长的同意后剃发；若患儿头皮油脂过重或皮肤感染等，应先进行清洁再行脑电图检查；对于接触电极的皮肤部位可用酒精稍加擦拭，可降低阻抗值。

（4）注意电极操作技巧，避免对患儿造成头皮损伤或者不适。

（5）电极以专用电极膏和头带将其牢固地固定于头皮上。检查过程中应注意观察电极是否移位或脱落，特别是长时间的脑电图检查时。

（6）在每次使用后应对电极进行清洁及消毒，然后晾干备用。

（7）床旁脑电图结果需及时送予脑电图室医生，并确保报告应当日或隔日出具。

（二）颅脑影像学检查

1. 临床意义

头颅超声、CT 或核磁共振对颅内各种病变和感染等均有诊断意义。核磁共振还可对癫痫病灶进行定位，为手术治疗提供可行性。

2. 适应证

（1）颅内结构改变：包括颅内出血、幕下肿瘤及脑室扩张、脑积水、脑萎缩（CT、核磁共振）。

（2）定位癫痫的病灶（核磁共振）。

（3）囟门未闭的婴儿（头颅超声）。

3. 禁忌证

（1）体内有金属异物者不可做CT。

（2）对增强剂过敏者不可做增强CT或增强核磁共振。

（3）脑出血急性期不能做核磁共振。

（4）颅脑开放性损伤不可做头颅超声。

（5）生命体征不稳定无法送至检查室的患儿。

4. 注意事项

（1）头颅超声透声窗部位应清洁干净，必要时剃头。

（2）无法配合检查者应适当镇静。

（3）做CT时应去掉头部金属物质，避免造成伪影。

（4）做增强扫描时应注意有无过敏发生。

（5）做核磁共振应去除所有金属物件。

（6）检查时备齐各种急救物品及药品，密切观察病情变化，确保检查安全。

（三）脑损伤生化标志物监测

1. 临床意义

肿瘤坏死因子-α、神经元特异性烯醇化酶、中枢神经β蛋白等脑损伤生化标志物与惊厥持续状态有着密切关系，其水平变化对于惊厥持续状态患儿的诊断、疗效评估及预后判断至关重要。其中，肿瘤坏死因子-α指标与惊厥状态严重程度呈正相关；神经元特异性烯醇化酶与患儿脑部损伤严重程度呈正相关，为临床预测患儿脑损伤状态可提供科学可靠的参考依据。而血清中枢神经β蛋白浓度水平直接关系到热性惊厥患儿脑损伤状态，是临床判断热性惊厥患儿脑损伤严重程度的重要依据。

2. 适应证

（1）监测脑部损伤情况。

（2）预后评估。

（3）辅助诊断。

3. 禁忌证

无绝对禁忌。

4. 注意事项

（1）肿瘤坏死因子-α、神经元特异性烯醇化酶等标本应空腹采集。

（2）采集前患儿避免剧烈运动，最好休息 15 min 以上。

（3）选择合适的标本真空采血管。

（4）按照标本要求混匀，或者静置。

三、治疗技术

（一）生酮饮食治疗

1. 概念

生酮饮食（ketogenic diet）是一种高脂低碳水、适量蛋白质的饮食方案。通过改变三羧酸循环、增加大脑中抑制性神经递质 γ-氨基丁酸（GABA）合成、激活钾离子通道使神经元超极化等多重机制起到稳定突触功能，发挥抗癫痫作用。

2. 适应证

（1）药物治疗效果不佳者。

（2）药物导致免疫系统破坏者。

3. 禁忌证

脂肪酸代谢障碍。

4. 注意事项

（1）严密地监测不良反应，如高脂血症、低血糖等。

（2）禁止输注任何含碳水化合物的液体，包括静脉输注药物和配伍载体之间可能产生的碳水化合物，以免影响生酮效率。

（3）观察治疗效果，减少镇静镇痛药物的使用。

（二）手术治疗

1. 概念

手术可分为病灶切除手术、姑息性手术或功能性手术等。病灶切除手术是指将能定位的癫痫起源病灶进行切除。而姑息性手术或功能性手术是预防或局限惊厥活动的扩散，如胼胝体切开术可抑制由于大脑半球间的惊厥传播所导致的双侧大脑半球同步电发放；其他手术方法包括多处软脑膜下横切术、迷走神经刺激术等。

2. 适应证

（1）药物难治性癫痫。

（2）未发现可治疗的癫痫病因，或针对病因治疗失败的。

（3）生酮饮食治疗效果不佳者。

（4）能确定病灶且手术可行。

（5）术后脑功能影响在可接受范围内。

3. 禁忌证

（1）双侧迷走神经损伤或切断史。

（2）进行性大脑疾病、严重精神智能障碍。

（3）特异性排异体质，不能耐受异物植入。

（4）全身一般情况差，不能耐受手术。

（5）植入部位需微波或短波热疗、严重心脏传导阻滞、严重消化系统疾病、快速进展的危及生命的遗传代谢性疾病以及阻塞性睡眠呼吸暂停等为相对禁忌。

4. 注意事项

（1）术前配合医生根据患儿情况停用或减用抗癫痫药。

（2）术后需密切观察患儿生命体征变化，行心电监护。需要特别注意患儿的意识、瞳孔、血压等方面，并观察是否有颅内出血的表现。

（3）术后务必向家长强调，不可随意调整引流袋高度，并密切关注引流量，过多或过少都应告知医生。保证引流畅通，无打折，无堵塞。

（4）定期更换引流袋，严格无菌操作，防止逆行感染。

（5）保持伤口敷料清洁干燥，定期换药。

（6）体内存在可调压分流管等磁控设备者需要注意其与迷走神经刺激术设备间可能的相互影响。

（三）亚低温治疗

1. 临床意义

亚低温治疗，通过采用血管内低温冷却系统或使用低温治疗仪（冰毯、冰帽）进行低温诱导，将体温逐渐降至目标温度，从而对癫痫发作起到抑制作用。这一显著抑制作用引起了临床医师的重视，并被逐步应用于经药物治疗无效或撤药后复发的难治性癫痫持续状态的患儿。

2. 适应证

（1）经药物治疗仍不能控制发作的癫痫。

（2）经药物治疗，发作得到控制，但在撤药后复发的患儿。

3. 禁忌证

（1）失血性休克。

（2）严重心肺功能损伤。

4. 使用方法

在足量抗惊厥药物治疗的同时，采用血管内低温冷却系统进行亚低温诱导或使用低温治疗仪（冰毯、冰帽）等进行低温诱导，将体温逐渐降至目标温度，癫痫停止发作或EEG 出现暴发抑制达 24~48 小时，开始复温至 36.5 ℃，复温速度不能大于 1 ℃ /d。

起效时间：一般情况下，在达到目标体温后 3~48 小时开始起效，在亚低温治疗的同时做脑电图监测就可以看到广泛的抑制表现。

5. 注意事项

（1）在亚低温诱导、治疗及复温过程中，需进行脑电图监测。若复温后癫痫未复发，可撤去抗惊厥药物，必要时改为口服抗癫痫发作的药物。

（2）在亚低温治疗过程中继续使用抗惊厥的药物（如苯巴比妥、咪达唑仑等）。

（3）当温度小于 30 ℃时，易出现室颤、凝血功能障碍、电解质紊乱、静脉血栓形成等情况。应随时观察心电监护并利用血凝、血气分析、血管超声等检测动态评估患儿情况。

（四）电休克治疗

1. 临床意义

电休克治疗是作为惊厥持续状态的备选治疗方案，其实施难度较大，对环境设备要求特殊，所以一般不选电休克治疗。但是超级难治性癫痫持续状态发作时，一般治疗无法控制，有条件的情况下可以用电休克治疗来终止超级难治性癫痫持续状态发作。该治疗方法主要并发症为认知功能损害。

2. 适应证

超级难治性癫痫持续状态。

3. 禁忌证

（1）急性全身感染性疾病。

（2）中枢性神经系统的器质性疾病（脑瘤、脑血管病等）。

4. 注意事项

（1）评估病情，并取得患儿及家属的知情同意。

（2）由专业的麻醉人员实施麻醉，麻醉可缓解患儿的紧张情绪，减少电休克可能带来的并发症，如骨折及牙齿、肌腱、肌肉损伤等。

（3）根据患儿对电休克治疗的反应及可能出现的并发症，调整电量、时间及治疗频率。

（4）患儿合并心力衰竭、严重心脏瓣膜病及心律失常等疾病时，可增加电休克治疗的风险，引起心血管方面的并发症，因而需要在治疗全过程中密切监测惊厥发作持续时间、EEG 表现、气道是否通畅、生命体征及并发症等。

（5）由于电休克治疗可诱发惊厥及非惊厥性癫痫持续状态，因此在电休克治疗后必须持续进行 EEG 监测。

第四节　惊厥持续状态的护理及新进展

一、概述

儿童因大脑皮质发育、免疫功能等未臻完善，神经纤维髓鞘还未完全形成，导致大脑皮质易兴奋，抑制功能较差，受刺激后，兴奋冲动又易于泛化，感染后易通过血脑屏障进入中枢神经系统等，所以儿童比成人更易发生惊厥及惊厥持续状态。通过精细化护理和更多的人文关怀来预防病情发作和促进患儿康复是我们护理的首要目标。

二、护理问题

（一）窒息的危险

患儿在惊厥发作时可能会遇到窒息的风险，这通常与喉部痉挛和呼吸道分泌物的增多有关。喉痉挛可能导致气道阻塞，而分泌物的积聚可能进一步妨碍呼吸，需要立即采取措施以保持气道通畅。

（二）受伤的危险

惊厥发作时的剧烈抽搐可能使患儿处于受伤的风险中。在没有适当约束或保护的情况下，患儿可能会因为无意识地移动而受伤，如跌倒或撞击到硬物。

（三）潜在并发症

惊厥持续状态可能引发多种严重并发症，包括脑水肿、酸中毒、呼吸衰竭和循环衰竭。

（四）知识缺乏

患儿家长可能缺乏惊厥发作的急救知识以及正确服用抗癫痫药的知识。

（五）焦虑/恐惧

家长可能会因为担心患儿的健康状况和对惊厥发作的无法控制而感到焦虑和恐惧。

三、护理措施

（一）有效控制惊厥发作

1. 按时用药

坚持正规抗惊厥治疗，积极有效控制惊厥发作，从而减少惊厥持续发作时长。

2. 按医嘱服药

长期服用抗癫痫药效果不佳时，应及时告知医生换药或合并用药，不得擅自减量或停药。

（二）癫痫持续状态发作时的护理

1. 维持气道通畅

（1）发作时应立即使患儿平卧，头偏向一侧，松解衣领。有舌后坠者可用舌钳将舌拉出，防止窒息。

（2）在患儿上、下颌齿之间放置牙垫或厚纱布包裹的压舌板，防止舌被咬伤及舌后坠阻塞呼吸道。

（3）保持呼吸道通畅，必要时用吸引器吸出痰液。准备好开口器和气管插管等物品，给予低流量持续吸氧。

2. 减少惊厥发作过程中的意外伤害

（1）做好安全防护，保持环境安全、舒适，避免强光、强音等刺激性因素，预防惊厥发作。

（2）护理操作时勿强行按压肢体，以免引起骨折或脱臼。

（3）患儿惊厥发作时要保护患儿肢体，防止抽搐时碰撞造成皮肤破损、骨折或脱臼、坠床；移开患儿周围可能导致受伤的物品，拉紧床挡，专人守护。

（4）患儿意识恢复后仍要加强保护措施，以防因身体衰弱或精神恍惚而发生意外事故。

3. 病情观察

（1）观察惊厥发作状态：发作时伴随症状，持续时间；患儿的生命体征、瞳孔大小、对光反射及神志改变。

（2）观察呼吸变化：有无呼吸急促、发绀，监测动脉血气分析，及时发现酸中毒表现并予以纠正。

（3）观察循环衰竭的征象：定时监测患儿心率、血压，备好抢救物品、药品。

（4）观察转归：患儿经抗惊厥治疗后，需注意观察惊厥发作、智力和运动发育等状况的转归。

（三）维持内环境稳定

1. 药物副作用监测

服用抗惊厥药物时，注意观察患儿是否出现呼吸抑制和血压下降等副作用。

2. 生命体征监测

定期监测患儿的血压、心率等生命体征，以维持脑灌注和正常血液循环。

3. 电解质监测

定期检测电解质水平，及时纠正电解质异常。避免因电解质异常造成的频繁惊厥而导致惊厥持续状态。

4. 热性惊厥的预防

对于有热性惊厥史的患儿，建议在体温超过 38 ℃时及时给予降温药物，以早期控制体温，避免惊厥持续状态发作。

（四）健康教育

1. 加强围生期保健

去除导致惊厥发作的各种围生期风险因素，如胎儿宫内窘迫等。同时，积极治疗、预防颅内感染等与惊厥发作有关的原发疾病。

2. 指导家长合理安排患儿的日常生活

对患儿家属进行教育，指导其合理安排患儿的日常生活，确保患儿获得适当活动与休息，注意安全，避免情绪紧张、受凉、中暑、感染以及参与各种危险活动等。

3. 指导用药

指导家长抗惊厥药物的使用方法、副作用观察，保证服药依从性。同时，指导家长在惊厥发作时采取紧急护理的处理方法。

4. 心理支持

结合不同年龄患儿的心理状态，有针对性地进行心理疏导，给予关心、爱护，建立战胜疾病的信心，鼓励同伴交流，克服自卑、孤独、退缩等心理行为障碍。

四、护理新进展

问题 1：采用单次推注药物还是持续输注药物控制惊厥发作？

新进展： 在紧急处理惊厥发作时优先选择单次推注药物，但是在急性期惊厥持续状态控制不理想时，可选择持续输注药物。

单次推注的药物有地西泮、咪达唑仑、苯巴比妥等，考虑到此类药物有抑制患儿呼吸的可能，因此护士在推注过程中除了观察惊厥发作情况外还要注意观察呼吸系统，尤其患儿如果因为惊厥导致气道开放不畅，要注意保持气道通畅和吸氧。持续泵入的药物有咪达唑仑、苯巴比妥、丙泊酚等，药物持续泵入后除了对呼吸系统有影响外，还会导致循环系统不稳定，甚至出现低血压，因此还需要对循环系统进行监护。咪达唑仑导致低血压的情况比苯巴比妥和丙泊酚少；苯巴比妥对于治疗 RSE 更有效，但是副作用更多；

要避免长时间、大剂量输注丙泊酚，否则会出现丙泊酚输注综合征（长时间、大剂量输注丙泊酚后，患儿出现不明原因的心律失常、高脂血症、横纹肌溶解、严重的代谢性酸中毒、肾功能衰竭和严重的心力衰竭等临床表现）。一般在持续输注药物24~48小时后，要逐渐减慢输注剂量直至过渡到单次推注，但如果在撤退过程中出现惊厥复发，需要逐渐恢复到原有输注剂量甚至更大剂量来控制惊厥发作。

问题2：治疗性低温（therapeutic hypothermia，TH）是治疗惊厥持续状态的主要手段吗？

新进展： TH可以作为抗惊厥药物治疗的一种辅助治疗手段，尤其在一些RSE或SRSE治疗过程中起到一些有益的帮助。

大量动物实验表明，低温能降低神经细胞代谢率，降低脑组织对能量及氧的需求，降低脑损伤后的炎症反应，减轻脑水肿和降低颅内压，保护受损的神经元。临床上对于治疗性低温开始的时间、目标温度范围和持续时间没有明确规定。只能从文献中查到，治疗性低温可以从惊厥发病后1~60天开始，目标温度范围可以控制在30~35 ℃，低温持续时间为20~240小时。对于降温的方法，儿科用得比较多的是体表降温技术，包括传统与新型体表降温技术。传统体表降温技术主要是用冰袋、冰水擦浴等手段降温，此技术是临床上最容易实施的降温方法，但其缺点是不容易达标或出现过度降温，不能有效地维持目标温度，也不容易控制复温速度；新型体表降温技术就是用包裹式冰毯、冰垫包裹患儿身体，设备有温度自动反馈调控系统，通过循环冷却水或冷空气而达到降温目的。其优点是临床上容易实施，且能快速启动TH，但缺点是仪器设备费用较高，较容易造成患儿皮肤冻伤。近几年出现了一些新型降温技术如经直肠亚低温技术，有研究表明经直肠亚低温技术在控温能力上接近血管内低温技术、新型体表降温技术的水平，在安全性上除直肠摩擦外并不增加低温治疗的并发症，且本身具备无创、经济、易操作的特点，又属于体内低温方法，有其优势，也为TH的实施提供了一种新的方法。

问题3：惊厥持续状态患儿开展康复治疗的时机？

新进展： 在控制惊厥发作、治疗原发疾病的初期，护士可以采用气道廓清技术降低患儿肺部感染的发生率；可以采用机械性预防手段预防深静脉血栓形成（deep venous thrombosis，DVT）的发生。在惊厥得到有效控制，生命体征趋于平稳时，即使使用了机械通气、使用小剂量血管活性药物支持、带有各种引流管等情况下也应该尽早介入综合康复治疗体系。

惊厥持续状态患儿在救治过程中，由于长期卧床、使用大量镇静剂和麻醉剂控制惊厥发作、长时间使用机械通气等，患儿易出现下呼吸道感染、DVT等并发症。护士可以在医嘱的指导下，在评估患儿惊厥发作的情况下，开展一些早期康复治疗，如体位引流、高频胸壁振荡等气道廓清技术，足底静脉泵或间歇式充气加压装置（不推荐使用弹力袜）等预防DVT。儿童癫痫持续状态诊断治疗的中国专家共识中提到惊厥持续状态患儿在发作控制后应尽早对其进行可量化的神经功能、精神心理及康复评估，尽早进行综合康复治疗，改善患儿预后。在开展综合康复治疗过程中，需要患儿主治医生、康复医生、康复治疗师和护士共同配合，各司其职。

在综合康复治疗过程中护士要进行护理宣教及评估，包括进食评估、尿便功能评估、跌倒风险、压疮风险、深静脉血栓风险、留置管道评估（胃管、气管套管、尿管等）等；密切观察病情，重症监护，专科护理，各种留置管道护理，良肢位摆放，饮食指导，生活及心理护理。

问题4：惊厥持续状态患儿生酮饮食治疗能否长时间、有效地进行？

新进展：生酮饮食治疗周期长，但是RSE/SRSE患儿生酮饮食有效治疗时间多为住院期间或重症监护室期间。患儿出院后多需要在康复医院或基层医院治疗，有些患儿甚至是回家继续康复。有效的延续性护理可以提高患儿及家长的依从性，保障生酮饮食治疗的长期性、延续性。

生酮饮食强调高脂肪、低碳水化合物、适当蛋白质，能够促进癫痫患儿体内脂肪代谢，使其分解产生大量酮体，发挥抗癫痫作用。其在治疗儿童难治性癫痫中的作用由来已久，近几年也逐渐运用到RSE/SRSE的治疗中。该治疗方式对饮食配比的限制较大，可能出现胃肠道不良反应，中国人高碳水化合物摄入的饮食习惯也影响了KD治疗的依从性。因此，需要搭配合理有效的护理措施，才能保障KD治疗的延续性。在住院期间全面评估患儿情况，分析可能会对KD治疗效果产生影响的因素，协助医生和营养师制订个性化饮食方案；治疗过程中观察治疗效果和副作用；对家长进行健康教育，加强其对KD治疗了解，增加出院后依从性。出院后进行面对面复诊或远程随访，了解癫痫发作情况、KD实施效果、患儿心理状态等；组建微信群，由护理人员定期在微信群内发布KD食谱、KD不良反应的表现和处理方法，出院后若患儿家长遇到问题，可在微信群内提问，护理人员及时解答。邀请有条件的患儿家长参加经验交流会，分享KD制作方法、患儿照护经验等。遇到不能继续治疗的患儿要认真总结分析原因，为以后的延续护理内容的调整提供依据。

问题 5：家庭管理模式预防癫痫患儿惊厥发作是否有效？

新进展：家庭管理模式在癫痫患儿延续护理中的应用是积极有效的，是患儿院外预防惊厥持续状态的重要手段。

家庭管理模式（family management style framework，FMSF）最早源于 Knafl、Deatrick 和 Gallo 团队在 1990 年开展的一系列慢性病患儿家庭研究。我国学者张莹在 2009 年首次提出应用家庭管理方式照顾慢性病患儿的概念，并在研究汇总时应用家庭管理模式，结果证实家庭管理框架可以使用于中国慢性病儿童家庭中。

那么癫痫患儿如何应用家庭管理模式呢？首先，出院时进行健康宣教，告知癫痫疾病应当注意的相关事项，包括饮食控制、遵医嘱用药、保证睡眠充足等。通过家庭功能评定量表、家庭管理测量量表、癫痫疾病知识调查表、癫痫儿童生活质量量表等评估患儿主要监护人对癫痫疾病及家庭护理的认识度，从而制订个性化的健康宣教方案。其次，教会家属紧急救护，这是保证患儿院外安全性的重要步骤。患儿家属还要能够辨别发作之前的相关症状，在下次发作前可提前做好准备工作。发作后观察患儿的情况，可在就医时详细告知医生。可定制急救手册等指导家属院外紧急抢救。再次，指导家属防范意外情况，防止二次伤害。最后，对家属及患儿进行心理指导，疏导患儿及家属的心理情绪，指导家属能够在日常生活中发现患儿的心理异常，及时沟通才能够避免抑郁悲观的心理产生。鼓励患儿在日常生活中保持愉快的心情，建立充分的自信心才能够消除社会环境带来的消极作用。

以家庭管理模式为理论框架，制订相应的家庭干预措施，强调癫痫患儿家庭护理的重要性，引起患儿家属的重视，才能提高家庭护理的质量，降低癫痫发病率。

问题 6：音乐治疗对惊厥持续状态患儿是否有效？

新进展：有研究表明音乐疗法可作为非惊厥性癫痫持续状态、难治性癫痫持续状态的辅助治疗方案。

人类发现音乐能够影响大脑放电并改善癫痫发作已有较长的历史。20 世纪 70 年代，Fernandez 等人通过脑电图记录发现，无论是 1000 Hz 的纯音还是嘈杂的音乐刺激，都能显著缩短癫痫患者的发作持续时间。目前临床试验或动物实验报道得最多的具有治疗效应的音乐为莫扎特音乐，并提出"莫扎特效应"现象，即通过听莫扎特的音乐使神经生理活动增强或发生改变的一种生物学效应。在莫扎特音乐中，最受关注的是莫扎特 K.488，其次为莫扎特 K.545。音乐疗法可以有效地减少癫痫样放电，改善癫痫发作，为临床医生和护士提供了一种治疗非惊厥性癫痫和难治性癫痫的新选择。然而，关于音乐疗法对惊厥性癫痫持续状态的有效性，目前尚无相关研究文献的明确报道。

王祎　张婧

第九章

休 克

第一节 休克概述

一、概述

休克（shock）是指各种致病因素作用引起有效循环血容量急剧减少，器官和组织灌注不足，使组织缺氧、细胞代谢紊乱和器官功能受损的综合征。休克的致病因素是多方面的、强烈的，包括创伤、烧伤、心衰、气胸、心包填塞、过敏、感染等。休克是一个全身性的病理生理过程，而不是一个疾病。根据血流动力学可以将休克分为四类：低血容量性休克、分布性休克、心源性休克和梗阻性休克。

治疗休克的关键在于迅速识别并纠正其诱因，以及通过有效的复苏措施来维持循环稳定和组织灌注。早期的液体复苏、血管活性药物的应用改善体循环灌注、支持性治疗和针对原发病的治疗是治疗休克的基本策略。近年来，个性化治疗、早期目标指导治疗、多模式监测和综合评估等新进展为优化休克患者的管理提供了新的思路和方法。

二、病因和发病机制

（一）病因

1. 低血容量性休克

低血容量性休克通常由外伤或手术引起的大量出血、剧烈呕吐、腹泻或大面积烧伤等导致。这种类型的休克包括失血性休克、失液性休克、创伤性休克、烧伤性休克等，是儿科患者中最常见的休克类型。

2. 分布性休克

分布性休克，也称为"血管扩张性休克"，主要病因包括过敏、感染、脊髓损伤等。此类型的休克包括过敏性休克、神经源性休克、脓毒性休克等。

3. 心源性休克

心源性休克是由于原发性心脏疾病和 / 或功能异常引起的心输出量降低或不足，导致严重的终末器官低灌注和缺氧状态。这种休克主要由先天性心脏病、心衰或心肌炎等引起。

4. 梗阻性休克

梗阻性休克是由于血液循环路径受阻导致的休克。主要病因包括心包填塞、心包积液、张力性气胸、肺栓塞、主动脉缩窄、左心发育不全等。

（二）发病机制

1. 低血容量性休克

低血容量性休克是由于血容量减少、组织灌注不足、细胞代谢紊乱而导致的临床综合征。

2. 分布性休克

分布性休克是由于血管舒缩功能障碍使血管床容量增加，血容量相对不足，导致有效循环血量减少。分布性休克包括：

（1）脓毒性休克。

1）免疫炎症反应失控时，病原体刺激血管内皮细胞、单核巨噬细胞、中性粒细胞等产生多种促炎和抗炎介质。由于促炎 - 抗炎平衡失调，发生全身炎症反应综合征或代偿性抗炎综合征。

2）神经 - 内分泌 - 体液因子机制。神经 - 体液因子调节紊乱是休克微循环障碍的基础。交感 - 肾上腺系统和肾素 - 血管紧张素 - 醛固酮系统兴奋，肾上腺皮质激素、儿茶酚胺等应激激素分泌增加，引起血管舒缩功能障碍，内皮细胞炎症反应使血管的通透性增加，心肌抑制，凝血纤溶调节紊乱。

（2）过敏性休克。过敏性休克是人体接触特异性过敏原后出现的以急性周围循环灌注不足为主的全身性变态反应。

（3）神经源性休克。神经源性休克是指当血管运动中枢发生抑制或传出的交感缩血管神经信号被阻断时，小血管因紧张性丧失而发生扩张，导致外周血管阻力降低，大量血液淤积在微循环中，回心血量急剧减少，血压下降引起的休克。

3. 心源性休克

心源性休克通常是由于心脏泵血功能减弱导致的有效循环血量减少，造成组织低灌注。

4. 梗阻性休克

梗阻性休克是由于心脏内外流出道的梗阻，导致心排血量减少。

三、临床表现

（一）休克分型

1. 暖休克

暖休克常表现为高排低阻型休克。患者可有意识改变、尿量减少或代谢性酸中毒等症状，但他们四肢温暖、脉搏有力、毛细血管充盈时间（capillary refill time，CRT）正常、心率快。

2. 冷休克

冷休克常表现为低排高阻或低排低阻型休克。除意识改变和尿量减少外，患者还可能出现四肢冰凉、皮肤苍白或出现花斑纹、外周脉搏快而细弱、CRT 延长等症状。

（二）休克分期

根据是否存在低血压将休克分为代偿期休克和失代偿期休克，失代偿期休克也称为低血压性休克。

1. 休克代偿期

此期内源性儿茶酚胺如肾上腺素、去甲肾上腺素等大量增加，使微动脉、毛细血管前括约肌、微小静脉发生痉挛性收缩，导致血液经过动静脉间交通支时直接流入静脉而不经过毛细血管，形成短路，组织缺血缺氧，但毛细血管内流体静力压下降，故此时血压大致正常，但脉压降低，少数患儿交感神经兴奋，可出现一过性血压偏高，具体可表现为：

（1）心率增快、心音亢进。心输出量在一定程度上随心率增加而增加。不明原因的心率增快是早期休克的表现之一。

（2）外周动脉搏动细弱，血压基本正常或偶有升高。

（3）皮肤花斑，CRT 延长 >3 s，暖休克时 CRT 可正常。

（4）烦躁不安，反应迟钝或神情淡漠。

（5）尿量减少，尿量小于 1 mL/（kg·h）。

此期是休克救治的黄金窗口期，如不及时祛除病因，尽快补充血容量，改善微循环，休克将进一步发展。各年龄组儿童心率变量及不同年龄儿童低血压标准见表 9-1-1。

表 9-1-1　各年龄组儿童心率变量及低血压标准

年龄	心率（次 / 分）		年龄组	收缩压 /mmHg
	心动过速	心动过缓		
≤1 周	>180	<100	≤1 个月	<60
>1 周 ~1 个月	>180	<100	>1 个月 ~1 岁	<70
>1 个月 ~1 岁	>180	<90	>1~9 岁	<70+（2× 岁）
>1~6 岁	>140	<60	≥10 岁	<90
>6~12 岁	>130	<60		
>12~18 岁	>110	<60		

来源：崔焱, 张玉侠. 儿科护理学 [M]. 7 版. 北京：人民卫生出版社, 2021.

2. 休克失代偿期

此期随着休克的进展，组织缺氧加重，无氧糖酵解过程加强，乳酸等酸性代谢产物大量积聚而引起酸中毒。具体可表现为：

（1）呼吸显著增快，甚至出现深大呼吸。

（2）血压下降。

（3）尿量减少甚至无尿。

（4）表情淡漠，意识模糊。

（5）肢体末端呈青紫色，皮肤出现花斑。

（6）器官功能发生障碍，代谢紊乱。可合并肺水肿、脑水肿、肾衰竭、胃肠功能衰竭等多脏器功能衰竭。

四、辅助检查

（一）实验室检查

1. 血、尿、便、心电图等常规检查

红细胞计数、血红蛋白量降低提示失血可能。白细胞计数和中性粒细胞比例增高则提示感染可能。尿比重增高常表明血液浓缩或血容量不足。大便隐血阳性或呈黑便时提示消化系统出血。心电图是心脏电活动的图形表示，可以提示心律失常、心率异常、心肌梗死等心脏相关疾病状态。

2. 血生化检查

血生化检查包括肝肾功能检查、电解质、血糖等。

3. 凝血功能检查

检测指标主要包括血小板计数、凝血酶原时间（PT）、部分凝血活酶时间（APTT）和国际标准化比值（INR）等。

4. 血气分析

血气分析包括氧合指标、二氧化碳指标、酸碱平衡指标、电解质指标、血红蛋白相关指标等。

（二）影像学检查

影像学检查包括胸部 X 线或 CT、超声心动图、腹部超声等。

（三）血流动力学监测

血流动力学监测包括有创动脉血压、中心静脉压、平均灌注压、无创心功能、脉搏指示连续心输出量监测等。

（四）微循环监测

微循环监测包括外周灌注指数（peripheral perfusion index，PPI）、毛细血管充盈时间（CRT）、舌下血管成像、组织氧饱和度（StO_2）等。

五、治疗要点

休克治疗的重点在于尽早祛除病因，迅速恢复有效循环血量，纠正微循环障碍，恢复组织灌注，增强心肌功能，恢复正常代谢，减少进一步的细胞损伤，保护器官功能。尤其要警惕的是休克并不意味着一定存在低血压，休克发生时，收缩压可正常、升高或降低。低血压是大多数类型休克的晚期表现。及早识别和快速干预对于阻止代偿性休克进展到失代偿性休克至关重要。休克的一般治疗措施包括：液体复苏、合理氧疗、应用血管活性药物纠正代谢紊乱、病因治疗、脏器支持与保护等措施。

（一）液体复苏

休克补液治疗的主要目标是恢复血管内容量和改善组织灌注。由于每种类型休克的液体需求量不同，在尝试补液治疗前，应充分评估容量状态及容量反应性，达到液体精准复苏的目的。对于低血容量性休克和分布性休克要迅速给予液体快速推注，首选等渗晶体液。每次液体推注后，需要重新评估患儿的组织灌注恢复情况、容量状态或容量反应性情况，实时监测评估生理反应，确定是否需要进一步液体推注，避免过度补液引起肺水肿或组织灌注恶化的情况；失血性休克液体复苏，输血是关键；心源性休克、梗阻性休克以及中毒性休克等应以病因治疗为主，液体治疗是否获益，应进行详细的容量评估，若经评估补液可获益，需要同时进行液体复苏和其他针对病因的治疗，休克的补液方法及速度见表9-1-2。

表 9-1-2　休克的补液方法及速度

休克类型	补液剂量	大概的补液速度
低血容量性休克、分布性休克	按照 20 mL/kg 的剂量推注（必要时可重复）	持续 5~20 min；如果患者病情严重和 / 或出现低血压，则持续 5~10 min
心源性休克（未中毒）	按照 5~10 mL/kg 的剂量推注（必要时可重复）	持续 10~20 min
中毒（例如钙通道阻滞剂或 β-肾上腺素能受体阻滞剂）	5~10 mL/kg（必要时可重复）	持续 10~20 min
脓毒性休克	10~20 mL/kg（必要时可重复）	持续 5~20 min

来源：美国心脏协会. 儿科高级生命支持实施人员手册 [M]. 杭州：浙江大学出版社，2022.

生理改善的征象包括：血压升高、心率减慢（趋于正常）、呼吸频率下降（趋于正常）、灌注及肢端循环改善、意识恢复、尿量增加（婴儿和幼儿每小时 1.5~2 mL/kg；大龄儿童和青少年每小时约 1 mL/kg）等。

（二）合理氧疗

休克发生时，患儿全身的有效循环容量不足，组织低灌注，氧输送降低，处于缺氧状态。因此一旦确诊，应尽早予以合适的氧疗以保证重要组织脏器功能。适宜的氧疗和呼吸支持对于改善预后有着重要意义。在确保气道畅通的前提下，优先给予高流量鼻导管供氧或面罩氧疗，如鼻导管或面罩氧疗无效则尽早予以无创正压通气或气管插管机械通气。若存在高代谢或高氧耗类型休克时，还应降低氧耗，适当提高氧供，达到氧供和氧耗的平衡。

（三）应用血管活性药物

经充分液体复苏后仍存在低血压和低灌注，可以考虑应用血管活性药物提高和维持组织灌注压。对于心源性休克的儿童，应尽早使用血管活性药物，因为液体复苏不是改善心肌功能的关键，过多的液体可能导致肺水肿和呼吸衰竭。对于分布性休克或低血容量性休克，可首选去甲肾上腺素改善组织灌注。儿童常用的血管活性药主要有去甲肾上腺素、肾上腺素、多巴胺、多巴酚丁胺等。

（四）纠正代谢紊乱

及时纠正代谢紊乱，如低血钙、高钾血症和代谢性酸中毒等。

（五）病因治疗

病因治疗包括抗感染、抗过敏、强心、祛除梗阻、手术等。儿童脓毒性休克是重症监护患儿的主要死亡原因之一，需尽早使用抗生素，推荐在1小时内尽快静脉给予有效的抗生素治疗，应用抗生素前尽可能完善血培养（外周、中央或深静脉置管处各1份）或其他感染源培养（如尿、呼吸道分泌物、伤口、其他体液等），尽快确定和祛除感染灶。延迟抗生素的使用可能会增加脓毒性休克患儿器官功能障碍的风险和病死率，相关的感染指标有助于抗生素的选择。待病原学报告后换用针对性敏感抗生素治疗。

（六）重要脏器的支持与保护

1. 连续性血液净化治疗

对于伴有严重感染、肾损伤、肝脏衰竭等休克的患儿，血液净化治疗如血液滤过或血液透析可以清除体内毒素和炎症介质，改善微循环，减轻器官损伤。

2. 体外膜肺氧合技术

ECMO 能够部分或完全替代患者心肺功能，实现心脏、肺休息，为疾病的恢复赢得时间。主要适用于急性呼吸窘迫综合征和心源性休克。

3. 糖皮质激素的应用

糖皮质激素具有抗感染、抗过敏、抗休克、抑制免疫等作用。如脓毒性休克或过敏性休克，糖皮质激素可以抑制炎症反应，减少毛细血管通透性，稳定血管壁，改善循环功能。

4. 营养支持

休克患儿常伴随营养缺乏与能量衰竭，进而影响新陈代谢和器官功能。因此，尽早补充营养是休克治疗的重要组成部分。对于能耐受肠道喂养的休克患儿，应优先采用肠内营养支持方式。避免禁食或仅依赖静脉营养，以促进其更快恢复。

5. 适当的镇痛镇静

对于接受机械通气或其他有创操作的患儿，实施适当的镇痛镇静措施能降低氧耗，并有利于器官功能保护。

6. 神经监测和支持

对于休克患者，尤其是重症患者，神经监测如无创颅内压监测、脑氧饱和度监测等可以及时发现并纠正脑组织缺氧，减轻脑损伤，改善患者的神经功能和预后。

第二节 休克的相关评估

一、概述

休克是临床常见危急重症之一，具有病因多样，病理复杂，病情变化快，并发症多的特点。因此通过早评估、识别休克病因及类型，尽早进行抢救性治疗，可以极大地挽救患儿生命，改善预后。

在临床中，及早祛除病因是抢救成功的关键。与此同时，应快速评估患儿全身循环状况（特别是微循环），以及重要脏器，如心、脑、肾、肝、肺的功能状况。尽早采取干预措施，纠正和改善循环障碍，维护各器官正常功能。通过"评估—识别—干预—再评估"的流程持续动态监测患儿的病情进展或治疗效果，并指导下一步的干预措施。

二、相关症状评估

（一）病因相关症状评估

1. 出血

外伤导致休克的患儿，应快速进行全身检查。常可见受伤部位皮肤缺失、骨骼显露，大血管损伤者可见大量血液涌出。衣物覆盖部位，可见衣物被血液渗透，并伴大量血凝块。腹部实质脏器出血患儿，外表不见出血，常见腹胀腹痛、肌紧张、板状腹、移动性浊音（shifting dullness）阳性。听诊肠鸣音减弱或消失。

2. 渗血

外伤导致大片皮下软组织及皮肤受伤，可见皮肤肿胀发红，伴血液通过皮肤或组织向外渗出。渗血一般缓慢而隐蔽，病情常被忽视。而大片或者长时间渗血，亦可引起休克，应加强重视。渗血常见于钝性的挫伤、挤压伤和擦伤患儿。

3. 咯血和呕血

咯血（hemoptysis）是指喉及喉以下的呼吸道任何部位出血，血液经口腔排出的一种临床症状。而呕血（hematemesis）是指由于上消化道（食管、胃、十二指肠、胃空肠吻合术后的空肠、胰腺、胆道）急性出血，经口吐出。剧烈地咯血或呕血，可短时间内引起有效血容量锐减，造成休克。临床上应评估患儿咯血、呕血的颜色、性质及持续时间，准确评估失血量。同时注意鉴别咯血和呕血（表 9-2-1），以便制订相应的干预措施。

表 9-2-1　咯血与呕血的鉴别

	咯血	呕血
出血方式	咳出	呕出，可为喷射状
血中混有物	常混有痰	常混有食物及胃液混杂
出血的血色	泡沫状、色鲜红	无泡沫、呈暗红色或棕色
酸碱反应	碱性	酸性

续表

	咯血	呕血
常见疾病	呼吸道病变（有肺或心脏疾病史）	消化道病变（有胃病或肝硬化病史）
出血前症状	咯血前喉部瘙痒、胸闷、咳嗽	呕血前常伴上腹不适或恶心、并伴有呕吐
黑便	如果不下咽，粪便无改变	粪便呈黑色或柏油状
出血后痰的性状	咯血后常继发有少量血痰	常无血痰

来源：孙玉梅,张立力,张彩虹.健康评估 [M].5 版.北京:人民卫生出版社,2021.

4. 脱水

因为快速大量的体液丢失导致机体容量不足,造成全身灌注不足可出现失液性休克。如剧烈呕吐、急性腹泻导致水分的大量丢失。再如大面积烧伤、烫伤引起的血浆胶体的大量丢失。临床上应根据患儿呕吐物和 / 或腹泻物的性质和量,以及呕吐和 / 或腹泻持续的时间,综合评估液体损失量。烧伤和烫伤患儿应计算烧伤、烫伤的面积和程度,预估体液损失量,尽早进行干预。脱水程度和特点见表 9-2-2。

表 9-2-2　脱水程度和特点

脱水的严重程度	婴儿体重减轻估计量（mL/kg）	青少年体重减轻估计量（mL/kg）	临床征象	不利于评估的因素
轻度	5%（50）	3%（30）	• 黏膜干燥 • 少尿	• 长期用口呼吸者,口腔黏膜可能干燥 • 腹泻期间的排尿频率和排尿量难以评估,尤其是对于穿着尿布的婴儿
中度	10%（100）	5% 到 6%（50~60）	• 皮肤张力差 • 囟门凹陷 • 明显少尿 • 心动过速 • 安静型呼吸急促	• 受钠浓度影响;钠浓度增加,能更好地维持血管内容量 • 只有婴儿的囟门是不闭合的 • 少尿受发热、钠浓度和基础疾病影响
重度	15%（150）	7% 到 9%（70~90）	• 明显心动过速 • 远端脉搏微弱至消失 • 脉压窄 • 呼吸频率加快 • 无尿 • 低血压和精神状态改变（晚期表现）	• 临床征象受发热、钠浓度和基础疾病影响;钠浓度增加,能更好地维持血管内容量

来源：美国心脏协会.儿科高级生命支持实施人员手册 [M].杭州:浙江大学出版社,2022.

5. 发热

发热（fever）是常见的临床症状，常见于感染患儿。脓毒性休克是常见的休克类型，常由革兰氏阴性菌感染引起。因此，评估患儿发热情况，对病因治疗具有积极意义。例如，当患儿的热型为弛张热时，这往往提示可能存在败血症和化脓性感染，因此需要指导医生选择合适的抗生素进行治疗。此外，在患儿的发热期进行血培养的采集，提高血培养的阳性率，指导临床治疗。

6. 胸闷胸痛

心外性原因导致的梗阻性休克以肺栓塞、心包填塞、张力性气胸常见。这些病因常常导致患儿出现胸闷胸痛的症状，甚至导致晕厥。

7. 胸廓饱满

张力性气胸患儿的气管明显向健侧移位，伤侧胸部饱满，叩诊鼓音，呼吸音消失，可伴皮下气肿等。

8. 荨麻疹

过敏可导致肥大细胞释放组胺等炎症介质导致毛细血管扩张和通透性增高的结果，表现为红色、瘙痒且迅速消退的斑块。

9. 支气管痉挛

支气管痉挛主要是由过敏原刺激机体产生免疫应答，通过释放炎性介质如组织胺等引发支气管收缩，痉挛的支气管会引起呼吸急促、咳嗽和喘息声。

（二）组织器官低灌注相关症状评估

1. 心脏低灌注症状评估

心率增快：当心输出量降低时，机体通过增加心率和心肌收缩力来维持正常心输出量。

外周脉搏搏动减弱：由于血液循环减少，外周血管收缩，在休克代偿期出现外周脉搏搏动减弱，中央动脉搏动无明显变化，两者搏动强弱存在差异是心输出量降低的早期体征，但要排除因寒冷所致的外周血管收缩；在休克失代偿期，中央动脉和外周动脉搏动均减弱。

血压下降：由于心率、心肌收缩力、外周血管阻力的代偿作用，在休克代偿期收缩压正常，但脉压差减小；在休克失代偿期才出现血压降低，有时甚至测不出。

2. 肺低灌注症状评估

呼吸困难：由于肺部通气血流比例失调，患者会出现呼吸频率增加，可能伴有深度呼吸或喘息。

血氧饱和度下降：心脏泵血功能受到影响，血液无法充分到达肺部进行氧气交换，导致血液中氧气含量减少，出现血氧饱和度下降的情况。

肺水肿：休克状态下，液体和血浆蛋白质渗透到组织间隙中，可能导致肺间质液体积聚，影响了肺的膨胀和萎陷。

肺顺应性降低：休克引起的肺毛细血管通透性增加，导致肺间质液体积聚，影响了肺的膨胀和萎陷，可能导致无效腔通气量增加，进一步降低肺的有效通气量。

3. 脑低灌注症状评估

脑低灌注主要体现在患儿意识的改变，休克患者的意识状态改变可以反映其病情的严重程度和脑部血液供应的情况。

在休克早期，患者可能会表现出轻度兴奋的征象，如烦躁、焦虑、精神紧张等，同时伴有面色苍白、心率加快、呼吸频率增加等反应。尽管意识仍然保持清醒，但这些症状表明身体正在经历应激反应。

随着休克的发展，患者的意识状态可能会变得更加混乱。他们可能会出现意识淡漠、嗜睡或昏睡，同时伴随呼吸表浅、四肢温度下降、心音低钝、脉搏细数且减弱、血压进行性降低等症状。

在休克的晚期阶段，患者可能会出现昏迷的表现，意识障碍的程度能够提示脑部供血受到影响的严重程度。严重者可能会出现惊厥、抽搐等症状，这些都是脑部严重缺血缺氧的直接体现。

脑低灌注的临床表现取决于缺血程度和持续时间。儿童意识状态从正常到减退可分 AVPU 四级：清醒（alert）、对声音有反应（responsive to voice）、对疼痛有反应（responsive to painful）、无反应（unresponsive）。

4. 肾脏低灌注症状评估

肾脏低灌注主要表现在尿量的改变以及尿少导致的代谢产物蓄积。肾灌注不足可能导致肾小球的有效滤过率下降，引起少尿；尿液颜色加深，并伴有泡沫增多；肾小球滤过膜通透性增高或肾小管重吸收减少，进而出现蛋白尿。

在休克纠正的情况下，休克患儿的有效循环血量恢复后，尿量可能会逐渐增加；如果完全纠正，那么尿量一般会完全恢复正常（尿量评估见表9-2-3）。然而，如果尿量持续低于正常水平，这可能表明休克尚未完全纠正或存在肾实质性损伤，需要进一步的医学评估和干预。

表 9-2-3 尿量评估表

儿童	排尿次数	正常尿量	少尿	无尿
新生儿	20~25 次 /d	1~3 mL/（kg·h）	<1 mL/（kg·h）	<0.5 mL/（kg·h）
1 岁	15~16 次 /d	400~500 mL/d	<200 mL/d	<50 mL/d
幼儿	6~7 次 /d	500~600 mL/d		
学龄前期		600~800 mL/d	<300 mL/d	
学龄儿		800~1 400 mL/d	<400 mL/d	

5. 胃肠道低灌注症状评估

休克会导致胃肠道血管收缩，血供减少，以致胃肠蠕动减慢或消失。患儿可出现腹痛腹胀的表现。由于胃肠蠕动减慢或消失，以及胃酸的反流，患儿可出现恶心呕吐等症状。胃肠道长时间的缺血缺氧，可能导致胃肠黏膜的坏死或者穿孔，临床可见黑便，穿孔者可见腹胀、板状腹、压痛和反跳痛等表现。

6. 外周组织低灌注症状评估

外周组织低灌注主要表现为微循环障碍,由此导致的末梢缺血引起的皮肤温度降低、湿冷和花斑。皮肤花斑通常是指从膝盖周围开始的斑片状皮肤色泽变化，是一种容易评估的临床体征。皮肤花斑源自小血管的收缩反应，被视为皮肤微灌注异常的标志。随着休克的纠正与改善，皮肤花斑也随之改善，脓毒性休克者的存活率显著提高。而皮肤花斑评分越高的患者其死亡发生得越早。因此，复苏期斑纹评分的变化也可预测病死率，皮肤花斑评分的升高是脓毒症休克患者预后变差的重要预测指标。临床上使用皮肤花斑评分（skin mottling score，SMS 评分），共分成了 0~5 分的 6 种程度（皮肤花斑评分见9-2-4）。

表 9-2-4 皮肤花斑评分

评分	分级
0 分	表示没有斑纹
1 分	位于膝盖中心的一个小斑纹区域（硬币大小）

续表

评分	分级
2分	不超过膝盖骨上边缘的斑纹区域
3分	不超过大腿中部的斑纹区域
4分	不超过腹股沟褶皱的斑纹区
5分	这是一个非常严重的斑纹区域，超出了腹股沟褶皱

来源：AIT-OUFELLA H, LEMOINNE S, BOELLE P Y, et al. Mottling score predicts survival in septic shock[J]. Intensive Cure Med, 2011, 37(5): 801-807.

三、护理评估

（一）健康史

着重采集可能导致患儿休克的各种原因，如有无发热和腹痛，有无慢性腹泻和水分摄入不足，有无严重损伤、烧伤、烫伤等引起的大量失血失液。同时了解患儿的受伤时间及伤后救治情况。

（二）身体状况

（1）意识和瞳孔：查看患儿有无烦躁不安或者表情淡漠，瞳孔是否散大，意识是否昏迷。

（2）生命体征：心率是否超出正常范围增快；血压和脉压是否正常；有无呼吸频率、呼吸节律和呼吸模式的改变；体温是否偏低或高热，肢端是否出现湿冷、苍白、发绀或皮肤花斑等症状。

（3）尿量：肾脏灌注情况的重要指标。评估有无少尿或无尿。尿量恢复好转，则提示休克纠正或者改善。

（4）腹部体征：检查有无腹胀、板状腹、压痛和反跳痛，叩诊是否有鼓音，移动性浊音是否阳性等。

（三）心理－社会状况

休克是常见的危急重症，病情起病急，进展快，并发症多，抢救过程紧急，容易让家属和患儿觉得病情危重，从而出现紧张、焦虑和恐惧。应评估家属及患儿的情绪变化及心理承受能力，尽早进行干预。

四、评估工具

（一）儿童休克指数

儿童休克指数是指脉率 / 收缩压，是临床常用于评估患儿休克程度的工具。通过休克指数，可以粗略估计患者的失血量，可用于判断是否存在休克，并评估休克的程度。一般认为休克指数值越大（休克指数见表 9-2-5），病死率越高，疾病的病情越严重，预后越差。

表 9-2-5　休克指数

休克指数	失血量（%）	休克程度
≥1.0	20~30	血容量减少
≥1.5	30~50	中度休克
≥2.0	50~70	重度休克

来源：赖晓娟, 刘楠, 吴琴江, 等 . 休克指数指导急诊外科严重创伤合并失血性休克患者急救护理的意义 [J]. 中国实用护理杂志, 2020, 36(22): 1681-1684.

（二）休克识别流程表

美国心脏协会编著的《儿科高级生命支持实施人员手册》总结了休克的识别流程表（表 9-2-6），对休克患儿的临床识别工作具有重大意义。

表 9-2-6　休克识别流程表

临床征象		低血容量性休克	分布性休克	心源性休克	梗阻性休克
气道	通畅	气道开放且可维持 / 不可维持			
呼吸	呼吸频率	加快			
	呼吸努力	正常到增加		费力	
	呼吸音	正常	正常（± 啰音）	啰音，呼气性呻吟	
循环	收缩压	如果不加以治疗，代偿性休克可能进展为低血压性休克			
	脉压	窄	可变	窄	
	心率	加快			
	周围脉搏质量	微弱	洪脉或微弱	微弱	
	皮肤	苍白，冰凉	温暖或冰凉	苍白，冰凉	
	毛细血管再充盈	时间延长	可变	时间延长	
	尿量	减少			

续表

临床征象		低血容量性休克	分布性休克	心源性休克	梗阻性休克
功能障碍	意识水平	早期激惹，后期淡漠、昏迷			
暴露	体温	可变			

来源：美国心脏协会.儿科高级生命支持实施人员手册[M].杭州：浙江大学出版社,2022.

（三）儿童呼吸困难评分（PRAM）

休克患儿伴常呼吸困难，而 PRAM 评分能够有效评估患儿呼吸状况，对休克患儿的处理具有积极意义。PRAM 评分参见第二章。

（四）血流动力学评估表

休克患儿，血流动力学会发生急剧变化，而不同类型的休克有着不同血流动力学改变，血流动力学评估表见表 9-2-7。

表 9-2-7　血流动力学评估表

休克类型		HR	CO	SVR	PAWP	CVP	SvO$_2$	Lac
低血容量性休克		↑	↓	↑	↓	↓	↓	↑
分布性休克	感染性休克	↑	↑或正常	↓	↓或正常	↓或正常	↑或正常	↑
	过敏性休克	↑	↑或正常	↓	↓或正常	↓或正常	↑或正常	↑
心源性休克	心肌梗死	↑	↓	↑	↑或正常	↑	↓	↑
	心肌病	↑	↓	↑	↑	↑	↓	↑
梗阻性休克	心脏压塞	↑	↓	↑	↑	↑	↓	↑
	大面积肺栓塞	↑	↓	↑	↑或正常	↑	↓	↑

注：心率（heart rate，HR）、心输出量（cardiac output，CO）、体循环阻力（systemic vascular resistance，SVR）、肺动脉楔压（pulmonary artery wedge pressure，PAWP）、中心静脉压（central venous pressure，CVP）、混合静脉血氧饱和度（mixed venous oxygen saturation，SvO$_2$）、乳酸（lactic acid，Lac）。

来源：美国心脏协会.儿科高级生命支持实施人员手册[M].杭州：浙江大学出版社,2022.

（五）序贯器官衰竭估计评分

休克是由于有效的循环血量急剧下降，组织的血液灌流严重不足，导致各重要生命器官的功能、代谢障碍和结构损害。同时，休克过程中由于微循环功能障碍及全身炎症反应综合征，常引起肺、肾、肝、胃肠、心、脑等器官的受损，甚至导致多器官功能障碍综合征或多器官衰竭。因此，评估器官衰竭程度就显得极其重要，临床上常采用序贯器官衰竭估计（sequential organ failure assessment，SOFA）评分，见表 9-2-8。

表 9-2-8　序贯器官衰竭估计评分（SOFA 评分）

评分：	0	1	2	3	4
呼吸： PaO₂/FiO₂ mmHg （kPa）	≥400（5.3）	<400 （5.3）	<300（40）	<200（26.7） 需呼吸支持	<100（13.3） 需呼吸支持
凝血： 血小板 ×10³/uL	≥150	<150	<100	<50	<20
肝脏： 胆红素 mg/dL （umol/L）	<1.2（20）	1.2~1.9 （20~32）	2.0~5.9 （33~101）	6.0~11.9 （102~204）	>12.0（204）
心血管 [μg/（kg·min）]	MAP ≥ 70 mmHg	MAP< 70 mmHg	多巴胺 <5 或 多巴酚丁胺 （任何剂量）	多巴胺 5.0~ 15 或肾上腺 ≤0.1 或去甲 肾上腺≤0.1	多巴胺 >15 或肾上腺 >0.1 或去甲肾上腺 >0.1
中枢神经系统： 格拉斯哥昏迷评分	15	13~14	10~12	6~9	<6
血肌酐 mg/dL （umol/L）	<1.2（110）	1.2~1.9 （110~170）	2.0~3.4 （171~299）	3.5~4.9 （300~440）	>5.0（440）
尿量（mL/d）				<500	<200

来源：汪洋，陈上仲，陈昌勤，等.序贯器官衰竭估计评分用于脓毒症病情评估的研究进展 [J]. 中华危重症医学杂志（电子版），2016, 9(6): 422-425.

（六）Phoenix 脓毒症评分

脓毒症是由感染引起的宿主炎症反应失调，进而导致危及生命的器官功能损害的一组综合征，是一个高病死率的临床综合征。脓毒症也是全世界儿童死亡的主要原因。2024 年 1 月，美国重症医学会（SCCM）重新更新并评估了儿童脓毒症和脓毒性休克的标准，即 Phoenix 脓毒症诊断标准。SCCM 建议通过疑似感染儿童的 Phoenix 评分≥2 分来诊断儿童脓毒症。在此基础上，若同时循环系统评分≥1 分（血乳酸≥5 mmol/L[≥45.05 mg/dL]、按照年龄划分的低血压或使用血管活性药物），则可诊断脓毒性休克。Phoenix 脓毒症评分表见表 9-2-9。

表 9-2-9 Phoenix 脓毒症评分

变量	0 分	1 分	2 分	3 分
呼吸，0~3 分				
	PaO_2：FiO_2 ≥400 或 SpO_2：$FiO2$ ≥292	在任何呼吸支持下 PaO_2：FiO_2<400 或在任何呼吸支持下 SpO_2：FiO_2<292	IMV 下 PaO_2：$FiO2$100~200 或 IMV 下 SpO_2：$FiO2$148~220	IMV 下 PaO_2：FiO_2<100 或 IMV 下 SpO_2：FiO_2 <148
循环，0~6 分				
		每项 1 分（最高 3 分）	每项 2 分（最高 6 分）	
	无血管活性药物	1 种血管活性药物	≥2 种血管活性药物	
	乳酸 <5 mmol/L	乳酸 5~10.9 mmol/L	乳酸 ≥11 mmol/L	
年龄	平均动脉压，mmHg			
<1 月	>30	17~30	<17	
1 ~ 11 月	>38	25~38	<17	
1 ~ 2 岁	>43	31~43	<31	
2 ~ 5 岁	>44	32~44	<36	
5 ~ 12 岁	>48	36~48	<36	
12 ~ 17 岁	>51	39~51	<38	
凝血，0~2 分				
		每项 1 分（最高 2 分）		
	血小板 ≥100 × 10^3/μL	血小板 <100 × 10^3/μL		
	国际标准化比率 ≤1.3	国际标准化比率 >1.3		
	D- 二聚体 ≤2 mg/L FEU	D- 二聚体 >2mg/L FEU		
	纤维蛋白原 ≥100 mg/dL	纤维蛋白原 <100 mg/dL		
神经系统，0~2 分				
	GCS>10，瞳孔对光反射存在	GCS ≤10	双侧瞳孔固定	

来源：SCHLAPBACH L J，WATSON R S, SORCE L R，et al. International Consensus Criteria for Pediatric Sepsis and Septic Shock[J]. JAMA, 2024(8): 665-674.

（七）血管活性药物评分

休克患儿有效的循环血量急剧下降，临床表现为血压的下降，因此常用多巴胺、肾上腺素和去甲肾上腺素等药物进行强心升压治疗。如何通过统一、准确量化不同危重症患者间血管活性药物的应用剂量，对于客观、精准评估患者的危重程度及提高危重症患者治疗研究的同质性具有重要意义。目前 Gaies 版本的血管活性药物评分（vasoactive-inotropic score，VIS）在临床应用最广泛（血管活性药物评分见表 9-2-10），因为该版本 VIS 评分纳入的药物较其他版本在临床实践中更常用，计算相对直接、简单，也更方便地指导临床工作。研究发现，VIS 评分越高，休克程度越重，死亡率越高。

表 9-2-10 血管活性药物评分

药物	剂量单位	得分
多巴胺	μg/（kg·min）	剂量 ×1
多巴酚丁胺	μg/（kg·min）	剂量 ×1
肾上腺素	μg/（kg·min）	剂量 ×100
去甲肾上腺素	μg/（kg·min）	剂量 ×100
米力农	μg/（kg·min）	剂量 ×10
垂体后叶素	μ/（kg·min）	剂量 ×10000

来源：汤丽，张春英，李君英，等. 血管活性药物评分在危重症患者中应用的研究进展 [J]. 中华危重病急救医学，2022，34(11): 1213-1217.

（八）儿童创伤评分

随着社会的发展，各类创伤导致的儿童休克越来越多。如何评估儿童创伤程度，对指导抢救治疗具有积极意义。由 Tepas 等提出的儿童创伤评分（pediatric trauma score，PTS）含有 6 个变量参数，每一个变量参数均以轻微损伤或无损伤者计 +2 分，重大或危及生命的损伤计 –1 分，两者之间计 +1 分，总分范围为 –6 到 +12 分；评分越低，损伤越严重（表 9-2-11）。

表 9-2-11 儿童创伤评分

项目	+2 分	+1 分	–1 分
体重	≥20 kg	10~20 kg	<10 kg
气道	正常	需氧气面罩、鼻导管辅助呼吸	需气管插管，环甲膜切开

续表

收缩期血压	>90 mmHg，周围血管灌注及搏动良好	50~90 mmHg，但可触及大动脉搏动	大动脉搏动微弱或消失
中枢神经系统	清醒	模糊，有短暂昏迷史	昏迷
开放性伤口	无	可见挫伤、擦伤、撕裂伤且<7 cm，组织断离、没有穿过筋膜	任何穿过筋膜的刺伤或枪伤
骨折	看不见或没有怀疑骨折	任何地方的单一闭合性骨折	开放或多发骨折

来源：马健，陆国平．儿童创伤急救技术 [J]．中华实用儿科临床杂志，2018, 33(6): 409-412.

（九）RUSH 方案

RUSH（rapid ultrasound in shock，RUSH）方案是一种用于快速评估休克患者的超声检查方法，它包括以下几个关键的超声指标。

1. 心脏功能评估

心包积液和心包填塞：通过胸骨旁长轴切面观察是否有心包积液或心包填塞。

左心功能：评估左心室及左心房的大小，左心收缩功能及舒张功能。

右心功能及右心室 / 左心室大小：评估右心房及右心室大小，评估右心收缩功能及室间隔运动；比较左右心室的大小，如果右心室扩张，可能存在肺动脉栓塞等。

2. 容量状态及容量反应性评估

下腔静脉（inferior vena cava，IVC）及其变异率：通过剑突下切面观察 IVC 的大小和呼吸变化，以评估容量状态。

FAST（focused assessment with sonography for trauma，FAST）方案：评估腹腔、胸腔及心包是否有积液、积血和气胸等。

3. 血管评估

主动脉瘤和主动脉夹层：通过胸骨上主动脉切面等，检查是否存在主动脉瘤或主动脉夹层。

血管张力：通过左心室收缩及舒张，可间接定性评估血管张力情况。

深静脉血栓形成（DVT）：通过股静脉、腘静脉等的超声检查，评估是否存在DVT。

第三节　休克的监测及治疗技术

一、概述

休克的特征是有效循环血量减少，使组织器官灌注不足，导致细胞缺血缺氧、代谢障碍以及功能受损。因此，早期识别休克并及时采取治疗措施至关重要。在治疗过程中，通过持续的监测来动态调整治疗方案，是确保休克早期识别、判断疗效和促进预后的重要保障。

休克的监测主要包括一般临床监测、影像学监测、实验室检查、血流动力学监测、氧代谢监测及微循环监测，根据不同休克类型选择适宜的监测方法。一般临床监测包括监测患儿的意识状态、心率、心律、脉搏、呼吸、血压、血氧饱和度、四肢皮肤颜色及温度、尿量等。影像学监测包括心电图、超声、X线胸片等。实验室检查包括动脉血气分析、血常规、尿常规、病原学、心肌标志物、血糖、电解质、肝肾功能等。血流动力学监测包括动脉有创血压、中心静脉压、平均灌注压、无创心功能、PiCCO、被动抬腿实验等。氧代谢监测包括经皮氧分压监测、脉搏氧饱和度监测、氧代谢动力学监测（氧输送、氧消耗、氧摄取率）等。微循环监测包括外周灌注指数（PPI）、毛细血管充盈时间（CRT）、舌下血管成像、组织氧饱和度（StO$_2$）等。根据近几年的研究热点，对部分监测技术进行介绍。对于无创心功能、PiCCO 的介绍详见第三章第三节心力衰竭的监测及治疗技术。

休克的治疗主要包括液体复苏、血管活性药物的使用、原发病治疗、其他对症支持治疗。休克的治疗在本章第一节已经介绍，在液体复苏、使用血管活性药物治疗时均涉及输液通道的建立。对于休克病人，因有效循环血量减少，血管塌陷，输液通道的建立具有难度，又要求快速建立，因此本节对建立骨髓腔内输液通路、超声引导下血管穿刺技术进行介绍。

二、监测技术

（一）毛细血管充盈时间

1. 临床意义

毛细血管充盈时间（CRT）是指对皮肤施加一定的压力，该区域皮肤呈苍白色。去除压力后,皮肤转回正常肤色所需的时间。CRT 是一种评估微循环状态的临床检查方法。

(1)正常情况下,CRT 在 2 s 以内。

(2)CRT 大于 3 s,说明外周组织灌注障碍,提示血容量不足、休克、低血压、肢体动脉阻塞等可能。

(3)单独使用 CRT 来进行预测的准确性有限,需要结合其他临床表现和检查结果进行综合判断。

2. 适应证

所有需要评估皮肤微循环灌注情况的患儿,如休克、创伤、周围血管疾病等。

3. 禁忌证

没有明确的禁忌证,只是不适用于有损伤、感染、水肿的局部皮肤。

4. 注意事项

(1)选择皮下组织表浅的皮肤部位,可以选择手指、脚趾、额部、胸骨表面、胫骨前内侧面等部位,常选择手指或脚趾的尖端部位。

(2)皮肤颜色过深可能影响结果的观察,注意选择颜色较浅的部位进行操作。

(3)对皮肤施加一定的压力,应保持压力 5~10 s 后再去除压力,观察皮肤颜色由白转红的时间。

(4)注意按压的压力,按压过轻,可能没有改变局部皮肤的有效灌注;按压过重,可能造成患儿疼痛。

(5)环境温度过低也会导致 CRT 时间延长,但并不提示微循环障碍,注意排除环境温度的影响。

(6)注意避免在强光下进行操作,以免影响结果的观察。

(二)有创血压监测

1. 临床意义

有创血压监测(invasive blood pressure monitoring,IBP)是将导管置入动脉,通过传感器将血管压力转换为电信号,在心电监护仪上以数字和波形的形式持续、准确地显示动脉血压的一种监测方法。

(1)能够实时、准确地显示出血压的动态数据,及时发现病情变化。

(2)用于判断休克处于代偿期还是失代偿期。

（3）对血管活性药物的应用和液体复苏具有指导作用。

（4）评估休克治疗的效果，及时调整治疗方案。

（5）预测并发症的发生和预后。

2. 适应证

（1）各类病情危重、复杂大手术、大出血的患儿。

（2）心肺复苏术后的患儿。

（3）严重低血压、休克及其他血流动力学不稳定的疾病。

（4）使用需要密切监测血压反应的治疗。

（5）需反复采集动脉血标本。

（6）无创血压难以监测。

3. 禁忌证

（1）穿刺处动脉有血栓、狭窄或动静脉瘘。

（2）穿刺部位有解剖结构改变。

（3）穿刺部位或其附近有感染。

（4）凝血功能严重障碍。

（5）外周血管疾病。

4. 注意事项

（1）动脉穿刺部位可选择桡动脉、肱动脉、腋动脉、足背动脉、股动脉等，但首选桡动脉，其次为股动脉。

（2）Allen 试验阴性，提示手掌侧支循环不良，不宜进行桡动脉、尺动脉穿刺。

（3）在进行动脉穿刺置管时，注意严格无菌技术操作。

（4）保持穿刺部位清洁、干燥，敷贴粘贴紧密，防止感染。

（5）连通大气压定期校零，压力传感器校零部位保持与心脏位置平齐，确保测量准确性。

（6）动脉监测通路有气泡、血凝块、打折时，测量值不准确。

（7）手术操作、血液净化治疗涉及同一肢体，测量值可能不准确。

（8）使用肝素生理盐水持续泵入，避免管路堵塞。

（9）注意观察有创血压变化，及时调整治疗方案。

（10）妥善固定导管，避免导管脱落或移位。

（11）有创血压监测可能会导致出血、血肿、血栓等并发症，应注意观察有无出现并发症，并及时处理。

（12）当病情稳定，不需要测压时，应尽早拔出动脉置管，拔管时加压按压10 min，无出血时，再用无菌纱布及弹力绷带进行加压包扎。

（三）中心静脉压

1. 临床意义

中心静脉压（central venous pressure，CVP）监测是将中心静脉导管置入上腔静脉或下腔静脉的近心端，通过连接传感器将血管压力转换为电信号，在心电监护仪上以数字和波形的形式持续、准确地显示上、下腔静脉进入右心房处压力的一种监测方法。CVP 监测对于休克患儿病情评估、治疗指导具有重要意义。

（1）评估血容量，指导液体复苏。CVP 的正常值为 $5\sim12\ cmH_2O$。如果 CVP 偏低，提示血容量可能不足，可以通过补液来增加血容量。如果 CVP 偏高，提示输液可能过多或心脏功能不全，就需要降低补液速度或减少补液量。

（2）评估液体复苏的容量反应性。通过容量负荷试验，观察 CVP 的变化，从而判断液体复苏治疗是否有良好的反应。如果补入一定量液体后，CVP 变化不明显，而心排血量有所增加，这通常被认为容量反应性较好。

（3）评估心脏功能。结合其他血流动力学参数，评估心脏前负荷和心功能。

（4）鉴别休克类型。结合临床表现和其他检查，可以辅助鉴别休克类型（如心源性、低血容量性等）。

2. 适应证

（1）需要进行大量或快速输血或输液治疗。

（2）使用血管活性药物或正性肌力药物治疗。

（3）休克。

（4）大手术的术中及术后监测。

（5）右心功能不全。

3. 禁忌证

（1）出血倾向、凝血功能严重障碍。

（2）穿刺置管部位有感染、破损、血管解剖畸形。

4. 注意事项

（1）中心静脉穿刺置管操作时严格无菌技术操作。

（2）避免在同一位置进行多次穿刺置管，减少血管损伤、栓塞的风险。

（3）穿刺部位保持清洁、干燥、敷贴粘贴紧密，防止感染。

（4）为确保测量准确性，需定期将检测仪器连通大气压校零，并严格保持压力传感器校零部位保持与心脏位置平齐。

（5）当监测通路出现气泡、血凝块、管道打折时，测量值不准确。

（6）上腔中心静脉置管尖端的理想位置在下腔静脉与右心房交界处，或上腔静脉下 1/3 处。置入过深，易引起心律失常、心内膜损伤等。

（7）在必要时使用肝素生理盐水冲洗导管，预防血栓形成。

（8）导管长期留置会增加感染、血栓形成的风险，当评估不需要中心静脉置管时，应尽早予以拔除。

（9）CVP 监测的常见并发症包括感染、心律失常、血管损伤、空气栓塞、血栓形成等。

（四）舌下血管成像

1. 临床意义

舌下血管成像是采用手持式显微镜以无创的方式对舌下的微血管网络进行图像采集，得到单个红细胞通过毛细血管的运动成像，采用软件进行处理分析后得到反映微循环灌注情况和功能状态的客观参数。通过监测舌下微循环，可以了解内脏微循环状态，评估全身微循环功能。

（1）早期诊断：有利于早期微循环障碍的识别。

（2）指导治疗：实时监测微循环变化，为血管活性药物使用、液体复苏等治疗措施提供依据，并观察治疗效果。

（3）评估预后：舌下微循环状态与患者的预后紧密相关，可用于评估病情严重程度和预测治疗反应。

（4）研究工具：用于评估新治疗方法对微循环的影响，或探寻微循环与疾病之间的关系。

2. 适应证

舌下血管成像适用于需要监测微循环状态的患儿：

（1）休克。

（2）多器官功能衰竭。

（3）心血管疾病。

（4）糖尿病并发症。

（5）慢性肾脏病。

3. 禁忌证

（1）舌部严重损伤。

（2）口腔内有食物残渣。

4. 注意事项

（1）检查前患儿需要禁食禁饮。

（2）清洁口腔，消毒舌下区域，并确保无食物残留。

（3）成像时患儿须处于安静状态，避免因剧烈运动和情绪波动影响监测结果。

（4）手术显微镜探头轻轻放置于舌下，选择血管丰富的区域。

（5）操作时动作轻柔，避免造成患儿不适。

（6）每次检查应尽量在相同室温下进行，减少低温对微循环的干扰。

（7）监测结果应由经过培训的专业医务人员进行判断。

（五）被动直腿抬高试验

1. 临床意义

被动直腿抬高试验（passive leg raising test，PLR）是一种非侵入性的血流动力学评估方法。通过将患儿的双下肢抬高，在重力作用下下肢静脉血快速回流入心脏，评估心脏对额外增加的血容量的反应性，用来指导液体复苏策略。在 PLR 操作中，患儿的心输出量或每搏输出量较前增加 10%~15%，则提示容量反应性较好，适合进行液体复苏。如果没有明显变化，则提示容量反应性较差。

2. 适应证

（1）适用于不明原因心率增快，可疑血容量不足的患儿。

（2）适用于需要判断容量反应性的患儿。

3. 禁忌证

（1）肺水肿。

（2）严重的心功能不全。

（3）下肢深静脉血栓。

（4）下肢及骨盆骨折。

（5）颅内高压。

（6）腹腔高压。

4. 注意事项

（1）将患儿双下肢同时、迅速地抬高至 45°，保持约 3 min。

（2）在抬腿前后同步监测心输出量或每搏输出量的变化。

（3）在严重低血压的情况下，PLR 可能不能产生明显的效果。

（4）使用弹力袜或严重的心律失常，可能影响 PLR 结果的准确性。

（六）经皮氧分压监测

1. 临床意义

经皮氧分压监测（transcutaneous oxygen pressure monitoring，$TcPO_2$）是一种无创的氧代谢监测技术。通过将加热的电极贴于皮肤表面，在局部使毛细血管扩张，氧气和二氧化碳能够自由扩散，氧气从血管内进入组织，从而直接测量皮肤组织内的氧分压，用于评估组织灌注和氧代谢状态。

（1）持续监测：以无创、连续的方式监测组织灌注和氧代谢，减少有创监测导致的疼痛和并发症风险，也能及时了解氧代谢状态的变化。

（2）早期预警：能早期发现组织缺氧，对休克的早期识别具有重要意义。

（3）指导治疗：持续监测 $TcPO_2$ 变化可协助指导液体复苏、血管活性药物的使用以及氧疗策略的调整。

（4）评估预后：组织灌注和氧代谢状态与休克患儿的预后紧密相关，$TcPO_2$ 可作为预后评估的参考指标。

2. 适应证

经皮氧分压监测适用于需要评估组织氧代谢状态的患儿：

（1）休克。

（2）外周动脉疾病。

（3）糖尿病足。

（4）呼吸衰竭。

（5）皮瓣监测。

3. 禁忌证

$TcPO_2$ 监测没有明确的禁忌证，但在以下情况下应谨慎使用。

（1）严重的皮肤感染或损伤。

（2）对粘贴的电极材料过敏。

4. 注意事项

（1）室内温度不宜过低，一般在 21~23 ℃，以确保毛细血管能够受热扩张。

（2）注意选择合适的监测部位：选择毛细血管分布均匀的部位，可以选择胸前、前臂内侧、大腿内侧、颈部侧面、腹部、臀部等处皮肤。避开严重水肿部位、皮下组织增厚部位、皮肤感染部位、毛发较多的部位、容易出汗的部位、关节活动频繁的区域以及破损处的皮肤。

（3）监测前应注意清洁皮肤，清除皮肤表面的油脂、汗渍，以保证结果的准确。

（4）使用胶带或夹具将电极固定在皮肤上，以防止电极移位。

（5）确保电极与皮肤接触良好，减少误差。

（6）固定时要确保电极不会压迫到血管，影响血液流动，造成结果不准确。

（7）在开始测量之前，需要对电极进行校准，以确保测量数据的准确性。

（8）注意合适的电极加热温度，温度过高可能损伤皮肤，过低则影响测量准确性。

（9）在监测过程中应定期更换电极位置，注意观察局部皮肤颜色和温度的变化，防止局部皮肤损伤。如果发现异常，应及时调整电极位置或停止监测。

（10）毛细血管的分布、数量、血流速度等均会影响 $TcPO_2$ 的测量结果。例如，毛细血管血流缓慢或阻塞可能会导致测量值偏低。

（11）血液中的血红蛋白含量、红细胞计数、血液黏稠度等均会影响 $TcPO_2$ 的测量结果。例如，贫血或高黏血症可能会导致测量值异常。

（12）设备的精度和稳定性、操作者的技术水平、经验以及患儿的皮肤温度都是影响测量结果准确性的关键因素。

三、治疗技术

（一）骨髓输液

1. 概念

骨髓输液是将药物和液体直接注入骨髓腔，利用骨髓腔中丰富的血管网，使药物和液体快速进入血液循环的一种紧急输液给药方法。

2. 适应证

在紧急情况下，如心搏骤停、休克、严重创伤、严重脱水或急性电解质紊乱等，需要快速建立输液通路但无法建立常规静脉通路时，均可采用骨髓腔穿刺输液进行治疗。

3. 禁忌证

（1）穿刺部位有感染。

（2）穿刺部位疑似或已有骨折。

（3）严重骨质疏松。

（4）48 h 之内在穿刺点接受过骨髓腔内输液。

4. 注意事项

（1）在危重患儿抢救治疗时，如 90 s 内未能建立静脉通路或 3 次静脉穿刺失败，应立即建立骨髓腔内输液通路。

（2）选择合适的穿刺部位：可选择胫骨近端、胫骨远端、胸骨柄、肱骨近端等，首选胫骨近端作为骨髓腔内穿刺部位。

（3）骨髓腔穿刺操作时严格采用无菌技术操作，以减少感染的风险。

（4）注意避免在同一骨上反复进行骨髓腔穿刺操作尝试，以免增加输液渗漏的风险。

（5）循环衰竭时，骨髓腔内静脉网仍然保持非塌陷状态且与体循环保持连接，因此骨髓腔内输入药物的药代动力学、药效及用药剂量与静脉用药相似。

（6）如需快速补液，可以使用输液泵或加压输液袋进行骨髓腔内输液。

（7）在输液过程中注意观察有无发生输液渗漏，输液渗漏多因穿刺过深、过浅、留置时间过长、导管脱出、在同一骨骼进行多次骨髓腔穿刺等引起。一旦出现输液渗漏应立即停止输液，拔出穿刺针。如果大量的液体渗漏没有被及时发现，可能造成局部肌肉及皮下组织坏死，严重者甚至引起骨 - 筋膜室综合征。

（8）在输液过程中注意观察穿刺点有无发生感染，感染是骨髓腔内输液的常见并发症，可能引起脓肿、蜂窝组织炎、骨髓炎等。其中骨髓炎是较为严重的并发症，穿刺针留置时间过长或移位、穿刺处污染、患有脓毒症等都可能导致骨髓炎的发生。一旦出现感染，应立即停止输液，拔出穿刺针，并给予充分抗感染治疗，必要时进行引流。

（9）当患儿循环情况好转，能够建立静脉输液时，应尽早建立静脉输液通路。在建立后应立即拔除骨髓穿刺针，以减少并发症的发生。

（10）同一部位骨髓腔内输液通路留置时间不超过 24 h。

（二）超声引导下血管穿刺

1. 概念

超声引导下血管穿刺是利用超声设备，对血管进行定位和置入留置针或导管的技术，用于输液或输血治疗。在超声引导下，可以对血管准确定位、缩短穿刺时间、提高穿刺成功率、减少并发症，从而满足紧急建立输液通路、困难血管穿刺的需要。

2. 适应证

（1）动脉穿刺置管。

（2）外周静脉穿刺置管。

（3）中心静脉穿刺置管。

（4）困难血管穿刺置管。

（5）紧急情况的血管穿刺置管（如休克、严重创伤、大手术后等）。

3. 禁忌证

无绝对禁忌证。

4. 注意事项

（1）在需要紧急建立输液通路时，超声引导下血管穿刺技术不熟练的人员不要采用此方法。

（2）穿刺点应避开任何感染或疑似感染的部位。

（3）确定穿刺部位前，需要对目标血管的深度、走向、内径、周围结构进行评估。

（4）为确定血管通畅，需评估血管内是否有血栓、血管流速。

（5）根据血管的内径选择合适大小的留置针或导管。

（6）注意区分动静脉，避免误穿，可以根据血流方向、流速进行判断。

（7）超声探头使用无菌套包裹，在穿刺过程中，严格无菌技术操作。

（8）当血管壁弹性大、管径小、皮下组织薄时，穿刺难度较大。

（9）探头放置要轻柔，尤其当面对皮下组织较薄的血管时。

（10）长轴平面内法穿刺血管能直观显示穿刺针与血管走向，但对技术要求高，且血管周围的解剖结构显示不清楚。

（11）短轴平面外法穿刺血管，血管图像易获得。血管周围的解剖结构显示清楚，在细小血管穿刺中优势明显，但初学者寻找针尖位置比较困难。

（12）可以采用针尖抖动法、蓝光增强显影技术、皮下注射生理盐水法等方法寻找针尖位置。

（13）婴幼儿血管穿刺可以选短轴平面外法，当动静脉为上下相邻关系时可以选斜轴平面内法。

（14）动态针尖定位技术可显示针尖位置的实时信息，尤其适用于走向迂曲的困难血管，可提高穿刺成功率。

第四节　休克患儿的护理及新进展

一、概述

休克是机体受到强烈的致病因素侵袭后，因有效循环血容量骤减、全身组织器官血液灌注不足引起的以微循环障碍、代谢功能紊乱和器官功能受损为特征的综合征，如不及时诊断及治疗，休克会迅速进展为心肺衰竭，进而发生心搏骤停。临床护理工作中掌握休克的相关知识，应用护理程序对患儿进行整体护理，以提高临床救治效果，减少并发症的发生。

二、护理问题

（一）组织灌注量改变

组织灌注量改变是指身体各组织和器官的血液供应量发生异常，这与有效循环血量不足和微循环障碍有关。

（二）气体交换功能受损

气体交换功能受损与微循环障碍、缺氧和呼吸型态改变有关。气体交换功能受损是指肺部在进行氧气和二氧化碳交换时出现障碍。在颅内高压综合征患者中，微循环障碍和缺氧可能导致肺部血流分布不均，影响气体交换效率。此外，呼吸型态的改变，如呼吸急促或过慢，也会影响正常的气体交换过程。

（三）体温失调的危险

体温失调的危险与组织灌注不足或感染有关。组织灌注不足会导致身体热量分布不均，影响体温调节。同时，感染是体温失调的另一个重要因素，因为感染会引起炎症反应，导致体温升高。

（四）潜在并发症

潜在并发症包括多器官功能衰竭、弥散性血管内凝血（disseminated intravascular coagulation，DIC）等。

三、护理措施

（一）初步评估和监测

1. 生命体征监测

生命体征监测包括血压、心率、呼吸频率和体温。

2. 意识状态评估

确保每次评估使用相同的方法和标准，保证评估结果的准确性和可比性。详细记录每次评估的结果和变化情况，及时向上级医生报告异常变化。注意区分患儿因疲劳、镇静药物等因素引起的意识改变。

3. 尿量监测

在护理休克患儿时，尿量监测是评估肾功能和循环状态的关键环节。尿量减少可能提示血容量不足或休克严重程度加重。通过尿量变化判断液体复苏和药物治疗的效果。同时记录尿液颜色、透明度和是否有血尿等异常情况。对于有尿管的患儿，保持尿管通畅，定期检查和维护导尿管，避免堵塞和感染。

4. 胃肠功能监测

胃肠功能监测包括腹胀、腹围、肠鸣音等。

5. 肢端循环监测

肢端循环监测包括花斑、CRT 等。

（二）迅速补充血容量，维持有效循环血容量

1. 建立静脉双通路

如果静脉通路无法建立时，应立即建立骨髓腔内通路输液，条件允许的情况下留置中心静脉导管。

2. 遵医嘱合理补充血容量

一般情况下先补充平衡盐溶液或晶体溶液，后补充胶体溶液。根据患儿的动脉血压、中心静脉压、临床表现综合调整输液速度和量。失血性休克的患儿，可能需要输注红细胞、血浆或血小板。

3. 遵医嘱应用血管活性药物

优先选择中心静脉输注，确保药物快速有效进入循环系统，避免药物外渗引起局部组织坏死。同时注意观察血压变化，防止血管活性药物过量导致高血压，必要时调整剂量。密切监测心电图，预防和处理药物引起的心律失常。

4. 对于休克患儿的体位

建议将患儿的头和躯干抬高 20°~30°，下肢抬高 15°~20°，使膈肌下移，有利于呼吸，同时可以增加回心血量。

（三）保持气道通畅和呼吸支持

呼吸支持是维持生命、改善氧合和二氧化碳排出的关键步骤。

1. 保持气道通畅

及时清理呼吸道分泌物，将昏迷患儿头偏向一侧，避免呕吐物或气道分泌物导致的误吸。

2. 选择合理的氧疗支持

（1）鼻导管或面罩吸氧。在意识清醒、自主呼吸好、无明显呼吸窘迫且轻微缺氧的情况下，可通过鼻导管或面罩吸氧，提高动脉血氧饱和度。

（2）高流量鼻导管（HFNC）。对于中度呼吸窘迫的儿童，高流量鼻导管可以提供较高的氧流量、浓度和部分正压，改善气道通畅和肺泡氧合。

（3）无创机械通气。对于部分意识清醒、能够配合的患儿，可使用双水平正压通气（BiPAP），通过面罩或鼻罩提供不同压力水平的正压通气，改善通气和氧合。对于

轻至中度呼吸窘迫的儿童，可使用持续气道正压通气（CPAP）以维持气道开放，改善肺泡通气和氧合。

（4）气管插管机械通气。在严重呼吸窘迫、意识模糊或呼吸衰竭时，需要进行气管插管和机械通气。机械通气可以严格控制通气参数，维持血气和酸碱平衡。在护理的过程中积极预防机械通气的并发症，如呼吸机相关性肺炎、气压伤、肺不张等。定期进行肺部听诊、影像学检查，确保呼吸道通畅和肺部正常扩张。在机械通气过程中，为减少患儿的不适和呼吸机对抗，可根据需要适当使用镇静剂和镇痛剂（如咪达唑仑、枸橼酸芬太尼）。

（四）体温监测和护理

体温监测和护理在休克患儿的治疗过程中有重要作用。保持正常体温有助于维持机体的正常代谢和功能，防止进一步的并发症。

1. 低体温

低体温在休克患儿中较为常见，这可能由于环境温度低、液体复苏不足或感染引起。低体温会导致代谢减慢、心功能减弱和免疫功能低下。应注意保暖，可采用棉被覆盖、调整室温等方式来进行保暖。禁用热水袋或电热毯提高体表温度，防止烫伤或因局部皮肤血管扩张、组织耗氧量增加而导致重要器官灌注不足。

2. 高体温

高体温多见于感染性休克患儿，可能是感染反应或炎症因子释放所致。高体温会增加代谢负担，影响机体正常功能。应立即进行物理降温，如冷湿敷或变温毯降温，注意避免过度降温导致体温过低。必要时使用退热药物如布洛芬或对乙酰氨基酚，控制体温。对于感染引起的高体温，应及时进行抗感染治疗，控制感染源。

（五）潜在并发症的预防和护理

早期识别并发症的征兆并采取有效的护理措施，可以显著提高患儿的生存率和康复质量。以下是常见的潜在并发症及其护理要点。

1. 多器官功能衰竭（multiple organ failure，MOF）

密切监测心脏、肾脏、肝脏、肺等器官的功能，包括心电图、血气分析、肾功能和肝功能等。根据器官功能状态，提供相应的支持治疗，如机械通气、血液净化和营养支持等。

2. 弥散性血管内凝血（DIC）

建议定期检查凝血功能指标，如 PT、APTT、D- 二聚体和血小板计数。根据凝血功能障碍的程度，适时给予新鲜冰冻血浆、血小板和凝血因子等。积极治疗引起 DIC 的基础疾病。

3. 急性呼吸窘迫综合征（ARDS）

根据血氧饱和度和呼吸困难程度，给予氧疗或机械通气支持。调整通气参数以维持适当的氧合和通气。

4. 急性肾损伤（AKI）

维持适当的血容量和血压，防止肾灌注不足。监测尿量，评估肾功能。对于严重肾功能衰竭，早期进行血液透析或连续性肾脏替代治疗。

5. 神经系统并发症

定期评估意识状态、瞳孔反应、肢体活动等神经系统体征。对于有颅内压升高风险的患儿，控制体液平衡，使用甘露醇或高渗盐水等药物降低颅内压。使用适当的镇静和镇痛药物，防止痛苦和不适。

6. 应激性溃疡和胃肠道出血

早期肠内营养，有助于保护胃肠黏膜屏障功能；如明显活动性出血，应暂停肠内营养支持。观察大便隐血和呕血情况，及时处理胃肠道出血。

四、护理新进展

（一）关于血管活性药物使用新进展

问题 1：儿童脓毒性休克使用血管活性药物的时机是什么？

新进展： 在充分容量复苏期间或之后、低血压的第 1 小时内启用血管活性药物。

延迟使用血管活性药物和持续低血压都会增加病死率。有研究表明，在脓毒性休克发生后，如果去甲肾上腺素（NE）的使用时间超过或等于 2 小时，那么与在 2 小时内使用 NE 的患者相比，其 28 天的死亡率会显著升高。与晚期使用 NE 组相比，早期 NE 组低血压持续时间、NE 的使用时间明显更短，24 小时内 NE 的使用量也明显较低。在严重低血压的脓毒性休克患者中，早期给予 NE 可以迅速达到足够的灌注压，能够通过增加心脏收缩力和心脏前负荷来增加心输出量。2017 年美国危重医学会发布的儿童脓毒症休克指南提出了第 1 小时的复苏和稳定组合策略，建议血管活性药物在 1 小时内使用。在 2020 版美国心脏协会的儿科高级生命支持中建议经过快速的液体复苏，总输液量达到 40~60 mL/kg 后，如果儿童仍然存在低血压或灌注不足的临床表现，或者舒张压低脉压差较大，则应该使用血管活性药物。如发生液体过剩征象或心肌功能障碍，则需更早启用。对于存在致命性低血压的患者，尽早应用去甲肾上腺素，可增加心脏前负荷和心排量，而不必在扩容后才启动去甲肾上腺素。在 2021 年中国医师协会急诊医师分会发布的《血管加压药物在急诊休克中应用的专家共识》里面也提出，在极端情况下为了维持患者最低灌注压，血管加压药物甚至可以在容量补充之前应用，大量临床数据建议脓毒性休克患者应更早地使用血管加压药物。

问题 2：可以使用外周静脉输注血管活性药物吗？

新进展： 可以。在检查外周静脉通路通畅的前提下，短期内（<1~2 h）使用外周静脉（肘正中或颈外静脉）输注血管活性药物引起局部组织损伤等并发症的可能性较小。

血管活性药物使用首选中心静脉进行输注。在没有中心静脉置管的条件下，可以短时间使用外周静脉导管进行输注，不太可能引起输液渗漏、皮肤坏死等并发症。有文献报道，在输注血管活性药物出现局部并发症的患者中，有近 90% 输注时间超过了 6 h，有 86% 发生于远端静脉（前臂、腕、手、足部静脉），仅有 14% 发生于近端部位静脉（肘正中、颈外静脉）。因此，可以短时间使用的外周静脉指的是近端部位较大的静脉，而不是远端静脉。短时间使用指的是 <1~2 h 时使用，如果要长时间使用（>2~6 h），就应该尽量选择中心静脉进行输注。发生局部组织损伤的血管活性药物中，去甲肾上腺素占比最高（>75%），其次是多巴胺（约 10%），间羟胺最低。发生肾上腺素类药物局部组织损伤时，可使用酚妥拉明进行局部浸润注射。

问题 3：儿童脓毒性休克，如何选择血管活性药物？

新进展： 推荐使用肾上腺素和去甲肾上腺素，不推荐多巴胺。若患儿需要大剂量的儿茶酚胺，推荐加用血管升压素。

在 2020 版儿童脓毒性休克指南中认为，应根据个人经验、患儿因素以及当地医疗状况选择。建议选择肾上腺素和去甲肾上腺素作为治疗脓毒性休克的一线血管活性药物，而非多巴胺。若治疗需要使用大剂量的儿茶酚胺药物，可添加血管升压素，但对于起始血管升压素的最佳阈值尚未达成共识。去甲肾上腺素因其对阻力血管和容量血管均有强烈收缩作用，成为强效的外周血管收缩药物。去甲肾上腺素也具有显著地收缩肾血管的作用，因此临床曾经认为可能会导致肾脏损伤的可能性增高。研究发现，去甲肾上腺素能通过提供更高的肾脏灌注压力来增加肾血流量，肾小球滤过率可能还是增加的，更促进了去甲肾上腺素的使用。当使用了去甲肾上腺素和抗利尿激素后，平均动脉压仍低的患儿，可以考虑肾上腺素和去甲肾上腺素联合应用。如果没有现成可用的去甲肾上腺素和肾上腺素，多巴胺可作为一线血管活性药物的替代选择。

问题4：休克患者使用的一线血管加压药物有哪些？

新进展： 根据不同休克类型和患者个体情况进行综合选择，去甲肾上腺素被推荐较多。

脓毒性休克的一线血管加压药是去甲肾上腺素、肾上腺素，可以选择的二线用药包括多巴胺、间羟胺、血管升压素和去氧肾上腺素。神经源性休克需要根据患者损伤的部位来确定血管加压药的使用，颈椎和上胸椎损伤选择去甲肾上腺素或多巴胺，中下胸椎损伤选择去甲肾上腺素或去氧肾上腺素。过敏性休克首选肾上腺素。肝功能衰竭引起的分布性休克首选去甲肾上腺素，其次是血管升压素。肾上腺皮质功能不全性休克可以选择去甲肾上腺素、多巴胺、间羟胺。心源性休克首选多巴胺、间羟胺。右心衰竭相关的心源性休克首选去甲肾上腺素、血管升压素。低血容量休克先补充血容量，危及生命时可选用去甲肾上腺素、血管升压素。梗阻性休克患者可选择去甲肾上腺素、肾上腺素、多巴胺。不明原因休克患者首选去甲肾上腺素。

问题5：去甲肾上腺素应用较广泛，在用药时如何进行安全管理？

新进展： 去甲肾上腺素在保存、配置、使用时均应该进行安全管理，尤其需要注意大剂量使用时对微循环障碍的观察。

去甲肾上腺素性质不稳定，接触空气或受日光照射，易被氧化变质，应避光保存。若液体呈棕色或有沉淀，则不宜再使用。碱性、中性及酸性条件下，均易发生氧化，在微酸条件下稳定性最好。因此，去甲肾上腺素宜用5%葡萄糖注射液或5%葡萄糖氯化钠注射液稀释，而不宜用氯化钠注射液稀释。去甲肾上腺素注射液的pH为2.5~4.5，属于强酸类药物，静脉输注时间过长、浓度过高或药液外漏使局部血管剧烈收缩均可引起局部缺血坏死。输注时首选中心静脉，如紧急情况临时使用外周静脉，应选择近端大静脉，如发现滴注静脉走向皮肤发白或渗漏，应尽快给予酚妥拉明封闭，并更换滴注部位。浓度高时，滴注以前应对受压部位减轻压迫。低血压伴低血容量时，应在补足血容量后才使用去甲肾上腺素，但在紧急状况下可先用或联用以提高血压、防止脑和冠状动脉供血不足。确保输液速度准确，使用输液泵或推注泵泵入，避免其他药物影响。用药过程当中持续监测血压，及时调整给药速度，使血压保持在目标范围内。最好采用单独的通道输入，以避免将速度相差过大的液体输入同一通道。例如，与全血或血浆同用，须分开输注。大剂量去甲肾上腺素应用时间过久，可引起外周及内脏血管强烈收缩，使内脏血管床血流减少，引起尿少、尿闭、肾小管坏死和肝坏死等不良后果，在使用过程中应注意微循环监测。

问题6：肾上腺素是过敏性休克的首选药物，应如何给药？

新进展： 发生过敏性休克时，应尽早给予肾上腺素股外侧肌内注射，对特定患者可以静脉注射或持续静脉输注。

休克时皮下组织供血可能不足，导致药物吸收缓慢，起效时间长。此外，皮下注射可能导致局部组织坏死，而肌内注射则不会有这样的风险。有研究表明，儿童患者肌注肾上腺素较皮下注射达到的血药峰浓度更高，且起效更快。因此，对于过敏性休克患儿，推荐首选对大腿中部外侧肌肉进行肌内注射，而不是皮下注射。使用 1∶1000 的肾上腺素按体重计算剂量进行肌内注射。对于婴儿或体重 <10 kg 者，剂量为 0.01 mg/kg；对于 1~5 岁儿童或体重在 7.5~25.0 kg 者，剂量为 0.15 mg（0.15 mL）；对于 6~12 岁儿童或体重 >25 kg 者，剂量为 0.3 mg（0.3 mL）；青少年或成人，剂量为 0.5 mg（0.5 mL）。如果 1 次注射效果不佳，5~15 min 后可重复注射，最多可以注射 3 次。有文献报道，有 6%~19% 的患儿注射了 2 次肾上腺素。对特定患者可以静脉注射或持续静脉输注。特定患者指的是已发生或即将发生呼吸心搏骤停的患者、发生Ⅲ级过敏反应且已建立静脉通路并得到监护的患者，可静脉注射 1∶10000 的肾上腺素。对于发生Ⅲ级过敏反应的患者，静脉注射的剂量分别为 2~10 μg/kg（<14 岁儿童）、0.1~0.2 mg（14 岁以上儿童及成人）。发生Ⅳ级过敏反应，静脉注射的剂量为 0.01~0.02 mg/kg（<14 岁儿童）、0.5~1 mg（14 岁以上儿童及成人）。Ⅲ级过敏反应是指出现了嗜睡、神志不清、意识丧失、严重的支气管痉挛、喉头水肿、发绀、重度血压下降（收缩压 <80 mmHg 或比基础值下降 >40%）、大小便失禁等其中任何一个症状。Ⅳ级过敏反应是指发生了心跳和/或呼吸骤停。在有监护的条件下，对于反复低血压的患者，可以持续静脉输注。

（二）关于休克患者微循环监测新进展

问题1：为什么近几年注重休克患者微循环的研究？

新进展： 内皮细胞损伤和微血管功能障碍是组织灌注不足和器官衰竭的主要原因，早期改善微循环的治疗是保护重要脏器功能的根本措施。

临床上，采用的是宏观血流动力学指标（平均动脉压、中心静脉压、心率）去指导液体复苏。但部分脓毒性休克患者的宏观血流动力学指标好转后，仍然存在持续的微循环障碍，直接导致多器官功能衰竭，影响患者预后。这种大循环与微循环不一致的变化，称为"大循环 - 微循环"偶联（macrocirculation-microcirculation couple，MMC）失调。2017 年，Johansson 及其同事提出休克诱导的内皮病变模型，强调内皮细胞损害的普遍性和严重性。微循环内皮功能障碍是脓毒症死亡的重要决定因素。如何早期快速地评估脓毒性休克患者的微循环灌注状况是指导脓毒性休克患者治疗的关键，因此近年来各国学者都在关注脓毒性休克的微循环变化。

问题 2：从哪些方面可以直接观察到微循环的灌注并且对于预后有预测作用呢？

新进展：神志、尿量、皮肤的变化。皮肤变化里面的花斑评分、毛细血管充盈时间是休克预后变差的重要预测指标。

休克的本质是微循环障碍，神志、尿量、皮肤是简单易得的微循环观察指标。神志改变，兴奋、烦躁、焦虑，出现定向障碍或意识水平下降，甚至昏迷，反映了脑组织的微循环灌注情况。尿量减少是肾灌注减少的早期体征，通常先于肾损伤发生，儿童 <0.5 mL/（kg·h）即为少尿。皮肤是一个反映外周灌注情况的敏感器官，基于皮肤的相关微循环灌注参数能快速评估外周组织灌注情况。

花斑是红紫色斑块状大理石花纹，是皮肤血流量减少后皮肤的特征性颜色改变，提示皮肤灌注不足。花斑的扩张与内脏器官血管张力有明显的关系，说明花斑能反映肝、脾、肠、肾的低灌注状态。有研究根据花斑从髌骨向周围的延伸程度进行花斑评分，可以反映脏器衰竭程度及预后的严重程度。有研究发现随着花斑的改善，脓毒性休克存活者的百分比显著增加，而花斑评分越高的患者其死亡发生得越早。花斑评分的升高是预后变差的重要预测指标。

毛细血管充盈时间（CRT）是远端毛细血管床在解除压力后皮肤由白到恢复正常颜色所需的时间，正常 CRT 为 <2 s，CRT 延长（食指 >3 s）与高乳酸血症、较高的 SOFA 评分相关，并可预测脓毒性休克的死亡率。脓毒性休克引起的外周坏疽（在没有严重血管闭塞性疾病的情况下）是外周缺血的最终体征，它通常与 DIC 和大剂量的血管加压药有关。

问题 3：如何从组织氧合 - 代谢指标去评估微循环呢？

新进展：评估微循环的组织氧合 - 代谢指标有乳酸、中心静脉血氧饱和度（$ScvO_2$）、静脉 - 动脉二氧化碳分压差（$Pv\text{-}aCO_2$）等。

乳酸是无氧代谢的最终产物。正常情况下，乳酸的生成和清除是平衡的，血清乳酸水平维持在 2 mmol/L 左右。在缺氧环境中，无氧糖酵解增加产生的过量乳酸是高乳酸血症的主要原因。2021 版 SSC 国际脓毒症和脓毒性休克管理指南推荐对怀疑脓毒症的患者，建议测量血乳酸，建议对乳酸升高的患者采用降低乳酸水平来指导复苏。随着液体复苏乳酸水平下降可提示临床改善，但患者的治疗不能依赖单一指标。持续高乳酸血症可视为细胞功能改变的预警信号，并与脏器功能障碍和死亡率增加有关。导致高乳酸血症的因素多种多样，乳酸仅能准确反映主要由低灌注引起的高乳酸血症的微循环变化。在急性复苏期间，血清乳酸水平应考虑到临床背景和其他可导致乳酸水平升高的原因。

混合/中心静脉氧饱和度（SvO$_2$/ScvO$_2$）是反映氧输送和组织氧消耗量之间平衡性的指标，正常情况下为 71%~89%，≤70% 即为组织缺氧，>90% 为组织高氧。低 SvO$_2$/ScvO$_2$ 可能表明氧输送降低和/或氧消耗量升高，存在氧输送和氧消耗不匹配。

静脉-动脉二氧化碳分压差（Pv-aCO$_2$）代表静脉和动脉二氧化碳张力之间的差异，并已被确认为心输出量的有效指标。CO$_2$ 在血浆中的溶解能力大约是氧的 20 倍，因此 CO$_2$ 由缺血组织向静脉血弥散的量远大于低灌注组织中的氧。在生理环境中，足够的血流将 CO$_2$ 带到肺泡中，从体内呼出。相反，病理性的血流减少导致组织 CO$_2$ 的累积，增加了动脉和静脉血波之间的 CO$_2$ 差距，从而反映了微循环灌注的情况。

问题 4：直接评估微循环的监测指标有哪些呢？

新进展： 直接评估微循环的监测指标有灌注指数（PI）、舌下血管成像、经皮氧分压/二氧化碳分压监测（PO$_2$/PCO$_2$）、组织氧饱和度（StO$_2$）等。

灌注指数（PI）是局部组织的搏动性成分（主要为搏动性的小动脉）与非搏动性成分（静脉、毛细血管和非搏动动脉血及组织）在 940 nm 处的光吸收比值。PI 是患者有效循环血量减少的早期预测指标。PI 值大说明测量部位的动脉血管处于扩张状态，阻力较低。反之，外周血管收缩，PI 值较低。对于危重症患者，存在外周灌注改变的患者的 PI 值会显著降低。但是，PI 容易受到血管收缩药物或高剂量血管加压药的作用的影响，从而阻碍了外周灌注指数的准确监测。PI 可以相对准确地反映外周血管阻力情况，有望用于指导脓毒性休克的精准治疗。

舌下血管成像是采用手持式视频显微镜可以直接地观察舌下毛细血管床、量化监测微循环灌注及氧气的扩散和运输。舌下微循环与全身组织器官的微循环情况具有相关性。

经皮氧分压/二氧化碳分压监测（PO$_2$/PCO$_2$）可以直接测量皮肤组织内的氧分压和二氧化碳分压，用于评估组织灌注和氧代谢状态。

组织氧饱和度（StO$_2$）是利用近红外光谱技术对区域组织中动脉、静脉和毛细血管的血红蛋白氧饱和度的综合估计值，可反映监测区域组织灌注的情况，是低氧供指数的高度敏感和特异性预测因子。StO_2 可以持续监测，能够早于血清乳酸水平发现早期器官缺血、局部代谢紊乱等组织灌注异常情况。StO_2 监测不依赖于血液的搏动情况，即使在低温、低血压、脉搏微弱的特殊情况下也可以连续、实时、无创地进行监测。

皮肤温度梯度包括评估手指和前臂皮肤的温度梯度、中心体温与外周体温、外周体温与环境温度等。近来研究发现温度梯度与心输出量无关，与组织灌注有关，与脓毒性休克患者的严重程度和病情预后有关。但是皮肤温度梯度的测量受外周环境因素影响较大。

（三）关于儿童脓毒性休克机械通气的新进展

问题 1：儿童脓毒性休克气管插管的适应证是什么？

新进展：根据 2020 版儿童脓毒症指南，对于液体复苏无效或儿茶酚胺抵抗性脓毒性休克的患者不能确定是否需要进行气管插管。对于没有明确插管指征且对初始复苏治疗有反应的脓毒症诱导的儿童急性呼吸窘迫综合征的患儿建议尝试进行无创机械通气，而不是有创机械通气，但在无创通气开始时，应反复评估患者的状况。脓毒性休克患儿插管时，建议不要使用依托咪酯。

问题 2：脓毒症诱发的儿童呼吸窘迫综合征患儿是否应该使用高呼气末正压（PEEP）？

新进展：建议对脓毒症诱发的儿童呼吸窘迫综合征患儿使用高 PEEP。

对儿童呼吸窘迫综合征患者进行高 PEEP 通气所需的 PEEP 准确数值目前尚未确定。虽然高 PEEP 导致的不良血流动力学影响可能在脓毒性休克儿童中更为突出，一些关于儿童呼吸窘迫综合征的随机对照和观察性研究已经在使用并提倡使用 ARDS 协作网站提供的 $PEEP/FiO_2$ 关联表格设置合理的 PEEP。

问题 3：脓毒症引起的儿童呼吸窘迫综合征和难治性低氧血症患儿是否适合使用肺复张策略？

新进展：不建议在脓毒症引起的儿童呼吸窘迫综合征和难治性低氧血症患儿中使用肺复张策略。

对于尚未在儿童呼吸窘迫综合征患者群体中进行直接测试和优化的持续肺膨胀技术，如果必须采用，那么必须仔细监测所有儿童呼吸窘迫综合征患儿对肺复张操作的耐受性。在考虑需要肺复张时，首选 PEEP 逐步递增法，优于持续肺膨胀法。

问题 4：对于严重儿童呼吸窘迫综合征的脓毒性休克儿童是否需要进行俯卧位通气？

新进展： 建议尝试进行俯卧位通气。

建议对存在严重儿童呼吸窘迫综合征的脓毒性休克儿童尝试进行俯卧位通气，如果能够耐受，在相关试验研究中强调每天需要进行超过 12 h 的俯卧位通气。

问题 5：对于脓毒症诱发儿童呼吸窘迫综合征的患儿是否可以进行吸入一氧化氮治疗？

新进展： 对此类患儿不推荐常规进行吸入一氧化氮治疗。

对于严重儿童呼吸窘迫综合征的脓毒性休克儿童，不常规进行吸入一氧化氮治疗。当其他氧疗优化策略无效后，可以作为合并儿童急性呼吸窘迫综合征和难治性低氧血症患儿的挽救性治疗。对于脓毒症诱发的儿童呼吸窘迫综合征的患儿，使用常规通气还是高频振荡通气，目前指南没有给出明确推荐意见。

问题 6：对于脓毒性休克患儿是否建议使用神经肌肉阻滞剂？

新进展： 患有脓毒症和严重儿童呼吸窘迫综合征的患儿建议使用神经肌肉阻滞剂。

2020 版儿童脓毒性休克指南对此类患儿建议使用神经肌肉阻滞剂，但对于持续使用的时间并不确定。根据大部分成人 RCT 研究和儿童观察性研究，推荐在急性呼吸窘迫综合征发病后治疗 24~48 h。

（四）关于儿童脓毒性休克液体复苏的新进展

问题 1：儿童脓毒性休克液体复苏以何为终点？

新进展： 强调综合多个复苏终点进行整体评估。

以往以血压回升至正常作为液体复苏终点，也有学者研究以 CVP 恢复正常，乳酸下降至正常，微循环恢复为液体复苏终点。最新研究认为液体复苏没有完美的终点，每一个终点都有其局限性，因此推荐综合多个复苏终点进行整体评估。临床常用血清乳酸、CVP、尿量、超声心动图等指标。

问题 2：液体复苏的复苏液如何选择？

新进展： 晶体液依旧作为首选液，晶体液建议选择平衡液，而不建议选择生理盐水。

晶体液依然是休克复苏的主流选择，常用的包括生理盐水和平衡盐溶液。平衡溶液则由氯化钠、碳酸氢钠、氯化钾以及葡萄糖酸钙组成，不仅能够纠正失衡状态，还可以提供水分和离子成分，有助于维持内环境稳定。平衡溶液越来越多地用于临床实践，可能更有益，尤其在脓毒性休克复苏的早期阶段。不建议使用生理盐水，因为大剂量生理盐水复苏，可以引起高氯性酸中毒、全身性炎症、急性肾损伤发生率增加，并且研究发现与凝血障碍和死亡率相关。

如果晶体溶液治疗效果不佳，可以考虑使用胶体溶液，如血浆、全血、白蛋白等，以达到快速补充血容量的目的。人血白蛋白作为天然胶体，具有维持血浆胶体渗透压的作用，能更快地改善血流动力学并降低乳酸水平。SSC 指南推荐在复苏过程中需要大量使用晶体液时应当考虑使用白蛋白。

问题 3：液体复苏速度如何选择？

新进展： 强调根据所处环境条件及患儿个体情况灵活选择。

在有重症监护条件的医疗机构，建议在第一个小时给予负荷剂量 40~60 mL/kg（或单次给予负荷剂量 10~20 mL/kg）进行液体复苏，通过心输出指标进行滴定，当出现容量负荷时停止。在没有重症监护条件及非低血压的情况下，不建议给予负荷剂量，仅给予液体维持剂量进行治疗。

当存在低血压时，即使无重症监护条件，仍然建议第一个小时给予负荷剂量 40~60 mL/kg（或单次给予负荷剂量 10~20 mL/kg）进行液体复苏，通过心输出指标进行滴定，当出现容量负荷时停止。

问题 4：休克分阶段治疗有什么指导意义？

新进展： 休克复苏强调个性化治疗，SOSD 可作为指导思想。

液体复苏的过程中，"抢救"（Salvage）、"优化"（Optimization）、"稳定"（Stabilization）和"降级"（De-escalation）是四个关键阶段。这些阶段共同构成了液体复苏的完整策略，旨在确保患者的血容量得到有效且安全的管理。

抢救阶段：在这个阶段，患者通常处于休克状态，需要紧急进行液体复苏以纠正低血压和组织缺氧。治疗目标是早期有足够的目标导向的液体管理，通常使用液体反应性指标指导快速补液。在这个阶段，容量状态为正平衡。

优化阶段：这个阶段的目标是找到停止液体复苏的适当时机，以避免液体超负荷。在这一阶段，液体积聚反映了疾病的严重程度，可能被认为是它的"生物标志物"。液体需求越大，患者的病情越重，器官衰竭的可能性越大。因此，必须结合临床情况来维持组织灌注、进行器官支持，避免输液的决定应基于指示过量输液风险的指标。

稳定阶段：在稳定阶段，患者的病情已经得到控制，不再存在休克或休克的威胁。治疗目标是晚期保守的液体管理，只有在正常液体流失（如肾、胃肠、无意识），以及如果患者由于未解决的病理条件而遭受持续损失时，才需要液体疗法。维持液应该只用于满足日常需要。

降级阶段：最后一个阶段，尽快撤除有创治疗措施，撤离呼吸机，逐渐停用血管活性药物（如尽快停用去甲肾上腺素，减少患者肾脏损害）帮助患者排出体内过多的液体。

（五）关于休克液体复苏过负荷的评估新进展

问题1：为何强调重视休克复苏的液体过负荷？

新进展： 休克患儿积极的液体复苏是首要措施，但过度补液也会导致充血性心力衰竭、肺水肿甚至多器官功能衰竭等并发症。故现在特别强调适量液体复苏，积极探索评估液体复苏过程中的监测工作和手段，以期减少液体复苏过负荷的发生。

问题2：液体复苏过程中，有哪些常用的评估方法或手段？

新进展： 目前常用的评估方法主要是CVP和有创血压联合评估；皮温和花斑评估；末梢微循环评估和尿量的评估；有创血流动力学、无创血流动力学及超声的容量状态和容量反应性的评估等。

问题3：无创心排量监测（non-invasive cardiac output monitoring，NICOM）是什么？有什么优点？

新进展： NICOM使用生物电阻抗技术，通过放置于体表的电极片将交流电流应用于胸腔，胸腔大动脉中的血流会导致测量的胸腔电压和应用的交流电之间产生相位移或时间延迟，连续测量这些相位移，可以获得SVV等参数。NICOM测量方法简便，可重复性高，在不进行有创置管的前提下即可获得SVV、CO等参数，且不容易受到胸壁运动、肺水肿和胸腔积液的干扰。

问题4：还有哪些新的评估液体负荷的方法？

新进展： 还有被动腿抬高试验、呼气阻断试验、补液试验等。

被动腿抬高试验是一种通过改变患者体位，即将下肢抬高45°，并观察患儿的心输出量或每搏输出量是否较前增加10%~15%，从而评估容量反应性的方法。被动腿抬高试验因其可逆性、可重复性，且不受自主呼吸和心律失常等因素影响的干扰，在临床中应用广泛，较为可靠。目前多采用被动腿抬高试验联合其他动态监测指标预测容量反应性。

呼气阻断试验通过在呼气相中断机械通气15~30 s，观察心输出量的改变，如果心输出量增加大于5%，则提示容量反应性较好。行机械正压通气的患者，每次正压通气都会升高胸腔内压力、减少回心血流。在呼气相中断机械通气，可以使回血量及心脏前负荷短暂增加。

　　补液试验，即在短时间内快速给予患者一定量的液体，并监测相关指标的变化来评估患者的容量反应性。实施时根据临床需求可选择晶体液或胶体液，建议以 3 mL/kg 的剂量在 5~10 min 内快速输注。随后，需动态监测心输出量或每搏输出量，任一指标大于 10%~15% 提示存在容量反应性，结合临床实际情况可给予补液治疗。

廖敏　李林珂　李元华

第十章

烧 伤

第一节 烧伤概述

一、概述

烧伤泛指由热力、电流、化学物质、激光、放射线等所致的组织损害。热烧伤是指热液（水、汤、油等）、蒸汽、高温气体、火焰、炽热的金属液体或固体（如钢锭等）所引起的组织损害。通常所称的或狭义的烧伤，一般指热力所造成的烧伤，临床上也有将热液、蒸汽所致的烧伤称为烫伤，其他原因所致的烧伤则冠以病因称之，如电烧伤、化学烧伤等。烧伤是儿童意外伤害的第二大常见原因，其发生率不仅与儿童本身年龄、性别、环境、行为等因素有关，还与父母的社会经济地位和受教育程度等相关。烧伤是儿童致残的主要原因之一，住院率远高于其他创伤。烧伤类型与儿童的年龄和发育阶段有关，5 岁以下儿童多见于热液烫伤，5 岁以上儿童除热液烫伤外还有化学物、火焰和电烧伤等，约 90% 儿童烧伤发生在家里。由于儿童皮肤娇嫩，极易受损，且体表面积与体重的比例较成人大，细胞外液量也相对较多，因此烧伤后体液渗出迅速，容易发生休克。此外，烧伤预后与能否得到正确现场施救有关。

二、病因和病理生理

（一）病因

烧伤是由各种原因如热液（水、汤、油等）、蒸汽、高温气体、火焰、炽热的金属液体或固体等所引起的组织损害，主要伤及皮肤和／或黏膜，严重者可伤及皮下和／或肌肉、骨骼等组织。高温是引起烧伤的重要病因，某些化学物质和电流也能引起烧伤。皮肤常常只是烧伤的一部分，皮下组织、内脏也可能被烧伤。甚至没有皮肤烧伤时，也可能有内部器官烧伤，例如饮入很烫的液体或腐蚀性的物质能灼伤食管和胃；在建筑物火灾中，吸入烟或热空气，可能造成肺部烧伤。

（二）病理生理

1. 局部变化

由于局部热损伤产生的炎性反应，毛细血管扩张及通透性增高，血浆样液体渗漏至细胞间、皮质间或体外，形成水肿、水疱或创面渗液；深度烧伤可致皮肤脱水、凝固，甚至碳化形成焦痂。

2. 全身变化

较大面积烧伤后，可引起全身性的烧伤反应，机体释放出多种血管活性物质，如组胺、激肽、前列腺素类、儿茶酚胺、氧自由基、肿瘤坏死因子、血小板活化因子等，引起烧伤后微循环变化和毛细血管通透性增加，导致血容量减少、红细胞丢失、负氮平衡和免疫功能降低等，从而诱发休克，继发肺部感染、急性肾衰竭、烧伤脓毒症、应激性溃疡等并发症，使病情更加恶化。

三、临床表现

（一）按不同分期

1. 体液渗出期或休克期

烧伤后，烧伤区域及其周边的毛细血管受损，血管通透性增高，血样液体由血管中渗出，从创面丧失或渗入组织间隙，形成水肿；而后因炎性细胞、炎性介质的参与，远隔部位的血管通透性也增高，烧伤面积大于30%者，则可发生全身血管通透性增高。小面积（成人10%，小儿5%以下）浅度烧伤主要出现局部水肿，对循环血量影响小。

烧伤后即可发生体液渗出，毛细血管通透性立即增高，2~3 h 已显著，6~8 h 达高峰，持续至 24 h，其后逐渐减缓；此期主要威胁是休克，烧伤面积 20% 以上者则可导致低血容量性休克。休克期可有多种并发症，多为因血液灌流不足所致的缺血、缺氧性损害，如急性肾功能衰竭、休克肺、应激性溃疡等，但也可有其他因素参与，如广泛组织坏死所致的筋膜腔综合征、化学烧伤所致中毒等，特别要注意感染。休克早期多表现为烦渴、烦躁不安、面色苍白、手足湿冷、心率加快、脉搏细弱、血压正常或稍高，尿量正常或减少，创面湿润。休克晚期多表现为表情淡漠、反应迟钝，神志不清或昏迷，口唇和肢端紫绀，脉搏细速，血压下降或测不出，少尿或无尿，呼吸困难等，创面可表现为干涩，渗出减少。

烧伤 36~48 h 后，血管通透性逐渐恢复，严重烧伤时，也可延至 72 h 以上。此时水肿液开始回吸收，一般持续 3~5 天。对于大面积深度烧伤，特别是并发感染者，可持续 2~3 周。此期临床上称为"回收期"。

2. 急性感染期

一般烧伤水肿开始回收，即进入急性感染期，持续至大部分创面愈合。其间，伤后 2~7 天水肿回收期和伤后 2~3 周脱痂期更是发生感染的高风险期，但是大面积烧伤者于休克期内即可并发感染。创面是烧伤感染的主要来源。由于高热的原因，伤后创面上的细菌并不太多，但是很快因接触和环境污染，残存的毛囊、汗腺、皮脂腺和周围皮肤皱褶均驻留细菌以及呼吸道、消化道细菌的污染，烧伤创面可能很快感染。由于烧伤创面遗留坏死组织，创面渗液富含蛋白质以及局部血液循环障碍，都是细菌繁殖的良好条件。创面沾染细菌迅速繁殖，向邻近组织蔓延，开始表现为急性蜂窝织炎、急性淋巴管炎等局部感染，浅度烧伤，3~5 天后可消退；深度烧伤的坏死物质除非手术切除，否则还需 2~3 周，机体清除坏死组织和细菌后，形成肉芽组织，从而防止细菌的深层侵入；但若机体免疫能力下降，坏死组织未清除，细菌繁殖太快，则细菌将侵入周围的健康组织，导致侵袭性感染，严重者周围健康组织的含菌量超过每克组织 10^5 CFU（colony forming units），成为烧伤创面脓毒症；细菌也可经淋巴进入血液循环，酿成全身性感染。烧伤早期感染除来自创面外，严重烧伤也可来自消化道、呼吸道等内源性感染。另外，还须注意导管污染等医源性感染。感染是这阶段的主要威胁，及时有效地防治休克，加强创面处理，清除坏死组织与病灶组织应是防治感染的根本。

3. 修复期

烧伤后组织修复在炎症反应的同时便已开始，直至愈合。创面愈合时间与烧伤的面积、深度及感染的程度密切相关。一般情况下，Ⅰ度烧伤 3~5 天痊愈，不留瘢痕；浅Ⅱ度烧伤如无感染，2 周左右愈合；深Ⅱ度烧伤约 3~4 周愈合；而Ⅲ度烧伤又称为焦痂性烧伤，需通过焦痂溶解、坏死组织清除来促进愈合。大面积Ⅲ度烧伤需皮肤移植才能愈合。临床上划分修复期的目的在于掌握不同深度烧伤创面的规律，有计划地进行处理，加快其愈合。

4. 康复期

创面愈合并非烧伤患儿护理的终点，严重烧伤还需要进行脏器或形体功能障碍的恢复，需要数月甚至数年的康复阶段。此阶段瘢痕痛痒症状应明显减轻或消失；瘢痕充血消退、颜色变暗、血管网消失；瘢痕硬度变软、高度变低趋平、表面出现褶皱；瘢痕无破溃、无感染；外观恢复、色素减退至消失；关节功能改善、畸形矫正。

（二）按特殊烧伤部位

1. 烧伤吸入性损伤（burn inhalation injury，BII）

由于吸入热力、有毒或者刺激性气体，可引起呼吸道和肺实质的严重损伤，特别是伴有头面部烧伤者。根据吸入性损伤的严重程度可分为轻度、中度、重度吸入性损伤。烧伤吸入性损伤表现为早期缺氧，通气功能障碍，换气功能障碍。

2. 头、面、颈部烧伤

头面部作为人体最大的暴露部位，其发生烧伤的概率较高。小儿因其生理特点，烧伤深度较深，易遗留瘢痕而影响外观及功能，带来严重的心理负担。头面部血管及神经丰富，皮脂腺多，毛囊汗腺丰富，浅度烧伤渗液多，肿胀重，细菌易于隐藏，易感染；深度烧伤易引起脑水肿，伤及颅骨或颅内组织。颈部水肿可压迫颈部气管引起咽喉部水肿甚至窒息。头面部烧伤体表面积相对较大，全身反应强烈易发生休克，且易合并吸入性损伤。

3. 眼部烧伤

热源性眼烧伤，可以对眼表、角膜、眼睑、眼内组织等造成损害，严重者可导致失明；眼烧伤分为 3 期，即早期、中期、晚期。早期主要以角膜和结膜上皮损伤为主，根据烧伤的严重程度分为Ⅰ~Ⅵ级。中期表现为结膜上皮开始修复、炎性反应终止，同时伴随新生淋巴管、新生血管生长，以及泪腺受损引起的眼干症状，严重时可导致角膜穿孔、继发感染等并发症发生。晚期进入相对稳定期，可表现为结膜或角膜缘纤维化、角膜血管化或被较薄的血管膜性组织覆盖、睑球粘连、上下眼睑闭锁、睑裂闭合不全、或伴有白内障、继发性青光眼、视网膜病变、红绿色觉异常等并发症，根据其程度分为轻、中、重度。

4. 会阴部烧伤

会阴部皮肤因其褶皱多、敏感性强，烧伤深度大多分布不均，加之该部位血流丰富，导致烧伤局部肿胀明显。作为大小便的排泄处，会阴部易发生感染。会阴部烧伤多伴有外生殖器烧伤，这可能影响生殖功能。此外，会阴部烧伤创面愈合后可能因瘢痕粘连，肛门狭窄而引起排便困难。

（三）按特殊烧伤类型

1. 电烧伤

电烧伤是指电流通过人体所引起的烧伤，常伤及深部组织和脏器，存在需要外科处理的创面。电烧伤一般有"入口"和"出口"，且多为Ⅲ度烧伤，可深达肌肉和骨组织，呈现"口小、底大、外浅、内深"的特点。电烧伤一般分为电烧伤、电击伤、电接触烧伤、真性电损伤。电接触烧伤的临床表现、局部损伤程度与电流通过的时间长短、电压高低以及局部组织的电阻大小有关。如果局部电阻大，则局部损伤重，全身反应轻；如果局部电阻小，电流容易通过，则局部烧伤轻，全身反应重。全身反应主要是神经及心、血管和呼吸系统损伤。接触高压电后中枢神经系统可出现暂时性的功能失调，特别是电流通过头部时，可立即发生神志丧失，甚至呼吸、心跳停止而处于"假死"状态，如及时抢救则多可恢复，继之可表现有意识不清、抽搐躁动、瞳孔缩小、呼吸急促而不规律、血压升高、脉搏缓慢有力或稍快，这是由于触电时神经系统受到强烈刺激，大脑皮质处于抑制状态，皮质下失去正常调控，释放超量神经递质，自主神经系统处于亢奋状态。电休克的症状可持续数分钟、数小时而自然恢复。如伴有较大面积烧伤，可出现血容量不足的表现，甚至转入典型的烧伤性休克。220 V 以下的低压电，易致心室纤颤、心搏骤停，表现为血压急剧下降、知觉消失、面色苍白、听不到心音，虽有呼吸，但持续数分钟后也可能停止呼吸。220~1 000 V 的电压可使心脏和呼吸中枢同时受损伤。

2. 化学烧伤

皮肤、黏膜等组织接触到化学物质，而引起的皮肤黏膜出现变性、坏死等病理性损害，还可经过皮肤黏膜或呼吸道吸收出现全身中毒症状特点：一是可以引起皮肤黏膜损伤；二是经过皮肤黏膜吸收出现全身中毒症状。常见的化学物质有：酸性物质（硫酸、硝酸、盐酸等）、碱性物质（氢氧化钠、氢氧化钾、氢氧化铵、氧化钙等）、金属或类金属物质（黄磷、三氯化铝等）、有机化合物（苯酚、甲醛、乙醛等）。

四、辅助检查

血常规、肝肾功能、电解质、动脉血气分析中的氧分压、二氧化碳分压、乳酸、氧合指数等结果帮助判断病情。影像学检查：X线和CT用于辅助诊断吸入性损伤。其他检查：喉镜、纤维支气管镜了解气道黏膜情况，观察黏膜损伤范围及深度。

五、治疗要点

预防为主。早期及时补液，维持呼吸道通畅，纠正低血容量性休克，维持水电解质平衡；深度烧伤坏死组织早期清除后，使用自（异）体皮肤覆盖创面；及时纠正休克，控制感染，促进形态功能恢复。

（一）烧伤不同分期的治疗要点

1.体液渗出期或休克期

（1）补液疗法。伤后第1个24 h晶胶体量＝体表总面积（total body surface area，TBSA）×患儿体重（kg）×（4.77±4.10）mL，伤后第1个24 h胶体量=%TBSA×患儿体重（kg）×（1.26±1.13）mL，晶体量=%TBSA×患儿体重（kg）×（3.51±1.98）mL，水分为日基础需要量的（67.49±34.05）%；伤后第1个8 h的补液量为理论补液量的（71.59±28.68）%，为第1个24 h实际补液量的（35.18±24.41）%。伤后第2个24 h晶胶体总量为第1个24 h的（67.36±29.66）%，晶体量为第1个24 h的（73.14±34.98）%，胶体量为第1个24 h的（57.16±63.97）%，水分为日基础需要量的（74.19±29.93）%；伤后第1个24 h口服液体量占液体总量的（15.96±13.63）%，伤后第2个24 h口服液体量占液体总量的（29.62±17.99）%；患儿依从性较差，为满足患儿口感需求，可将部分液体予患儿口服摄入。伤后第1、2个24 h可分别按照（28.87±26.92）mL/kg、（47.55±33.39）mL/kg给予患儿口服。随着年龄的增长，患儿每公斤体重口服摄入量呈减少趋势，且口服摄入量占比液体总摄入量也逐渐减少。

（2）保持呼吸道通畅。减轻疼痛、保持患儿安静。注意无菌操作，保持创面干燥，避免污染，并适当约束四肢以防止患儿乱动；确保患儿保暖，将患儿置于烧伤远红外治疗仪下，新生儿则置于新生儿抢救辐射台上；严密监测患儿的体温、脉搏、呼吸、血压、神志、尿量、尿色，观察末梢循环是否改善、口渴症状是否缓解，准确及时记录病情变化及出入量情况，尿量达到 1 mL/（kg·h）以上，根据尿量及尿比重调节输液速度和液体种类；注意肝肾功能，电解质，创面培养等结果。

2. 烧伤感染期

（1）防止休克。需及时、快速地进行液体复苏；创面护理需严格遵循无菌操作原则，尽早清除创面坏死组织，选择封闭或者暴露治疗，并定时为烧伤创面换药，同时利用烧伤远红外治疗仪辅助治疗。做好消毒隔离，防止交叉感染。体温超过 38.5 ℃可采用物理降温或药物降温，注意水电解质的补充；体温不升高时注意保暖。加强口腔护理，遵医嘱规范、合理、按时使用细菌敏感抗菌药物。严密监测患儿体温、脉搏、呼吸、血压、神志、尿量、尿色，观察末梢循环是否改善、口渴症状是否缓解，准确及时记录病情变化及出入量情况，注意肝肾功、电解质，观察创面是否有痂下感染积脓等，有异常及时报告医生。加强营养支持。

（2）预防破伤风。破伤风的预防主要依赖于通过主动免疫或被动免疫获得的抗体，主动免疫制剂为破伤风类毒素疫苗（tetanus toxoid-containing vaccine，TTCV），被动免疫制剂包含破伤风抗毒素（tetanus antitoxin，TAT）或马破伤风免疫球蛋白 [equine anti-tetanus f（ab'）2，F（ab'）2]、破伤风人免疫球蛋白（human tetanus immunoglobulin，HTIG）都可以有效预防外伤后破伤风。目前我国在用的含 TTCV 成分的疫苗包括百日咳 - 白喉 - 破伤风联合疫苗（diphtheria，tetanus and pertussis combined vaccine，DTP）和白喉 - 破伤风联合疫苗（diphtheria and tetanus combined vaccine，DT），我国 <6 岁儿童按照国家免疫规划疫苗要求进行 TTCV 接种，分别在第 3 个月、4 个月、5 个月、18 个月后接种一次 DTP，6 岁接种一次 DT，总共完成 5 剂次接种；≥6 岁儿童的全程免疫接种，需 6 岁接种之后再完成 2 剂次联合疫苗接种，第 2 剂次接种与前 1 次接种间隔 1~2 个月，第 3 次接种与第 2 次接种间隔 6~12 个月，应尽快完成疫苗的全程接种，从而获得长久保护；烧伤后破伤风疫苗和被动免疫制剂的使用，取决于既往免疫接种史的综合判断，烧伤患儿最后一次疫苗接种时间在 5 年内，不推荐使用 TTCV、HTIG、F（ab'）2 或 TAT；若最后一次接种时间≥5 年但不足 10 年，应加强接种 1 剂 TTCV，不推荐使用 HTIG、F（ab'）2 或 TAT，以快速提高体内抗体水平；免疫接种史不详或不足 3 次接种的烧伤患儿在全程免疫接种 TTCV 的同时应注射 HTIG、F（ab'）2 或 TAT。

3. 烧伤康复期

保证足够的热量供给及营养需求；待病情平稳后教会患儿保持各关节功能位，并保持各关节抗挛缩位，防止瘢痕挛缩。通过体位摆放、按摩、牵拉等方式放松痉挛肌肉、关节，防止挛缩和粘连。温水疗法：创面愈合后早期运动时可用温水疗法，利用水温软化瘢痕，还可利用水的浮力做主动或被动运动，减轻活动时的疼痛，水温为 39~40 ℃，每次 15~30 min，每日 1~2 次。

（二）特殊部位的烧伤治疗要点

1. 吸入性损伤

复苏，吸氧，保持气道通畅，尽可能采取半坐卧位 30°~45°，早期（一般伤后 96 h 内）未行气切或气管插管患儿不建议翻身或俯卧位，合理地实施雾化吸入治疗。通过气管切开护理，严格无菌操作正确吸痰，保持呼吸道湿润，并有效进行气管内灌洗，可以维持气体交换功能，纠正缺氧。正确补液防止肺水肿。

2. 头、面、颈部烧伤

严密观察病情，加强液体管理，保持创面清洁干燥，休克期禁俯卧位，休克期后改为头高位，颈部烧伤者肩下垫小枕，头稍后仰，使创面充分暴露，耳部烧伤使耳廓悬空避免受压，定时改变头部位置。眼部、口鼻腔、耳部护理应及时擦拭渗出物和分泌物，每日口腔护理，观察口腔黏膜；及时去除鼻腔内分泌物及痂皮，保持气道通畅，外耳道烧伤时加强清理、引流和抗感染。

3. 眼部烧伤

眼部治疗关键在于防止感染、保护角膜、防止眼睑外翻；早期眼部应进行及时有效且彻底的冲洗，建议冲洗时间大于 30 min，防止热源物质引起的病理损伤，局部抗炎、促进上皮愈合等对症治疗，从而减轻炎性反应，防止角膜溃疡或角膜穿孔的风险，眼睑不能闭合者使用金霉素药膏加油纱覆盖，及时清理眼睑分泌物；中期除了维持早期的治疗之外，需注重眼压管理，必要时采用手术方法治疗；晚期主要观察有无并发症，无并发症一般以滋润眼表、矫正视功能为主；若遗留有并发症，则以手术治疗为主。

4. 会阴部烧伤

清洁创面后采取暴露疗法，双下肢分开呈 45°~60°，充分暴露创面予以烧伤远红外线治疗仪照射；保持创面清洁干燥，防止大小便污染；注意饮食卫生预防腹泻；留置导尿管，做好会阴及导尿管护理；充分外展双下肢，预防臀沟及双腿根部粘连愈合，臀沟处可放置无菌纱布以分隔；焦痂应保持完整防止裂开。

（三）特殊类型的烧伤治疗要点

1. 电烧伤

观察生命体征及意识，观察尿量、尿色、尿比重，尿量达到 1 mL/（kg·h）以上，观察有无肌红蛋白尿、血红蛋白尿。心电监测，观察肢端循环，建立静脉通道，及时补液，维持有效循环；加强创面管理，促进愈合；预防感染，严格无菌操作，合理规范使用抗菌药物。

2. 化学烧伤

尽快脱离现场，脱去化学污染的衣物，如有化学烟雾产生时，应采取措施防止烟雾吸入造成吸入性损伤和中毒；如有口服者应尽快采取措施（如催吐、洗胃、导泻、灌肠等）清除化学物质；尽快用清水冲洗（除生石灰外），彻底清除残存的化学物质，终止化学物质的继续损害，减轻创面烧伤的深度。强调现场冲洗，冲洗时间应持续 30 min 以上；根据医嘱使用中和剂或解毒剂；因烧伤的性质和创面的深浅不同而采取不同的处理方式。防治脏器功能损害，遵医嘱使用保护脏器功能的药物。

第二节 烧伤患儿的相关评估

一、概述

大面积严重烧伤常常合并有复合伤，如心跳呼吸骤停、颅脑损伤、胸腹损伤等，此时应当立即开展抢救。特别是当存在头面部烧伤、吸入性损伤时，病情会变得更加复杂，这也是危及烧伤患儿生命的重要原因之一。若未及时采取有效的治疗和干预措施，患儿可能会出现组织缺氧、窒息，甚至进展为急性呼吸窘迫综合征（acute respiratory distress syndrome，ARDS）或多器官功能衰竭等严重并发症。因此，如何快速、规范、准确地评估伤情及判断预后，对提高重度烧伤合并吸入性损伤患儿的治愈率、降低病死率有重要意义。

二、护理评估

（一）健康史

详细询问患儿的现病史、出生史、喂养史、生长发育史、是否有烧伤史等。询问受伤环境是否密闭、环境中是否存在化学烟雾、火焰，是否有烟雾吸入史、受伤后大小便及进食情况。

（二）身体状况

评估患儿意识、烧伤的部位、面积、深度及严重程度，有无烧伤吸入性损伤、脱水、休克、创面有无感染等表现，评估血气分析、血常规等检查结果。

（三）心理 - 社会状况

了解患儿及照顾者的文化程度、家庭情况及照护能力，对烧伤的认知程度、评估患儿及照顾者的心理状态、社会支持系统；了解婴幼儿是否因为对环境陌生、与父母分离等产生恐惧与焦虑，了解年长患儿是否有因为严重烧伤而引起创伤后遗症。照顾者是否有因为患儿严重烧伤、住院时间长、治疗费用高等产生焦虑情绪。

三、症状评估

（一）意识

由于吸入烟雾导致组织缺氧，早期可出现头痛、注意力不集中，若合并有吸入性损伤早期可出现意识障碍，轻者烦躁、躁动，重者谵妄甚至昏迷。

（二）气道

注意观察口鼻腔内是否有大量焦炭类杂质或烟尘，若合并口腔、口唇及口咽部充血肿胀、水疱或黏膜发白、鼻毛烧焦、呼吸道分泌物增多、可见炭质痰等情况，则提示存在吸入性损伤。

（三）呼吸

吸入性损伤早期可见声音嘶哑、喘鸣，喘鸣常伴有喉部损伤，吸气时呈鸡鸣声，当损伤累及至气管 - 支气管时，多为刺激性咳嗽并伴有疼痛感，痰液稀薄。病情逐渐加重可出现呼吸频率增快、伴有呼吸性碱中毒，合并上气道梗阻可见呼吸困难、胸闷、三凹征、鼻翼扇动等，呼吸衰竭时可闻及肺部哮鸣音或肺部啰音。

（四）气道黏膜

气道黏膜损伤分为三度。Ⅰ度：气道黏膜红斑、痰末沉积面积较小，轻微红肿，通常在 7 天内愈合，愈合情况较好，无气道瘢痕等并发症。Ⅱ度：气道黏膜红斑面积较Ⅰ度增大，呈片状分布，充血明显，可见假膜形成。气管、支气管可见大面积炭末沉积。愈合时间通常需要 10~14 天，后期可能留下条索状瘢痕。Ⅲ度：气道黏膜坏死、糜烂、出血，管腔内可见大量坏死组织，管腔肿胀变窄，坏死组织脱落后可能有软骨外露，愈合时间超过 2 周，会伴有气道狭窄等并发症。

（五）疼痛评估

患儿烧伤创面换药时的疼痛越来越受到关注，也是导致患儿及其家属心理和生理应激的主要因素之一，具体评估方法见第十一章第二节。

四、评估工具

（一）烧伤面积评估

烧伤面积是用烧伤皮肤面积占总体表面积（TBSA）的百分数（%）来表示，仅计算Ⅱ度以上烧伤面积，Ⅰ度烧伤不在计算范围内。目前有多种统计方法用于评估烧伤面积，包括中国新九分法、手掌法及 Lund-Browder 图表法。中国新九分法是将人体部位分别定为多个 9%，一般适用于成人及 9 岁以上患儿；Lund-Browder 图表法则更适合对患儿比较规则的大面积烧伤进行统计，而手掌法则通过患儿五指并拢后的一掌面积（约等于体表面积的 1%）来估算，尤其推荐用于散在不规则的烧伤面积评估。中国新九分法见表 10-2-1，Lund-Browder 图表法见表 10-2-2。

表 10-2-1 新九分法

部位		占成人体表百分数（%）	占儿童体表百分数（%）
头颈	发部	3 ⎫	9+（12- 年龄）
	面部	3 ⎬ 9	
	颈部	3 ⎭	
双上肢	双上臂	7 ⎫	9×2
	双前臂	6 ⎬ 9×2	
	双手	5 ⎭	

续表

部位		占成人体表百分数（%）	占儿童体表百分数（%）
躯干	躯干前	13 ⎤	
	躯干后	⎬ 9×3	9×3
	会阴	1 ⎦	
双下肢	双臀	5 ⎤	
	双大腿	21 ⎬ 9×5+1	9×5+1-（12- 年龄）
	双小腿	13	
	双足	7 ⎦	

注：手掌法：以患儿五指并拢，一掌面积约等于体表面积的 1%；>12 岁患儿，体表面积（m²）=0.0061× 身高（cm）+ 0.0128× 体重（kg）-0.1529；≤ 12 岁患儿，体表面积（m²）= 体重（kg）×0.035+0.1（体重 ≤ 30 kg）或体表面积（m²）= [体重（kg）-30]× 0.02 + 1.05（体重 >30 kg）。

来源：申传安 . 危重烧伤救治新技术体系 [M]. 北京：人民卫生出版社，2021.

　　胡爱玲，郑美春，李伟娟 . 现代伤口与肠造口临床护理实践 [M]. 北京：中国协和医科大学出版社，2010.

表 10-2-2　Lund-Browder 图表法

烧伤面积	<1 岁	1~<5 岁	5~<10 岁	10~14 岁	>14 岁
头	9.5	8.5	6.5	5.5	4.5
颈	1	1	1	1	1
躯干	13	13	13	13	13
上臂	2	2	2	2	2
前臂	1.5	1.5	1.5	1.5	1.5
手	1.25	1.25	1.25	1.25	1.25
股	2.75	3.25	4	4.25	4.5
腿	2.5	2.5	2.5	3	3.25
足	1.75	1.75	1.75	1.75	1.75
臀	2.5	2.5	2.5	2.5	2.5
会阴部	1	1	1	1	1

来源：中华医学会儿科学分会灾害儿科学学组，中国人民解放军儿科学专业委员会 . 儿童烧伤预防和现场救治专家共识 [J]. 中国当代儿科杂志，2021, 23(12): 1191-1199.

（二）烧伤深度分级评估

　　不同因素导致烧伤深度各不相同，国内目前针对儿童烧伤创面深度的判断仍以经验性判断为主，根据临床表现和症状、组织损伤层次和严重程度将烧伤深度分为 I 度、II

度（浅Ⅱ度、深Ⅱ度）、Ⅲ度烧伤（三度四分法见表 10-2-3）。

表 10-2-3 烧伤深度分级

烧伤深度	累及范围	外观	感觉	愈合时间
Ⅰ度 （红斑性）	表皮层	局部红斑，轻度红、肿、热、痛，无水疱，干燥	疼痛	3~6 天后脱屑痊愈，无瘢痕
Ⅱ度（水泡性）				
浅Ⅱ度	真皮浅层，累及生发层，甚至真皮乳头层	水疱较大，红肿、创面湿润，创底艳红、并有红色颗粒或脉络网状血管网	剧痛、感觉过敏	如无感染 1~2 周痊愈，不留瘢痕
深Ⅱ度	真皮深层	水疱较小，创底微湿润或红白相间，有时可见红色小点或细小血管枝	剧痛、感觉迟钝	一般 3~4 周愈合，常遗留轻重不等瘢痕
Ⅲ度 （焦痂性）	全皮肤层，甚至伤及皮下组织、肌肉和骨骼等	创面苍白或皮革灰至焦炭化、干燥，多数部位可见粗大栓塞的静脉枝毛发	疼痛消失、感觉迟钝	3~4 周焦痂脱落，需植皮后愈合，遗留瘢痕、畸形

来源： 中华医学会儿科学分会灾害儿科学学组，中国人民解放军儿科学专业委员会. 儿童烧伤预防和现场救治专家共识 [J].
中国当代儿科杂志，2021, 23(12): 1191-1199.

（三）烧伤严重程度评估

烧伤的环境、时间、原因各异，均会影响烧伤的总体严重程度。准确的评估是判断病情和制定治疗方案的基础。结合年龄、烧伤面积、深度、机制、解剖部位及并发症等因素，儿童烧伤救治专家共识中将烧伤总体严重程度分为轻、中、重和特重度四个等级，烧伤严重程度评估见表 10-2-4。

表 10-2-4 烧伤严重程度评估标准

严重程度	烧伤面积（%）	Ⅲ度烧伤面积（%）
轻度烧伤	<5	0
中度烧伤	5~15	<5
重度烧伤	16~25	<10
特重度烧伤	≥9	≥10

注：凡有以下合并症者均应归在重度烧伤内：头面颈部烧伤：肿胀压迫呼吸，毁容；会阴部烧伤：易创面感染，会阴瘢痕粘连；
吸入性损伤：如有气道梗阻或下气道损伤者，应立即行气管内插管或气管切开；手烧伤：易产生瘢痕挛缩、屈曲畸形；
合并重伤：脑、胸、腹重伤，骨折，肾衰等。
来源： 中华医学会儿科学分会灾害儿科学学组，中国人民解放军儿科学专业委员会. 儿童烧伤预防和现场救治专家共识 [J].
中国当代儿科杂志，2021, 23(12): 1191-1199.

（四）吸入性损伤严重程度分类评估

吸入性损伤是特殊部位烧伤，主要的损伤部位为上、下呼吸道，通过评估气道损伤范围、黏膜烧伤程度、肺组织烟雾吸入情况了解吸入性损伤的严重程度从而指导救治措施。目前吸入性损伤国内采用三度分类法：轻度、中度、重度，吸入性损伤严重程度分类见表10-2-5。

表 10-2-5　吸入性损伤严重程度分类

程度	轻度	中度	重度
气道损伤范围	声门以上	气管隆嵴以上	气管隆嵴以下
黏膜烧伤程度	Ⅰ度	Ⅱ度	Ⅲ度
肺组织烟雾吸入伤	无	无	有

来源：申传安.危重烧伤救治新技术体系[M].北京：人民卫生出版社,2021.

（五）简化损伤评分分级系统

纤维支气管镜检查（fiberoptic bronchoscopy，FOB）作为临床诊断吸入性损伤最可靠的方法，基于FOB检查结果的简化损伤评分（abbreviated iniury scorale，AIS）分级系统能帮助临床评估病情及判断预后（表10-2-6）。

表 10-2-6　基于 FOB 的吸入性损伤 AIS 分级系统

级别	定义	表现
0 级	无损伤	无炭末沉着、红斑、水肿支气管黏液溢、气管阻塞
1 级	轻度损伤	小范围炭末沉着，斑片状红斑，无充血水肿、支气管黏液溢、气管阻塞
2 级	中度损伤	中度炭末沉着、红斑、充血水肿、支气管黏液溢、气管阻塞
3 级	严重损伤	严重的炎症反应，黏膜破溃，大范围炭末沉着、充血水肿、支气管黏液溢、气管阻塞
4 级	巨大损伤	黏膜脱落、坏死，支气管腔闭塞

来源：中国老年医学学会烧创伤分会.吸入性损伤临床诊疗全国专家共识(2018版)[J].中华创伤杂志,2018,34(11):971-976.

（六）眼烧伤急性期的分级及其标准

眼烧伤可对眼睑、眼表、角膜及眼内组织造成潜在或永久性损伤。早期掌握眼烧伤的分级，可为临床制定诊疗方案提供依据，评估内容包括角膜缘损伤范围、眼表和角膜损伤、预后情况。眼烧伤急性期的分级及其标准见表 10-2-7。

表 10-2-7 眼烧伤急性期的分级及其标准

分级	角膜缘损伤范围	眼表和角膜损伤	预后
Ⅰ级	无	角膜和结膜上皮损伤为主，无角膜缘缺血区域	良
Ⅱ级	≤90° 范围	角膜透明度下降，但虹膜纹理可见	良
Ⅲ级	≤180° 范围	角膜上皮大片缺失，角膜基质混浊，虹膜纹理不可见，瞳孔可见	欠佳
Ⅳ级	≤270° 范围	≤1/3 角膜面积的角膜全层混浊呈瓷白色，混浊区域不可见虹膜纹理或瞳孔	差
Ⅴ级	<360° 范围	1/3~2/3 角膜面积的角膜全层混浊呈瓷白色，混浊区域不可见虹膜纹理和瞳孔	差
Ⅵ级	360° 范围	>2/3 角膜面积的角膜全层混浊呈瓷白色，不可见虹膜纹理和瞳孔，或出现角膜穿孔	极差

来源：中华医学会眼科学分会角膜病学组 . 中国眼烧伤临床诊疗专家共识 (2021 年)[J]. 中华眼科杂志 , 2021, 57(4): 254-260.

第三节 烧伤患儿的护理及新进展

一、概述

烧伤是儿童意外伤害的常见原因，也是小儿致残的主要原因之一，由于儿童皮肤生理结构和烧伤的病理特性，一旦发生，创面容易进展为深度创面，愈合后常伴有增生性瘢痕形成或功能受损，给儿童心理、生理及其家庭带来长远影响；近年来，针对危重烧伤的救治取得了新的进展，同时也更新了儿童烧伤创面处理专家共识，通过精准化治疗与精细化的护理促进儿童康复。

二、护理问题

（一）窒息风险

烧伤患儿尤其是头面部和呼吸道烧伤时，存在较高的窒息风险。烧伤可能导致呼吸道肿胀和分泌物增多，从而阻碍正常的呼吸功能。

（二）体液不足

烧伤患儿可能会因为大量体液从烧伤部位丢失而导致血容量减少。此外，疼痛和烧伤的应激反应可能导致摄入不足，进一步加剧体液不足的问题。

（三）皮肤完整性受损

烧伤会直接导致皮肤和皮下组织的破坏，影响皮肤的完整性。这种损伤可能导致感染风险增加，并需要适当的伤口护理。

（四）疼痛

皮肤完整性受损是导致烧伤患儿疼痛的主要原因。

（五）营养失调

营养失调与摄入营养低于机体需要量以及持续高代谢状态有关。

（六）潜在并发症

感染是烧伤患儿的主要潜在并发症之一。

（七）自我形象紊乱

烧伤，特别是导致毁容或肢体功能障碍的烧伤，可能会对患儿的自我形象造成严重影响。这可能会引发心理问题，需要心理支持和干预。

三、护理措施

1. 呼吸道管理

（1）保持呼吸道通畅，及时清除口鼻腔内分泌物，观察痰液性质、量、颜色，密切监测患儿的呼吸频率、呼吸动度、血氧饱和度、血气分析等，床旁备气管插管、气管切开包，有异常时遵医嘱积极处理。

（2）氧疗的护理详见第二章第三节。

（3）雾化吸入治疗可减轻呼吸道局部炎症反应，稀释痰液并促进气道黏膜修复。当痰液黏稠时，可采用氨溴索进行雾化；气道黏膜出血时，则使用垂体后叶激素，一日3次。对于气道高反应情况，可以使用氨茶碱。若伴有吸入性损伤，轻中度吸入性损伤者可采用乙酰半胱氨酸和布地奈德混悬液进行雾化，一日 3 次；而重度吸入性损伤者则需使用灭菌注射用水联合地塞米松、氨溴索、重组人表皮生长因子溶液、糜蛋白酶进行雾化，一日 4 次。

（4）有人工气道患儿吸痰严格无菌操作，正确实施气道内吸引，儿童吸痰管外径不超过气管插管管腔的 50%，新生儿不超过 70%，吸痰负压值不超过 120 mmHg，吸痰时间不超过 15 s，加强气道湿化，必要时行灌洗吸痰。

（5）协助医生通过纤维支气管镜了解气道黏膜损伤情况，并及时有效清除气道分泌物和坏死黏膜组织，以保持气道通畅。如果出现气道出血，可以采用支气管镜局部喷洒止血药物的方式进行治疗。

2. 维持有效血液循环

（1）迅速建立 2 条静脉通路，有条件下尽快建立中心静脉，必要时建立骨髓通路，合理安排输液种类和速度，补充血容量，遵循先晶后胶、先盐后糖、先快后慢的原则，确保液体通路通畅，根据出入量及病情合理安排补液量，留置导尿，准确观察记录每个小时尿量及 24 h 出入量。

（2）密切观察患儿液体复苏效果、意识状态、尿量达到 1 mL/（kg·h）、有创血压、心率、末梢循环、中心静脉压；特大面积烧伤合并各脏器功能障碍或出现多器官衰竭时，无能准确判断是否符合，可选用脉搏指示持续心排出量监测。

（3）血气分析指标监测血细胞比容，若血细胞比容降低可能提示液体过多或存在出血；血乳酸越高则代表组织灌注不好，往往提示补液不足。

3. 创面护理

（1）温度控制。室温控制在 20~26 ℃，湿度 50%~60%，进行外科沐浴及伤口处理的房间室温控制在 29 ℃以上，防止失温，有条件可单间隔离病房，避免交叉感染，每日定时空气消毒，限制探视，加强手卫生。

（2）烧伤创面表面处理。表面处理方法分为"开放式"及"密闭式"处理。无论采用哪种方式，创面表面都需要通过药物或敷料覆盖等方式进行处理。在开放式换药中，主要使用石蜡油、凡士林等药膏定时涂抹于创面，以保持创面湿润、促进愈合。封闭式换药需在涂抹药膏基础上覆盖纱布或直接覆盖纱布、绷带，并用胶布固定；涂抹药膏前创面需做好清洁与消毒，予以生理盐水清洁、聚维酮碘消毒，针对初期水疱，抽吸疱液后保留水疱皮，水疱皮保留至伤后 3~5 天，如果水疱皮下无感染，也可延长水疱皮保留时间；直接接触创面的敷料需要严格无菌，同时创面保持干燥、敷料清洁，避免污染；头面部创面做好耳、鼻、眼、口的护理，会阴部做好大、小便护理。

（3）体位变更。定时更换体位，可采用俯卧位、仰卧位交替翻身，翻身频次根据患儿耐受度决定，防止创面持续受压。

（4）创面评估。烧伤创面至少每周评估一次，观察创面情况和愈合进展，有病情变化时需再次进行创面评估，并做好记录。

（5）供皮区护理。刃厚及中厚供皮区应加压妥善固定，5~7 天后逐层去除外敷料。对于全厚供皮区，需防止肢体剧烈活动，并从术后 3 天开始换药。换药时需保持敷料密闭，同时确保周围皮肤干燥，这一过程需持续 14~20 天。

（6）受皮区护理。受皮部位需固定且制动，术后第一天需每 1~2 h 观察敷料表面有无渗血、渗液，以估计移植部位下方有无血肿或积液的可能，如出现皮下血肿、积液应尽早处理防止植皮浮起，以免影响存活；肢体手术需观察肢端循环，头、颈、躯干等部位；此外，还应观察患儿呼吸，防止因包扎原因引起呼吸不畅，使用支具的患儿，做好支具相关护理，如对患儿贴合支具的部位增设泡沫，以减少剪切力、摩擦力对局部皮肤的影响，避免器械相关压力性损伤的发生。

（7）皮瓣转移术后护理。需保持病室清洁且温暖，病室定期消毒、通风；术后患儿严格卧床 5~7 天，其间患肢制动，禁止患侧体位，抬高患肢 10°~15°，促进静脉回流，密切观察皮瓣的温度、血液循环、颜色、肿胀及出血情况等。术后 3 天内，警惕血管危象的发生，一旦发生，立即配合医师抢救皮瓣。术后遵医嘱使用抗痉挛、抗血栓、抗菌等药物，并观察药物有无不良反应，必要时复查凝血功能。同时，密切监测患儿心率、血压等生命体征，做好患儿创面敷料的检查及更换，保持敷料清洁、预防并发症。

（8）感染性创面护理。当创面渗液明显增加、肉芽出血易碎、局部有积脓、臭味、疼痛感增加等表现时，要考虑创面发生了感染，需尽快完善细菌、真菌培养、血常规等相关感染指标检查，根据细菌培养选择敏感抗生素进行治疗，结合局部感染创面评估情况，选择抗菌性敷料联合治疗；密切观察患儿全身症状，如有无发热、意识状态改变、食欲下降、婴儿拒奶等情况，警惕脓毒血症的发生。

（9）皮肤瘙痒护理。烧伤后皮肤瘙痒多发生于感染的创面或烧伤后形成的瘢痕中，组胺是引起瘙痒的关键因素，可选择氯苯那敏、苯海拉明、异丙嗪、西替利嗪、氯雷他定等具有更强的抗组胺作用的药物，降低患儿对瘙痒的意识知觉，达到止痒的目的。轻度瘙痒患儿外用药物，选择普瑞巴林；中到重度瘙痒患儿选择加巴喷丁或普瑞巴林，这能有效缓解深Ⅱ度烧伤患者的瘢痕瘙痒；对于抗组胺药治疗无效的慢性难治性瘙痒的患儿可采用纳曲酮，还可以选择光电技术、超声波及体外冲击波、手法按摩、冷疗、梅花针等方法进行治疗；难治性瘙痒患儿饮食上限制摄入茄科食物，如土豆、番茄、茄子、胡椒等。

（10）瘢痕护理。皮肤瘢痕分为创伤性瘢痕和瘢痕疙瘩，创伤性瘢痕又可细分为增生性和非增生性两种。瘢痕的日常护理措施包括防晒、忌辛辣食物、饮酒等，可选择物理防晒、化学防晒（涂抹防晒霜）或两者相结合方式，直至瘢痕进入成熟期，以防止瘢痕因紫外线照射而加重色素沉着。临床建议，在瘢痕未成熟期，患儿应保持清淡饮食，以免延长瘢痕充血或者加重其症状。创面上皮化后，应尽早开始干预，采用硅酮制剂、硅凝胶制剂、洋葱提取物制剂、相应中药制剂、联合光电技术等治疗手段促进瘢痕成熟，更有效地预防、控制或者减缓增生和挛缩，从而改善外观和减轻症状。对于预防效果不好且发展迅速的小面积瘢痕，可反复联合进行瘢痕内局部注射糖皮质激素。

非增生性瘢痕的治疗主要以光电治疗和手术治疗为主；增生性瘢痕则主要采用硅酮制剂、压力治疗、手术治疗，或治疗效果不佳时联合光电治疗；对于局部红紫明显的瘢痕疙瘩，可采用光电"褪红"治疗；而当瘢痕疙瘩局部红紫不明显时，采用局灶药物注射、放射治疗及手术治疗为主，若瘢痕仍然明显，需联合光电治疗；小型瘢痕疙瘩，一般采用非手术治疗；而对于儿童瘢痕疙瘩的治疗，应优先选择保守的物理治疗。

4. 疼痛护理

及时评估患儿的疼痛性质及程度，用于儿童疼痛治疗的药物包括非阿片类镇痛药和阿片类镇痛药，可以通过口服、舌下、静脉、肌内、栓剂等方式给药。常用的非阿片类镇痛药包括非甾体类抗炎药、骨骼肌松弛剂、局部麻醉药和抗焦虑药等。儿童常用的口服镇痛药物有乙酰氨基酚与布洛芬，二者均具有解热镇痛和抗炎的作用，但存在一定的区别：乙酰氨基酚通常用于2月龄及以上的患儿，而布洛芬用于6月龄及以上的患儿。静脉注射阿片类镇痛药时，应注意观察患儿的呼吸、面色、心率、血压等生命体征。除了药物镇痛外，还可以通过动画、视频、音乐、卡通图片等有效分散注意力的方法，以减少烧伤患儿在治疗过程中的疼痛和焦虑。

5. 营养支持

烧伤后尽早实施的肠内喂养，即在受伤后的前6~12 h内通过口服、经胃管、空肠管等途径开始喂养，给予进食高蛋白、高维生素、易消化的食物，可以降低高代谢、增加免疫球蛋白的产生，减少应激性溃疡，同时降低营养不良和能量消耗的风险。无法实施肠内营养的患儿，可以选择肠外营养（parenteral nutrition，PN）替代。

6. 感染预防

加强创面换药操作，严格遵守无菌操作规程；接触患儿的物品应保持清洁干净，条件允许时实施单间保护性隔离。操作者进入房间需穿戴干净清洁的隔离衣，减少房间内人员走动，加强手卫生，以防止交叉感染。防止食物、大小便污染创面。加强基础护理，如口腔护理、会阴部护理等；定期修剪患儿指甲，以防止其抓伤创面。将护理操作集中进行，以减少与患儿的接触时间。密切监测患儿的体温、呼吸情况。加强各种导管（如中心静脉导管、动脉导管、导尿管、胃管、气管导管或气管切开套管等）的维护工作，严格执行无菌操作，进行动态评估，并在病情允许情况下尽早拔管。

7. 心理支持

患儿发生增生性瘢痕与烧伤深度有关，这种瘢痕不仅可能导致患儿毁容，还会严重影响其生活质量。进一步地，可能引发社会孤立、遭受社会偏见以及自尊心的降低等，对患儿的日常生活造成极大的困扰。因此，根据患儿整体护理要求来制定个体化的心理护理疏导方案，以消除其对环境陌生和治疗的紧张和恐惧，减轻心理应激。在住院期间，父母的陪伴能给孩子最大的照顾与安慰，充分向家属解释治疗的目的及治疗进展，从而减少患儿和家属的忧虑；纠正不良的饮食习惯，保证充足的睡眠、多晒太阳，并根据年龄、病情制定活动方案提高其消化能力、增进食欲。对于学龄儿童，可通过视频、通信等网络手段，帮助他们与老师、同学保持联系，鼓励其配合治疗。

8. 康复治疗

烧伤后一旦发生关节功能障碍，康复治疗应尽早介入，并贯穿烧伤治疗的全过程。临床中需根据不同时期的关节功能制定不同的康复治疗方案，其中包括评估运动的必要性、运动计划、早期活动与康复、运动评估、运动方式、早期下床活动、特殊部位护理、运动安全性等。

四、护理新进展

（一）深Ⅱ度烧伤患儿的创面护理

问题 1：深Ⅱ度烧伤换药采用传统敷料还是功能性创面敷料？

新进展： 功能性创面敷料具有自溶性清创、防止二次损伤、减轻疼痛、促进肉芽组织生长和再上皮化、减少瘢痕等作用，更利于儿童深Ⅱ度烧伤创面愈合。

皮肤是人体免疫的重要部分，也是器官和器官之间的物理屏障。一旦皮肤受损，与外部环境的直接相通将增加患儿感染的风险，并可能引发严重后果。深Ⅱ度烧伤不仅累及皮肤表层，还深入真皮层，通常需要手术治疗，并会留下疤痕。早期深Ⅱ度烧伤患儿创面通常伴有较多坏死组织残留，如果伤口没有感染，一般需要3~4周或更长时间才能痊愈。

理想的伤口敷料应具有以下性能：良好的生物相容性和降解性；为伤口愈合提供湿润的环境；透气性好，保持伤口周围空气流通；有效保护伤口免受外来微生物和有害物质的侵入；能吸收伤口多余渗出物和血液，保持伤口清洁；去除敷料不会对患儿伤口造成二次损伤。相比之下，传统的医用敷料（如医用无菌纱布、绷带、脱脂棉等）虽然能起到覆盖创面、隔绝灰尘并吸收渗液的作用，但缺乏抗感染能力，且易与伤口粘连，从而对患儿造成二次伤害，不利于愈合。而功能性创面敷料可以覆盖伤口并提供临时的抵御外部细菌感染的屏障。

目前，临床中常用的功能性湿性敷料种类繁多，包括藻酸盐类、水凝胶类、亲水纤维类、银离子抗感染敷料、泡沫敷料等。其中，水凝胶敷料在治疗儿童深Ⅱ度烧伤的优势在于可以持续维持伤口适当的湿性环境，对创面中坏死组织进行自溶清创，减轻机体的炎症反应，促进组织的生长。此外，这款敷料还具有良好的生物相容性和可降解性，其降解产物也可为伤口愈合提供额外的胶原补充，进一步促进细胞增殖和组织重塑，从而在促进烧伤创面的愈合的同时，减轻愈合过程中的瘢痕组织的形成。藻酸盐敷料在治疗深Ⅱ度烧伤创面过程中，可以吸收自身10倍以上的渗液，吸收渗液后形成网状凝胶，为创面营造湿性环境。这种低氧/无氧、微酸的微环境能刺激巨噬细胞释放生长因子，加速血管形成和成纤维细胞的生长，促进上皮细胞迁移，从而加速创面愈合。同时，敷料中的钙离子和血液中的钠离子进行交换后，还能加速创面止血，减轻了患儿在更换敷料时的疼痛感。亲水性纤维含银敷料则是通过银纤维和高效抗菌剂银离子结合，持续地在创面释放银离子，维持强效且长久的杀菌浓度。其强大的吸附能力（能吸附超自身重量25倍的渗液）和垂直吸收特性，有效防止伤口周围被分泌物浸渍，避免交叉感染，从而有效地促进了创面愈合。

儿童皮肤再生能力相对较强。因此，在创面早期运用功能性创面敷料，使伤口保持湿润、密闭，给伤口提供一个湿性愈合的环境，同时预防创面感染，以促进伤口的愈合，减少肉芽过度增生而导致的瘢痕，减轻患儿痛苦，对后期功能恢复也起到至关重要的作用。

问题2：深Ⅱ度烧伤患儿创面是否可以采用负压封闭引流技术？

新进展：负压封闭引流技术（vacuum scaling drainage，VSD）在烧伤科已经较多地应用于小儿深Ⅱ度烧伤创面，VSD可以减轻局部创面水肿和疼痛，促进肉芽生长及上皮化，提高创面愈合质量。

深Ⅱ度烧伤患儿的坏死组织容易残留于创面，这不仅会导致创面持续发炎，还会改变皮肤结构，影响组织细胞成长，加大创面处理的难度。VSD作为一种新型创面治疗技术，能够为创面提供一个湿润的环境，有效保护创面免受外来微生物侵入，减轻创面水肿，改善血流循环，促进血管化、肉芽生长及创面上皮化，减少创面分泌物，促进创面愈合，为后续的植皮手术做好准备。在植皮手术后，VSD还能固定皮片，提高植皮成活率，提高患儿的舒适度和依从性。此外，减少换药频率及换药时带来的疼痛，减轻临床护士工作量，缩短患儿住院时间，预防相关并发症。

VSD创面覆盖材料目前主要以聚乙烯醇缩乙醛（polyvinylacetal，PVA）和聚氨酯（polyurethane，PU）两个类型为主。直管式产品通常采用白色PVA材料，孔径为100~300 μm，其特点是具有良好的吸附性、透水性、弹性和柔韧性，具有强大的毛细虹吸作用，一般可使用5~7天；吸盘式产品常用PU材料，其孔径为500~650 μm，质地更柔软，通透性好，能更快地刺激肉芽组织生长，有效收集创面渗液，更适用于感染性且渗出较多的创面，一般建议使用3~5天。在临床工作中，医务人员还可以就地取材自制简易负压吸引装置，其自制负压装置具有结构简单、操作简便、引流效率高、成本较低、适应性强、安全性高和可视化监测等特点，这些特点使得它在临床中也得到了广泛的应用。临床中主要采用可移动式负压装置和中央负压装置两种吸引装置，模式以持续、间歇和循环3种模式为主。指南中推荐，对于小儿烧伤创面，VSD治疗首选聚氨酯材料。若肉芽组织生长过盛，可在创面上添加非黏性敷料防止肉芽组织长入覆盖材料，或改用聚乙烯醇材料。由于间歇模式可能更容易刺激肉芽组织过度生长，并在更换敷料时和治疗过程中可引起疼痛，因此，建议小儿烧伤创面负压治疗首选持续模式，更换频率为2~3天更换1次。

儿童烧伤创面负压值原则上应低于患儿动脉收缩压。具体而言，2岁以内患儿的推荐负压值为-10.0~-3.3 kPa（-75~-25 mmHg），2~12岁的患儿为-10.0~-6.6 kPa（-75~-50 mmHg），13~18岁的患儿为-13.3~-10.0 kPa（-100~-75 mmHg）。在VSD治疗中，需要观察引流管管型保持是否良好，负压值是否合适，创面有无出血，周围皮肤有无浸渍、湿疹等情况。虽然 VSD 为烧伤患儿创面治疗带来了新的治疗理念，但在使用前仍需做好创面及全身的全面评估，严格掌握适应证、禁忌证及注意事项，为深Ⅱ度烧伤患儿提供精准化治疗。

（二）吸入性损伤的气道的护理

问题 1：采用传统吸痰法还是分步分段吸痰法？

新进展：分步分段吸痰法是一种科学性、安全性的吸痰新方法，更能有效清理呼吸道分泌物和坏死黏膜，保持气道通畅，减少吸痰次数，减少感染。

吸入性损伤是烧伤的严重并发症之一，由于温度过高和湿度降低会增加气道黏液分泌、降低纤毛摆动和清除能力，气道分泌的黏液易阻塞气道，而吸入的毒气可导致血液性缺氧、炎症因子释放、支气管上皮坏死组织脱落导致阻塞局部小气道，进一步加重通气 / 血流比例失调。对于合并吸入性损伤的患儿，需要经常进行气道清理，维持气道的有效性。然而，传统吸痰法可能将坏死的黏膜推入更深部位，增加肺部感染及呼吸机相关性肺炎（ventilator associated pneumonia，VAP）的风险，甚至可能导致气道堵塞。因此，分步分段吸痰法应运而生，其操作包括气道湿化、肺部人工 / 物理振动和吸痰护理等步骤。根据有无人工气道的不同情况，采取相应的吸痰顺序和深度。无人工气道者吸痰顺序先吸鼻腔，再吸口腔，最后经鼻吸痰达到气管隆嵴上 2~3 cm（图 10-3-1）；有人工气道者吸痰顺序为双侧鼻腔、口腔，深度同无人工气道一致，再吸气管套管内，深度到达气管套管下端，最后吸气道内，深度到达气管隆嵴上 1~2 cm（图 10-3-2）。每个部位吸痰应遵循无菌原则更换吸痰管，48 h 急性期内，每 2~4 h 吸痰一次，48~72 h 后每日吸痰不低于 4~6 次，压力值 <120 mmHg，当出现多重耐药菌感染或特殊感染时，推荐采用密闭式吸痰法。

问题 2：吸入性损伤患儿可以采用物理性气道廓清技术（airway clearance techniques，ACT）吗？

新进展：ACT 可以安全有效使气道内的分泌物及异物排出，实现气道廓清，改善气体交换。

当前，吸入性损伤依然是烧伤患儿死亡的主要因素。因此，气道护理是救治吸入性损伤患儿的重要措施。通过安全、有效地清除分泌物，改善气体交换，不仅可以防治并发症，还能改善患儿临床结局。ACT 是一种利用物理性方法（包括肺膨胀技术、气道振荡技术等多种技术手段）来帮助患儿排出气道分泌物的技术。这些技术手段能减少

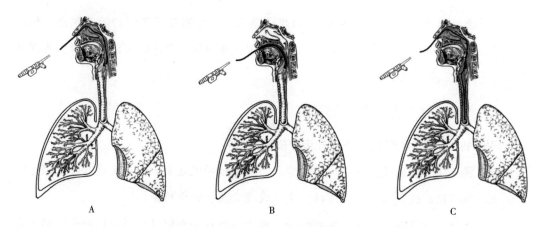

图 10-3-1　分段吸痰的深度图

注：无人工气道吸痰顺序为 A 鼻腔吸痰，深度到达咽喉部；B 口腔吸痰，吸痰深度到达咽部；C 鼻腔吸痰，吸痰达到气管隆嵴上 2~3 cm。

图片来源：申传安 . 危重烧伤救治新技术体系 [M]. 北京：人民卫生出版社 , 2021.

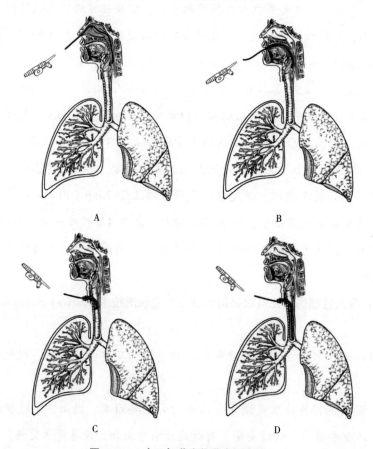

图 10-3-2　人工气道分段吸痰深度图

注：有人工气道吸痰顺序为 A 鼻腔吸痰，深度到达咽喉部；B 口腔吸痰，吸痰深度到达咽部；C 经气管套管吸痰，深度到达气管套管下端；D 经气管套管吸痰，吸痰达到气管隆嵴上 2~3 cm。

图片来源：申传安 . 危重烧伤救治新技术体系 [M]. 北京：人民卫生出版社 , 2021.

和控制由气道分泌物引起的相关并发症。其中，肺膨胀技术包括有效咳嗽、主动循环呼吸技术、自体引流等；气道振荡技术又包括外振荡技术，即胸部叩击、振荡和高频胸壁振荡（HFCWO）和内振荡技术（肺内叩击通气，intrapulmonary percussive ventilation，IPV）技术和呼气末正压（PEEP）技术。对于 BII 患儿，应根据其气道分泌物的量与黏稠度，选择并调整适宜的模式、频次和强度。当炎症细胞释放和中性粒细胞聚集引起大量痰液增多时，能自主咳嗽排痰的患儿可采用肺内叩击＋体位引流、有效咳嗽自体引流、主动循环呼吸技术；若患儿自主排痰能力不足，且分泌物黏稠、伴有纤毛运动障碍，则应采用 HFCWO 和 IPV 技术，同时对痰液黏稠的患儿，应适当加强环境和气道湿化管理。有明显肺部感染的患儿，可采用黏液溶解剂＋高频胸壁振荡、IPV 治疗；合并有中枢神经功能障碍的患儿，应选择机械吸引、机械辅助咳嗽；合并 ARDS 的患儿实施 IPV、PPV。一旦出现气道阻塞，应立即采用纤维支气管镜进行肺泡灌洗。在整个实施过程中，应密切观察生命体征、疼痛情况、有无皮下出血以及血流动力学不稳定等。

对非气管插管患儿进行肺膨胀技术时，根据不同年龄段的认知水平，采用的方法也是有所不同。针对婴幼儿，可以选择"吹风车""吹泡泡""吹口哨"等游戏模式促进其主动呼吸循环；对 3~4 岁的患儿，可逐渐改为呵气；对 8 岁左右的患儿，可采用主动呼吸循环技术；而自主引流对患儿的集中注意力有较高的要求，所以更适合年长患儿。由于 8 岁以内儿童骨骼发育不成熟，肺部叩击时采用间断扣拍效果更佳；采用仪器进行胸壁振动推荐儿童振动的频率一般为 10~15 Hz。对于气管插管并行机械通气的患儿，仍然以气管内吸痰为主要方式来保持呼吸道的通畅。同时，PICU 团队成员应该全程参与患儿的整体治疗和照护，包括体位管理、疼痛控制、肺保护性通气、气道湿化、严格的手卫生和感染控制，以及 PICU 的早期康复和早期活动。总而言之，气道廓清技术是一系列综合性的治疗措施，旨在清除气道分泌物、减轻气道阻塞、改善通气功能。合理地应用这些技术，不仅可以有效促进吸入性损伤患儿的康复进程，还能提高重症患儿呼吸道清理的效果，进而改善其功能结局，提高他们的生活质量。

（三）点阵激光技术在烧伤皮肤瘢痕中的应用

问题：烧伤瘢痕早期防治是选择剥脱性点阵激光还是非剥脱性点阵激光？

新进展： 两种激光治疗均可应用于烧伤瘢痕早期防治，剥脱性点阵激光疗程较非剥脱性点阵激光短。

烧伤瘢痕一直是整形外科治疗中的重点和难点。瘢痕不仅可在外观上造成畸形，还常伴有功能障碍、疼痛及心理问题，从而严重影响患者生活。目前，瘢痕临床治疗主要分为两类：手术治疗和非手术治疗。非手术治疗方法较多，包括压力治疗、外用药物、瘢痕内药物注射、激光、射频、放射性核素、冷冻等。在众多非手术治疗的方法中，激光疗法随着点阵激光技术的不断进步而日益受到重视，广泛应用于瘢痕治疗。点阵激光是通过激光在皮肤上规则且有序地排列打上细微的小孔，刺激损伤皮肤再生的一种微创治疗方式。点阵激光分为剥脱性点阵激光（ablative fractional laser，AFL）和非剥脱性点阵激光（non-ablative fractional laser，NAFL），它们能诱导瘢痕重塑，松解粘连，改善瘢痕的弹性、功能、平整度和色差。对于烧伤性、创伤性瘢痕患者，如果出现红斑，应尽早进行激光治疗。但治疗过程中，应结合患者存在的挛缩、急性溃疡及愈合等情况进行评估，并给予对应处理。AFL主要以二氧化碳激光（波长为10600 nm）和铒：YAG点阵激光（波长为2940 nm）为代表。二者相比，铒：YAG点阵激光的吸水率更高，在精准剥脱下对周围组织热损伤更小，缩短了恢复时间，降低了色素沉着发生率。但铒：YAG点阵激光穿透性不及二氧化碳激光，更适合治疗浅表瘢痕；也可以在同一部位多次治疗或增加能量来增强其穿透性，但存在渗血风险。而二氧化碳激光的穿透性更强，能有效刺激真皮胶原纤维增生，但能量过高时会引起结痂和色素沉着。目前常用的NAFL设备包括波长为1540、1550、1565 nm的铒玻璃激光和波长为1064、1320、1440 nm的掺钕YAG激光。由于水对此类波长激光的吸收较少，皮肤不易剥脱，能保持完整性，从而降低感染风险。相较于AFL，NAFL对真皮胶原的热刺激较小，所以，如果需要达到与AFL相同的胶原收缩和重塑效果，则需要增加NAFL的治疗次数。

蒋瑶　杨祖育

第十一章　危重症患儿的镇痛镇静管理

第一节　疼痛概述

一、定义

国际疼痛学会（international association for the study of pain，IASP）将疼痛定义为与组织损伤或潜在组织损伤相关或类似相关的一种不愉快的感觉和情感体验。疼痛是一种主观体验，在不同程度上受生物学、心理学和社会因素的影响。因此，应该尊重每个个体对疼痛的主诉。疼痛与伤害性感受不同，不能仅凭感觉神经元的活动来推断疼痛，且语言描述只是表达疼痛的方式之一，没有语言交流能力的个体不代表不具备感知疼痛的能力。

二、分类

儿童疼痛常见的分类方法是根据疼痛持续时间、病因、部位进行分类，明确疼痛类型有助于识别病因，选择合适的评估工具和镇痛方法。

（一）根据疼痛持续时间分类

1. 急性疼痛

急性疼痛（acute pain）一般指疼痛持续时间不超过 3 个月的疼痛。新生儿急性疼痛定义为在受到伤害性刺激（损伤或疾病）时即刻发生，通常在刺激发生期间或刺激结束之后的数小时内持续的疼痛。

2. 慢性疼痛

慢性疼痛（chronic pain）是指持续或反复发作时间超过 3 个月的疼痛。慢性疼痛通常是由生物、心理和社会因素等多种因素共同作用导致的综合征，慢性疼痛是一种疾病。《国际疾病分类》第 11 次修订版（International Classification of Diseases 11th Revision，ICD-11）将慢性疼痛分类为：①慢性原发性疼痛；②慢性癌症相关疼痛；③慢性术后或创伤后疼痛；④慢性继发性肌肉骨骼疼痛；⑤慢性继发性内脏疼痛；⑥慢性神经性疼痛；⑦慢性继发性头痛或口面部疼痛；⑧未指明的慢性疼痛。新生儿不存在慢性疼痛，与急性疼痛相对应的是持续性疼痛，指持续时间在数小时及以上或没有明确终点的疼痛。

（二）根据疼痛病因分类

1. 伤害性疼痛

伤害性疼痛（nociceptive pain）是由组织损伤和炎症刺激完整的伤害性感受器所致的疼痛。伤害性疼痛可分为躯体痛和内脏痛，前者的感受器分布在皮肤、软组织、骨骼肌和骨等，后者的感受器分布在内脏器官，如肾脏和胃肠道。躯体痛定位明确，被描述为锐痛、持续钝痛、挤压痛、刺痛或跳痛。内脏痛通常定位不明确，常被描述为钝痛、绞痛或持续钝痛。

2. 神经病理性疼痛

神经病理性疼痛（neuropathic pain）是因躯体感觉系统受损或罹患疾病所引发的疼痛。其并非直接源于组织损伤，而是神经本身受到损伤或异常电活动导致，如神经受压、横断、浸润、缺血或代谢性损伤等。其性质通常被描述为烧灼感、针刺样、电击样或麻刺感。

3. 伤害可塑性疼痛（nociplastic pain）

伤害可塑性疼痛是独立于伤害性疼痛和神经病理性疼痛的第三类疼痛。其特点在于没有组织或神经损伤的证据，且机制尚不明确。此类疼痛可伴有心理障碍表现，如失眠、多梦、困倦、情绪问题等。

（三）根据疼痛发生部位分类

根据疼痛发生部位，疼痛可分为头痛、颌面部痛、颈痛、肩痛、上肢痛、胸痛、腹痛、腰痛、背部痛、骶尾部痛、下肢痛、盆部痛、肛门痛、会阴痛、脚痛等。

三、病理生理

伤害性刺激诱发疼痛的过程分为四个阶段：转导、传递、调制、感知。转导发生在初级传入神经元的外周终端，不同形式的刺激，如机械刺激、化学刺激、热刺激、冷刺激，在此转化为电活动。传递是由刺激引发的电活动在神经系统中传导的过程。传递系统有三个主要元件，第一级元件是背根神经节的外周感觉神经元，这些神经元可将外周末梢转导的电脉冲传递至脊髓。第二级元件是脊髓神经元，这些神经元的投射纤维终止于丘脑、多个脑干和间脑结构。第三级元件是脑干的神经元和间脑，其投射纤维进一步将信号传递至多个皮质区。调制阶段则是一个动态调整的过程，它可能改变疼痛传递通路的神经活性。调制主要发生在脊髓后角，多种神经递质系统参与这一过程，如生长抑素、P 物质、内啡肽、脑啡肽、血管活性肠肽等。在大多数情况下，调制可降低伤害性刺激疼痛传导通路的效能；但在某些情况下，调制也可以导致疼痛信号增强。感知是疼痛信号通路的最后阶段，躯体感觉传导通路的神经元活动通过此阶段产生疼痛的主观感受。一般认为这个过程由初级和次初级躯体感觉和边缘皮质协调激活产生。

疼痛的神经化学传导机制复杂：皮肤组织损伤后，会触发多种化学物质的释放，如缓激肽、5- 羟色胺、组胺、一氧化氮、类花生四烯酸类物质、腺苷及其磷酸化产物、细胞因子、趋化因子、神经生长因子、蛋白酶等。这些物质能直接激活伤害性感受器或增加伤害性感受器的兴奋性。同时，也会释放多种介质来抑制痛觉信号的传导，如内源性阿片、乙酰胆碱、γ - 氨基丁酸、生长抑素等。躯体感觉神经元的化学传导在感觉传入终端、局部通路终端、下行（或上行）调节通路终端这三个解剖部位都含有兴奋性神经递质、抑制性神经递质和神经肽。其中，兴奋性神经递质包括谷氨酸、天冬氨酸、三磷酸腺苷；抑制性神经递质包括甘氨酸、γ - 氨基丁酸、去甲肾上腺素、5- 羟色胺、腺苷、乙酰胆碱。值得注意的是，去甲肾上腺素在神经系统损伤后，作用发生颠倒，从抑制止痛作用变为促进和 / 或保持慢性疼痛状态的作用。5- 羟色胺受体部分亚型参与疼痛传导，部分起抑制作用，但因区分不同亚型的药理学作用尚有争议，目前已不再是临床主要镇痛靶点。神经肽类同样具有兴奋性和抑制性之分，它与神经递质的快速启动和快速终止不同，一旦释放神经肽，作用逐渐启动，持续时间较长。兴奋性神经肽如 P 物质、神经激肽 A，抑制性神经肽如生长抑素、脑啡肽。除这些位于细胞表面的受体外，还有一类核受体在抑制炎症中起重要作用，其激动剂可抑制疼痛的发展，即过氧化物酶体增殖物激活受体（peroxisome proliferator-activated receptors，PPARs），为转录因子。中枢神经系统的疼痛信号传导主要包括四种离子通道：钠离子、钙离子、钾离子和氯离子通道。

四、疼痛对危重症患儿的影响

妊娠中期，胎儿已具有高度分化且具备功能的感觉系统，因此，即便是刚出生的婴儿也能感知疼痛。疼痛被列为人类的第五大生命体征。重视并缓解患者疼痛，是每一个医务工作者的责任所在。疼痛给儿童带来的影响可分为短期影响和长期影响。短期影响包括对儿童呼吸、循环、代谢、免疫、神经系统和精神情绪的影响，在新生儿期长期反复经历疼痛刺激还可能造成脑部结构性改变，包括全脑体积减小、白质减少，以及丘脑和基底神经节体积和代谢下降。长期影响包括对儿童心理、生长、发育、行为等身心方面的影响，包括疼痛敏感性增加、慢性疼痛综合征风险增加等。此外，慢性疼痛还会影响儿童的日常生活，如上学、运动、睡眠、人际关系等，增加抑郁风险，给家庭和社会带来不可忽视的负面影响。

第二节　危重症患儿镇痛镇静的相关评估

一、概述

儿童和成人一样，会经历各种疼痛刺激，如原发疾病引起的疼痛、各种有创性诊疗和护理操作、手术、外伤等。重症监护室收治的对象均为危重症患儿，涉及的检查和操作较普通科室多，因此，患儿接受疼痛刺激的频率更高，除疾病原因造成的疼痛外，还面临更多一般性有创性操作（如外周动静脉穿刺、中心静脉穿刺、腰椎穿刺等）以及重症监护室特有的疼痛刺激来源（如气管插管、呼吸机辅助通气、胸腔引流、腹腔引流等）。及时、准确地评估是发现和准确干预疼痛的重要前提。然而疼痛评估的金标准——自我报告，在儿童，尤其是危重症儿童中却受到限制。这些限制包括：自身语言表达能力尚未形成或完善，如婴幼儿、生理缺陷患儿；治疗原因导致无法张口说话，如呼吸机辅助通气、镇痛镇静、使用肌松剂的患儿；疾病原因导致意识障碍，如昏迷患儿。目前，尚无任何一种评估工具可以完全适用于不同类型的疼痛或不同年龄段的儿童。评估儿童疼痛的关键在于选择适合患儿年龄、认知功能水平和疼痛类型的评估工具，通过结合病史资料、询问、观察、体格检查和疼痛相关指标测量进行综合评估。

二、评估时机

儿童疼痛评估是一项常规性工作，应进行常规、量化、全面、动态的评估。首先，危重症患儿每班应进行疼痛程度评估；然后，对于正在持续接受镇痛治疗的患儿宜每2 h进行1次疼痛评估；对于正在经历由疾病造成的持续性疼痛的患儿，如癌症患儿或神经功能缺如患儿，宜每6 h进行1次疼痛评估；对经历手术的新生儿，术后48 h内宜至少每4 h进行1次疼痛评估；此外，当给予镇痛措施30~60 min后应再次进行疼痛程度评估；最后，当出现病情变化，镇痛药物剂量调整时，致痛性操作前、中、后等应随时进行疼痛程度评估。

三、评估内容

疼痛评估内容主要包括疼痛现病史、疼痛既往史和疼痛体格检查，必要时应评估患儿及其父母对疼痛的认知和信念。对有能力进行交流且具备认知功能的患儿可以采用询问的方式获取信息，对无法进行交流或不具备认知功能的患儿可通过询问其父母获得相关信息，当无法通过患儿本人及其父母获得相关信息时，至少评估疼痛类型、程度和目前镇痛方法。

（一）疼痛现病史

疼痛现病史包括目前疼痛发生的原因、部位、程度、性质、放射范围、发生时间、持续时间、发作频率、伴随症状、疼痛缓解和加剧的因素、目前镇痛方法、患儿及其家属对疼痛管理的目标。伴随症状包括身体功能受限情况、睡眠问题、情绪问题、社交功能受限等情况。

（二）疼痛既往史

疼痛既往史包括患儿和父母对疼痛的认知、患儿既往疼痛经历、行为表现、既往疼痛处理方法和效果、父母对患儿疼痛的反应。

（三）体格检查

观察疼痛部位皮肤、黏膜是否有红肿、破溃、皮疹、包块，关节是否有肿胀，四肢是否有水肿、肌肉是否萎缩、是否存在被动体位；测量四肢肌力、关节活动度；检查皮肤的感觉是否存在异常。

四、评估工具

疼痛评估的金标准是自我报告，对不能进行自我报告的患儿医务人员可以使用行为观察量表进行疼痛评估。

（一）不能进行自我报告的危重症患儿

由于各种原因无法进行自我报告的危重症患儿，可使用行为观察量表进行疼痛程度评估，适合的量表包括舒适行为量表（comfort behavior scale，Comfort-B）（表 11-2-1）、儿童疼痛行为量表（the faces，legs，activity，cry，and consolability，FLACC）（表 11-2-2）、改良版儿童疼痛行为量表（revised faces，legs，activity，cry，and consolability，rFLACC）（表 11-2-3）、新生儿术后疼痛评估量表（cries，requires oxygen，increased vital signs，expression，sleeplessness，CRIES）（表 11-2-4）

表 11-2-1　Comfort-B

项目	1 分	2 分	3 分	4 分	5 分
警觉性	深睡的	浅睡的	嗜睡的	清醒的	醒着且警觉的
平静 / 躁动	平静的	轻度焦虑的	焦虑的	非常焦虑的	惊恐不安的
呼吸反应（仅用于机械通气的儿童）	无自主呼吸	有呼吸机辅助的自主呼吸	对呼吸机的应用感到烦躁不安	自主呼吸但是对抗呼吸机或有规律地咳嗽	完全抵抗呼吸机
哭吵（仅用于自主呼吸的儿童）	平静呼吸，无哭吵声	偶尔抽泣或呻吟	啼哭（单一的声音）	哭吵	尖叫或哭喊
肢体运动	没运动	偶尔轻微活动（3 次或更少）	经常轻微活动（多于 3 次）	局限于四肢的剧烈活动	躯干和头部的剧烈活动
肌张力	肌肉完全放松，无肌张力	肌张力减低，肌肉抵抗力低于正常	正常肌张力	肌张力增强，手指和脚趾弯曲	肌肉极度强直，手指和脚趾过度弯曲
面部张力	面部肌肉完全松弛	面部张力正常	有些面部肌肉紧张明显（不是持续的）	整个面部肌肉紧张明显（持续的）	面部肌肉扭曲

注：适用于 0~3 岁手术后患儿的疼痛评估和 0~16 岁 PICU 患儿的镇痛镇静效果评估；总分 6~30 分，>17 分为镇痛不足，<11 分为镇静过度，11~22 分为镇静满意，>22 分镇静不足。

中文版来源于：白锦兵．舒适"行为"量表在儿童疼痛镇静评估中的应用分析 [J]．中国实用护理杂志，2011，27(31)：43-45.

表 11-2-2 FLACC

项目	0分	1分	2分
脸	微笑或无特殊表情	偶尔出现痛苦表情，皱眉，不愿交流	经常或持续出现下腭颤抖或紧咬下腭
腿	放松或保持平常的姿势	不安，紧张，维持不舒服的姿势	踢腿或腿部拖动
活动度	安静躺着，正常体位或轻松活动	扭动，翻来覆去，紧张	身体痉挛，呈弓形，僵硬
哭闹	不哭（清醒或睡眠中）	呻吟，啜泣，偶尔诉痛	一直哭闹，尖叫，经常诉痛
可安慰	满足，放松	偶尔抚摸拥抱和言语可安慰	难以安慰

注：适用于0~7岁危重症患儿术后疼痛评估，0~18岁儿童操作性疼痛评估；总分0~10分，0分为无疼痛，1~3分为轻度疼痛，4~6分为中度疼痛，7~10分为重度疼痛；使用时需观察患儿1~15 min。

中文版来源：中华医学会儿科学分会急救学组，中华医学会急诊医学分会儿科学组，中华儿科杂志编辑委员会. 中国儿童重症监护病房镇痛和镇静治疗专家共识(2024)[J]. 中华儿科杂志, 2024, 62(3): 196-203。

表 11-2-3 rFLACC

项目	0分	1分	2分
脸	微笑或无特殊表情	偶尔出现痛苦表情，皱眉，不愿交流；看起来悲伤或担忧	持续皱眉或皱脸；经常或持续出现下腭颤抖或紧咬下腭；痛苦的面容；恐惧或惊慌的表情
腿	正常姿势或放松；四肢有正常的肌肉张力和运动	不安、烦躁、紧张；偶尔颤抖	踢腿或腿部蜷缩；痉挛显著增加，持续颤抖或抽动
活动度	安静地躺着，正常姿势，活动自如；呼吸规律、节奏正常	蠕动，来回移动，紧张或防卫性动作；轻度激动（例如，头部来回晃动，攻击性）；浅表呼吸，保护性呼吸，间歇性叹气	身体拱起、僵硬或抽动；严重激动；头撞击；发抖（非寒战）；屏息，喘息或急促吸气，严重保护性呼吸
哭闹	没有哭泣／言语	呻吟或啜泣；偶尔抱怨；偶尔爆发言语或发出咕哝声	持续哭泣，尖叫或啜泣，频繁抱怨；反复爆发，持续发出咕哝声
安抚性	满足，放松	通过偶尔的触摸、拥抱或谈话得到安抚；容易分心	难以安抚或安慰；推开照护者，抵抗照护或安慰措施

注：适用于认知功能受损或沟通障碍的4~21岁患儿；与FLACC的主要区别是在条目中增加了来自照顾者对认知功能受损患儿的行为观察特征，从而使条目更细化；总分0~10分，0分为无疼痛，1~3分为轻度疼痛，4~6分为中度疼痛，7~10分为重度疼痛。

中文版翻译于：MALVIYA S, VOEPEL-LEWIS T, BURKE C, et al. The revised FLACC observational pain tool: improved reliability and validity for pain assessment in children with cognitive impairment[J]. Paediatr Anaesth. , 2006, 16(3): 258-265.

表 11-2-4　CRIES

项目	0 分	1 分	2 分
啼哭	无	高声哭，可安抚	高哭声、不可安抚
维持 SpO$_2$>95% 是否需要吸氧	否	FiO$_2$<30%	FiO$_2$ ≥30%
心率、血压变化	等于或小于术前	较术前上升 <20%	较术前上升≥20%
表情	无	表情痛苦	表情痛苦、咕哝
睡眠	安静入睡	间断苏醒	经常苏醒

注: 适用于 0~3 岁患儿术后疼痛评估; 总分 0~10 分, 0 分为无疼痛, 1~3 分为轻度疼痛, 4~6 分为中度疼痛, ≥7 分为重度疼痛。
中文版来源: 中华医学会泌尿外科学分会小儿泌尿外科学组. 儿童阴茎修复手术后疼痛管理专家共识 (2022 版)[J]. 中华泌尿外科杂志, 2022, 43(4): 241-244.

（二）能够进行自我报告的危重症患儿

一般认为 3 岁以上的儿童具备自我报告的能力，但是需充分评估患儿的意识状态和认知能力，确保其能够准确进行自我报告。适用于危重症患儿的自我报告工具包括：Wong-Baker 面部表情评定量表（Wong-Baker faces pain rating scale）、Oucher 疼痛评分（Oucher scale）、视觉模拟评分法（visual analogue scale，VAS）、数字分级评分法（numerical rating scale，NRS），这些量表在适用年龄上有所差异。

1. Wong-Baker 面部表情评定量表

由 6 张面部表情图谱组成，评分从 0 到 10 分。0 代表不痛，10 为最严重的疼痛，由患儿自己指出疼痛程度。适用于 3~18 岁能正常交流的 PICU 患儿（图 11-2-1）。

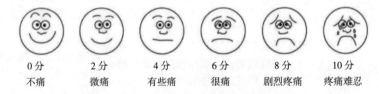

0 分	2 分	4 分	6 分	8 分	10 分
不痛	微痛	有些痛	很痛	剧烈疼痛	疼痛难忍

图 11-2-1　Wong-Baker 面部表情评定量表

图片来源于: 中华医学会儿科学分会急救学组, 中华医学会急诊医学分会儿科学组, 中华儿科杂志编辑委员会. 中国儿童重症监护病房镇痛和镇静治疗专家共识 (2024)[J]. 中华儿科杂志, 2024, 62(3): 196-203.

2. Oucher 疼痛评分

该评分是将垂直的 0~10 的数字量表和面部表情结合的一种评分方法，有专门用不同亚洲儿童面部表情制作的评分尺，能够较好地评估患儿术后或使用镇痛药物后的疼痛程度变化情况。一般只适用能数到 100 的 6 岁以上儿童（图 11-2-2）。

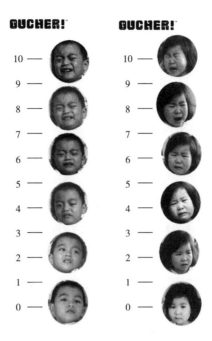

图 11-2-2　Oucher 疼痛评分

图片来源于：中华医学会麻醉学分会 . 2017 版中国麻醉学指南与专家共识 [M]. 北京：人民卫生出版社 , 2017.

3.VAS

在纸上画一条 10 cm 直线，两端分别为"0"分端和"10"分端，让患儿在线上标出疼痛的对应位置，0 代表无痛，10 代表最严重的疼痛，VAS 的得分为直线左边"0"端到患儿标注的位置的长度。适用于≥8 岁能正常交流的 PICU 患儿。

4. NRS

由 0 到 10 共 11 个数字组成，让患儿用这些数字描述疼痛强度，0 为不痛，5 为疼痛但可忍受，10 为最严重的疼痛，患儿可以口述数字，也可以对量表上的数字做记号。适用于≥8 岁能正常交流的 PICU 患儿。

准确选择适合不同年龄和临床情境的疼痛程度评估工具非常重要。同时，患儿的认知水平、语言能力、种族 / 文化背景也很重要，任何一种方法都无法准确有效地评估所有儿童及所有类型的疼痛。所以多种评估方法的联合使用有助于提高疼痛评估的准确性。疼痛评分不应作为给予止痛药物的唯一指导。条件允许时，患儿的自我评估应作为首选的疼痛评估方法。然而，对于 3~5 岁的儿童，由于其自我评估的信度和效度相对降低，因此需结合一种观察性的评估方法进行疼痛程度评估。对于不能交流或者不能准确交流的患儿，应考虑充分使用一些非客观的指标（比如动作和表情）、生理参数（比如血压、心率、呼吸频率、流泪、出汗等）以及这些参数在镇痛治疗前后的变化和特殊的疼痛评估方法（比如行为学评分）。为了有效地评估疼痛，必须与患儿、家长或监护人及疼痛管理的相关人员进行充分沟通。对于那些惧怕医生与护士的患儿，医生或护士在床前进行疼痛评估时，患儿的面部表情可能并不准确反映其疼痛程度，这一点在临床工作中应引起重视。

五、镇静评估

常用的镇静水平评估方法有：① Comfort（表 11-2-5）或 Comfort-B。② Richmond 躁动 - 镇静量表（RASS）（表 11-2-6）。RASS 是重症监护室成人患者镇静深度和镇静质量常用的主观测量工具，一般在危重症儿童中不单独使用，而是与其他镇静或谵妄评估工具联合使用，如当 RASS 评分 ≥-2 分，并且具有谵妄相关危险因素时，提示应常规进行谵妄监测。前两种方法均为主观评估方法。③脑电双频指数（bispectral index，BIS），是一种使用数字化脑电图监测技术的客观评估方法，以 0~100 分表示脑电活动度，100 分表示患者完全清醒，<40 分则提示深度镇静或麻醉，较为理想的镇静水平为 65~85 分；仅适用于无法进行主观镇静评估的情况，如使用神经肌肉阻滞剂后。

表 11-2-5　Comfort

项目	1分	2分	3分	4分	5分
警觉程度	深睡眠	浅睡眠	嗜睡	完全清醒和警觉	高度警觉
平静或激动	平静	轻度焦虑	焦虑	非常焦虑	惊恐
呼吸反应	无咳嗽或无自主呼吸	偶有自主呼吸，对机械通气无对抗	偶有咳嗽或人机对抗	人机对抗活跃，频繁咳嗽	严重人机对抗、咳嗽、憋气
身体活动	无自主活动	偶有轻微活动	频繁的轻微活动	四肢有力活动	躯干及头部有力活动
平均动脉压	低于基础值	始终在基础值	偶尔升高 >15%（观察期间 1~3 次）	频繁升高 >15%（>3 次）	持续升高 >15%
心率	低于基础值	始终在基础值	偶尔升高 >15%（观察期间 1~3 次）	频繁升高 >15%（>3 次）	持续升高 >15%
肌张力	肌肉完全放松，没有张力	肌张力减低	肌张力正常	肌张力增加，手指和脚趾弯曲	肌肉极度僵硬，手指和脚趾弯曲
面部紧张程度	面部肌肉完全放松	面部肌肉张力正常，无面部肌肉紧张	面部部分肌肉张力增加	面部全部肌肉张力增加	面部扭曲，表情痛苦

注：适用于 0~16 岁的 PICU 患儿；总分 8~40 分，<17 分为镇静过度，17~26 分为镇静满意，>26 分为镇静不足。

中文版来源：中华医学会儿科学分会急救学组，中华医学会急诊医学分会儿科学组，中华儿科杂志编辑委员会 . 中国儿童重症监护病房镇痛和镇静治疗专家共识 (2024)[J]. 中华儿科杂志，2024, 62(3): 196-203.

表 11-2-6 RASS 镇静评分量表

分数	条目	具体表现
+4	有攻击性	有暴力行为
+3	非常躁动	试着拔出呼吸管，胃管或静脉通路
+2	躁动焦虑	身体激烈移动
+1	不安焦虑	焦虑紧张，但身体只有轻微地移动
0	清醒平静	清醒，自然状态
−1	昏昏欲睡	没有完全清醒，但可保持清醒超过 10 s
−2	轻度镇静	无法维持清醒超过 10 s
−3	中度镇静	对声音有反应
−4	深度镇静	对身体刺激有反应
−5	昏迷	对声音及身体刺激都没反应

注：浅镇静，目标分值 −2~+1 分；中度镇静，目标分值 −3~−4 分；深镇静，目标分值 −5 分。

中文版来源：李肖肖，邓林琳，聂芳，等. 应用 Richmond 躁动镇静评分对颅脑损伤躁动患者进行目标镇静的效果 [J]. 中国医科大学学报，2019, 48(5): 464-466.

第三节　危重症患儿疼痛监测与治疗技术

一、概述

疼痛监测是有效治疗疼痛的基础。危重症患儿由于疾病因素、治疗因素以及年龄小等原因，很多时候无法对疼痛进行自我报告。在此背景下，医务工作者使用行为观察量表，对患儿的疼痛进行动态且常规的评估，已成为 PICU 最常见的疼痛监测方法。然而，这种方法不可避免存在一定的主观性。随着现代科技的发展，客观监测疼痛的技术也随之发展，为那些不能进行自我报告的患儿提供了新的选择。疼痛治疗强调多学科团队合作，多模式镇痛策略，并综合考虑患儿和家庭的需求、价值取向，鼓励家属与患儿积极参与疼痛管理。将疼痛监测和治疗技术相结合，提供个性化的疼痛管理方案，能够改善患儿的生活质量，促进其康复过程。

二、监测技术

疼痛的监测技术包括：功能性核磁共振成像（functional magnetic resonance imaging，fMRI）、近红外线光谱（near infrared spectroscopy，NIRS）、脑电图（electroencephalogram，EEG）、心率变异性（heart rate variability，HRV）分析、皮肤电传导（skin conductance，SC）测定、唾液皮质醇浓度测定等。但是，这类疼痛测量方法由于不具备临床实用性仅局限在科学研究阶段。

危重症患儿疼痛发生频率较高，需要反复进行疼痛评估，导致临床工作负荷增加，且人工评估存在间歇性、耗时费力、主观性强的缺点，因此研究者基于婴儿疼痛刺激下的神经生理学反应和行为表现，借助计算机等设备和智能技术进行疼痛信号的自动提取和分析，开发了针对婴儿疼痛的自动化评估技术。目前，基于面部表情的婴儿疼痛自动识别技术和基于哭声信号的婴儿疼痛自动识别技术已经得到广泛应用。

（一）基于面部表情的婴儿疼痛自动识别技术

1. 基于静态图像

早期婴儿疼痛表情评估是在静态图像的基础上进行的，其基本流程为表情图片的采集、预处理、人脸检测定位、特征提取、特征选择及分类识别等。2004 年，Brahnam 等人对 26 名婴儿的面部表情进行疼痛与非疼痛分类，运用主成分分析（principal component analysis，PCA）、线性判别分析（linear discriminant analysis，LDA）、支持向量机（support vector machine，SVM）3 种技术对人脸进行分类，其中 SVM 的性能最优，成功区分了疼痛与非疼痛。在此基础上，2006 年的研究加入神经网络同步算法（neural network synchronization algorithm，NNSOA）、线性核支持向量机（linear support vector machine，LSVM），使得疼痛表情的识别率与非疼痛表情的识别率分别达到 90.20% 和 82.35%。在国内研究中，卢官明等人对 210 幅表情图像进行了研究，他们提出了阶数 d=3 的多项式核函数 SVM 分类器，对疼痛和非疼痛表情分类的识别率达到 93.33%，对疼痛与安静表情的分类识别率为 94.17%，对疼痛与哭表情的分类识别率为 83.13%。

2. 基于动态视频

视频序列的疼痛表情识别对视频序列进行脸部区域的检测、跟踪、提取并选择表情特征后，进行分类与识别。Zamzmi 等人采用 SVM 和 K- 近邻分类器通过估计与疼痛面部表情相对应的光学应变大小，从视频序列中提取与疼痛相关的面部特征进行疼痛检测，准确率达到 96%。卢官明等自主研发的婴儿疼痛表情识别演示系统以应用程序的形式直接载入手机，利用手机摄像头拍摄新生儿面部表情，快速反馈安静、哭泣、轻度疼痛、重度疼痛 4 种评估结果，识别率可达 79.84%。相较于静态图像，视频序列的表情分析更能显现表情的实际变化情况，从而能更准确区分婴儿疼痛与非疼痛状态。然而，离临床应用仍有差距，因为目前的研究均是基于实验室的理想环境，在真实临床环境中将会面临新生儿的移动、光照变化、遮挡、噪声、保暖箱光线反射、折射等干扰，导致新生儿疼痛表情识别算法的鲁棒性变差、识别率降低。如何提高识别算法的有效性和泛化能力是目前信息科学研究领域的重点内容，此外，还需进一步对疼痛程度进行细化分级，与临床疼痛评分量表相匹配，以增加临床实用性。

（二）基于哭声信号的婴儿疼痛自动识别技术

啼哭是判断婴儿疼痛的重要指标之一。目前，已有较成熟的语音采集、信号转换、参数提取与计算等技术，这些技术能将啼哭声这一模拟信号转换为数字信号，并对其进行适当变换，从而分析啼哭者是否疼痛。主要的研究方法是通过时域、频域、美尔倒谱系数（mel-scale frequency cepstral coefficients，MFCC）来区分疼痛啼哭与非疼痛啼哭。然而，语音识别在处理啼哭声音时，虽然对共振峰基频、阶次等特征具有选择性，但对处在镇静镇痛或气管插管等状态下无法完全发声的患儿有一定局限性。并且语音识别仅能简单分类是否疼痛，无法进一步分析其疼痛程度。因此，在今后的疼痛与啼哭语音识别技术研究中，有必要进一步探讨啼哭声与疼痛程度的关系。

三、治疗技术

随着微创技术的不断发展、完善和应用，疼痛治疗方法逐渐增多，治疗效果和安全性得到了提升。针对疼痛的复杂性，治疗方法包括：药物疗法、微创疗法、神经阻滞疗法、物理疗法、中医药疗法、神经刺激疗法、心理治疗、病人自控镇痛和外科手术等。这些方法不仅包括对因和对症处理措施，还包括调节机体各方面平衡的综合疗法。

（一）药物疗法

PICU 环境中常用的镇痛镇静药物将在下一节进行介绍。原则上，理想的镇痛镇静药物应具有镇痛、镇静、抗焦虑、顺行性遗忘的特性，但实际上，没有任何一种镇痛镇静药物能够完全具备上述所有的特性。因此，联合用药成为临床最常用的镇痛镇静技术，旨在通过最小剂量的药物组合达到最佳疗效。此外，使用含利多卡因的局部渗贴膏、乳膏等进行区域或局部麻醉，也是重要的镇痛手段，主要应用于清创、动静脉导管置入、腰椎穿刺、胸引导管置入等操作中。

（二）微创疗法

"微创"意为最微小的创伤，它通过穿刺方法实施，故创伤微小。当穿刺针到达病变部位后，退出针芯，根据治疗需要置入不同的器具或注入不同的药物，即可实施多种微创技术。例如，置入电极实施射频术，置入光导纤维实施核激光汽化减压术，置入刀头实施等离子髓核成形术，置入旋刀实施旋切减压术等微创疗法。介入治疗，是在影像引导下实施的各种微创技术。在慢性疼痛治疗中，微创技术的应用明显提高了疼痛治疗效果，包括射频热凝疗法、臭氧疗法、化学溶盘术、经皮激光间盘减压术、经皮等离子消融椎间盘减压术、椎间盘内电热疗法、经皮旋切间盘减压术、硬膜外腔镜技术、脊髓电刺激疗法、鞘内输注疗法、针刀疗法、银质针疗法等多种方法。然而，面对如此多的微创技术，如何正确选择和安全有效地应用，是当前疼痛科医生最为关注和亟待解决的问题。

在选择微创技术时，基本原则是将各种微创技术的生物效应和作用特点与疼痛疾病的病变特点、致痛机制紧密结合。选定技术后，为最大限度地发挥疗效，并最大限度地降低不良反应发生率，必须掌握两个关键技术：一是确保针达病处，即根据病变的确切位置选择最佳穿刺进路，确保穿刺针精确抵达病变组织，从而实施有效的微创治疗，同时避免损伤周围正常组织。只有这样，才能确保治疗安全、有效。二是正确使用各种微创技术的参数，操作医生需熟悉每种微创技术的各种参数，并在实施中严密观察患者的反应，根据患者的反应进行及时的调整。此外，在进行微创治疗时，还应注重综合治疗，即科学地将两种或两种以上微创技术相结合，或微创技术与无创疗法相结合。

（三）神经阻滞疗法

神经阻滞技术是一种常用的治疗方法，其目的在于解除疼痛、改善血液循环以及治疗疾病。神经阻滞疗法不同于配合手术的神经阻滞。后者的作用目的是在一定的局麻药效时间内阻断痛觉传导，消除疼痛，以便于手术的施行，并且局麻药物的作用是完全可逆的。而神经阻滞疗法虽然源于临床麻醉的神经阻滞，但其药物构成、作用机制、临床目的则完全不同，该疗法采用较低浓度、较小剂量的局麻药和糖皮质激素等药物，经多次阻滞产生超过局麻药效时间的镇痛作用，并可获得消除炎症、改善功能等其他疗效，药物的作用持久。神经阻滞疗法除用上述药物外，还包括使用化学性神经破坏药物，如用不同浓度的乙醇、酚甘油制剂等；或者采用物理性神经破坏疗法，如射频热凝术、冷冻术等，以及用阻滞针压榨神经的机械性神经破坏疗法。化学性神经阻滞疗法具有见效快、费用低、效果确切等优点，在顽固性疼痛如神经病理性疼痛、癌痛的治疗中发挥了不可替代的作用，尤其是在没有施行物理性神经破坏条件的基层医疗单位，该方法"针到痛除"，为众多患者解除了痛苦。然而，由于所使用的化学性破坏药物在我国现行的《中国药典》均无记载，致使该疗法的临床应用缺乏法律保障，目前已淡出临床，多数医院已转而采用物理性神经破坏疗法。神经阻滞疗法根据阻滞神经位置不同可分为脑神经阻滞、椎管内神经阻滞、神经丛阻滞、神经节阻滞、神经干与神经支阻滞。

（四）物理治疗

1. 物理疗法的原理

物理疗法是一种应用自然界或人工的物理因素（如光、电、热、声、气、水等）作用于人体，旨在治疗和预防疾病的治疗方法，同时也是疼痛综合治疗的重要组成部分。其作用机制在于，通过物理因素对机体的刺激，引起机体各种反应，如增强细胞膜通透性、调节生物电活动、促进局部血管扩张、加快血流、提升组织温度、改变组织内物质代谢、引发红斑反应、使肌肉松弛、影响血液中有形成分的集中或游离等，或通过神经反射作用、体液调节机制，产生全身性的继发反应，进而调整生理功能，增强机体非特异性免疫防御功能，促进局部病理过程的改善，使功能状态恢复正常，从而起到镇痛、解痉、消炎、恢复功能等治疗作用。然而，物理疗法并非万能的，不能从综合性治疗中孤立出来，也不能因其他病因性治疗技术的发展而忽视其作用。大部分物理治疗程序产生的效果比较相似，但各有优势和适用条件。正确理解和应用物理治疗，才能有效地实施疼痛综合治疗。

2. 物理疗法的种类

物理治疗的主要种类有：光疗法，有红外线疗法、可见光疗法、紫外线疗法、激光疗法；电疗法，有静电疗法、直流电疗法、低频电疗法、中频电疗法（包括"音频电疗"）、高频电疗法、超高频电疗法（超短波电疗）、特高频电疗法（微波电疗）、离子导入疗法等；磁疗法，有敷磁疗法、脉冲磁场疗法和低、中、高频电磁场疗法；超声波疗法，包括超声疗法、超声－间动电疗法、超声雾化吸入和超声药物透入等；水疗法；传导热疗法，如蜡疗、泥疗等；冷冻；按摩疗法；运动疗法，如机械疗法和医疗体育疗法等；其他，如中药熏蒸汽疗。

3. 物理疗法的注意事项

为了使物理治疗对患者真正有益，操作者必须遵守以下准则：在实施物理治疗前，操作者首先应熟悉所用仪器的特点、性能及注意事项，检查仪器的电源、连接和各个按键是否工作正常，并密切注意治疗过程中仪器的运行状态。治疗结束后，应及时关闭仪器并检查使用情况，防止出现伤害患者和仪器损坏甚至报废等严重后果；应当知晓，在接受物理治疗后，疼痛将会在很大程度上失去其特性，使得难以准确判断疼痛的原因；在利用物理治疗进行镇痛的同时，应当显著减少镇痛药物的用量，同时应知晓由于物理治疗具有相对准确的镇痛作用，而药物产生的是无目的的镇痛作用，这两种镇痛方法之间可能会出现操作者所不期望的相互作用；在选择进行物理治疗的种类时，应当考虑需要达到的预期效果。

（五）中医疗法

中医学是我国医学的瑰宝。其对疼痛（即痛症）的治疗有着悠久的历史和丰富多样的调治方法。这些方法是数千年来不断实践经验的结晶，不仅治痛疗效卓著，而且安全简便，不良反应极少，日益彰显出中医学所独具的特色和优势。中医学认为疼痛的产生原因很多，诸如外感六淫、内伤七情、痰饮、瘀血、虫扰、食积、结石及外伤等均可使脏腑、经络功能失调，气血运行不畅，阴阳失调，升降失常，进而产生全身或局部的各种痛症。然而，导致疼痛的病机却各不相同，综合前贤各家相关学说并结合临床实际，将其归纳于三点，这对指导临床辨证施治具有提纲挈领的作用。

第一点，"不通则痛"论。"不通则痛"是指某种或某些致痛因素侵袭人体，使其经络、脏腑之气机痹阻，血脉瘀滞不通而引疼痛。病邪不同，病机也因之而异，不通则痛可分为气机阻滞，瘀血阻络，寒邪凝滞，热邪壅遏，湿邪阻遏，湿热蕴蒸，寒湿阻滞，饮、食、虫、石闭结。

第二点，"不荣则痛"论。不荣则痛是指某些因邪气侵袭或脏腑功能低下，引起阴阳、气血（精）等亏损，人体的脏腑、脉络失于温养、濡润而导致的疼痛症状。

第三点，"诸痛属心"论。《素问·至真要大论》云："诸痛痒疮，皆属于心"。心主血脉，在五行中属火，为阳中之太阳，心火亢盛，则热壅血滞而痛。疼痛的形成、轻重、转归多与心神、心脉之功能失调密切相关。由于痛证范围甚广，病机复杂交叠多变，其病情有轻重缓急之分，病位有脏腑经络深浅之异，病性有寒热、虚实之殊，病程有长短久暂之别。所以临证必须综合考虑，详细察辨，并采用恰当的立法方药，分而治之，才能取得预期的效果。其辨证施治，宜抓主证，务在止痛；辨缓急，标本兼顾；识病性，立法中的；察病位，腹脏、经络异治；审病程，法随症转；制剂型，贵在速效。常用的方法包括中药内服法、中药外用法、针灸疗法、推拿疗法等。

（六）超前镇痛

超前镇痛，也称"预先镇痛""预防性镇痛"，即在伤害性刺激发生前给予镇痛治疗。这种方法通过阻断中枢敏化的发生，旨在消除或减轻伤害后疼痛，是一种预先干预措施。超前镇痛的临床研究多集中在术后镇痛，以术后镇痛为例，要实现成功的"完全镇痛"，超前镇痛极具挑战性，因为即便是术中十分微弱的伤害性冲动也能触发中枢敏化。成功的超前镇痛必须具备的三个关键性原则：超前镇痛的深度必须足够阻断所有的伤害性传导；镇痛范围必须包含整个手术区域；超前镇痛的时间必须覆盖可能引起中枢敏化的整个阶段，包括术中和术后阶段。手术仅是激发中枢敏化的第一阶段，手术后刀口疼痛及损伤组织化学物质和酶的释放则是第二阶段，后者能重新激发中枢敏化，抵消超前镇痛的效果。例如，开胸手术后，反复的呼吸运动、咳嗽、喷嚏都会刺激皮肤、肌肉、胸膜等组织，进一步激发术后中枢敏化。因此，有效地术后镇痛是超前镇痛的重要组成部分。在 PICU 环境中，对于可能导致疼痛的操作，预先使用镇痛药或非药物干预，可预防严重疼痛。采用不同机制的药物和技术（如镇痛药、区域或局部麻醉、非药物治疗等）相结合的多模式镇痛，可达到理想的镇痛效果。不同药物的协同作用既保证了有效镇痛，同时最大限度地降低了不良反应风险。

（七）病人自控镇痛

1976 年，首个病人自控镇痛（patient-controlled analgesia，PCA）泵问世，并逐渐得到广泛应用。PCA 的工作原理是：患者感觉疼痛时按压启动键，通过由计算机控制的微量泵向体内注射定量的药物。其特点是在医生设置的范围内，患者自己按需要调控注射药物的时机和剂量，达到不同患者、不同时刻、不同疼痛强度下的不同镇痛要求。根据给药途径和参数设置的不同，PCA 可分为硬膜外 PCA、静脉 PCA、皮下 PCA 或神经干 PCA 等。其中，以前二者在临床最为常用。原则上，7 岁及以上非镇静状态下具有认知能力的儿童即可使用 PCA。但是由于儿童年龄、意识水平和理解能力等因素影响，在 PICU 中的使用有限。

使用 PCA 时，应对 PCA 的各项参数及其意义有所了解。主要参数及其意义如下。

1. 负荷剂量

负荷剂量是 PCA 首次用药的剂量。给予负荷剂量旨在迅速达到镇痛所需的血药浓度，缩短起效时间，使患者迅速达到无痛状态。负荷剂量的设置应根据患者的全身情况、疼痛程度、PCA 途径、选用药物种类或浓度及对实验量的反应来综合确定。

2. 背景剂量

背景剂量又称"持续输注剂量"，是指单位时间内持续匀速输注的药物剂量，用于维持血浆最低有效镇痛浓度。背景输注的速度应选择更接近群体最小浓度而非平均有效镇痛浓度，以确保其安全性。对于背景输注的效果，存在不同观点：有人认为背景输注能维持稳定的血药浓度，减少 PCA 需要量，改善镇痛效果；也有人认为背景输注并不能减少 PCA 用量，而易引起镇痛药过量，尤其对睡眠状态的患者，使呼吸抑制的发生率增加。

3. 单次给药剂量

单次给药剂量，又称"Bolus 剂量"，是指 PCA 开始后，患者疼痛未能缓解或疼痛复发时，通过按压 PCA 装置上的按钮来完成一次给药的剂量。由于不同患者的痛和痛耐受阈不同，对镇痛药的敏感程度也不同，因此 PCA 宜采用小剂量多次给药的方式，以达到维持最低有效镇痛浓度。要根据患者的按压次数与实际进药次数和剂量的比例关系来调整 PCA 剂量，增减幅度一般不超过 30%。

4. 锁定时间

锁定时间指两次按压 PCA 装置有效用药之间的时间间隔，即在该时间内患者按压指令无效。这是一种保护措施，可防止在前次所用药物完全起效之前重复用药而造成过量中毒。锁定时间的长短需要根据不同的药物起效速度以及不同的 PCA 途径而定，并与药物在作用部位达到足够的止痛浓度的时间有关。此外还受单次给药剂量大小的影响。一般来讲，局麻药的锁定时间短于吗啡，静脉途径短于硬膜外途径，起效迅速的药物短于起效缓慢的药物。PCA 剂量越小，锁定时间越短。因此，要根据上述不同条件设定最佳锁定时间。

5. 单位时间最大限制量

单位时间最大限制量分为 1 h 限制量和 4 h 限制量，是 PCA 装置的另一保护措施。其目的在于防止药物过量，对超过设定的时间平均用量加以限制。设定 PCA 的单位时间最大限制量应做到因人而异。

第四节　危重症患儿镇痛镇静的护理及新进展

一、概述

危重症患儿处于强烈的应激环境中，主要包括：①自身疾病的困扰，如创伤、手术、缺氧和严重感染等；②频繁的各种诊疗操作，如动脉采血、静脉采血、气管内吸痰；③身体上可能插有各种管路，如呼吸机管路、中心静脉管路、胸引管、腹引管、脑室引流管、尿管、胃管等；④身处陌生的环境，绝大部分时间与父母分离，噪声和长明灯影响休息和睡眠，进而加重焦虑和抑郁；⑤年长患儿对金钱的担忧，对疾病预后的担心和对死亡的恐惧。良好的镇痛镇静治疗，有助于减轻危重症患儿身体和心理的不适和疼痛，减少不良刺激及交感神经系统的过度兴奋；减轻焦虑，帮助和改善睡眠，诱导遗忘，减少或消除治疗期间的痛苦记忆，将心理创伤降至最低；控制过激和不配合行为，消除患儿无意识行为带来的隐患，确保诊疗操作能顺利进行，预防非计划性拔管，保障生命安全；降低患儿的代谢速率，减少氧耗和氧需求，减轻各器官的代谢负担，实现器官支持和功能保护；也有助于减轻危重症患儿家属的焦虑，改善医患合作。

二、护理问题

（一）疼痛

危重症儿童的疼痛问题通常与他们所患的疾病和接受的各种可能导致疼痛的操作有关。例如，手术、创伤、感染等都可能引起疼痛。疼痛不仅影响儿童的生理健康，还可能对他们的心理状态和行为产生负面影响。

（二）焦虑

患儿的焦虑往往与他们对疾病的恐惧、疼痛的体验以及与亲人分离的不安有关。

（三）恐惧

恐惧是危重症儿童常见的情绪反应，它与疼痛体验和对死亡的担忧密切相关。

（四）睡眠状态紊乱

睡眠状态紊乱在危重症儿童中较为常见，这可能与疼痛、不适、环境变化等不良刺激有关。

（五）急性物质戒断综合征风险

长期使用镇痛镇静药物的儿童可能会面临急性物质戒断综合征的风险。

三、护理措施

（一）一般原则

1. 环境与操作优化

尽可能避免或减少疼痛刺激，如减少灯光、噪声给患儿带来的影响；提前规划集中操作，减少动静脉穿刺次数，尽量缩短刺激时间；保护患儿皮肤的完整性，采用纱布或敷贴覆盖于肘部、踝部等骨隆突处；撕取胶布采用无痛技术，避免疼痛甚至皮肤的损伤。

2. 镇痛镇静评估与策略

对患儿进行全面和动态的镇痛镇静评估，采取目标导向性镇痛镇静策略。镇痛是镇静的基础，只有在充分地镇痛前提下才能实现理想的镇静目标。

3. 人文关怀与早期干预

强调早期干预和以患儿为中心的人文关怀，对计划性致痛性操作或手术进行预防性镇痛。

4. 药物副作用管理

在使用镇痛镇静药物时，应预计到镇痛药物的副作用，并给予适当的处理。

5. 紧急情况下的疼痛管理

在紧急情况下，疼痛管理应以抢救危重症患儿生命为第一原则。

（二）疼痛非药物干预

对于进行侵入性操作的儿童，非药物措施尤其有助于缓解紧张和焦虑，适用于缓解轻、中度疼痛。也可以和镇痛药物联合使用缓解中重度疼痛，可以降低镇痛镇静药物需求，改善睡眠质量。疼痛非药物干预方法种类很多，应根据患儿年龄、喜好和临床可操作性选择合适的非药物镇痛方法。

1. 音乐疗法

音乐镇痛的机制包括：阻断疼痛信号，音乐刺激使听觉中枢兴奋，可以有效抑制相邻的痛觉中枢，疼痛的"阀门"阻断了大量的疼痛信号被接收，从而减轻疼痛；启动内源性镇痛系统，音乐听觉刺激可以促使大脑释放内源性镇痛物质，如内啡肽、多巴胺等；调节情绪，音乐通过改变情绪状态，可以影响疼痛的感知和情感反应，积极、轻松和愉悦的音乐可以提高患儿的情绪状态，减轻焦虑和抑郁，从而减轻疼痛感；放松和缓解压力，音乐可以产生放松和平静的效果，通过减少身体的紧张和应激反应，有助于减轻疼痛。音乐疗法常用于术后危重症患儿的镇痛治疗。每次聆听时间至少 20~30 min，音乐类型的选择上可以是患儿自行选择喜欢的音乐，或者治疗者结合患儿的年龄和文化背景挑选合适的音乐，建议音乐的选择要符合 60~80 bpm 的平均心率，治疗时还可以搭配使用器乐音乐来进一步提升效果，最好是低音的弦乐，避免使用铜管或打击乐器，并且播放分贝强度应不大于 60 分贝。

2. 非营养性吮吸联合口服甜味剂

甜味剂的镇痛原理为诱导内源性阿片类物质释放、激活脑神经肽系统进而产生镇痛作用。非营养性吮吸的镇痛原理为通过刺激口腔触觉感受器提高疼痛阈值，并促进调节伤害性感受传导的 5- 羟色胺释放而产生镇痛效果。两种方法联合使用，适用于婴儿至小于 1 岁的患儿，以缓解有创性操作所导致的疼痛。甜味剂通常选择 24% 蔗糖水或 25% 葡萄糖水，每次最多给予 0.5 mL，在操作前 1~2 min 给予，服用后 2 min 镇痛作用最强，持续时间为 5~10 min。可每 2 min 重复给予以延长镇痛效果，但一次操作给予的次数不超过 4 次。甜味剂的禁忌证包括明确诊断为乳糖或葡萄糖不耐受、葡萄糖 - 半乳糖吸收不良、肌肉松弛、接受静脉给药镇痛的危重症患儿。当怀疑或确诊为 NEC、未修复的食管气管瘘、吞咽反射异常时，这类患儿在给予甜味剂时分次少量滴于舌头的前 2/3 处。每次给予甜味剂后，立即在患儿口中放入安抚奶嘴，直至操作过程结束，患儿恢复安静状态。

3. 回避技术

回避技术旨在从心理上让患儿分散注意力、忽略疼痛。注意力多源理论（multiple resource theory of attention）认为，将注意力转向无痛刺激可能减轻感知到的疼痛。回避技术中常用的四种干预方式，包括分散注意力、引导想象、催眠镇痛和虚拟现实。

（1）分散注意力，如唱歌、讲故事、看动画片等。

（2）引导想象，是鼓励患儿发挥想象，想象一个"安全"或"喜爱"的场景，可以是患儿之前旅游去过的地方或者觉得令其安全放松的地方，然后医务人员用患儿提到的细节引导患儿进一步做更细致的想象，从而减少疼痛和不良情绪。

（3）催眠镇痛，通过改变意识状态，增加对暗示的接受度，改变知觉和感觉，增强意识分离能力，从而达到缓解疼痛的效果。值得注意的是，催眠镇痛只能由受过培训且能够评估此技术利弊的医务人员实施，包括与患者建立密切关系、通过深呼吸等方法促进患者放松、用暗示深化催眠状态、缩小患者的注意力范围、给予催眠后暗示，以及唤醒阶段。对于重度疼痛的操作，可以事先安排进行催眠。

（4）虚拟现实法，是让患儿沉浸在计算机生成的环境中，从而转移其对疼痛感觉的注意力。此外，不同的回避技术可以根据实际情况联合使用，以达到更好的效果。

4. 认知行为治疗（cognitive-behavioral therapy，CBT）

CBT 基于行为和认知心理学基本原理，通过重建认知（正念认知、接纳承诺）、改善行为（辩证行为治疗）、支持教育以及其他辅助心理疗法（催眠、生物反馈），帮助患儿学会识别和改变可能对行为及情绪产生负面影响的不良思维模式，从而达到改善疼痛的目的。因为治疗过程需要患儿学习认知和行为技能，并在治疗过程中和治疗之外不断练习，因此对适用对象有较高的要求。

（三）疼痛药物治疗

镇痛药物的选择取决于疼痛强度和患儿对之前所用药物的反应，应充分考虑患儿的年龄特征。年龄不同，镇痛药物的药代动力学和药效学特征亦有不同。轻度疼痛，选择对乙酰氨基酚或非甾体类抗炎药（nonsteroidal anti-inflammatory drug，NSAID），中 - 重度疼痛一般选择使用阿片类镇痛药治疗。

1. 非阿片类镇痛药

（1）对乙酰氨基酚

属于乙酰苯胺类中枢性解热镇痛药，是治疗儿童急性疼痛最常见的镇痛剂，可通过口服、直肠或静脉给药。具体使用剂量与方法见表 11-4-1。

表 11-4-1　对乙酰氨基酚用于儿童镇痛的用药剂量参考

给药途径	年龄	剂量	间隔时间	最大总剂量
口服给药	儿童	每次 10~15 mg/kg	两次给药时间间隔 4~6 h	最大总剂量为 75 mg/(kg·d)，最大剂量疗程不得超过 48 h
直肠给药	儿童	每次 10~20 mg/kg	两次给药时间间隔 4~6 h	最大总剂量为 75 mg/(kg·d)

续表

给药途径	年龄	剂量	间隔时间	最大总剂量
静脉给药	<2 岁的婴儿和儿童	7.5~15 mg/kg	两次给药时间间隔 6 h	最大总剂量为 60 mg/（kg·d）
	≥2 岁的儿童	体重 <50 kg，15 mg/kg	两次给药时间间隔 6 h	最大总剂量为 75 mg/（kg·d）
		体重 <50 kg，12.5 mg/kg	两次给药时间间隔 4 h	
		体重 >50 kg，1000 mg	两次给药时间间隔 6 h	最大总剂量为 4000 mg/d
		体重 >50 kg，650 mg	两次给药时间间隔 4 h	

（2）非甾体类抗炎药

通过可逆或不可逆的乙酰化修饰环氧化酶，可以阻断花生四烯酸转变为前列腺素的通路，从而达到镇痛作用。布洛芬是儿童最常使用的非选择性 NSAID，其他常用的非选择性 NSAID 还有酮洛芬、萘普生、吲哚美辛、酮咯酸和氯胺酮。非选择性 NSAID 的常见不良反应包括胃肠道出血和肾毒性。鉴于阿司匹林与瑞氏综合征的关联，已逐渐减少其使用。选择性 NSAID 在儿童中的使用相对较少。由于 NSAID 具有抗炎特性，因此可能比对乙酰氨基酚更能有效减轻炎症疾病的疼痛，如全身型幼年特发性关节炎。在以阿片类镇痛药为基础的镇痛方案中加用非甾体类抗炎药，可改善术后疼痛，减少阿片类镇痛药的需求量。具体使用剂量与方法见表 11-4-2。

表 11-4-2 非甾体类抗炎药用于儿童镇痛的计量参考

药物名称	计量	间隔时间	最大总计量	备注
布洛芬	儿童：口服，每次 5~10 mg/kg，每次 ≤400 mg	6~8 h	最大日剂量为 40 mg/kg	美国 FDA 未批准 3 个月以下的婴儿使用，3~6 个月用于急性疼痛镇痛仅限一次性单次给药。可作为阿片类镇痛药的辅助用于缓解中至重度疼痛
酮洛芬	口服，每次 25~50 mg	6~8 h	最大日剂量为 300 mg	不建议用于治疗急性疼痛。儿童的安全性和有效性尚未确定。3 个月以下患儿使用不良反应风险很高
萘普生	口服，首次 0.5 g，再次 0.25 g	6~8 h	最大日剂量为 1250 mg	主要用于各种关节炎症引起的疼痛。2 岁以下儿童的安全性和有效性尚未确定
吲哚美辛	口服，首次 25~50 mg，再次 25 mg	8 h	最大日剂量为 100 mg	14 岁及以下的儿童的安全性和有效性尚未确定。3 个月以下患儿使用不良反应风险很高

续表

药物名称	计量	间隔时间	最大总计量	备注
酮咯酸	静脉注射，0.5 mg/kg 肌内注射，1.0 mg/kg	单次给药	静脉注射不超过 15 mg；肌内注射不超过 30 mg	通常用于术后镇痛。3 个月以下患儿的安全性和有效性尚未确定
氯胺酮	静脉注射，首次剂量为 500~2000 μg/kg	维持量 300~1000 μg/（kg·h），持续静脉输注		用于儿童镇痛的安全性和有效性尚未确定。使用时必须准备好插管和通气设备。通常用于使用阿片类镇痛药时的辅助镇静剂或作为多模式镇痛方案的一部分

2. 阿片类镇痛药

阿片类镇痛药通常用于有中度或重度疼痛，或者非阿片类镇痛药难治性疼痛的患儿。它们最常用于缓解术后疼痛或者特定疾病引起的疼痛，如镰状细胞病或癌症。这些药物通过与中枢神经系统中的阿片受体相互作用发挥镇痛作用。开具阿片类镇痛药需要具备专业知识以及能充分监测是否安全使用的系统，从而最大限度地减少成瘾和戒断风险。治疗急性疼痛时，阿片类镇痛药的剂量需覆盖预期疼痛的持续时间。对于大多数与大手术或创伤无关的疼痛，给予 3 天的量即可。术后开具阿片类镇痛药时，其处方量取决于手术的预期疼痛程度和持续时间。阿片类镇痛药的选择应考虑疼痛的程度和持续时间、首选给药方式、相关不良反应、既往经验以及患儿和家属的意愿来选择。未耐受阿片类镇痛药的患儿发生急性疼痛时，短效药物通常优于长效或缓释剂。如果患儿能够耐受口服药物，则可用于治疗中度疼痛。对于重度急性疼痛，可能需静脉给予阿片类镇痛药。对于慢性重度疼痛，可以选择缓释制剂或半衰期长的药物。

（1）吗啡

吗啡是中至重度疼痛患儿最常使用的阿片类镇痛药。口服生物利用度为 35%~75%，具有相对亲水性，是阿片类镇痛药中脂溶性最低的药物，跨血脑屏障相对缓慢，相比于其他阿片类镇痛药起效较慢。吗啡的血浆半衰期为 2~3.5 h，但是其镇痛时长可达 4~5 h，二者不一致的原因可能是由于它的低脂溶性，以及相当于血浆浓度而言较缓慢的脑部清除。吗啡的清除依赖于肝内机制，肝受损患儿应该谨慎使用。吗啡的代谢产物通过肾排泄，对于肾受损患儿需要调整使用剂量以减少葡萄糖醛酸代谢产物累积导致相关副作用的风险。循环功能不稳定的患儿慎用，有喘息史患儿禁用。纳洛酮可拮抗吗啡引起的血管舒张、血压下降、呼吸抑制、镇静和呕吐。吗啡是 PICU 应用最广泛的镇痛药，适用于术后镇痛和各种疼痛性操作，最常采用连续滴注的给药方式。

（2）氢吗啡酮

氢吗啡酮是吗啡的氢化酮类似物，由氢可酮发生 N- 脱甲基化作用形成。特性与吗啡相似，但脂溶性更强，是吗啡的 10 倍，因此可能具有更强的药效。无论是口服还是静脉注射，同等剂量下，氢吗啡酮的效价能力估计是吗啡的 5~7 倍，且起效也稍快。在口服给药 30 min 后或静脉给药后 5 min，即可出现镇痛效应。静脉予以氢吗啡酮的最大止痛效果出现在 8~20 min。氢吗啡酮引起的瘙痒、镇静、恶心和呕吐等副作用的较吗啡更低。在肾功能不全患儿中，氢吗啡酮的镇痛效果优于吗啡，但国内 PICU 不常用。

（3）羟考酮

羟考酮是吗啡的半合成同类物。与吗啡相比，羟考酮具有更长的半衰期，同等剂量下羟考酮比吗啡更强效，且起效更快，血浆中浓度变异少，副作用相对少。对于有肾损害的患儿需调整药物剂量。国内 PICU 不常用。

（4）芬太尼

芬太尼是一种人工合成的强效阿片类镇痛药，具有高度脂溶性，易于透过血 - 脑脊液屏障。与吗啡相比，它起效更快，镇痛效价是吗啡的 75~125 倍。当静脉给药时，有一个高的首过效应，爆发性疼痛高峰在 3~5 min，镇痛作用持续 30~60 min。可能引起胸臂肌肉强直。由于芬太尼能减少组胺释放，从而有效减少了低血压的发生。由于对循环系统影响小，尤其适用于循环功能不稳定或者仅需要短时镇痛者，特别是有肺动脉高压的术后患儿和需频繁吸痰的患儿。2 岁以下和 12 岁以上儿童使用属于超说明书用药。

（5）舒芬太尼

舒芬太尼是芬太尼的一种硫戊巴比妥类似物。与芬太尼相似，具有亲脂性，具有快速短期的镇痛效应。然而，与芬太尼相比，舒芬太尼的分布容积更小，镇痛效能却高达芬太尼的 10 倍，起效更快（静脉给药，1~3 min；硬膜外或蛛网膜下腔给药，4~10 min），持续时间约为芬太尼的 2 倍。但它可能引起与剂量相关的骨骼肌僵直。舒芬太尼常用于 PICU 的长时间镇痛，通常采用持续静脉输注的方法。对循环和呼吸系统的影响小于芬太尼。同样地，2 岁以下和 12 岁以上儿童使用属于超说明书用药。

（6）瑞芬太尼

瑞芬太尼属于强效的阿片类受体 μ 激动剂，其亲脂性比芬太尼、舒芬太尼更强，容积分布更大，分布和代谢速度更快，清除半衰期更短（约 3~10 min）。它起效更快，仅需 1 min，但作用时长更短，约 5~10 min；不经肝肾代谢，通过血浆和组织中的脂酶降解其酯侧链，产生无活性的羧酸代谢物，最后经肾排出。其镇痛效能略强于芬太尼，更适用于有肝肾功能不全的患儿。一旦停止输注，其镇痛作用迅速消失。同样地，2 岁以下和 12 岁以上儿童使用属于超说明书用药，具体使用方法见表 11-4-3。

表 11-4-3　常用阿片类镇痛药物在儿童镇痛中的参考剂量

	首剂量	维持量
吗啡	每次 100 μg/kg，静脉注射	10~40 μg/（kg·h），持续静脉输注
芬太尼	每次 1~5 μg/kg，静脉注射	1~5 μg/（kg·h），持续静脉输注
舒芬太尼	每次 0.10~1.00 μg/kg，静脉注射	0.03~0.15 μg/（kg·h），持续静脉输注
瑞芬太尼	每次 1~3 μg/kg，静脉注射 >1 min	12~60 μg/（kg·h），持续静脉输注
氢吗啡酮	0.015 mg/kg，每 2~4 h，静脉注射，用于 6 个月以上的患儿，最大体重≤50 kg	
羟考酮	0.1~0.2 mg/kg，每 4~6 h，口服，用于 6 个月以上的患儿，最大体重≤50 kg	

（四）镇静方法

镇静主要是由心理的或作用于中枢神经系统的药物对人体精神活动产生的一种抑制效应。根据美国麻醉协会的定义，镇静的程度可分为轻度镇静、中度镇静、深度镇静和全身麻醉。轻度镇静时，患儿能够正常完成语言指令，虽然认知功能和协调性可能受损，但通气功能和心血管功能不受影响；中度镇静时，患儿的意识受到抑制，但仍能对单独或伴随着清楚的口头命令做出有目的的反应，无须干预措施就能维持气道通畅和充分通气，心血管功能保持稳定；深度镇静时，患儿不易被唤醒，但能对伤害性刺激做出有目的的反应，此时可能需要辅助措施以确保气道畅通并维持充足通气，心血管功能仍然保持稳定；全身麻醉时，患者无法被唤醒，通常需要辅助措施维持气道通畅和正压通气，心血管功能可能受损。在镇静深度选择方面，医生可根据患儿诊断、临床特征、应用的医疗技术与操作时机等因素决定。镇静药可缓解焦虑、躁动，维持患儿和呼吸机的协调，确保完成护理工作流程。苯二氮䓬类药物和 α_2-肾上腺素受体激动剂是儿童常用的镇静药。

1. 苯二氮䓬类药物

苯二氮䓬类镇静药物不具有镇痛作用。对需要镇痛的患儿，需与阿片类镇痛药联合使用。

（1）地西泮，为长效苯二氮䓬类药物，半衰期较长，易于在体内蓄积，因此不推荐进行持续静脉输注。地西泮可用于 6 月龄以上的儿童抗焦虑、镇静催眠、抗癫痫、抗惊厥。在治疗剂量下，它能干扰记忆通路的建立，从而影响近期记忆。地西泮对呼吸有抑制作用，其抑制程度与给药速度密切相关。因此，静脉注射地西泮时，速度应控制在 1 mg/min 以下。对于重症肌无力、严重呼吸功能不全、严重肝功能不全和睡眠呼吸暂停综合征的患儿，禁止使用地西泮。

（2）咪达唑仑。与地西泮相比，咪达唑仑的半衰期较短，蓄积少，对呼吸和循环系统的影响较小。咪达唑仑具有较强的药效，可诱导顺行性遗忘，从而显著减少不愉快的回忆，但不会影响已有的记忆，这使得咪达唑仑成为 PICU 中首选的镇静药物之一。咪达唑仑常用于轻度镇静，与芬太尼或右美托咪定联合使用可以达到中度镇静效果。它是水溶性药物，可通过静脉、肌内注射、直肠、鼻内、舌下或口服给药，其剂量、起效时间和作用时间根据患儿的年龄和给药途径而定，其中静脉给药时起效时间最快，为 1~3 min，是 PICU 中最常用的给药方式。对于少数使用咪达唑仑后出现严重呼吸抑制或呼吸暂停的患儿，可使用氟马西尼逆转。但需注意，氟马西尼不得用于癫痫发作性疾病患儿或长期使用苯二氮䓬类药物的患儿，因为这可能诱发癫痫发作或戒断症状。在危重症患儿外出进行 CT 检查时，咪达唑仑的镇静效果不如短效巴比妥类药物。单用咪达唑仑时，少数患儿可能出现反常反应，包括无法安抚的哭泣、多动和攻击行为。此外，咪达唑仑具有轻度负性肌力作用，对于有基础心肌抑制的儿童应慎用。

2. 右美托咪定

右美托咪定是一种高选择性 α_2- 肾上腺素受体激动剂，具有抗交感、抗焦虑和诱导类似自然睡眠的镇静作用，同时还具有一定的镇痛效果。它对儿童的呼吸抑制作用极弱，能使患儿维持自主通气并保留上气道张力，因此非常适用于接受机械通气和非插管患儿的操作镇静。与其他静脉用药相比，右美托咪定起效更慢且苏醒时间略长，但苏醒期躁动极少，也可用于预防长期使用阿片类和苯二氮䓬类药物后诱发的谵妄。常见的不良反应包括心率或血压的意外变化（较基线时变化 >30%）。高血压与给药剂量相关，通常无需特殊治疗，停止输注后即可缓解。低血压也与剂量有关，通常可以通过静脉补液来缓解。当患儿合并心脏传导系统病变或正使用地高辛等减慢房室结传导速度的药物时，可出现严重心动过缓。此外，在 18 岁以下儿童中使用右美托咪定属于超说明书用药，需要谨慎使用和密切监测。

3. 丙泊酚

丙泊酚不推荐用于 3 岁以下儿童，也没有适应证用于儿童镇静。与其他常用药物相比，丙泊酚起效最快且苏醒时间最短。然而，长时间静脉输注丙泊酚可能导致丙泊酚输注综合征，这是一种急性难治性心动过缓，可进展为心搏停止，并伴代谢性酸中毒、横纹肌溶解、高脂血症和 / 或脂肪肝。近年来，国外指南建议，在剂量小于 67 μg/（kg·min）且给药时间小于 48 h 的情况下，丙泊酚可能作为一种安全的镇静替代方案。在输注丙泊酚之前，静脉给予右美托咪定 1~2 μg/kg 的负荷剂量，不仅可以减少镇静所需的丙泊酚总剂量，还能够减少不良事件。使用丙泊酚进行持续镇静期间，应密切监测患儿的呼吸和循环功能，并定期检查血乳酸、甘油三酯、肌酸激酶、血肌酐和肝功能等指标。相对于持续输注，静脉推注丙泊酚会使镇静水平超预期风险增加，同时增加发生呼吸抑制、心动过缓和低血压的可能性，与阿片类镇痛药联用时风险更大，并且静脉推注丙泊酚会引起疼痛。

4. 巴比妥类

巴比妥类药物是中枢性 γ- 氨基丁酸激动剂，通过增强 γ- 氨基丁酸受体的抑制性神经递质作用，降低神经元的兴奋性，从而抑制中枢神经系统。其作用强度和持续时间取决于它们的脂溶性和结构特征，一般分为超短效、短效、中效和长效四种类型。巴比妥类药物主要用于镇静、治疗癫痫持续状态以及严重创伤性脑损伤后的难治性颅内高压。它主要在肝脏中经过氧化和脱羧等反应被代谢为水溶性代谢物，然后由肾脏排出，因此，严重肝肾功能不全患儿应慎用。

常见镇静药物使用剂量与方法见表 11-4-4。

表 11-4-4　危重症患儿常用镇静药参考剂量和给药方式

药名	首次	维持
地西泮	0.1~0.3 mg/（kg·次），静脉注射 10~15 min	不推荐
咪达唑仑	0.1~0.3 mg/（kg·次），静脉注射 10~15 min	1.0~5.0 μg/（kg·min），持续静脉输注
右美托咪定	0.5~1.0 μg/（kg·次），静脉注射 10~15 min	0.003~0.020 μg/（kg·min），持续静脉输注
丙泊酚	不推荐	<67 μg/（k·min），持续静脉输注，持续用药时间 <48 h
苯巴比妥	10 mg/（kg·次），静脉注射，总量 <400 mg/d	5 mg/（kg·d），q12h，静脉注射

来源：　中华医学会儿科学分会急救学组，中华医学会急诊医学分会儿科学组，中华儿科杂志编辑委员会. 中国儿童重症监护病房镇痛和镇静治疗专家共识（2024）[J]. 中华儿科杂志，2024, 62(3): 196-203.

5. 神经肌肉阻滞剂

神经肌肉阻滞剂不建议常规用于 PICU 患儿，只有在充分镇痛镇静后仍无法取得满意疗效的情况下才建议使用。在气管插管时，它能有效降低气管插管后声音嘶哑和气道损伤的发生率。对于需要持续使用呼吸机辅助通气的患儿，它能优化患儿与呼吸机的协调性，减少氧耗，防止非预期拔管。然而，神经肌肉阻滞剂通过抑制骨骼肌的收缩，包括与眼睛闭合和瞬目反射相关的肌肉，可能导致眼睛干燥、角膜溃疡、感染或视力丧失。因此，在使用过程中应常规给予被动眼睑闭合和眼部润滑，以防止角膜擦伤。

常用的神经肌肉阻滞剂包括：维库溴铵：首次剂量为 0.1 mg/（kg·次），静脉注射；维持量为 0.05~0.15 mg/（kg·h），持续静脉输注；罗库溴铵：首次剂量为 0.6~1.2 mg/（kg·次），静脉注射；维持量为 0.4~0.7 mg/（kg·h），持续静脉输注。气管拔管前必须确认患儿已完全恢复神经肌肉功能，避免残余神经肌肉阻滞。肌肉阻滞剂逆转药包括抗胆碱酯酶药和舒更葡糖，舒更葡糖是唯一可用的神经肌肉阻滞逆转药，专门用于非去极化氨基类固醇神经肌肉阻滞剂的逆转。

（五）镇痛镇静常见并发症的防治

常见的镇痛镇静并发症包括呼吸抑制、低血压、医源性戒断综合征和谵妄。为减少并发症，严格遵守个体化治疗方案并避免过度镇痛镇静是最有效的方法。

1. 呼吸抑制和低血压

阿片类和苯二氮䓬类药物均可能导致呼吸抑制、心血管抑制以及胃肠蠕动减弱，这些反应与输注速度和剂量有关。因此，使用时需控制给药速度和剂量。若发生严重呼吸循环抑制，可使用特异性拮抗剂。吗啡的拮抗剂是纳洛酮，推荐剂量为 10 μg/kg，静脉注射给药。咪达唑仑的拮抗剂是氟马西尼，剂量为 0.1~0.2 mg/次，每分钟静脉注射一次，直到症状缓解或总剂量达到 1 mg 为止。

2. 医源性戒断综合征

医源性戒断综合征（iatrogenic withdrawal syndrome，IWS）是一种临床综合征，在药物长期暴露后停药、快速减量或化学逆转后出现，通常与药物耐受性相关。IWS 症状通常非特异性，常表现为自主神经激活和 / 或功能障碍（呼吸急促、心动过速、高热和出汗）、胃肠功能障碍（呕吐和腹泻）和 / 或中枢神经系统改变（躁动、紧张、癫痫、幻觉、谵妄）。通常发生在停药或减药后 48 h 内，持续 1~2 周。在具有活性药物代谢物的药物（如吗啡、地西泮、咪达唑仑）减量或停药后，或在肾和 / 或肝功能障碍的情况下，IWS 症状的出现可能会延迟。PICU 患儿在接受阿片类镇痛药和 / 或苯二氮䓬类药物治疗后，IWS 的发生率高达 87%。可使用戒断评估工具 -1（withdrawal assessment tool version 1，WAT-1）或 Sophia 观察量表（Sophia observation withdrawal symptoms-scale，SOS）评估危重患儿因阿片类镇痛药或苯二氮䓬类药物戒断引起的 IWS。阿片类镇痛药和 / 或苯二氮䓬类药物引发 IWS 的风险因素包括使用时间和累积剂量、多种阿片类镇痛药和镇静剂的使用、年龄小于 6 岁（尤其是小于 6 个月）、既存的认知障碍以及涉及中枢神经系统的疾病。预防和治疗策略包括：镇痛镇静药物的使用时间不宜超过 7 天；交替使用不同药物以避免单一药物的蓄积与依赖；对于大剂量或使用时间超过 7 天者，停药时每日减量 20%~30%；阿片类、苯二氮䓬类药物和 α_2- 受体激动剂相关的戒断综合征可分别用同类药物替代治疗。

3. 谵妄

儿童谵妄是一种急性的大脑机能障碍状态，多发生在 PICU。从病理生理学上看，谵妄是由于兴奋性和抑制性神经递质和受体作用的不平衡导致异常的神经传递，进而引发观察到的症状和行为。根据精神运动症状，谵妄可分为低活动型（安静型）、高活动型（躁动型）或混合型。低活动型谵妄的患儿可能表现出冷漠、与环境脱离或唤醒水平下降，这种情况较少引起关注，但更可能有较差的预后。高活动型谵妄的患儿则表现出激动、情绪不稳定或破坏性行为，这是 PICU 谵妄中最不常见的形式。混合型表现则波动于两者之间。发生谵妄的患儿通常对周围环境的意识减弱，多并存定向混乱、记忆力与语言障碍以及幻觉等不良的临床表现。在 PICU 各种疾病状态中，谵妄的患病率很高，报道的比例高达 80%。应对谵妄进行常规性评估，如每 8~12 h（至少每次轮班）、入住、转科、出院时。多项研究已确定了 PICU 谵妄的关键风险因素，其中"易感风险因素"包括年龄较小、神经发育迟缓、营养状况差和发绀性心脏病。"诱发风险因素"包括苯二氮䓬类药物暴露、昏迷和需要深度镇静以进行侵入性机械通气，以及体循环阻断时间延长。在危重病儿患者中，谵妄与住院时间和 PICU 住院时间、机械通气时间、住院费用和院内死亡率的增加相关。因此，应对谵妄进行常规筛查。常用的筛查工具包括儿童 ICU 谵妄评估量表和康奈尔儿童谵妄评估量表。目前，针对儿童谵妄尚无特效治疗方法，以预防为主，主要策略包括：减少镇静药物使用时间和剂量；鼓励和促进患儿早期活动，改善睡眠；家庭成员参与查房和护理；治疗导致谵妄的潜在疾病。不建议常规使用氟哌啶醇或非典型抗精神病药物预防和治疗谵妄。

四、护理新进展

（一）PICU 患儿谵妄的评估

问题 1：如何使用儿童 ICU 谵妄评估量表（pediatric confusion assessment method for the ICU，pCAM-ICU）？

新进展： pCAM-ICU 包含了急性意识状态、注意力障碍、意识水平改变和思维紊乱 4 个维度。按照顺序进行评估，首先评估急性意识状态，患儿的意识状态是否与其基线状况不同，或在过去 24 小时内是否出现意识波动。如果没有，则停止评估，说明没有谵妄；如果有则继续进行注意力的评估。检查者按照顺序阅读 10 个字母，如：ABADBADAAY，请患儿听到"A"时握住检查者的手指（也可以替换为 10 个数字），没有在听到"A"时握住手指，或者在听到其他字母时握住手指均为错误，正确得 1 分，得分≥8 分，则停止评估，说明没有谵妄；<8 分，则继续进行意识水平的评估。意识水平的评估可以使用 RASS 评估法，如果 RASS 评分等于 0，则可以停止评估，说明没有谵妄；如果 RASS 评分不为 0，说明存在谵妄，停止评估。或者进行思维紊乱的评估。询问患儿 4 个是非问题（如"糖是不是甜的？""冰淇淋是不是热的""小鸟会不会飞""蚂蚁是不是比大象大"）和 1 个指令性问题（如"伸出这几根手指"）。此时，检查者站在患儿前面进行示范，然后说"换一只手伸出同样多的手指"此时检查者不示范，或者如果患儿另一只手不能动，则改为"再增加 1 根手指"，每个问题回答正确得 1 分，得分≥4 分，则说明没有谵妄，得分 <4 分，则说明存在谵妄。该量表不适合 5 岁以下或存在认知功能受损的儿童使用；同时由于 pCAM-ICU 的评估在一定程度上需要被测试患儿的配合，因此它也不适用于处于深度镇静或昏迷的儿童。

问题 2：如何使用康奈尔儿童谵妄评估量表 - 修正版（cornell assessment of pediatric delirium revised，CAPD revised）？

新进展： CAPD revised 适用于 0~21 岁的 PICU 患儿，同样需结合 RASS 评分情况。当 CAPD revised 得分为 7~9 分时就要注意潜在的谵妄并且进行复评；当得分≥10 分时，则可判定为发生谵妄。具体使用方法见表 11-4-5。

表 11-4-5　康奈尔儿童谵妄评估量表（修正版）

RASS 得分：（-4 分或 -5 分时停止评估）请您根据与患者进行交流的实际情况对照以下问题进行评分						
	从不 4 分	极少 3 分	有时 2 分	经常 1 分	一直 0 分	得分
1.患儿是否与照护者有眼神接触？						
2.患儿是否有目的性的动作？						
3.患儿是否能察觉周围环境的变化？						
4.患儿是否能表达需求？						
	从不 0 分	极少 1 分	有时 2 分	经常 3 分	一直 4 分	得分
5.患儿是否烦躁不安？						
6.患儿是否无法被安抚？						
7.患儿是否活动过少——醒时几乎不动？						
8.患儿是否对互动反应过慢？						
				总分（≥10 分时，可以诊断谵妄）		

来源：何珊．儿童谵妄评估量表研究现状与康奈尔儿童谵妄量表的汉化及临床应用 [D].重庆：重庆医科大学，2019.

（二）特殊患儿的疼痛管理

问题 1：如何评估脑瘫患儿的疼痛？

新进展： 髋关节脱位 / 半脱位、肌张力障碍、胃食管反流和便秘是脑瘫患儿常见的疼痛原因。评估脑瘫患儿疼痛前，需从脑瘫患儿的一名长期照顾者那里了解患儿平时应对疼痛和非疼痛事件时的典型行为模式，常见的行为模式包括：哭泣、呻吟、面部扭曲、不能被安抚、活动增多、身体拱起、僵硬，以及生理反应。有些儿童会表现出不典型行为，例如发笑、变得内向、攻击性增加或缺乏面部表情。除长期照顾者所提供的信息，还可以结合使用适用于脑瘫患儿疼痛评估的工具，包括 rFLACC 量表、个性化数字评分表（individualized numerical rating scale，INRS）、修订版 - 交流障碍儿童疼痛清单（noncommunicating children's pain checklist-revised，NCCPC-R）、交流障碍儿童疼痛清单 - 术后版（noncommunicating children's pain checklist-postoperative version，NCCPC-PC）等。

问题 2：如何评估癌症患儿的疼痛？

新进展： 儿童癌痛源于疾病本身、化疗、手术、术后即刻疼痛和截肢后幻痛等，这些疼痛贯穿癌症发展的全过程。癌症引起的疼痛是一种复杂症状，会影响患儿生活的很多方面，包括身体机能、日常生活能力、心理和情绪状态以及社交活动。因此，对癌症患儿的疼痛评估应系统、全面。初始评估包括采集详细的疼痛病史，了解疼痛对患儿身体、心理、社会、精神健康状况及总体生存质量的影响，以及当前和既往镇痛药使用情况。同时，为了解疼痛与基础癌症之间的关系，病史采集还应询问癌症现状及现行和拟行抗肿瘤治疗的详情，以及除疼痛以外的其他症状，和可能影响疼痛感受或带来症状困扰的躯体和精神共病。体格检查时，应详细检查疼痛部位，并注意这些部位及其他与患者身体状况有关的查体结果。必要时，应回顾或安排实验室和影像学检查，了解癌痛的病因和推断疼痛病理生理机制，可能有助于识别特定疼痛综合征。

鉴于癌症患儿的疼痛的复杂性，最好将癌症患儿的疼痛纳入更广泛的舒缓治疗范畴。舒缓治疗是一种跨学科治疗，侧重综合管理病情严重或致命的患者及其照料者的躯体、心理、社会和精神需求。从舒缓治疗的观点来看，患儿的管理计划应重点针对与生存质量相关的多个领域，而疼痛的评估与治疗是该计划的重要方面。疼痛治疗应与其他目标相结合，如缓解其他症状、多站点治疗的配合、适当的预立医疗自主计划以及管理照料者的痛苦情绪。

对癌症患儿的生活质量或症状群进行评估首选自我报告结局评估工具；当癌症患儿不能进行有效交流时，也可使用前面介绍的行为观察量表进行疼痛程度的评估。癌症患儿生活质量自我报告结局评估工具包括：儿童生存质量癌症模块量表第 3 版（pediatric quality of life inventory™ 3.0 cancer module，PedsQLTM 3.0）；明尼阿波利斯 - 曼彻斯特生活质量量表 - 青年版（Minneapolis-Manchester quality of life-youth form，MMQL-YF）；癌症儿童生活质量量表（quality of life for children with cancer，QOLCC）。症状群自我报告结局评估工具包括：儿童治疗相关症状清单（therapy-related symptom checklist for children，TRSC-C）；儿童症状筛查工具（symptom screening in pediatric tool，SSPedi）。其他癌症患儿自我报告结局评估工具包括：复合式癌症儿童疼痛自我报告评估系统（Pain SquadTM）；不良事件通用术语儿童自我报告版本（pediatric patient-reported criteria outcomes version of common terminology criteria for adverse events，Pediatric PRO-CTCAE）。

问题3：终末期患儿如何进行疼痛管理？

新进展：癌症终末期患儿可能经历难治性疼痛，如何缓解这类患儿的疼痛仍是国际医疗界的难题。舒缓镇静可能是癌症终末期患儿疼痛管理的有效方法，已经在部分国家有所尝试，但尚未形成针对儿科姑息镇静的治疗策略。

舒缓镇静是指在监测条件下，通过给予恰当的镇静药物以诱导意识降低的状态，旨在缓解生命末期难以忍受的痛苦。分为适当的舒缓镇静（proportionate palliative sedation，PPS）和致意识丧失的舒缓镇静（palliative sedation to unconsciousness，PSU）。PPS通常发生在患者临终时，此时用药剂量越来越大，以尽量缓解通过其他方法无法控制的身体症状。PPS在舒缓治疗和临终关怀界得到普遍认可。而当各种控制患者症状的方法均无法缓解或解除其痛苦时，患儿或家人可能要求实施PSU，即让患儿进入无意识状态直至生命终结。这种做法比PPS更有争议，因为镇静的初衷是减轻痛苦，而非导致意识丧失这一非预期的结果。

目前，一些国家、地区和机构已经制定了有代表性的舒缓镇静指南。各组织对于舒缓镇静的看法存在差异，尤其在镇静的启动时机、镇静的程度和模式、是否将存在性痛苦作为指征，以及是否持续或终止维持生命的治疗措施方面。这些差异主要源于各种伦理和临床因素，使得决策非常复杂。然而，大多数关于舒缓镇静的立场声明中有几个核心因素是一致的：首先，患者必须患有绝症并处于临终状态（尽管对临终的定义可能不同）；其次，对于多数积极干预，患者正遭受难以控制和治疗的躯体症状，并且在其预期生存期内没有其他有效的治疗选择；干预的目的在于缓解症状；在开始舒缓镇静前，应明确说明镇静方案的利弊，并获得患者的知情同意；如果患者无法自行同意，应获得代理人、家属或其他亲属的知情同意；此外，是否实施舒缓镇静必须由多学科团队讨论决定，最好由有经验的舒缓治疗医生领导；知情同意的文件和实施镇静的条款必须详细完备。

冷虹瑶　钟茜

第十二章

心跳呼吸骤停

第一节　心跳呼吸骤停概述

一、概述

心跳呼吸骤停是由各种原因引起的临床急危重症。无论是在院外还是院内（包括门急诊、留观室、普通病房、重症监护病房），一旦发生，将严重威胁人类的生命健康，甚至在短时间内可致人死亡。

（一）心跳呼吸骤停的定义

心跳呼吸骤停是指心脏泵血功能障碍，呼吸停止，大动脉搏动消失或存在灌注不足的脉搏，需要及时胸外按压和／或电除颤等一系列处理的临床急危重症。

（二）儿童心跳呼吸骤停的特点

儿童正处于一个生长发育的过程中，其器官功能和免疫系统尚不成熟，成人尤其是老年人在慢性器质性疾病基础上发生室颤致心跳呼吸骤停或者猝死。而儿童因解剖生理与成人不同，其心跳呼吸骤停有着不同的特点：

（1）儿童的器官功能尚未成熟，易受体内外环境的影响，年龄愈小，发生率愈高，以新生儿和婴儿多见。

（2）由于呼吸中枢神经元较大脑皮质有更强大的缺氧耐受能力，故心搏停止后可以短时间保留叹息样呼吸动作，但很快出现呼吸停止。

（3）根据心脏状态和心电图显示将心搏骤停分为完全停搏、心室颤动和电机械分离3种形式。与成人相比，儿童常因严重缺氧后心动过缓而导致停搏，很少由于室颤引起，且婴幼儿触摸颈动脉常较困难，心前区触摸心尖搏动亦不甚可靠，最好触摸肱动脉确定是否有脉搏。

（4）由于儿童脑组织对缺氧的耐受性比成人强，而且影响内脏器官功能的慢性疾病也较少，因此复苏成功率比成人高。

（5）复苏后出现体温不升、呼吸衰竭、脑水肿、心肾及胃肠损害、代谢紊乱等症状较多者，需进一步复苏与支持。

（三）儿童心跳呼吸骤停的原因

对于儿童来说，引起心跳呼吸骤停的原因与成人不同。常见原因为：

（1）呼吸衰竭（窒息）和气道梗阻是儿童心跳呼吸骤停的常见原因。儿童防御能力较弱，易发生呼吸道感染，气道分泌物黏稠且多，常致呛奶、痰液堵塞和呼吸困难。

（2）儿童慢性器质性疾病较少，但佝偻病和低钙血症较多，甚至可有手足抽搐和低钙喉痉挛致心跳呼吸骤停者。电解质和酸碱紊乱、药物中毒以及麻醉意外也是直接因素。迷走神经张力过高和中枢神经系统疾病可致心跳呼吸骤停。

（3）儿童认知能力不成熟，识别危险能力较差，意外伤害，例如车祸、跌落、触电、溺水、异物吸入等也是引起心脏呼吸骤停的主要因素。

二、儿童心跳呼吸骤停的风险识别

除意外等特殊原因外，婴儿和儿童不会突然出现心跳呼吸骤停，而是在疾病的发展过程中出现病情恶化，最终导致呼吸循环衰竭而发生心动过缓和心跳呼吸停止。在先天性心脏病的儿童中，虽然病因与成人不同，但心跳停搏通常是由原发性心脏病引起的。因此，应用心肺功能评价方法快速地识别儿童病情恶化原因，识别潜在的呼吸循环衰竭，有效地预测心跳呼吸骤停至关重要。

（一）呼吸功能评价

临床评价潮气量是否足够，是通过观察胸壁的扩张和肺部听诊了解气体运动的质量来确定的。每分通气量是潮气与呼吸频率的乘积，当每次呼吸浅表或每分钟呼吸次数太少时每分通气量可能不足（低通气量），出现呼吸窘迫或衰竭时，表现为呼吸急促、呼吸过缓或呼吸暂停，伴有用力呼吸，导致低氧血症（氧合障碍）、高碳酸血症（通气障碍）和呼吸性酸中毒。呼吸衰竭病人通过增加呼吸的次数（呼吸急促）或深度（呼吸深快）来维持足够的气体交换，病人吸气时出现胸凹等呼吸窘迫体征和心动过速。传统的呼吸衰竭定义特别强调动脉血气分析，但在转运患儿和其他危重状态下可能无法做血气分析，且单次血气分析常常对诊断并无帮助。因此，应当重视通过患儿的临床表现来识别潜在的呼吸衰竭和呼吸骤停。存在呼吸骤停危险的婴儿和儿童最初可能表现为：呼吸次数增加，用力呼吸和呼吸音减低；清醒程度的降低，或对家长和疼痛的反应减少；骨骼肌张力降低；以及嘴唇和四肢发绀。

1. 呼吸频率

呼吸急促经常是婴儿期呼吸窘迫的最初表现，单纯呼吸急促如没有其他呼吸窘迫的体征（平静的呼吸急促），通常是机体为了维持正常 pH 而增加的每分通气量。出现代偿性呼吸性碱中毒，往往为非肺部疾病所致，如中枢神经系统疾病所致的急性脑水肿、代谢性酸中毒伴休克、糖尿病酮症酸中毒、先天性代谢病、水杨酸中毒、严重腹泻和慢性肾功能不全等。在急性危重病状态下，婴儿和儿童出现呼吸次数减慢和不规则现象，则为不祥之兆。

2. 呼吸力学

（1）鼻翼扇动：吸气时胸骨上窝、锁骨上窝、肋间隙出现明显凹陷，通常是用力呼吸的表现，常见于气道阻塞或肺泡病变严重的小儿。

（2）点头状呼吸常是增加呼吸力度的体征，严重的胸部凹陷伴随腹部膨隆产生跷跷板式和滚动式的呼吸，通常提示呼吸道阻塞，系膈肌收缩时胸壁凹陷而腹部膨胀所致，是一种无效的通气形式，因潮气量减少，机体在短时间内产生疲劳。

（3）呻吟是呼气末声门提前关闭和膈肌收缩产生的，可增加婴儿和儿童气道内压力，从而储存或增加功能残气量，常提示患儿存在与肺水肿、肺炎、肺不张相关的肺泡萎缩和肺容量减少。

（4）吼鸣为吸气时发出的高调音，是胸腔外上呼吸道阻塞的特征，如先天性大舌、喉软化、声带麻痹、血管瘤、气道肿瘤或囊肿、会厌炎。

（5）吸气相延长通常伴有喘息，是胸腔内气道阻塞的特征，常见在支气管和细支气管水平。如毛细支气管炎、哮喘、肺水肿和胸腔内异物等。

（二）心血管功能的评价

详情请见第九章休克内容。

三、心跳呼吸骤停后机体的变化

各种原因导致的心跳呼吸骤停后，8~12 s 内即会出现意识丧失和昏迷；30~40 s 后，呼吸变得缓慢，呈现抽泣样呼吸，直至呼吸停止，此时双侧瞳孔散大，对光反射消失；1 min 内颈动脉搏动与心音消失相继消失，血压无法测出，心跳停止；4 min 内不会出现脑损伤；4~6 min 内有可能出现脑损伤；6~10 min 内脑损伤的概率非常大；超过 10 min，脑损伤将变得不可逆的。尽管有观点认为，在特殊情况下，心搏停止 20 min 以上的脑复苏仍有可能。

第二节　儿童心跳呼吸骤停的诊断

一、临床表现

（1）神志突然丧失，出现昏迷、抽搐。

（2）瞳孔散大至边缘或固定。

（3）颈动脉和股动脉搏动消失。

（4）血压测不出或心跳停止，听诊心音消失。

（5）面色苍白，口唇及甲床发绀。

（6）呼吸停止或出现严重呼吸困难，无有效气体交换。

二、心电图诊断

（1）心电图呈一水平直线或仅有 P 波而无 QRS 波群。

（2）心室纤颤波。

（3）心电机械分离。尽管心电图呈现缓慢低幅的不典型心室波，但心肌无有效收缩活动，无法完成足够的机械功。

三、手术心搏骤停的诊断

在手术过程中，如何及时发现心搏骤停：

（1）手术中已安置心电监护仪，发现示波屏上的心室波形消失。

（2）观察到患儿的面部肤色发绀，颈动脉搏动消失。

（3）无心电监护时突然测不到患儿的血压和听不到其心音。

（4）胸部手术时直观发现患儿的心脏突然停搏。

（5）腹部手术时发现患儿的大血管搏动突然消失。

特别注意：不要等到听诊无心音才开始进行抢救，不要等到以上表现均出现才开始抢救，不能等到心电图证实心脏停搏才开始抢救，突然出现意识丧失，大动脉不能扪及时就应考虑为心脏停搏，必须立即进行心肺复苏，争取抢救时机。

第三节　心肺复苏术

一、概念

心肺复苏（cardiopulmonary resuscitation，CPR）术是指采用急救医学手段恢复已中断的呼吸及循环功能，是急救技术中最重要而关键的抢救措施。

儿童心肺复苏术包括儿科基本生命支持（pediatric basic life support，PBLS）和儿科高级生命支持（pediatric advance life support，PALS）。

二、生存链

在实际抢救危重病人的全过程中，专家们越来越认识到现场及时抢救的重要性，并得出了一致的结论：现场及时正确的抢救对于城市常态下危重急症和各类灾害事件时群体受害者的生命健康，都是最关键最重要的。通过大量抢救实践的成功与失败、经验与教训，发现了一个规律：在城市完善的急救网络系统下，存在着一条排列有序的链条。这条链是由一系列的抢救步骤组成的，它紧密相连，前后衔接，环环相扣。专家们将这条链称为"生存链"（chain of survival）。

在 20 世纪 80 年代后期，欧美一些发达国家的城市急救体系、民众团体、社会贤达尤其是从事急救医学的专家们，开始应用"生命链"开展民众的专项急救，并且收到了很好的效果。在不断实践、总结、提升基础上，以美国心脏协会（American Heart Association，AHA）为主，于 1992 年 10 月在权威的《美国医学杂志》（*JAMA*）发表了"生存链"这一重要的急救论著，受到了学术界和社会的重视和采纳。

当儿童心搏骤停后，为了获得最高的存活率，需要尽快遵循如图 12-3-1 所示的生存链步骤。院内心搏骤停（in-hospital cardiac arrest，IHCA）生存链包括及早识别与预防早期危险征兆，启动紧急医疗救护体系（emergency medical service，EMS），进行高质量的 CPR，实施除颤，进行呼吸道管理和人工通气，建立静脉给药通道，以及心搏骤停复苏成功的后续治疗和康复治疗。院外心搏骤停（out-of-hospital cardiac arrest，OHCA）生存链包括预防早期危险征兆，启动紧急医疗救护体系，进行高质量的 CPR，进行高级心肺复苏（专业的人员到达现场接手，除颤），进行呼吸道管理和人工通气，建立静脉给药通道，以及心搏骤停复苏成功后续治疗和康复治疗。

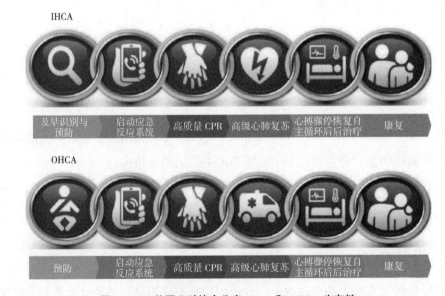

图 12-3-1　美国心脏协会儿童 IHCA 和 OHCA 生存链

来源：TOPJIAN A A, RAYMOND T T, ATKINS D, et al. Part 4: Pediatric Basic and Advanced Life Support: 2020 American Heart Association Guidelines for Cardiopulmonary Resuscitation and Emergency Cardiovascular Care[J]. Circulation, 2020, 142(16_suppl_2): S469-S523.

三、儿科基本生命支持

PBLS 是为医护专业人员提供的一个评估和处理危重患儿的标准方法，旨在帮助儿科专业人员学会识别小儿心搏骤停的迹象，掌握其预防方法，并精通对呼吸衰竭、休克或心搏骤停患儿进行复苏及稳定所需要的技术。

PBLS 包括一系列序贯的评估和操作的设计以支持或恢复呼吸骤停或心跳停止的小儿的有效通气和循环，强调现场复苏，就地抢救。包括确定患儿的反应、呼吸评估和脉搏评估、胸外按压、打开呼吸道、人工呼吸。

（一）儿科基本生命支持 PBLS 程序

1. 评估

评估内容包括评估环境是否安全，心跳和呼吸是否骤停。每两分钟评估一次，强调反复评估，心跳呼吸骤停评估流程见表 12-3-1。

表 12-3-1　心跳呼吸骤停评估流程表

		婴儿	儿童和成人
意识		弹足底，呼唤	轻拍双肩，呼唤
同时评估（最多 10 s）	脉搏	肱动脉	颈动脉或股动脉
	呼吸	看胸廓起伏，听呼吸音	
呼救		原地呼叫旁人帮助或通过移动通信启动 EMS	
注意		要正常判断正常呼吸和喘息样呼吸，不再强调检查脉搏。在呼叫旁人帮助时一定根据这些人的特征进行呼叫，比如：穿绿衣服的男士，穿红鞋子的女士等	

2. 快速识别并启动应急反应系统

为了尽可能减少延迟启动应急反应系统，鼓励快速、有效、同步地检查和反应。一旦发现患者没有反应，同时检查呼吸和脉搏（≤10 s），再请求支援。<1 岁婴儿检查脉搏手法见图 12-3-2；>1 岁儿童检查脉搏手法见图 12-3-3。

3. 评估结果

经过评估可出现以下 3 种情况，处理如下：

（1）无反应，呼吸正常，脉搏存在

处理：不需 CPR，恢复体位（无创伤），呼救，监测。

（2）无反应，没有正常呼吸，有脉搏

处理：仅给予人工呼吸（急救呼吸），频率为 2~3 秒 / 次，即 20~30 次 / 分，直到自主呼吸恢复。每隔两分钟重新评估脉搏，不超过 10 s。

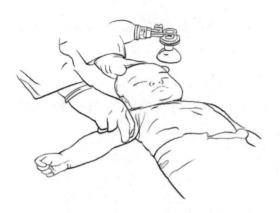 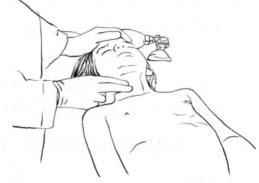

图 12-3-2　婴儿（<1 岁）心肺复苏脉搏评判方法　　　　图 12-3-3　儿童（>1 岁）心肺复苏脉搏评判方法

如脉搏仍≤60 次 / 分，且有血流灌注不良征象（即四肢冰凉、反应迟钝、脉搏微弱、面色苍白、皮肤花纹和紫绀）则进行 CPR。

（3）无反应，没有正常呼吸，也没有确定脉搏，请立即进行 CPR（C-A-B）检查。

若目击者看到患儿突然倒地，且单人心肺复苏时若尚未启动 EMS，则应首先启动 EMS，随后立即开始行 CPR。对于明确因缺氧导致者（如溺水），应先进行 CPR，复苏 2 min 后再启动 CPR。

在手机时代，EMS 的启动可以通过手机等设备在不离开患者的情况下完成，即可以同时进行 CPR 和用手机启动 EMS。

（二）CPR

儿童各年龄阶段患者的心肺复苏流程都应坚持胸外按压，开放气道，人工呼吸顺序（即：C-A-B）。

1. 胸外心脏按压（compression，C）

通过节律性按压胸腔外壁的方法帮助患者恢复自主循环的一种急救措施。

（1）首先患儿必须平卧在坚固平坦的平面上，如心脏按压板、地面等，而不是病历牌、护士的手或前臂。

（2）按压部位及方法：按压部位及方法详见表 12-3-2，婴儿双指按压示意详见图 12-3-4，婴儿环抱按压示意详见图 12-3-5，儿童单掌按压手法示意详见图 12-3-6，儿童双掌按压手法示意详见图 12-3-7，按压时肘部错误示范详见图 12-3-8。

表 12-3-2 按压部位及方法

	婴儿（一岁以内）		儿童和成人
部位	紧贴乳头连线下方胸骨		胸骨下半部分
方法 单人复苏	双指按压法或单手掌按压法（患者旁侧）		单手掌或双手掌按压法（患者旁侧）
方法 双人复苏	双手环抱法（患儿脚侧）或单手掌按压法（患儿旁侧）		

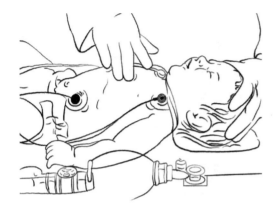

图 12-3-4 婴儿单人双指按压法

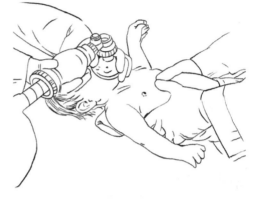

图 12-3-5 婴儿双人环抱按压法

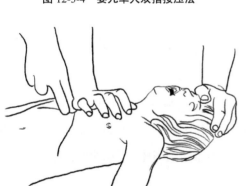

图 12-3-6 儿童单掌按压法

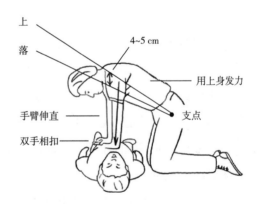

图 12-3-7 儿童双掌按压法

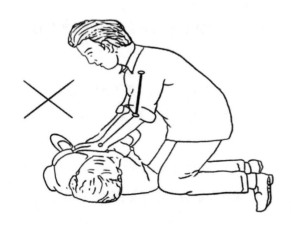

图 12-3-8 按压时肘部错误示范

（3）按压的深度

儿童（大于1岁至青春期开始）至少是胸廓前后径的1/3，婴儿约4 cm，儿童约5 cm，成人及青少年约5~6 cm。超过6 cm的胸部按压会导致损伤。

（4）按压的频率

按压频率要求100~120次/分，按压速率过快时会出现胸部按压深度不足。不同情况下按压与通气比例详见表12-3-3。

表12-3-3　胸外按压和人工呼吸的比例

	胸外按压和人工呼吸比
若未建立高级气道：应序贯进行	婴儿和儿童：单人：30∶2　双人：15∶2
	成人：单人或双人均为30∶2
高级气道建立后：应同时进行（其间不停止胸外按压）	婴儿和儿童：20~30次/分（即2~3秒/次）
	成人：10次/分（即6秒/次）

2. 开放气道（airway，A）

开放气道的方法包括压额抬颏法和双手托下颌法：首先保证患儿处于开放气道体位，婴儿位于鼻吸气位。

①压额抬颏法。施救者一手置前额，将头部置于向后倾斜的枕中位，颈部仰伸，用其余两个或三个手指固定在下颌角处将下颌向上向前抬起，操作过程中保持张嘴且勿将下巴周围松软的组织向上推，同时不宜抬起头部，保持头正中位，颈部绝不能移动，示意图见图12-3-9。

②双手托下颌法。双手托下颌法适用于疑有颈椎外伤的无反应创伤患儿，若托颌法未能成功，应使用仰头抬颏法，示意图见图12-3-10。

对于有口、咽、鼻分泌物和异物的患儿，有条件要清理，不盲刮，不延迟心脏按压。

3. 人工呼吸（breathing，B）

（1）要点：气道开放位，每次送气约1 s，胸部起伏满意即可（避免过度通气）。

（2）方法：单人复苏时可使用口对口，口对口鼻，或者口对面罩人工呼吸，见图12-3-11—图12-3-13。

双人复苏时可使用球囊面罩通气，按照E-C手法，面罩紧贴于面部，"C"字形固定面罩，"E"字形开放气道（上抬下颌），详见球囊面罩通气手法见图12-3-14。

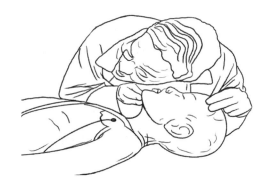

图 12-3-9 压额抬颏法示意图

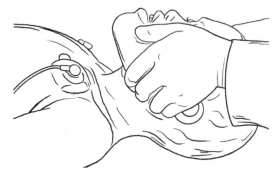

图 12-3-10 仰头抬颏法示意图

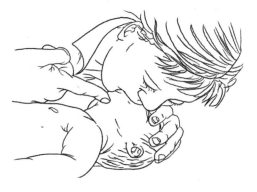

图 12-3-11 婴儿口对口鼻人工呼吸示意图

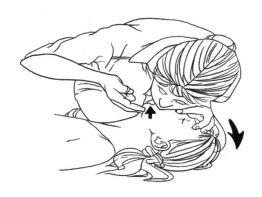

图 12-3-12 儿童口对口人工呼吸示意图

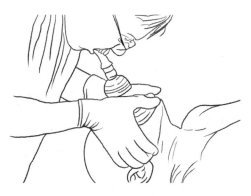

图 12-3-13 年长儿口对面罩人工呼吸示意图

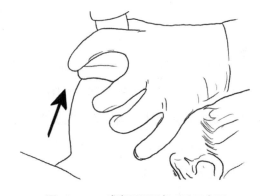

图 12-3-14 球囊面罩通气手法示意图

（三）简易呼吸器

简易呼吸器又称"人工呼吸器"或"加压给氧气囊"，是进行人工通气的简易工具。使用简易呼吸器通气是一种简便有效的通气方法,在抢救患者时最大的特点是操作迅速、有效、无创,能为患者提供有效的通气的一项技术操作。

1. 结构

简易呼吸器由面罩、单向阀、进气阀、呼气阀、压力安全阀、储气安全阀、球形气囊、储气阀、储气袋、氧气连接管 10 个部件组成。

2. 球囊的选择

（1）根据病人不同选择不同容量的球囊，一般分为成人型（1500 mL/1200 mL）、儿童型（550 mL/300 mL）、婴儿型（280 mL/100 mL）。

（2）球囊施加的压力限制：成人：60 ± 10 cmH$_2$O，儿童 / 婴儿：40 ± 5 cmH$_2$O。

（3）面罩的选择：①完全覆盖口鼻；②完全覆盖下巴；③不会遮住眼睛。

3. 简易呼吸器功能检测

（1）挤压气囊，检查气囊弹性良好，球体无破损。连接单向阀，挤压气囊，单向阀张开，检查单向阀功能正常。

（2）用手堵住出气口，挤压气囊，检查减压阀功能是否正常。当球内压力达到一定压力时，压力开关会自动开启，保护肺部免于受到高压力伤害。

（3）取储气袋，打气，检查储气袋功能良好无漏气。

（4）堵住通气接口，挤压储气袋，检查出气阀功能良好。

（5）检查面罩，触之有触鼻感，无漏气。

4. 简易呼吸器的工作原理

（1）当挤压球体时，产生正压，将进气阀关闭，内部气体强制性推动鸭嘴阀打开，并堵住出气阀，球体内气体即由鸭嘴阀中心切口送向病人。如用氧气，则氧气随球体复原吸气动作暂存于球体内，在挤压球体时直接进入患者体内。

（2）将被挤压的球体松开，鸭嘴阀即刻向上推，并处于闭合状态，以使患者吐出的气体由出气口放出。

（3）与此同时，进气阀受到球体松开所产生的负压，将进气阀打开，储气袋内氧气送入球体，直到球体完全恢复挤压前的原状。

5. 简易呼吸器使用注意事项

（1）避免过度通气：用仅使胸廓起伏必需的压力和潮气量。每一次缓慢给气，超过约一秒，而且注意观察胸廓的起伏。如果胸廓不起伏，重新开放气道，检查面罩与面部是否密闭，再重新通气。

（2）复苏气囊通气不推荐用于单人操作的 CPR。

6. 过度通气的危害

（1）心肺复苏时，进入肺的血流只有正常时候的 25%~33%，因此，为了防止通气血流比失调，需减少通气量（即减少呼吸次数和降低潮气量）。

（2）过度通气会增加胸廓内压力并会阻止静脉血的回流，从而导致心输出量减少、大脑的血流量减少和冠脉的灌注降低。

（3）过度通气导致空气滞留，对气道阻力病人造成气压伤。

（4）对于没有高级气道支持的患儿，过度通气会增加其反胃和吸入的风险。

（四）自动体外除颤器

自动体外除颤器（automated external defibrillator，AED）可识别可除颤心律，并指引施救者安全除颤，是适合非急救医务人员和大众使用的设备。使用中的注意事项包括以下内容。

（1）AED 一旦到位，应尽早使用。

（2）机器每隔 2 min 会自动分析心脏节律，整个 CPR 抢救过程中不关机，不取下电极片。

（3）CPR 和除颤相结合：准备 AED 过程中持续 CPR 直至 AED 提示不接触患者；强调除颤 1 次后立即行 CPR，2 min 后再重新评估。

（4）对于婴儿，首选手动除颤器而不是 AED 进行除颤。如无则优先使用装有儿科剂量衰减器（适用于 8 岁以下小儿）的 AED。如果都无，可用不带儿科剂量衰减器的 AED。

（五）高质量的心肺复苏的要点

1. 快启动

在识别出心搏骤停后，应立即启动心肺复苏，理想情况下应在 10 s 内开始。

2. 快速压

心肺复苏时，胸外按压的速率应保持在 100~120 次 / 分。这种快速的按压频率有助于模拟正常的心跳频率，确保血液能够持续流向大脑和其他重要器官。

3. 用力压

按压幅度至少为胸部前后径的三分之一（婴儿大约为 4 cm，儿童大约为 5 cm）。一旦儿童进入青春期，即同成人，需要达到 5~6 cm。此外，每次按压后应让胸廓完全回弹，然后进行下一次按压。

4. 减少中断

尽可能减少胸外按压的中断的时间（<10 s）和次数。长时间的中断会减少大脑和其他重要器官的血液供应，从而降低存活率和神经功能恢复的可能性。

5. 避免过度通气

附医疗服务提供者的儿科基本生命支持流程图。

四、儿科高级生命支持

儿科高级生命支持（pediatric advance life support，PALS）包括除颤、心电监护、供氧、急救药物的使用，建立高级气道和输液通路，以及危重患者的快速识别和处理。及时恰当的儿科紧急救护关系到危重和受伤儿童的功能恢复，因此儿童紧急医疗救护体系必须纳入国家、地区和社区 EMS 中。相关资料显示农村和城市约有 10% 的紧急医疗救护服务对象是 14 岁及以下的儿童，其中 5~14 岁儿童以创伤为主，2~5 岁以内科疾病多见，2 岁以下则以包括心跳呼吸骤停在内的危重症多见。急诊室儿科患儿多达 30%，估计每 10 万儿童中有 240 人需要进行重症监护，但入住成人 ICU 与小儿 ICU 的预后明显不同。实践证明，建立小儿紧急医疗救护体系十分必要。

PALS 在有条件的情况下立即进行，与基础生命支持（basic life support，BLS）相结合治疗，强调高效团队合作。在整个心肺复苏的团队中包含了 6 大角色及 8 大要素。6 大角色分别是领导者、气道管理者、心脏按压者、监护 / 除颤者、静脉 / 骨髓通道建立及管理者、记录者。8 大要素分别是：明确的角色、明确的职责、了解自己局限、建设性干预知识分享、总结和再评估、闭环式沟通、明确的信息、相互尊重。

附医务人员的儿科基本生命支持流程图（图 12-3-15、图 12-3-16）。

（一）心电监护及供氧

在心肺复苏期间，无创和有创监测技术可用于评估和指导心肺复苏的质量。有创动脉血压监测可准确提供按压和药物所产生的血压值。呼气末二氧化碳（end-tidal carbon dioxide，$ETCO_2$）反映了心输出量和通气效果，并可能对 CPR 的质量提供反馈。$ETCO_2$ 突然升高可能是自主循环恢复（return of spontaneous circulation，ROSC）的早期征兆。自主循环未恢复时应使用纯氧，自主循环恢复后下调供氧以保证 FaO_2 为 92%~98%。

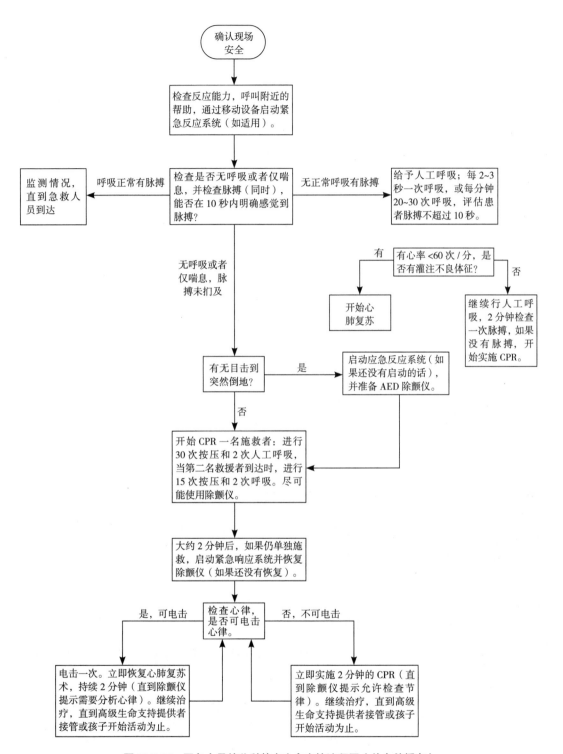

图 12-3-15 医务人员的儿科基本生命支持流程图（单个救援者）

来源：TOPJIAN A A, RAYMOND T T, ATKINS D, et al. Part 4: Pediatric Basic and Advanced Life Support: 2020 American Heart Association Guidelines for Cardiopulmonary Resuscitation and Emergency Cardiovascular Care[J]. Circulation, 2020, 142(16_suppl_2): S469-S523.

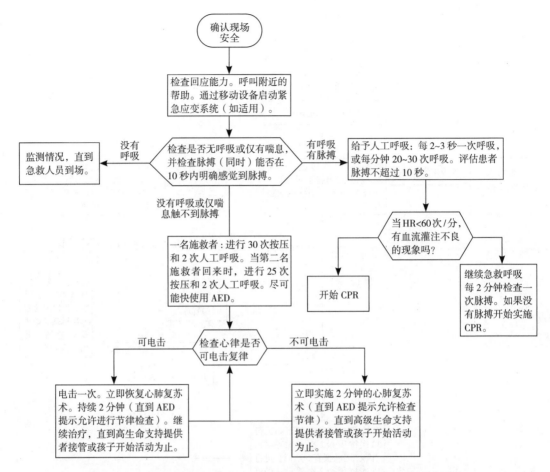

图 12-3-16 医务人员的儿科基本生命支持流程图（2 名及 2 名以上的救援者）

来源： TOPJIAN A A, RAYMOND T T, ATKINS D, et al. Part 4: Pediatric Basic and Advanced Life Support: 2020 American Heart Association Guidelines for Cardiopulmonary Resuscitation and Emergency Cardiovascular Care[J]. Circulation, 2020, 142(16_suppl_2): S469-S523.

（二）药物

1. 心跳呼吸骤停期间的用药建议

（1）任何情况下，儿科患者使用肾上腺素都是合理的。静脉输液／骨髓腔输液比气管内给药更可取。

（2）任何情况下，儿科患者在胸外按压 5 min 内开始注射肾上腺素是合理的。

（3）任何情况下，儿科患者每隔 3~5 min 注射肾上腺素是合理的，直至自主循环恢复。

（4）对于休克及难治性 VF/PVT，可以使用胺碘酮或利多卡因。

（5）在无高钾血症或钠通道阻滞剂（如三环类抗抑郁药）中毒的情况下，不建议在儿科心搏骤停时常规使用碳酸氢钠。

（6）如无证据表明存在低钙血症、钙通道阻滞剂过量、高镁血症或高钾血症等不建议对儿童心搏骤停进行常规钙治疗。

2. 具体抢救药物的使用

（1）肾上腺素。

①作用机制：肾上腺素作为公认的 CPR 首选药物，它的作用机制主要是兴奋 α_1 受体，使外周血管收缩，增加主动脉收缩压和冠脉灌注压，刺激停搏的心脏产生自发收缩。

②给药途径及剂量：静脉 / 骨内给药剂量为 0.01 mg/kg（1 ：10000，0.1 ml/kg），气管导管内给药剂量为 0.1 mg/kg（1 ：1000，0.1 mL/kg）。单次最大剂量为静脉 / 骨内给药不超过 1 mg，气管导管内给药不超过 2.5 mg。

③注意事项：在不可除颤心律心搏骤停后 5 min 内给药，越早越好。使用后用生理盐水 5~10 mL 冲管，不能同碱性药物在同一静脉管道内输入，气管导管内给药后需气囊加压通气几次，以达到药物的吸收。

（2）胺碘酮。

①作用机制：属 Ⅲ 类抗心律失常药，是具有轻度非竞争性的 α 及 β 肾上腺素受体阻滞剂，且具轻度 Ⅰ 及 Ⅳ 类抗心律失常药性质。主要电生理效应是延长各部心肌组织的动作电位及有效不应期，有利于消除折返激动。抑制心房及心肌传导纤维的快钠离子内流，减慢传导速度，降低窦房结自律性。

胺碘酮作为抗心律失常药物可降低除颤后反复发生 VF 和 PVT 的风险，可能提高除颤的成功率。

②给药途径及剂量：室颤或无脉室速的抢救，在心肺复苏中，如 2~3 次电除颤和血管加压药物无效时，立即用胺碘酮 5 mg/kg 静脉注射，以 5% 葡萄糖稀释，快速推注，然后再次除颤。如仍无效可于 10~15 min 后重复追加胺碘酮最多三次，用法同前。

③注意事项：用药时不应干扰心肺复苏和电除颤。室颤转复后，胺碘酮可静脉滴注维持量。

（三）除颤（defibrillation，D）

1. 作用

在短暂的时间内给心脏以强电流刺激，使心肌纤维在瞬间同时除极化，并使所有可能存在的折返通道全部失活，使心脏起搏系统中具有最高自律性的窦房结恢复主导地位。

2. 使用时机

除颤仪到位后立即使用，在除颤准备好前应持续 CPR，强调只除颤一次，一次除颤后立即 CPR，无须检查脉搏和心跳，再次评估应在 5 个循环（约 2 min）的 CPR 后进行。

3. 电极片的安放位置

底部位于胸骨右缘 2~3 肋间，心尖部位于左腋前线内第五肋间。

4. 能量的选择

2~4 J/kg，后续至少 4 J/kg，最大 10 J/kg 或成人剂量。

5. 使用步骤

选择能量，充电，放电，除颤仪使用流程图见图 12-3-17。

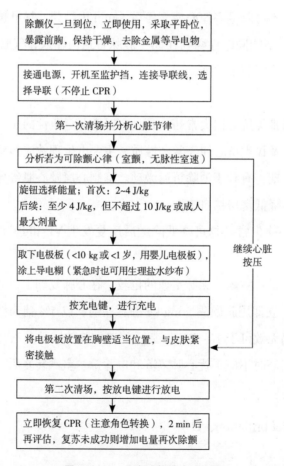

图 12-3-17　儿童除颤技术流程图

来源：TOPJIAN A A, RAYMOND T T, ATKINS D, et al. Part 4: Pediatric Basic and Advanced Life Support: 2020 American Heart Association Guidelines for Cardiopulmonary Resuscitation and Emergency Cardiovascular Care[J]. Circulation, 2020, 142(16_suppl_2): S469-S523.

（四）气道和呼吸支持

如能在前几分钟成功地使用复苏囊面罩进行通气，就不要中断 CPR 去进行气管插管；对于需要插管的小儿，建议使用有套囊气管导管。

（五）静脉通路的建立

施救人员对心搏骤停患者首先尝试建立静脉通路进行给药，如果静脉通路建立失败或不可行，可以考虑改用骨通道。

五、心肺复苏过程中的注意事项

（1）最好仰卧在硬的平面上。

（2）不能按压肋骨和剑突，不改变按压部位，平稳按压。

（3）有条件时，应至少每 2 min 交替按压以防疲劳（应在 5 s 内完成角色转换）。

（4）按压质量的评估。

最新的心肺复苏指南建议对心跳呼吸骤停患者进行连续有创动脉血压监测。实施人员可使用舒张压进行评估 CPR 质量。一项新研究表明，置入动脉导管的儿科患者在接受 CPR 时，如果婴儿的舒张压至少为 25 mmHg，儿童的舒张压至少为 30 mmHg，会提升神经系统良好的预后率。

六、心肺复苏后的救治

复苏后治疗是生存链的重要组成部分，接受长时间心肺复苏（如气管插管、胸外按压或给予肾上腺素）的儿童可能有病情变化的风险，稳定后应在重症监护病房接受密切监护和治疗，监测血氧饱和度、心率、血压、红细胞压积、血糖、血气分析及血电解质等，做好体温管理，针对病因进行诊治，防止感染。同时做好多模态神经功能监测，关注患者预后情况。

附儿科心搏骤停流程图（图 12-3-18）。

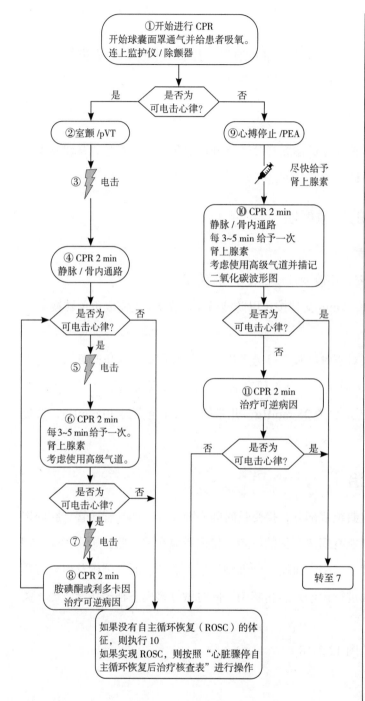

CPR 质量

用力快速（100 至 120 次／分）按压，
保证胸廓完全回弹

尽量减少胸外按压过程中断

每 2 min 轮换一次按压员，如感觉疲劳
可提前轮换

如果没有高级气道，应采用 15：2 的
按压 - 通气比率

如果有高级气道，应进行持续按压，并
每 2~3 s 给予一次人工呼吸

除颤的电击能量

第一次电击 2 J/kg
第二次电击 4 J/kg
后续电击 ≥ 4 J/kg，最高 10 J/kg 或成人
剂量

药物治疗

肾上腺素静脉／骨内注射剂量：
0.01 mg/kg（0.1 mg/mL 浓度下 0.1 mL/
kg）最大剂量 1 mg。
每隔 3~5 min 重复一次。
若无静脉／骨内通路，可通过气管给药：
0.1 mg/kg（1 mg/mL 浓度下 0.1 mL/kg）

胺碘酮静脉／骨内注射剂量：

心脏骤停期间 5 mg/kg 推注。
对于顽固性室颤／无脉性室速
可重复注射最多 3 次
或者
利多卡因静脉／骨内注射剂量：
初始：1 mg/kg 负荷剂量

高级气道

气管插管或声门上高级气道
通过描记二氧化碳波形图或二氧化碳测
定，确认并监测气管插管的放置

可逆病因

低血容量（Hypovolemia）
缺氧（Hypoxia）
氢离子（Hydrogenion）（酸中毒）
低血糖症（Hypoglycemia）
低钾血症／高钾血症
（Hypo-/hyperkalemia）
低体温（Hypothermia）
张力性气胸（Tension pneumothorax）
心包填塞（Tamponade）
毒素（Toxins）
血栓形成（Thrombosis），肺部
血栓形成（Thrombosis），冠状动脉

图 12-3-18　儿科心搏骤停流程图

来源： TOPJIAN A A, RAYMOND T T, ATKINS D, et al. Part 4: Pediatric Basic and Advanced Life Support: 2020 American Heart
Association Guidelines for Cardiopulmonary Resuscitation and Emergency Cardiovascular Care[J]. Circulation, 2020,
142(16_suppl_2): S469-S523.

第四节 儿童心跳呼吸骤停的新进展

一、概述

根据美国心脏协会（AHA）提供的数据显示，在美国每年有超过 20000 名婴幼儿发生心搏骤停。儿童院内心搏骤停（IHCA）后虽然生存率较高，神经系统预后相对较好，但是儿童院外心搏骤停（OHCA）生存率仍然比较差，特别是婴儿。

美国心脏协会 2020 版心肺复苏与心血管急救指南的《第四部分：儿童基础和高级生命支持》包括了儿童 OHCA 和 IHCA 的治疗建议。由于儿童心搏骤停的原因、治疗和结局均与成人心搏骤停不同，儿童的心搏骤停更多要考虑呼吸因素引起的。该指南以现有的最佳复苏科学理念作为基础，提出了对儿童 BLS 和 ALS（不包括新生儿期）的建议。这些建议将对心搏骤停患者的相关预后产生重大影响。

（1）强调无论是成人还是儿童心搏骤停，高质量的心肺复苏仍是复苏的基础，其关键组成部分是提供足够的胸部按压频率和深度；尽量减少心肺复苏术过程中的中断；在按压之间要使胸部充分回弹；同时避免过度通气。

（2）考虑到年龄和临床状况，对辅助通气的婴儿和儿童进行 CPR 时，将呼吸频率范围目标定为每 2~3 s 通气 1 次（20~30 次 / 分）。频率超出建议范围可造成血流动力学损害。

（3）有套囊气管导管可以改善肺顺应性差的患者的二氧化碳含量和状态，并可减少换管和重新插管的次数。在对婴儿和儿童进行气管插管时，选择有套囊的气管导管比无套囊的气管导管更为合理。

（4）在某些情况下环状软骨加压可能有用，但常规使用可能会阻碍喉镜检查和球囊 - 面罩通气时胸部抬高的显示。常规使用环状软骨加压会降低插管成功率。如果环状软骨加压干扰通气、妨碍插管速度或增加难度，应立即停止使用。

（5）对于院外心搏骤停，球囊 - 面罩通气的复苏效果与气管插管等高级气道干预措施相同。

（6）CPR 期间使用肾上腺素可优化冠状动脉灌注压并维持脑压。在心肺复苏术中早期使用肾上腺素会提高患儿的存活率。对于存在心搏停止和无脉性电活动的患儿，心肺复苏开始后越早使用肾上腺素，患儿存活的可能性就越大。任何情况下对于儿科最合理的做法是在开始胸部按压后 5 min 内给予初始剂量的肾上腺素。

（7）在心搏骤停时，理想血压目标尚不清楚；对于连续监测有创动脉血压的患儿，医务人员使用舒张压评估其 CPR 质量是合理的，因此可以指导干预措施。

（8）心搏骤停后神经系统疾病很常见，应该进行持续性评估和干预。例如非惊厥性癫痫，建议持续进行脑电图监测，以检测患者心搏骤停后的癫痫发作。

（9）复苏不应随着自主循环恢复（ROSC）而结束，复苏后的救治与护理对于患者获得最佳预后至关重要。对于 ROSC 后仍未苏醒的儿童应该进行针对性体温管理和持续脑电图监测，且预防和治疗低血压、高氧或低氧、高碳酸血症或低碳酸血症同样也很重要。

（10）心搏骤停的幸存者在出院后有可能会出现身体、认知和情感上的问题，需要给予连续性治疗和干预。

（11）纳洛酮可以拮抗因阿片类镇痛药过量引起的呼吸骤停，但没有证据表明它对心搏骤停患者有好处。

二、护理问题

（一）脑组织灌注不足

脑组织灌注不足通常与心搏骤停有着直接的联系。心搏停止会导致血液循环中断，进而影响到大脑的血液供应。由于大脑对氧气和营养的需求极高，任何灌注不足都可能导致脑细胞的损伤或死亡，从而引发一系列严重的神经系统症状，包括意识丧失、抽搐甚至昏迷。

（二）意识障碍

意识障碍与脑组织灌注不足有关。当大脑的血液供应不足时，大脑功能会受损，导致患者出现不同程度的意识障碍，从轻微的注意力不集中到深度昏迷。

（三）清理呼吸道无效

清理呼吸道无效与无法维持自主呼吸有关。

（四）误吸的风险

误吸的风险与没有及时清理呼吸道有关。当呼吸道中的分泌物或呕吐物未能得到及时清除时，患者可能会在呼吸过程中将这些物质吸入肺部，导致误吸。误吸不仅会引起剧烈的咳嗽和呼吸困难，还可能导致肺部感染，严重时甚至危及生命。

（五）潜在并发症

脑组织灌注不足和意识障碍的患者可能会面临多种潜在并发症，包括继发感染和多脏器功能衰竭。继发感染可能源于呼吸道、泌尿道或皮肤，而多脏器功能衰竭则是由于身体多个系统同时受到损害，如心脏、肝脏和肾脏等，这些并发症都可能对患者的生命构成严重威胁。

（六）焦虑 / 恐惧

患儿和家长的焦虑和恐惧情绪与对疾病预后的担忧以及对医疗环境的陌生感有关。这种情绪不仅影响他们的心理健康，还可能影响患者的治疗合作度和恢复进程。

三、护理措施

（一）立即给予基础生命支持

高质量的心肺复苏是复苏成功的基础，应严格按照标准进行，特别注意，呼吸道分泌物较多的患儿应及时清理呼吸道，以降低误吸的风险。

（二）早期预防及识别

早期预防及识别心搏骤停是重症监护的护理重点。一旦发生心搏骤停，应立即启动医护团队协作。同时实施基础生命支持与高级生命支持。医护人员必须掌握团队心肺复苏的分工与流程。

（三）儿科心搏骤停后救治

心肺复苏成功后，对体温、血压、电解质酸碱平衡的管理至关重要，直接影响预后。需特别关注患儿的脑保护，避免脏器二次损害，并重视复苏质量的评估以及心搏骤停综合征的治疗与护理。儿科心搏骤停后救治的重点是预估、识别和治疗复杂的生理状态，以改善预后。

（四）心理护理

在不妨碍心肺复苏的前提下，应允许家庭成员在患儿心肺复苏时在场。在复苏过程中，由指定的团队成员为在场的家人提供安慰、回答问题，并给予帮助。这有利于家庭的心理安抚与情绪稳定。

四、护理新进展

问题 1：儿童心搏骤停生存链是否应该区分院内及院外生存链？

新进展： 应该区分出院内及院外不同的生存链。循证研究表明，不仅要关注心肺复苏术本身，还要重点关注康复及预防。

在过往的 20 年，儿科心搏骤停的预后有所改善，部分原因是早期识别、高质量的心肺复苏、事后急救和体外心肺复苏。自 2010 年以来，儿童心搏骤停的出院生存率的增长逐渐趋于稳定，但并未出现明显上升的趋势。当前，更多的心搏骤停事件发生在重症监护病房环境内，这表明有心搏骤停风险的患者能够更快地被识别出来，并转移到更高级别的护理中。然而，院外心搏骤停（OHCA）患儿的存活率仍然不容乐观。所以区分出 IHCA 与 OHCA 不同的生存链是有必要的。在医院外的环境中，采取了多项安全措施，如推广自行车头盔的使用、预防婴儿猝死综合征、对非专业救援人员进行心肺复苏培训，以及确保尽早进行紧急救治。当心搏骤停发生时，早期旁观者进行的心肺复苏是改善预后的关键。在医院内的环境中，预防心搏骤停的关键包括早期识别和治疗有心搏骤停风险的患者。

从历史上来看，心搏骤停的急救主要集中在心搏骤停本身的管理，强调高质量的心肺复苏、早期除颤和有效的团队合作。然而，心搏骤停发作前后的急救措施同样对改善结果至关重要。鉴于儿科心搏骤停存活率趋于稳定却无明显提升，预防心搏骤停变得更加重要。在心搏骤停复苏后，对心搏骤停后综合征（可能包括脑功能障碍、心肌功能障碍和低心输出量，以及缺血/再灌注损伤）的处理能够避免引起继发性损伤（如低血压）。准确的神经预测对指导救援者的讨论和决策也是很重要的。最后考虑到心搏骤停存活者有神经发育障碍的高风险，及早转诊进行康复评估和干预是关键。为了突出心搏骤停管理的不同方面，儿科生存链已经更新，在 OHCA 和 IHCA 生存链中增加了第六个环节以强调康复的重要性。该康复侧重于短期和长期的评估与治疗，以及家人的支持治疗。

问题 2：在快速识别心搏骤停方面，专业与非专业救援人员的步骤有何不同？是否都需要评估脉搏？

新进展： 快速识别心搏骤停时，专业救援人员应评估脉搏不超过 10 s，而非专业救援人员无须检查脉搏，直接开始心肺复苏。

快速识别心搏骤停、立即开始高质量的胸外按压，以及提供有效的通气是改善心搏骤停转归的关键。对没有"生命迹象"的儿童，非专业救援人员应立即开始复苏。心肺复苏开始后，医护人员评估脉搏不应超过 10 s。将触诊是否有脉搏作为心搏骤停和是否需要胸部按压的唯一决定因素是不可靠的，因为在婴儿和儿童中，引起心搏骤停的常见原因是窒息。因此，在儿童复苏过程中，有效的通气是很重要的。当心肺复苏开始时，顺序是按压 - 开放气道 - 人工呼吸。

成人和儿童的研究均发现由训练有素的救援者手动检查脉搏的错误率较高。研究表明，医护人员的脉搏触诊准确率仅为78%，而非专业救援者在5 s内的脉搏触诊准确率仅为47%，但在10 s内可提升至73%。因此，循证医学证据表明，检查脉搏并不是心肺复苏必要的前提，对于无生命迹象的患儿，非专业救援人员应尽快开始复苏，其不必检查心率或脉搏。

问题3：胸外按压暂停对心肺复苏的成功有何影响？

新进展：胸外按压长时间暂停会影响患者的存活率及使自主循环恢复的机会降低。

2024年的一项研究在儿童心搏骤停期间，胸外按压暂停时间每增加5 s，神经系统预后、生存率和自然循环恢复的机会就会越低。任何>10 s或>20 s的胸外按压暂停以及>10 s和>20 s的暂停次数与较低的自主循环恢复的发生率显著相关，但与生存率或神经系统预后无关。

2015年版指南中提出了心脏按压指数（chest compression fraction，CCF），是指心脏按压时间和心肺复苏时间的比例。具体来说，CCF ＝心脏按压时间／心肺复苏时间 ×100%。设定胸外按压比例时，推荐尽量提高胸外按压在整体心肺复苏中的比例，旨在限制按压中断，在心肺复苏时尽可能增加冠状动脉灌注和血流。2015年及2020年心肺复苏指南建议CCF值应不低于60%，最好能够达到80%，如果CCF值低于60%，可能需要增加胸部按压的时间和频率，以确保机体重要组织器官的循环和有效灌注。CCF值在心肺复苏过程中的意义在于尽量减少胸外按压的中断，以保障循环及有效灌注。

问题4：儿童心肺复苏中有效通气是否为复苏成功的基础？球囊通气与气管插管，哪种方式才是最佳选择？

新进展：儿童心搏骤停主要是由呼吸衰竭引起的。因此，有效通气和呼吸道管理是儿科复苏的基础。指南中指出使用球囊 - 面罩通气的复苏效果与气管插管等高级气道干预措施取得的效果相同。

对儿童来说，呼吸衰竭引起的心搏骤停要比原发性心脏病引起的多见。儿童心肺复苏强调保持有效通气。在高级气道的支持下，呼吸频率设定为每2~3 s一次呼吸，即每分钟20~30次呼吸。这种呼吸次数的增加可能是为了弥补心肺复苏从按压开始而不是由开放气道开始的延迟。

虽然大多数患者可以成功地使用球囊 - 面罩通气，但这种方法需要中断胸部按压并会增加患者误吸和气压伤的风险。高级气道干预措施，如声门上气道或气管插管，可能会改善通气，降低吸入风险，并可以保持连续按压。但人工气道的建立可能会中断按压或导致设备放置位置错误，因此人工气道的建立需要特殊设备和熟练操作者，对于不经常给儿童气管插管的专业人员来说，这可能很困难。一项临床试验和两项回顾性研究表明，对于 OHCA 患儿，气管插管和球囊 - 面罩通气可达到相似的存活率，且两者均伴有较高的神经功能良好率和出院存活率。有回顾性研究也显示，在 OHCA 患儿中，声门上气道和球囊 - 面罩通气可达到相当的存活率，同样伴有较高的神经功能良好率和出院存活率。

问题 5：在儿童心肺复苏中使用哪些药物？

新进展：任何情况下对于儿科最合理的做法是在开始胸部按压后 5 min 内给予肾上腺素。不推荐常规使用钙剂及碳酸氢钠。

研究表明 IHCA 儿童接受肾上腺素治疗，肾上腺素的使用每延迟 1 min，ROSC、24 小时存活率、出院存活率和神经功能状况的预后均显著降低。心肺复苏开始 5 min 内接受肾上腺素治疗的患儿比心肺复苏开始 5 min 后接受肾上腺素治疗的患儿更有可能存活出院。四项针对 OHCA 患儿的观察性研究表明，早期使用肾上腺素可以使 ROSC 率、存活入住 ICU 率、出院存活率及 30 天存活率均增加。目前尚没有关于儿科 OHCA 肾上腺素剂量和频率的循证研究。

有证据综述指出，心搏骤停期间注射碳酸氢钠的 8 项观察性研究显示，碳酸氢钠的使用均与 IHCA 和 OHCA 生存结局较差相关。只有在特殊情况下可以使用碳酸氢钠，比如治疗高钾血症和钠通道阻滞剂中毒。两项观察性研究表明，在心搏骤停期间使用钙剂，其存活率和自主循环恢复均欠佳，但在低钙血症、钙通道阻滞剂过量、高镁血症和高钾血症等特殊情况下使用钙治疗效果较好。

问题 6：从哪些方面对复苏质量进行评估？

新进展：可以通过连续有创动脉血压监测、呼气末二氧化碳监测、床旁超声、近红外光谱仪等方法进行复苏质量的评估。

无创和有创监测技术均可用于评估和指导心肺复苏的质量。在心肺复苏期间，有创动脉血压监测可准确提供按压和药物所产生的血压值。呼气末二氧化碳（$ETCO_2$）反映了心输出量和通气效果，并可能对 CPR 的质量提供反馈。$ETCO_2$ 水平突然升高可能是自主循环恢复（ROSC）的早期征兆。此外，心肺复苏术中的床旁超声，特别是超声心动图，可用于确定心搏骤停的可逆原因。评估复苏质量的技术还有无创脑氧监测，如使用近红外光谱仪测量。2023 年一项多中心研究表明，在心肺复苏期间测量脑氧饱和度与患儿的自主循环恢复和出院存活率相关。

问题 7：体外心肺复苏能否提高心肺复苏后存活率？

新进展：对于 CPR 超过 10 min 的儿童，体外心肺复苏（extracorporeal cardiopulmonary resuscitation，ECPR）可提高其存活率。

ECPR 通常指传统 CPR 抢救心搏骤停至少 20 min 仍没有恢复自主循环时，使用体外膜肺氧合（ECMO）技术辅助建立人工循环，并替代心肺功能的技术。目前 ECPR 作为抢救难治性心脏停搏的手段使用已越来越频繁。根据国际体外生命支持组织（extracorporeal life support organization，ELSO）的数据，截至 2020 年 7 月，ELSO 登记了接受 ECRP 的患者 15724 例，其中包括 8558 例成人、5086 例儿童和 2080 例新生儿，出院存活率分别是 29%、42% 和 42%，显示儿童的存活率高于成人。2020 年 AHA 心肺复苏指南再次强调，具备 ECMO 技术流程、专业团队和设备的医疗机构，对于有可逆可能的心搏骤停患者，建议考虑使用 ECPR。然而，ECPR 的运用仍面临着诸多挑战，如何选择合适的病例、合适的时机（从 CPR 至启动 ECMO 的时间）、合适的设备和实施的场地等，目前尚未有充足的循证证据。研究表明，从 CPR 开始到 ECMO 启动的时间每增加 5 min，死亡概率就增加 4%。因此，对于有条件的医疗机构，选择合适的病例并尽早进行 ECPR 有利于改善预后。

国内儿童 ECPR 目前仍处于起步阶段，中国医师协会体外生命支持分会统计了 2018 年的儿科 ECPR 例数为 469 例，ECPR 成功撤离率及生存率均低于 ELSO 报道数据，如何提高 ECPR 患儿的生存率是目前工作之重。

问题 8：如何预防心搏骤停综合征的发生？

新进展：对心搏骤停后的儿童进行靶向体温管理、预防低血压、控制癫痫的发生来预防心搏骤停后综合征。

心搏骤停成功复苏并不是临床救治的结束，因为复苏后可能出现的心搏骤停后综合征可能在后几天内显现，这需要早期预判、识别和治疗，以提高患儿的存活率并改善其神经预后。心搏骤停后综合征主要由以下部分组成：①脑损伤；②心肌功能障碍；③全身缺血和再灌注反应；④持续危险的病理生理状态。心搏骤停后脑损伤仍然是成人和儿童发病率和死亡率的首要原因，因为大脑对缺血、充血或水肿的耐受有限。

靶向体温管理（targeted body temperature management，TTM）是指在持续监测体温的同时，将患者体温持续维持在规定范围内。所有形式的 TTM 均避免发热，低温 TTM 试图通过减少代谢需求、降低自由基的产生和减少细胞凋亡来治疗再灌注综合征。建议目标体温管理期间连续测量核心体温，避免寒战和发热，对于 24 小时 ~18 岁的婴儿和儿童，发生 OHCA 或 IHCA 后仍处于昏迷状态，采用 32~34 ℃的 TTM 后转为 36~37.5 ℃的 TTM，或仅使用 36~37.5 ℃的 TTM 是比较合理的。详细有关亚低温的指导建议见第七章第四节。

心搏骤停后血压经常不稳定，需要持续监测血压以识别和治疗低血压状态、维持血氧饱和度和二氧化碳分压在正常范围。避免出现低碳酸血症和高碳酸血症。对于低血压的患者建议使用肠外补液和 / 或血管活性药物并及时识别和治疗机体的紊乱状态，如有条件，建议持续监测动脉压，以识别和治疗低血压。

由于儿童心搏骤停后可能发生非惊厥性癫痫持续状态，因此，当有条件时，建议持续进行脑电图监测，以发现心搏骤停后持续性脑病患者的癫痫发作。建议治疗心搏骤停后的癫痫临床发作，目标是停止抽搐和癫痫样脑电活动。

问题 9：对心肺复苏术的患儿及家属进行心理的支持和随访对预后有何影响？

新进展：护理人员对其进行的心理支持以及康复评估会影响预后。

对于存活出院的患儿，其神经学预后尤其引人关注。一项对 CA 存活出院者的长期神经心理结果评估的前瞻性研究显示，存活者的总智商、言语智商、执行智商、言语理解指数、知觉组织指数以及处理速度指数的得分明显低于正常人群；且短期和长期视觉空间记忆（即时和延迟回忆）得分明显较低；而在视觉 - 运动整合、注意力、言语记忆和执行功能方面没有发现显著差异；由于智商、记忆力和执行功能的缺陷对儿童有重大影响，因此需要对 CA 幸存者进行长期随访和神经心理学支持。

多项研究普遍表明，在孩子复苏期间允许家长在场可能是有益的。在心理支持方面，我们应尽可能为家庭成员提供在婴儿或孩子复苏期间在场的机会。也应该由指定的团队人员提供安慰并解答问题。在复苏期间，配备一名专职的团队成员帮助处理心理创伤事件是非常重要的。在过去的 20 年里，复苏期间保持家人在场的做法有所增加。大多数的父母表示，他们希望在孩子复苏的过程中在场，了解正在发生的事情，并知道医护人员正在全力抢救自己的孩子。因此，医院也应该提供条件让家人在场。

心肺复苏术后的存活者可能出现持续的神经、认知、情绪等损害。指南还建议对儿童心肺复苏术后存活者进行康复服务评估。脑损伤对儿童的影响可能在心肺复苏术后的几个月甚至几年才会被发现。因此，强调出院后随访的重要性。

周润　蔡晔

第十三章

ICU 后综合征

第一节 ICU 后综合征概述

一、定义

ICU 后综合征（post-intensive care syndrome，PICS）是指重症监护病房转出后患者普遍出现的一组认知、身体和心理健康障碍。儿童重症监护后综合征（post-intensive care syndrome in pediatrics，PICS-P）特指儿童经历重症监护室（pediatric intensive care unit，PICU）治疗后可能遭遇的长期健康挑战，这些挑战不仅涵盖生理、认知与心理层面的影响，还涉及社会功能受损，可能阻碍儿童的正常生长发育及学校回归。由于儿童生长发育均处于一个独特而复杂的家庭环境之中，这个家庭单位的构成和运作方式多种多样，因此 PICS-P 不仅给儿童本人带来极大的挑战，同时也会给其家庭成员带来深远的影响，即家属重症监护后综合征（post-intensive care syndrome in family，PICS-F），这些影响可能涉及心理、情感和社会层面。

尽管数据有限，现有研究指出，在 PICU 出院患儿中 PICS-P 的发生率高达 24.8% 至 35.9%。出院后 6 个月仍有 38% 的患儿存在躯体功能障碍，38% 的患儿遭受了疲劳症状的困扰；29.2% 的患儿在日常生活功能方面表现出明显障碍；认知层面，67% 的患儿面临重度认知障碍；在心理健康层面，72% 的患儿出现了睡眠障碍，17.7% 的患儿遭受创伤后应激障碍（post-traumatic stress disorder，PTSD）的困扰，导致他们的生活质量明显低于正常儿童群体。患儿家属同样面临严重的心理影响，25.3% 的患儿家属出现睡眠障碍，18.8% 的患儿家属出现 PTSD，53.5% 的患儿家属在患儿出院 1 周后表现出抑郁症状，约 20% 的患儿家属存在中重度的焦虑症状，在患儿居家治疗和康复的过程中，家属的身心健康至关重要。另外，这可能会进一步影响患儿的治疗效果，无疑增加了居家康复的难度。

二、ICU 后综合征的概念内涵

关于 PICS 这一术语的起源，目前尚缺乏准确记录。它最早于 2010 年在重症监护医学会组织的一次多学科会议上被正式使用，并在 2012 年的文献中得以发表。此后，PICS 被全球重症监护领域广泛采纳，尽管 PICS 在医学界得到了广泛认可，但它尚未被美国国家生物技术信息中心（National Center for Biotechnology Information，NCBI）收录进医学主题词表术语（medical subject headings，MeSH），且目前尚没有官方定义。医学界对于 PICS 的深入研究和理解仍在持续进行中。

随着重症疾病后短期死亡率的下降，重症疾病后患儿的长期后果变得越来越重要。从 PICU 转出时，患儿的身体、认知、情感和社交健康状况各不相同，并受到患儿在 PICU 出院前的状态、发育和成熟程度以及患儿潜在疾病的自然病程的影响。因此 PICS-P 的概念框架在 2018 年出现，这一框架的核心聚焦于儿童这一特殊群体。这里"儿童"涵盖了在 PICU 中接受照护的婴儿、幼儿及青少年。这一儿科人群具有显著的异质性，不仅体现在年龄跨度上，还表现在生理状况、社会背景、认知能力以及发育阶段的多样化上。尤为值得关注的是，这一群体中患有慢性疾病和发育障碍的比例正逐年攀升。儿童时期的危重疾病常常发生在他们迅速成长与成熟的关键阶段。这种影响不仅仅局限于短期的治疗效果，更将伴随儿童数十年的生命旅程，直接关系到他们的生存质量。家庭成员对疾病的反应和应对方式，反过来又会对儿童的康复过程和预后产生显著影响。

三、ICU 后综合征的发展

在全球范围内，随着医疗技术的不断进步、护理服务的持续优化以及对疾病病理生理机制的深入理解，需要接受重症监护以治疗危及生命的疾病或损伤的儿童和成人的存活率已大幅提高。在儿童和成人重症监护领域，死亡率下降的同时，PICS 发病率却在上升。这导致国际儿童重症医学界的工作重心从单纯降低死亡率，变为更加关注 ICU

后患儿的预后优化。

1976 年《新英格兰医学杂志》发布了一篇探讨 ICU 后患儿出院后第一年随访结果的文章，该文章除了探讨生存率外，还深入分析了治疗费用以及非死亡结局，为医学领域提供了开拓性的见解。直到 20 世纪 80 年代中期，英国利物浦的学者 Richard Griffiths 才率先对 ICU 幸存者进行系统化的随访研究。基于这些宝贵的经验，英国国王基金会在 1988 年提出了关注 ICU 后患者的需求，这一倡议推动了英国第一项针对成人 ICU 监护成本、6 个月内死亡率及发病率结果的综合性研究的开展。该研究发现，ICU 幸存者在生理和心理层面均面临多种并发症，严重影响日常生活活动能力。此后，英国国家医疗服务体系（National Health Service，NHS）定期随访并报告 ICU 幸存者的非死亡结果。众多早期研究描述出了目前广泛认知的重症监护后综合征的多个核心特征，简而言之，ICU 后患者表现出明显的身体虚弱，肌肉含量显著减少，难以应对日常活动，时常感到疲乏。此外，还伴随着一系列的身体不适以及心理障碍，包括焦虑、抑郁、创伤后应激障碍等症状。对 ICU 后综合征复杂特征的认识，能够促使医护人员对 ICU 患儿提供更全面的照护，离开 ICU 是"新旅程"的开始，而不是终结。1993 年英国成立了欧洲最早的 ICU 随访诊所，每月两次，由 1 名 ICU 护士和 1 名 ICU 顾问共同管理。目前尚无最佳 ICU 随访模式的建立，不同国家和中心之间 ICU 的随访实施方式存在差异。一些中心为 ICU 后患儿提供自助手册用于辅导，一些中心则是由护理人员或多学科专家提供分段式的随访。2009 年英国国家临床优化研究所（National Institute for Health and Care Excellence，NICE）发布了危重病后康复建议（临床指南 83 号），但实施情况不容乐观，2014 年仅报道了 27% 的 ICU 提供随访服务。2015 年荷兰专家共识建议在 ICU 后 6 到 12 周，进行一次由护士主导的随访，以筛查患者的生理、心理和认知需求。然而具体的实施方案以及成效仍有待进一步验证。

四、ICU 后综合征的危险因素

PICS 的病理生理学机制复杂多样，涉及持续性炎症、免疫抑制和代谢紊乱等多个层面。炎症方面，脓毒症和急性呼吸窘迫综合征等危重症可引发系统性炎症反应综合征，进而导致微循环障碍和细胞缺氧缺血性损伤，影响神经肌肉组织的氧供和营养代谢，最终导致能量耗竭。在免疫抑制方面，长期激素等药物治疗可能削弱免疫功能。而代谢紊乱则表现为长期的高分解代谢状态和负氮平衡，可能导致肌肉萎缩和功能障碍。

PICS 的危险因素涉及疾病因素、人口社会学因素、环境因素等。这些因素可能单独或共同作用，增加患儿发生 PICS-P 的风险。

（一）疾病因素

1. 原发疾病

危重症如脓毒症、急性呼吸窘迫综合征等可能引发免疫应答过度激活，导致大量炎症介质释放，进而损伤全身多个器官系统，增加 PICS 的风险。患儿入院前存在的慢性疾病，如肺部疾病或肌肉疾病等，这些慢性疾病往往伴随着长期的生理机能受损和免疫状态失衡，使得患儿在面临危重症挑战时，其生理储备和适应能力更为有限。因此，即使在疾病得到控制后，患儿也更容易出现 PICS 相关的症状，例如持续的疲劳、肌肉无力、认知障碍以及情绪问题等。

2. PICU 治疗

机械通气是重症监护中常用的治疗手段，用于支持或替代患儿的自主呼吸功能。然而，长时间的机械通气可能导致呼吸机相关性肺损伤，包括气压伤、容积伤和生物伤等，这些都会进一步加剧肺部的炎症反应和功能障碍。此外，机械通气还可能引起膈肌萎缩和功能障碍，影响患儿的呼吸肌力量，从而增加 PICS 中呼吸功能障碍的风险。在 PICU 为了缓解患儿的疼痛、焦虑和恐惧，以及减少人机对抗，通常会使用镇静剂和镇痛药。这些药物的长时间使用，可能会对患儿的神经系统产生不良影响，导致认知功能障碍、谵妄、睡眠障碍等，严重影响了患儿的康复和生活质量。

（二）人口社会学因素

1. 年龄

年龄因素与 PICS-P 的发生及预后均存在复杂的关系。一方面，年长的患儿由于生理发育相对成熟，其器官系统对疾病的耐受性和自我修复能力可能较强。然而，随着年龄的增长，患儿可能患有更多的慢性疾病或潜在的健康问题，这些疾病在危重症的应激下可能被放大，从而增加 PICS-P 的风险。此外，年长的患儿可能更难以适应和应对 PICU 环境带来的各种不适和挑战。另一方面，年龄越小的患儿，尤其是新生儿和婴儿，其生理机能尚未完全发育成熟，对疾病的抵抗力和自我修复能力相对较弱。这些患儿在面临危重症时，更容易出现多器官功能衰竭和严重的生理紊乱，从而导致 PICS-P 的发生。

2. 性别

性别因素与 PICS-P 发生及预后的关系需要综合考虑多种因素,目前结论尚不一致,且存在一定的局限性。女性在生理、心理和社会角色上具有一定的独特性,女性家属可能更容易受到 PICU 期间应激事件的影响,导致心理创伤和认知功能障碍。在临床实践中,我们不能简单地根据性别来判断患儿和 / 或家属是否容易出现 PICS,而应根据患儿的具体情况制订个体化的治疗和康复方案。

(三)环境因素

1. PICU 环境

PICU 内的物理环境(如噪声、光线)和治疗环境(如护理操作、医学监测)对患儿的睡眠周期产生显著影响,这些影响进一步增加了 PICS-P 的风险。PICU 内的噪声主要来源于医疗设备的运行声、医护人员的交流声、患儿的哭闹声等。噪声会干扰患儿的睡眠周期,使其难以进入深度睡眠,影响睡眠质量和恢复效果,还可能导致焦虑等情绪问题。PICU 内一般采用全天候光照,以便医护人员随时观察患儿情况。然而,这种光照方式并不符合人体的昼夜节律。虽然到了晚上,病房可能会将灯光调为更适合睡眠的黄光,但由于 PICU 内可能随时有紧急抢救情况发生,因此光线变化仍然可能对患儿的睡眠造成干扰。PICU 内的患儿需要接受频繁的护理操作、医学监测,这些操作不仅会给患儿带来身体上的不适和疼痛,还会打断其睡眠周期,影响其休息和恢复。各种监测设备和报警声也可能对患儿的睡眠造成一定的干扰。长此以往,这种环境会影响患儿的睡眠周期和睡眠质量,增加 PICS-P 的风险。

2. 出院后环境

在 PICU 内,患儿接受的是全天候的医疗监护和治疗。然而,一旦转出 PICU,这种高强度的医疗支持会逐渐减少,患儿需要更多地依靠自身的恢复能力和家庭的照顾。PICU 内的治疗往往侧重于挽救生命和稳定病情,而对于后续的康复需求关注不足。转出 PICU 后,患儿可能面临认知、心理、身体等多方面的康复需求,而这些需求往往没有得到充分的满足。因此出 PICU 后,缺乏相应的医疗与康复支持途径和方案,是 PICS-P 发生及发展的重要因素之一。

第二节　ICU 后综合征的症状识别与评估

一、概述

PICS 症状的识别与评估对于促进患儿的全面康复确实具有至关重要的作用。该综合征的症状复杂多样，在儿童群体（PICS-P）中，这些症状可能包括生理上的肌肉无力、睡眠障碍；心理上的焦虑、抑郁以及创伤后应激反应；认知上的记忆力减退、注意力不集中和学习困难；以及社会健康方面的社交障碍和家庭关系紧张。在家属（PICS-F）中，这些症状更多地表现在生理上的睡眠障碍；心理上的焦虑、抑郁以及创伤后应激反应，以及社会健康方面的家庭关系紧张。PICS 的发生会严重影响患儿及其家属的生活质量。

PICS 症状的识别与评估是一个复杂而重要的过程，需要医疗团队、患儿及其家属的共同努力和配合。目前缺乏国际上广泛认可的评估工具，评估标准尚未统一。目前主要针对具体症状进行识别与评估，因此存在多种多样的评估工具。这些工具各有优缺点，但都能在一定程度上帮助医疗团队全面了解患儿的 PICS 症状，从而制订更有针对性的照护计划。

二、ICU 后综合征症状识别

（一）生理功能障碍

生理功能障碍主要表现为 ICU 获得性衰弱（ICU-acquired weakness，ICU-AW）、睡眠障碍等。长期卧床和肌松剂的使用等因素可能导致肌肉蛋白质的分解增加和合成减少，从而导致肌肉无力。ICU 期间使用呼吸机和插管等设备时，可能导致神经 - 肌肉传导障碍，进而导致肌肉无力和运动障碍。ICU 环境的特殊性，都可能干扰患儿的正常睡眠周期。此外，疼痛、焦虑、抑郁等心理因素也可能导致患儿入睡困难或睡眠质量下降。

1. ICU-AW

ICU-AW 是 PICS 相关躯体功能障碍中最为常见的表现形式之一。它特指进入 ICU 的患儿由于急危重症疾病或重症监护治疗措施，在排除其他已知原因后，所出现的全身性无力症状，主要影响四肢骨骼肌和呼吸相关肌肉。对于 PICU 患儿来说，儿科重症监护室获得性衰弱（PICU-AW）的发生可能对他们的恢复和长期生活质量产生深远影响。

在PICU内,特别是针对患有脓毒症、多器官功能衰竭或需长期机械通气的患儿群体,近半数的病例会并发PICU-AW。这一并发症不仅极大地延长了患儿在重症监护室及整体医院的住院时间,还意味着他们必须经历漫长的康复治疗过程,以重建和恢复受损的神经肌肉功能。在患儿入住PICU后的24~48 h内,部分患儿即可出现PICU-AW,因此早期识别并采取干预措施可能有利于预防或减轻PICU-AW的严重程度。

2. 睡眠障碍

PICU环境中不定时的强光、嘈杂的噪声、频繁的临床干预都可能导致睡眠剥夺、睡眠片段化、昼夜节律紊乱、慢波睡眠少于光波睡眠等睡眠障碍。睡眠障碍是PICS中尤为显著且影响深远的症状之一。这不仅影响其康复进程,还可能加重其病情。睡眠障碍在PICS-P中的主要表现归纳如下。

（1）入睡困难。患儿难以进入睡眠状态,可能需要长时间躺在床上,辗转反侧。患儿可能因为担心无法入睡而产生焦虑,进一步延长入睡时间。

（2）睡眠不安稳。患儿在睡眠中经常翻身、拍打四肢、反复摇头或无缘无故地哭泣。患儿可能出现磨牙、说梦话等现象,影响睡眠质量。

（3）夜惊。患儿在睡眠中突然苏醒,伴有惊恐的表情和失去自控的行为,可能会大声尖叫、挥舞手臂、呼吸急促,甚至出现出汗和心跳加快的情况。此类症状发作每次可持续1~10 min,发作过后会再次入睡,醒后完全遗忘。

（4）睡眠量过多或过少。部分患儿可能因为脑部疾病或内分泌障碍导致嗜睡或昏睡,表现为睡眠量过多。另一些患儿则可能因为失眠导致睡眠量过少,如入睡困难、频繁觉醒、多梦、早醒等。

（二）心理功能障碍

心理功能障碍在PICU患儿中尤为显著,主要表现为焦虑、抑郁,甚至部分患儿在PICU的创伤性经历后,可能会出现PTSD的症状。为了避免痛苦的记忆重现,而极力避免提及或接触与ICU相关的任何事物。

1. 焦虑与抑郁

患儿在经历了PICU紧张的治疗环境和过程后,往往承受着沉重的心理负担。他们可能持续感受到不安和恐惧,这种情绪状态表现为情绪波动剧烈,对周围环境的任何细微变化都异常敏感,且常常陷入难以安抚的焦虑之中。长时间的治疗过程不仅考验着患儿的身体,也对其心理造成了巨大压力。与家人分离带来的孤独感、对疾病预后的深切担忧，以及治疗过程中的种种不确定性，都可能导致抑郁症状的出现。

（1）持续地不安和恐惧。患儿在离开 PICU 后，可能仍然对医院环境、医疗设备或治疗过程保持高度的警惕和不安，这种情绪可能持续存在并影响他们的日常生活。他们可能表现出对特定事物或场景的恐惧，如避免提及或接触与 PICU 相关的任何事物。

（2）情绪波动大。患儿情绪可能变得极不稳定，容易因为小事而激动或哭泣。这种情绪波动不仅影响患儿自身的心理状态，也可能对家庭成员造成压力。

（3）身体症状。焦虑情绪还可能伴随一系列身体症状，如头痛、腹痛、肌肉紧张、手足发麻、出汗、呼吸急促等。这些身体症状可能进一步加剧患儿的焦虑情绪，形成恶性循环。

（4）避免特定活动或场合。患儿可能会因为害怕某些事物或场景而拒绝参加某些活动或避免特定的场合，如不愿意上学、参加社交活动等。

（5）情绪低落和兴趣丧失。患儿可能长时间处于情绪低落的状态，对周围的事物失去兴趣，即使是对以前喜欢的活动也提不起精神。患儿表现出明显的沮丧和悲伤情绪，缺乏愉悦感和成就感。

（6）食欲下降和睡眠障碍。抑郁情绪往往伴随着食欲的减退，患儿可能不愿意吃饭或吃得很少。同时，他们也可能出现睡眠障碍，如入睡困难、夜间惊醒、早醒等。

（7）自责自罪和消极观念。部分患儿可能会出现自责自罪的情绪，认为自己是家庭的负担或给家人带来了麻烦。严重时，他们可能产生消极观念，如自杀念头或行为。

（8）行为改变。患儿的行为可能变得孤僻、退缩或易怒，不愿意与他人交流或参与集体活动。年长患儿还可能表现出反社会行为，如攻击、对抗、离家出走等。

2. PTSD

PTSD 是一种心理反应，通常发生在个体或其亲属的身体和心理完整性受到严重威胁或实际影响之后。当个体的应对能力无法承受这些压力时，就可能出现 PTSD。

（1）重新体验症状。患儿会反复地、非自愿地、侵入性地回忆起与创伤有关的经历，这些经历以图像、思想或感知的形式呈现，即闪回；患儿可能会经历与创伤事件相关的梦境，这些梦境通常非常生动和真实，可能导致患儿在睡眠中醒来或感觉像是真实发生的事件；患儿可能会对与创伤事件有关的提示（如某个声音、气味、图像等）产生强烈的反应，这些反应可能导致他们感到极度痛苦或不适。

（2）回避和麻木症状。患儿会试图避免与创伤事件有关的想法、感受或对话，可能会避免与创伤事件相关的人、地点或活动；患儿对创伤事件相关的记忆出现部分或完全的遗忘，或者对创伤性事件之前的重要个人经历不能很好地回忆起来；患儿可能会感觉与他人的关系变得疏远或隔离，对活动失去兴趣，感到与周围环境脱节或疏离；患儿可能会经历持续的情感麻木或感觉迟钝，难以体验到愉悦或满足的情感。

（3）警觉性增高症状。患儿处于持续的警觉状态，难以放松或入睡，容易惊醒；对小的刺激或声音产生过度反应，感到易怒或暴躁；注意力难以集中，或注意力过度集中于与创伤事件有关的细节。

（4）其他症状。患儿出现持续的负性情绪，如恐惧、愤怒、悲伤或内疚等；感到自己与过去不同，无法恢复到创伤事件前的状态。

（三）认知功能障碍

PICS-P 出现感知、记忆力、思维等短暂的认知功能障碍。这些认知障碍不仅限制了患儿在日常生活和学习中的表现，还可能影响他们与他人的社交互动和情感表达。

1. 感知方面的障碍

（1）感觉过敏，表现为对某些刺激反应过于敏感。

（2）感觉迟钝，表现为对某些刺激反应减弱或没有反应。

（3）幻觉、病理性错觉，表现为出现不真实的感觉或视觉、听觉等错觉。

（4）感知综合障碍，表现为对多种感知信息综合处理的异常。

2. 记忆方面的障碍

（1）记忆过强，表现为对某些信息或事件记忆异常深刻。

（2）记忆缺损，表现为遗忘短期或长期记忆，如忘记常见的事物或人名。

（3）记忆错误，表现为错误地回忆或解释过去的事件。

3. 思维方面的障碍

（1）抽象概括过程障碍，表现为难以理解或处理抽象的概念。

（2）联想过程障碍，表现为思维联想的困难或中断。

（3）思维逻辑障碍，表现为思考可能缺乏逻辑性或连贯性。

（4）妄想，表现为产生与现实不符的、固定的、错误的信念。

4. 其他认知障碍症状

（1）语言障碍，表现为失语症、说话含混不清、语文理解困难等。

（2）注意力不集中，表现为不能长时间关注某个任务或不能完成复杂的任务。

（3）空间或时间感知障碍，表现为难以正确感知或理解空间或时间的关系。

（4）行为异常，可能表现为与平常不同的行为模式或习惯。

（四）社会功能障碍

PICS 社会功能障碍表现多样且复杂，涉及人际关系、工作能力、生活质量、经济负担和社会支持等多个方面。超过 50% 的患儿在出院一年后仍会面临日常生活功能受损的问题，生活功能即生活质量受损的核心原因往往与身体机能的下降密切相关，尤其是长期需要呼吸机辅助通气和气管切开术的患儿，会给家属带来额外的精神压力和社交障碍。

三、ICU 后综合征评估

评估 PICS 主要包括对患儿的生理、心理状态和具体症状进行评估，因为 PICS-P 的影响是多维度的，包括身体功能、认知功能以及心理健康等方面，所以以单一指标很难全面反映其对后遗症影响的广度。因此可以使用健康相关生活质量（health-related quality of life，HRQol）评估工具对患儿出院后的生活质量进行综合性评估。

（一）生理功能评估

生理功能评估是 PICS 评估的重要组成部分，主要关注患儿在重症监护和治疗后身体机能的恢复情况。其中，肌肉力量是评估生理功能的重要指标之一。

1. 肌力评估

（1）改良肌力分级量表

改良肌力分级量表（medical research council scale，MRC）用于评估患儿肌肉力量，通过评估双侧上肢和下肢的 6 个主要肌群（肩外展、屈肘、伸腕、髋屈、膝关节伸展和踝关节背屈）的功能。评分方式为 4 分制，0 分代表肌力完全丧失，3 分代表肌力完全正常。综合 6 个肌肉群的单项 MRC 分数计算得出"MRC 总分"，范围为 0~36 分（见表 13-2-1）。

PICU-AW 诊断标准基本条件：

①新发的多发性神经肌病，与目前的 PICU 入院经历有关。

②缺乏潜在的可造成神经 / 肌肉损伤的原因。

具体标准（满足以下条件之一）：

①改良 MRC 总分≤24 分，或单侧肢体 MRC 总分≤10 分。

②深部肌腱反射缺失或减少，或神经肌肉检查时出现不明原因的无力。

③患儿脱离呼吸机支持时过程缓慢或困难，且不能归因于可识别的潜在的心肺疾病。

④存在肌电图和神经传导测试异常，或肌肉活检时存在临界插入性肌炎和/或临界性肌病证据。

表 13-2-1　改良肌力分级量表（MRC）

分级	标准
0 级	无可见或可感觉到的肌肉收缩，或者为死肌肉
1 级	可看到或感觉到肌肉的收缩，但并没有移动关节
2 级	能明显地收缩并带动关节的运动，但无法对抗重力
3 级	可以对抗重力，但不能对抗阻力
4 级	可以对抗相当大的阻力，但比正常略有不足
5 级	正常肌肉力量，完全无损

（2）Ashworth 分级标准的肌张力评定

Ashworth 分级标准能够较为细致地反映肌张力的变化情况，分级清楚明确，从 0 级到 4 级，涵盖了从正常到严重肌张力增加的所有程度（见表 13-2-2）。

表 13-2-2　Ashworth 分级标准的肌张力评定

分级	描述
0 级	肌张力完全正常，没有增加
1 级	肌张力略微比正常增加；被动屈膝关节时，在活动范围内会出现最小的阻力，或者有突然卡住和突然的释放感
1+ 级	肌张力轻度增加，关节活动后 50% 范围内会出现突然卡住，或者在关节活动范围的 50% 时，会出现最小阻力
2 级	肌张力明显增加，关节活动范围大部分会感觉到肌张力增加，但受累部位仍然能够较容易被移动
3 级	肌张力增加明显，被动活动时会出现困难
4 级	僵直状态，指完全不能活动，受累部位在被动屈曲时会呈现僵直状态

2. 睡眠评估

（1）主观评估方法

①简明婴幼儿睡眠问卷（brief infant sleep questionnaire，BISQ）

2004 年 Avi Sadeh 教授基于对婴幼儿睡眠、婴儿睡眠质量测量研究的文献回顾编制了 BISQ（见表 13-2-3）。最初的版本适用于 0~2 岁婴幼儿睡眠问题。该问卷要求主要照顾者根据婴幼儿最近 1 周的睡眠情况填写。问卷内容包含入睡方式、睡眠地点、就寝时间、入睡潜伏期、夜醒次数与时间、白天睡眠时间、夜间睡眠时间以及 24 小时总睡眠时间等 13 项内容。

表 13-2-3　简明婴幼儿睡眠问卷（BISQ）

请父母或抚养人根据儿童最近（通常）一周的睡眠情况进行回答：

1. 儿童睡眠地点（请选一个主要答案）：□儿童床在独立的房间　□儿童床在父母的房间　□和父母同床　□和兄弟姐妹同房间　□其他：_____
2. 儿童睡觉的姿势主要为（请选一个主要答案）：□趴睡　□侧睡　□仰睡
3. 儿童在夜间（晚上 7 点至早上 7 点之间）总共睡多长时间？|__|__| 小时 |__|__| 分钟
4. 儿童在白天（早上 7 点至晚上 7 点之间）总共睡多长时间？|__|__| 小时 |__|__| 分钟
5. 儿童平均每夜醒来的次数：|__|__| 次
6. 儿童平均夜间（晚上 10 点至早上 6 点）有多长时间是醒着的？　　（如果儿童夜间醒来 2 次，每次醒着的时间为 15 分钟，则儿童夜间醒着的时间总共 30 分钟）：|__|__| 分钟　□不知道
7. 晚上您通常要花多长时间让儿童入睡？|__|__| 小时 |__|__| 分钟
8. 儿童怎样入睡？（请选一个主要答案）□喂食时　□摇晃时　□拥抱时　□独自在床上　□在床上但要有父母陪护
9. 晚上儿童通常几点钟入睡？|__|__|：|__|__| 时间（请按 24 小时制填写）
10. 儿童目前睡眠是否有规律？□否　□是
11. 您认为儿童睡觉有困难吗？□困难很大　□一般困难　□稍有困难　□没有困难

来源：SADEH A. A brief screening questionnaire for infant sleep problems: validation and findings for an internet sample[J]. Pediatrics, 2014, 113(6): e570-e577.

中文版来源：中华人民共和国国家卫生和计划生育委员会 .0 岁 ~5 岁儿童睡眠卫生指南：WS/T 579-2017[S/OL]. 北京：国家卫生和计划生育委员会，2017：1-7[2024-07-26]. http://www.nhc.gov.cn/eweebeditor/uploadfile/2017/10/20171026154305316.pdf.

②中国婴儿睡眠状况评估量表（Chinese infants sleep assessment scales，ISAS）

2021 年冯围围团队编制了 ISAS，量表分为两个版本，分别针对 0~3 个月和 4~11 个月的不同年龄段婴儿。ISAS（0~3 个月）量表，为出生至未满 4 个月的婴儿设计，覆盖了睡眠节律、入睡行为、夜醒情况及睡眠呼吸四个主题，共计 14 个评估条目。此量表旨在通过家属对婴儿最近一周睡眠状况的观察填写，采用 1~4 级评分制（1= 从不，2= 有时，3= 经常，4= 总是），反向条目需反向计分。量表总分范围从 14 到 56 分，分数越高，表示婴儿的睡眠状况越差。ISAS（4~11 个月）量表适用于 4 个月至未满 1 岁的婴儿，同样包含四个主题，但部分条目内容略有调整，以更贴切地反映该年龄段婴儿的睡眠特点。两个版本的 ISAS 量表均通过严谨的统计方法验证，确保了其在各自适用年龄段内的有效性和可靠性，为评估中国婴儿睡眠状况提供了科学的工具。

③儿童睡眠习惯问卷（children's sleep habits questionnaire，CSHQ）

CSHQ（见表 13-2-4），由波士顿儿童医院的 Judith 博士团队于 2000 年编制并出版，是根据学龄前和学龄儿童的生理特点编制的，适用年龄范围 3~5 岁。CSHQ 问卷包含 45 项题目（33 题为计分项），从 8 个层面反映儿童常见睡眠问题，分别为：a. 就寝习惯层面；b. 入睡潜伏期层面；c. 睡眠持续时间层面；d. 睡眠焦虑层面；e. 夜醒层面；f. 异态睡眠层面；g. 睡眠呼吸障碍层面；h. 白天嗜睡层面。家属通过回忆过去 4 周中儿童的睡眠情况，选择其表现比较典型的一周（不受任何突发情况干扰）的睡眠状况进行"通常"（每周 5~7 次）、"有时"（每周 2~4 次）、"偶尔"（每周 0~1 次）李克特三点计分评定。统计时对频次进行转换，分值越高表示存在睡眠问题风险越高，总评分高于 54 分，即为睡眠质量不良。

表 13-2-4　儿童睡眠习惯问卷（CSHQ）

以下请父母或抚养人根据儿童过去一个月的睡眠状况进行回答：

平时睡眠时间：＿＿时＿＿分

周末睡眠时间：＿＿时＿＿分

平均睡眠时间：＿＿时＿＿分

内容	偶尔 0~1 次 / 周	有时 2~4 次 / 周	通常 5~7 次 / 周
1. 儿童晚上是否在固定时间上床睡觉？			
2. 儿童上床后是否可在 20 min 内入睡？			
3. 儿童是否独自在自己床上睡觉？			
4. 儿童是否在他人床上入睡？			
5. 儿童入睡时是否需要陪伴？			
6. 到了就寝时间，儿童是否有哭闹、拒绝待在床上等不良行为？			
7. 儿童是否害怕在黑暗中睡觉？			
8. 儿童是否害怕一个人睡觉？			
9. 您是否认为儿童睡得太少？			
10. 您是否认为儿童的睡眠时间合适？			
11. 儿童每日的睡眠量是否保持一致？			
12. 儿童是否有尿床现象？			
13. 儿童是否有说梦话现象？			
14. 儿童睡眠过程中是否不安宁，常有肢体动作？			

续表

内容	偶尔 0~1次/周	有时 2~4次/周	通常 5~7次/周
15. 儿童是否有梦游（睡眠过程中行走）现象？			
16. 儿童是否有半夜转移到他人（父母、兄弟姐妹等）床上的现象？			
17. 儿童睡眠中是否有磨牙现象？			
18. 儿童睡眠中是否有打鼾很响的现象？			
19. 儿童睡眠中是否有呼吸暂停现象？			
20. 儿童睡眠中是否有憋气或气急等呼吸困难现象？			
21. 儿童不在家睡觉是否会有问题？（例如到亲戚家或去旅行）			
22. 儿童是否有半夜醒来伴有无法安慰的哭吵、出汗的现象？			
23. 儿童是否有被噩梦惊醒的现象？			
24. 儿童是否会夜间醒来一次？			
25. 儿童是否会夜间醒来一次以上？			
26. 儿童早晨是否自己醒来？			
27. 儿童醒来后是否情绪不佳？			
28. 儿童早晨是否由他人唤醒？			
29. 早上是否很难把儿童叫起床？			
30. 儿童早晨起床后是否需长时间才能清醒？			
31. 儿童是否看起来疲乏？			
32. 在过去的一周中，儿童在如下情形时是否非常瞌睡或入睡？			
	不困	非常困	会睡着
32.1 看电视 32.2 坐车			

来源：中华人民共和国国家卫生和计划生育委员会.0岁~5岁儿童睡眠卫生指南：WS/T 579-2017[S/OL]. 北京：国家卫生和计划生育委员会，2017：1-7[2024-07-26]. http//www.nhc.gov.cn/ewebeditor/uploadfile/2017/10/20171026154305316.pdf.

（2）客观评估方法

①多导睡眠图，是监测儿童睡眠的金标准和疗效评价的客观指标，但因其设备的复杂及对睡眠的影响，较少应用于婴儿。通过脑电图、眼动电图、心电图、胸腹部呼吸张力等多通道生理信号的监测，综合分析患儿的睡眠结构和睡眠质量。多导睡眠图能够准确评估患儿的总睡眠时间、睡眠效率、觉醒时间次数等，是评估ICU患儿睡眠质量的金标准。

②体动记录仪，通过佩戴在患儿腕部的传感器来监测其体动情况，从而评估患儿的睡眠-觉醒周期。但因睡眠结构需要脑电图、肌电图和眼电图辅助，故无法提供睡眠结

构相关信息，体动记录仪这种方法操作简单，但对静止的觉醒状态识别较差。

（二）心理功能评估

心理评估是评估 PICS 患儿情绪状态、心理压力和应对能力的重要手段。

1. 焦虑与抑郁评估

（1）Spence 儿童焦虑量表中文简版（spence children's anxiety scale-short version，SCAS-S）。

2018 年 Ahlen 博士及其团队在 SCAS 量表（1998 年，Spence SH）的基础上进行了简化，开发出只包含 19 个题目的简版问卷（SCAS 量表有 44 个题目）。问卷内容包含 5 个维度，涉及分离焦虑 3 题，社交恐惧 3 题，惊恐障碍 5 题，躯体伤害恐惧 4 题，广泛性焦虑 4 题。量表采用李克特四点计分，从 0（从不）到 3（总是），得分越高，表明焦虑情绪越严重。

（2）儿童焦虑性情绪障碍筛查量表（the screen for child anxiety related emotional disorders，SCARED）。

SCARED 量表是 1997 年 Birmaher 根据成人焦虑量表的修订编制的。2002 年王凯及团队进行了汉化及验证，并建立了我国城市常模。量表涵盖了五个维度，分别是分离性焦虑、社交恐惧、学校恐惧、躯体化 / 惊恐症状以及广泛性焦虑，总共包含 41 个评估项目。每个项目采用三级评分制进行评判，0 分代表无此问题出现，1 分表示该问题有时出现，2 分则表明该问题经常出现。当受试者的总分达到或超过 23 分时，提示该患儿可能正经历着焦虑症状，SCARED ≥25 分为存在焦虑。

（3）儿童抑郁障碍自评量表（depression self-rating scale for children，DSRSC）。

DSRSC 量表是 1981 年由 Birleson 根据成人抑郁症诊断标准制定，用于儿童抑郁症的评估，适用于 8~13 岁的儿童。量表共有 18 个条目，按没有（0 分）、有时有（1 分）、经常有（2 分）三级评分，DSRSC ≥15 分则为存在明显抑郁症状。2003 年，我国中南大学附属湘雅二医院苏林雁教授团队对量表进行修订，并制定了我国城市儿童常模。

（4）儿童抑郁量表（children's depression inventory，CDI）。

CDI 量表是 1981 年由 Kovacs 教授编制，旨在评估儿童与青少年抑郁情绪状态的量表。1997 年起由刘凤瑜学者引进并汉化。量表由 27 个条目构成，涉及五个核心维度，即负面情绪、人际困扰、效能低下、快感缺失以及负性自尊。评估聚焦于患儿近两周内的主观感受，按偶尔（0 分）、经常（1 分）、总是（2 分）三级评分，总分 54 分，得分越高，抑郁症状越显著。

2. PTSD 评估

（1）儿童事件影响量表（children's revised impact of event scale，CRIES）。

CRIES 量表是 2003 年 Smith 团队设计形成修订版量表（见表 13-2-5），该量表适用于 9~17 岁儿童，以总分 30 分为界，筛查 PTSD 是否发生。

表 13-2-5　儿童事件影响量表（CRIES）

条目
1. 你会在并不愿想起的时候想起这件事吗？
2. 你会不会想要把这件事从记忆中删除掉？
3. 要集中注意力或专注于一件事对你来说是不是有困难？
4. 你会不会对这件事情有一阵阵强烈的感觉？
5. 你是不是比事情发生之前更容易被惊吓或者更加紧张？
6. 你是不是会避开那些容易让你回想起这件事情的事物？
7. 你是不是尽量不去谈论这件事？
8. 关于这件事情的画面会不会出现在你的脑海中？
9. 是不是有其他的一些事物总会让你想起这件事？
10. 你是不是努力不去想这件事？
11. 你是不是特别容易被人惹恼？
12. 你是不是在明显没有必要的时候也保持警觉或小心？
13. 你的睡觉有问题吗？

来源：　SMITH P, PERRIN S, DYREGROV A, et al. Principal components analysis of the impact of event scale with children in war[J]. Personality and Individual Differences, 2003, 34(2): 315-322.

中文版来源：　汪智艳，高隽，邓晶，等. 修订版儿童事件影响量表在地震灾区初中学生中的信效度 [J]. 中国心理卫生杂志，2010, 24(6): 463-466.

（2）第 5 版创伤后应激障碍检查表（post-traumatic stress disorder checklist 5th edition，PCL-5）。

PCL-5 量表是 Weathers 等人 2015 年发表的第 5 版创伤后应激障碍检查表第 5 版（见表 13-2-6）。量表有四个维度，分别是侵入性症状、回避性症状、负性认知与情绪改变症状、警觉性增高症状。共 20 个题项，采用五点计分方式，严重程度以 0~4 计分，0 代表完全没有，4 代表非常严重，总题目得分在 0~80 分，总分大于等于 33 分时，则认为有创伤后应激障碍。

表 13-2-6　第 5 版创伤后应激障碍检查表（PCL-5）

条目
1. 你总是会回忆起使你痛苦不愿想起的压力事件？
2. 你总是会做与压力事件有关的噩梦？
3. 你会突然感觉或表现得好像压力事件再次发生（就好像你回到那里重新体验一样）？
4. 当有些事让你想起过去一段压力事件时，你会感觉非常痛苦？
5. 当有些事让你想起过去一段压力事件时，你会有强烈的身体反应(如心跳加速、呼吸困难、出汗)？
6. 你会努力避免与压力事件有关的记忆、想法或感觉？
7. 你会努力回避使你想起压力事件的外部提示？（如人、地点、对话、活动、物品或情景）？
8. 你已经忘记了压力事件的某个重要部分？
9. 你对自己、他人或世界有强烈的负性信念（例如我很坏，我有严重的问题，没有人可以信任，世界是绝对危险的）？
10. 你将压力事件或之后发生的事情归咎于自己或他人？
11. 你有强烈的负性情绪，如害怕、恐惧、愤怒、内疚或羞愧？
12. 你对以前感兴趣的活动失去了兴趣？
13. 你感到与他人疏远或隔绝？
14. 你很难体验积极的情绪（如无法感受到幸福或对亲近的人没有爱的感觉）？
15. 你有易激惹行为、愤怒爆发或攻击行为？
16. 你不计后果或者做一些可能伤害自己的事情？
17. 你变得过度警觉？
18. 你容易过度受惊？
19. 你很难集中注意力？
20. 你难以入睡或睡不安稳？

来源：BLEVINS C A, WEATHERS F W, DAVIS M T, et al. The Posttraumatic Stress Disorder Checklist for DSM-5(PCL-5): development and initial psychometric evaluation[J]. J Trauma Stress, 2015, 28(6): 489-498.

中文版来源：詹靖烨. 创伤后应激症状与睡眠质量关系的追踪及神经机制研究 [D]. 上海：中国人民解放军海军军医大学，2023.

（三）健康相关生活质量评估

儿童健康相关生活质量评估工具主要用于衡量儿童在生理、心理、社会功能和环境等方面的生活状况，这些工具对于了解儿童健康状况、评估治疗效果以及制定干预措施都具有重要意义。

1. 儿童生活质量普适性核心量表（the pediatric quality of life inventory version 4.0 Generic CoreScales，Peds QL4.0）

Peds QL 4.0 量表由 James 等人修订，用于评估 2~18 岁健康或患病儿童青少年的生活质量。它分为自我报告和代理报告两种形式，根据年龄分为多个版本，以适应不同认知水平的儿童。我国学者卢奕云等在 2008 年对该量表进行了跨文化调适，并验证了其信效度。目前，Peds QL 4.0 已成为我国应用最广泛的儿童青少年健康相关生活质量评估工具。包含 4 个维度 23 个条目，即生理、情感、社会及学校功能维度，可进一步分为生理健康（包含生理功能 8 个条目）以及心理社会健康（包含情感、社会及学校功能 15 个条目）2 个子量表，用来反映生理或心理社会整体情况。量表包含 5~18 岁患儿自我报告表以及 2~18 岁患儿照护者代理报告表 2 个部分。分数为 0~100 分，分值越高表明 HRQL 水平越高。

2. 儿童健康问卷（child health questionnaire，CHQ）

CHQ 问卷是美国学者 Landgraf 团队设计的评估工具，专门用于衡量 5~18 岁儿童青少年的 HRQOL。该问卷包含两个版本：自我报告式问卷（CHQ-CF）和父母代理式问卷（CHQ-PF）。其中，CHQ-CF 适用于 10 至 18 岁的儿童青少年，而 CHQ-PF 则适用于 5 至 18 岁的儿童青少年群体。CHQ-CF87 版本包含 87 个条目，覆盖了 14 个不同的维度，全面评估了儿童青少年的健康状况。而 CHQ-PF 在此基础上增加了两个维度，其余维度的评估内容与 CHQ-CF 基本一致。这种双重视角的设计确保了评估结果的全面性和准确性。为了进一步简化问卷并提高其实用性，Landgraf 等人于 2018 年在 CHQ-CF87 的基础上进行了优化，推出了 CHQ-CF45 版本。CHQ 问卷在全球范围内得到了广泛应用，包括在我国香港地区。香港学者于 2005 年对 CHQ-CF87 及 CHQ-PF50 进行了汉化并验证。

3. 儿童筛查量表（KIDSCREEN）

KIDSCREEN 系列量表由德国学者 Ravens-Sieberer 团队开发，用于评估 8~18 岁健康及患有慢性病的儿童和青少年的健康相关生活质量。该系列包含三个版本：KIDSCREEN-52、KIDSCREEN-27 和 KIDSCREEN-10 指数，按条目数命名，均设有自我报告及代理人报告版本。KIDSCREEN-52 评估内容最全面，KIDSCREEN-27 适用于短期筛查，KIDSCREEN-10 适用于大规模流行病学调查。KIDSCREEN 系列量表已在全球 38 个国家和地区进行了本土化应用。2019 年在我国，经过汉化后的量表在 4385 名儿童和青少年中进行了信效度检验，结果显示 Cronbach α 系数为 0.82~0.96，重测信度为 0.72~0.85，适用于我国儿童青少年群体。然而，目前该量表在国内的应用尚待进一步推广。

4. 德国生活质量问卷（KINDLR）

KINDLR 量表由 Ravens-Sieberer 团队于 1998 年修订，专为 3~17 岁的健康或患病儿童青少年设计。自我报告版分为三个版本，分别适用：4~6 岁（Kiddy-KINDLR 访谈版）、7~13 岁（Kid-KINDLR）、14~17 岁（Kiddo-KINDLR）。代理报告版则涵盖 3~6 岁和 7~17 岁。2016 年，台湾学者完成了 Kid-KINDLR 的汉化。该量表具有较好的信效度，已被 KIDSCREEN、TACQOL 等多个量表作为开发过程中的效标量表。

第三节　ICU 后综合征的护理及新进展

一、概述

PICS 作为重症患儿康复过程中的一大挑战，不仅影响其生理健康，还波及认知功能、心理状态及社会功能等多个维度，要求医疗保健专业人员采取更加全面和前瞻性的护理策略。预防 PICS 的重要性不容忽视，且相关措施应从患儿刚进入 ICU 时就着手实施。这一系列的积极策略包括：首先，要竭尽全力降低可能引发 PICS 的各种风险因素，比如优化治疗方案、减少不必要的药物使用等。其次，积极主动地预防和控制谵妄的发生至关重要，这不仅涉及患儿的精神健康，更能降低患长期认知障碍的风险，可通过定期评估患儿的精神状态、提供必要的心理支持和使用适当的药物来达到这一目的。再者，为了预防急性肌肉萎缩，应尽早引导患儿进行身体活动。在病情允许的情况下，启动康复训练和物理治疗，帮助患儿逐步恢复肌肉力量和身体功能。此外，家属在预防 PICS 过程中的重要性不容忽视。他们的积极参与不仅能提供患儿必要的情感支持，还能增强患儿的康复信心。因此，应大力鼓励家属深入参与到患儿的治疗和护理中来。

综上所述，预防 PICS 需要一系列综合而精细的策略，从降低致病因素到家属的积极参与，每一个环节都不可或缺。只有这样，我们才能更有效地降低 PICS 的发生率，帮助患儿更好地恢复健康。

二、护理问题

（一）照顾者角色紧张的危险

患儿在 ICU 后可能会因为躯体或精神残疾而在自理和监护方面需要经常帮助，这对照顾者来说是一个重大的责任。照顾者可能会因为承担这些基本职责而感到紧张和压力，尤其是当他们需要不断地为患儿提供日常护理和情感支持时。这种角色紧张可能会影响照顾者的情绪健康和应对能力，进而影响到患儿的护理质量。

（二）疲乏

长期肌无力和活动减少可能导致患儿感到疲乏。这种疲乏不仅影响他们的身体能力，还可能影响他们的情绪状态和认知功能。长期的疲乏可能会减少患儿参与康复活动和日常活动的积极性，从而延缓他们的整体恢复进程。

（三）睡眠型态紊乱

ICU 环境和治疗过程可能会导致患儿出现睡眠剥夺，进而引发睡眠型态紊乱。这种紊乱可能会影响患儿的生长发育和情绪调节，同时也会影响他们的学习能力和注意力集中。

（四）创伤后反应

患儿在 PICU 的治疗经历可能会引起创伤后反应。这些经历可能包括手术、侵入性医疗程序和长时间的住院。创伤后反应可能会导致患儿出现焦虑、恐惧、悲伤和愤怒等情绪。

（五）社交障碍

患儿可能因为窘迫、身体移动受限或者精力不足而出现社交障碍。这些障碍可能会限制他们与同龄人的互动和参与社交活动，导致他们感到孤独和隔离。社交障碍还可能影响患儿的情绪状态，增加他们的压力和焦虑，从而影响他们的整体康复和生活质量。

三、护理措施

（一）危险因素预防

PICS 的症状可能在患儿入住 PICU 后的 24 小时内就出现，其风险因素错综复杂，贯穿于患儿入住 ICU 前后的整个病程。在入住前，患儿的身体衰弱和已存在的功能障碍可能是潜在诱因；入住期间，镇静药物的使用、谵妄的持续时间、脓毒症、急性呼吸窘迫综合征等均可能加剧其风险；而出院后，焦虑、抑郁或创伤后应激障碍的早期征兆亦可能触发 PICS 的进一步发展。因此在 PICU 入住期间尽量减少镇静药物的使用，优先考虑早期躯体康复，并将之持续于整个恢复过程。通过每日打断镇静药物的使用和逐步脱离呼吸机的方式，实施唤醒和呼吸协同策略。及时识别和处理谵妄，避免患儿进一步发生认知损害。保证患儿摄入足够的热量和营养，促进其疾病早日康复。

（二）早期运动

PICU 早期活动（early mobilization，EM）是一种个性化、目标明确的康复计划，旨在促使危重症患儿在 PICU 入院后尽快开始与其年龄、病情、病前功能水平、力量、耐力和发育阶段相适应的康复活动。这一计划的实施，不仅能够有效缩短患儿在 ICU 的住院时间，更能够显著提升他们恢复生活自理能力的速度。

早期运动的开始时间并无统一标准，建议在患儿病情稳定后尽早开始。根据患儿的病情、年龄、身体状况和康复目标，制订个性化的运动计划。计划应包括运动类型、强度、频率和持续时间等要素。遵循循序渐进的原则，从少量活动开始，逐渐增加运动量和难度。同时，应根据患儿的耐受情况和康复进展，适时调整运动计划。PICU 早期运动的实施需要多学科团队的共同参与，在实施早期运动前，应进行全面的安全评估，在运动过程中，密切观察患儿的反应和病情变化，及时调整运动计划，以确保早期运动的安全性和有效性。

（三）睡眠促进

可以通过优化睡眠环境，保持病室安静，减少仪器报警声、医护人员谈话声等噪声对患儿的影响，保障 PICU 患儿的睡眠。对于必要的报警声，可以调整至适当的音量，并及时处理报警，避免长时间响动。使用柔和的灯光，避免直接照射患儿的眼睛。在夜间可以关闭不必要的照明设备，为患儿创造一个更加接近自然的睡眠环境。根据患儿的生理需求和舒适度，调节病室的温度和湿度，确保患儿在适宜的环境中休息。给予患儿个体化护理，对于存在疼痛的患儿，应及时给予镇痛治疗，以减轻疼痛对睡眠的干扰。镇痛药物的选择和使用应遵循医嘱，确保安全有效。协助患儿采取舒适的体位休息，以减少身体的不适感。给予患儿足够的情感支持，通过抚摸、拥抱等方式缓解患儿的焦虑和恐惧情绪。同时，鼓励家长参与患儿的护理工作，增强患儿的安全感和归属感。可采用音乐疗法、放松训练等方式帮助患儿缓解紧张情绪，促进睡眠。在必要时，可以遵医嘱使用镇静药物来促进患儿的睡眠。同时，为了进一步优化患儿的睡眠体验，可以采取集束化护理策略，尽量减少夜间的不必要操作，降低对患儿睡眠的干扰。还可以运用多导睡眠监测（polysomnography，PSG）等专业工具，通过科学的手段获取患儿睡眠的详细数据。基于这些数据，能够更精确地了解患儿的睡眠状况，并据此调整和优化护理措施，以实现更为精准和个性化的护理方案。

（四）ICU日记

ICU日记通常由ICU的医护人员、患儿家属或朋友共同书写，其历史最早可追溯至1984年，由丹麦的护士率先实施，并随后在挪威、瑞典、英国、美国等国家广泛推广。在PICU病房中，ICU日记作为一种干预措施，已被证实能显著降低PICS的发病率。ICU日记的实施主体通常为PICU的医护人员，为了确保日记的准确性和完整性，应建立一支专门的团队来负责撰写和整理ICU日记。在患儿入住PICU时，医护人员应详细记录其基本信息，有助于家属快速了解患儿的基本情况。医护人员应每日记录患儿的治疗进展、生命体征变化、药物使用情况以及日常生活细节，有助于家属了解患儿的治疗过程和身体状况。除了客观的治疗和生活记录外，医护人员还应关注患儿的情感和心理变化，有助于家属更好地了解患儿的心理状态，为后续的心理干预提供支持。医护人员还应定期与家属进行沟通，告知他们患儿的治疗进展和日常生活情况，有助于缓解家属的焦虑情绪，增强他们对治疗的信心。PICU日记不仅是一个记录工具，而且是一个帮助孩子们理解并应对他们在监护病房中所经历的情感波折的桥梁。病情允许的情况下，鼓励患儿自行撰写日记，通过写日记的方式，患儿能够降低PTSD的风险。ICU家属参与式日记不仅有助于患儿住院记忆的恢复，还能让患儿感受到来自家庭的心理支持，使日记成为家属表达情感的纽带。同时，医务人员的参与记录也加强了社会支持。

（五）家庭支持

当孩子入住PICU时，家属往往承受着巨大的心理压力，如焦虑、抑郁和创伤后应激障碍等，这些心理问题不仅始于患儿入院，而且长期影响家属在家中为患儿提供支持的能力。为了缓解家属的压力，并帮助他们更好地照顾出院后的亲人，PICU 内的家属支持和参与显得尤为重要。通过提供支持和参与机会，家属可以学会利用这些资源，更好地应对患儿出院后的护理需求。

1. 有效沟通

确保有效、充满同情心和相互尊重的沟通，对于支持和增强家庭能力至关重要。Seaman 及其团队提出了五个目标，旨在促进重症监护室与家属之间的顺畅沟通。

（1）建立信任关系，确保为家庭提供准确、及时的信息。

（2）提供情感支持，允许家庭表达情感并展现同理心。

（3）帮助家属全面了解诊断、预后和治疗方案，确保信息一致，促进共同决策。

（4）增进临床医生对患儿的了解，尊重和重视患儿的喜好。

（5）为慎重考虑困难决策创造条件，给予家庭充足的时间共同作出决策。

2. 以家庭为中心的查房

以家庭为中心的查房是一种跨学科协作的决策和授权方法，强调家庭的积极参与。这种模式不仅有助于减少家属的焦虑情绪，还能提升家属与医疗团队之间的满意度，加强整个团队的沟通效率。以家庭为中心的查房还有助于改善护理过渡期服务，因为家庭对治疗过程的后续阶段感到更加安心和舒适。建立结构化和标准化的查房流程是确保以家庭为中心的查房取得成功的关键。

（1）查房小组成员在床边或病房外欢迎并邀请家属参加查房。主治医生可在查房前向患儿家属说明查房时将使用医学术语，并说明在查房即将结束时，医生会向家属简要介绍查房讨论情况，并邀请家属就患儿的情况和管理提出问题。

（2）床边护士介绍隔夜事件。

（3）药剂师列出所有药物清单。

（4）如果是团队结构的一部分，住院医生或高级医疗服务提供者可以系统地讨论计划。

（5）主治医生复述、提出教学要点，然后欢迎提问。

（6）家属参与讨论并提问。

3. 家庭会议

家庭会议是一个预定的、结构化的交流平台，它使团队成员和顾问能够集中时间与家属深入讨论患儿的临床信息。这些会议安排在查房之外，旨在确保所有相关人员能够齐聚一堂，共同为患儿制定护理目标。借助 VALUE 框架，VALUE 分别代表：V——重视家庭的观点和声明；A——承认并尊重家属的情绪；L——倾听家属的关切和需求；U——了解并重视病人的个性和喜好；E——鼓励并诱导家属提问。家庭会议可以更加有效地进行，提供一致性的沟通框架和移情支持，为家庭成员提供必要的指导和支持，规范家庭会议不仅是支持患儿及其家庭的重要手段，也是提升整个医疗团队工作效率和患儿满意度的关键机制。

4. 家庭支持区

为满足家属在重症监护病房期间的日常需求，如饮食和休息，设立家属支持区显得尤为关键。重症医学会在最新指南中建议每间重症监护病房都应配备一个综合的家属支持区，包含家属休息室、冥想空间、营养区和睡眠室，并特别推崇平躺式睡眠设施。确保了家属睡眠这一关键需求得到满足。应积极倡导家属关注自我护理的重要性，而社工在此方面可以发挥不可或缺的作用，为家属提供必要的支持和指导。

5. 积极参与护理

在 PICU 的住院期间，鼓励护理人员积极融入并引导家属参与床边患儿护理，是支持家属的关键措施。这一实践模式已经成功应用多年，为家属提供了明确的参与邀请和多样化的护理选择。在新生儿重症监护室中，当家长积极参与孩子的日常护理时，他们的焦虑情绪得到了显著的缓解。同时，患儿也因此受益，表现出体重增加和母乳喂养率提高等积极变化。家属的参与不仅有助于改善家庭福祉，还能降低患儿的压力水平，减少创伤后应激障碍的风险，为患儿带来实质性的益处。家属在促进患儿早期动员方面表现卓越，有助于缩短住院时间。同时，与临床团队紧密合作的家属能够更深入地了解患儿的病情和潜在并发症，通过"回馈式"教育方法，他们也能成为更有效的家庭护理人员，降低患儿再入院率。通过鼓励家属参与并提供支持，护理人员能够释放更多的体力和情感力量，成为更加高效的护理者。

（六）随访管理

PICU 的随访管理是一个综合性的过程，旨在确保患儿在出院后得到持续的关注和必要的医疗支持，以促进其康复并预防可能的并发症。定期随访可以及时了解患儿出院后的病情变化，确保及时发现并处理潜在问题。通过随访管理，可以预防和减少并发症的发生，提高患儿的生活质量，为患儿及其家属提供康复指导和建议，为后续的治疗方案调整提供依据，帮助患儿更好地恢复健康。根据患儿的病情和康复需求，提供个性化的康复指导方案，包括饮食、运动、心理等方面的指导，鼓励患儿家属积极参与康复过程。对可能出现的并发症进行预测和评估，制定预防措施并告知患儿家属，教育患儿家属如何识别和应对并发症的初期症状，以便及时就医。随访期间，医护人员应定期询问患儿的症状变化，并监测体温、呼吸、心率等生命体征。对于有特殊病情或需要长期治疗的患儿，应提高随访频率，并安排必要的检查，如血液检查、影像学检查等。根据随访结果和患儿的病情变化，及时调整治疗方案，确保治疗效果的最大化。

长期随访在 PICS 管理中占据着举足轻重的地位。需要构建一个由多学科团队支撑的 PICS 随访系统，集结了各学科的专家，为患儿提供全方位的 PICS 评估、持续随访以及个性化的治疗计划。PICS 随访系统不应局限于传统的面对面咨询模式。应该积极采用多元化的随访方式，包括但不限于在线平台咨询、邮件交流以及移动应用程序的健康管理功能。

四、护理新进展

问题 1：最早什么时候可以开始 PICS 的评估？

新进展：PICS 的症状最早可能在入住 ICU 后 24 小时出现，并可能在出院后持续 5~15 年。因此 PICS 的评估建议在患儿入 PICU 的 24 小时内完成第一次评估。

问题 2：PICS 评估的频率和方式是什么？

新进展：关于 PICS 的评估频率和方式，通常取决于患儿的具体状况、病情的恢复情况以及医疗团队的评估计划。患儿入住 ICU 后，应尽早进行基线评估，以减少回忆偏倚对结果准确性的影响，对于已清醒的患儿，应实时评估其现况，以促进早期功能锻炼、认知训练等干预措施的实施。患儿病情好转、临近转科或出院时，应进行简短且标准化的评估，并与基线水平进行比较，初步判断患儿是否出现相关损害，以指导其转诊或出院。评估工具应多样化，以全面覆盖患儿的心理、认知、生理、社会及生活质量等多个方面。可以与患儿直接面谈，了解其症状、感受和需求。也可以使用标准化的问卷进行评估，确保评估结果的客观性和可比性，同时可以结合患儿的临床表现和医疗记录进行评估，必要时进行影像学、实验室检查等辅助检查，以辅助评估患儿的身体状况。

问题 3：什么时候对家属进行 PICS 管理？

新进展：对家属进行 PICS 管理的时机，并没有一个固定的标准，需要持续评估，因为 PICS-F 它取决于多种因素，包括患儿的具体状况、病情的恢复情况以及家属的需求和准备情况。在患儿刚入住 PICU 时，家属往往处于高度紧张和焦虑的状态。此时，医疗团队应向家属详细解释患者的病情、治疗计划以及可能出现的 PICS 风险，以便家属对可能的情况有所准备。患儿入住 PICU 期间家属可能会经历巨大的心理压力，因此，及时提供心理支持和情绪疏导是非常重要的。随着患儿病情的稳定或好转，医疗团队应评估患儿是否可能出现 PICS 的相关症状。同时，也应对家属的心理健康进行评估，以了解他们是否需要额外的支持。在患儿转出 ICU 或出院前，医疗团队应向家属详细解释患儿的康复情况、需要注意的事项以及可能出现的 PICS 症状。同时，也应提供相关的康复指导和建议，以帮助家属更好地照顾患儿。

问题 4：心理干预能否消除 PICS 患儿的心理障碍（焦虑、抑郁、创伤后应激障碍等）？

新进展： 心理干预在消除 PICS 患者的心理障碍，如焦虑、抑郁和 PTSD 方面，具有显著的作用，但并不能保证完全消除这些心理障碍。其效果受多种因素影响，包括患者个体差异、病情严重程度、干预时机和方法等。一旦明确存在心理障碍，需要专业人员（心理医生）及时干预。通过综合考虑制订个性化的心理干预计划，可以最大限度地帮助患儿减轻和缓解心理障碍症状。同时，心理干预应与其他治疗措施相结合，如药物治疗、物理治疗等，以形成全面的治疗方案。

问题 5：PICS 随访的周期是多久？

新进展： 目前，关于 PICS 随访的周期的确定尚未统一。鉴于 PICS 在患儿出院后的早期阶段就可能显现，有研究推荐在出院后的 1~3 月内，患儿应前往 PICS 随访门诊进行首次评估。指南建议对于高危患儿，应在出院后 2~4 周内完成初步筛查，并在随后的 6~12 周内持续进行随访。即使在 ICU 住院期间，患儿也可能出现身体功能障碍、肌无力、认知功能障碍和心理障碍等问题。因此，对于 PICS 患儿的随访不应局限于单次或短期内的评估。一篇系统性综述报道患儿通常需要在出院后 3 个月、6 个月和 12 个月进行多次随访。有研究报道超过 50% 的 ICU 后患儿在出院后的 12 个月内仍可能遭受 PICS 的影响，因此长期随访也尤为必要。

何珊　李丹

第十四章

安宁疗护

第一节　儿童安宁疗护概述

一、儿童安宁疗护的起源发展

儿童安宁疗护是一项关注生命终末期患儿及其家庭的医疗照护服务。1973 年全球首篇儿童安宁疗护论文的发表，标志着儿童安宁疗护领域研究的正式开始。儿童安宁疗护领域的学术研究非常少，直到 2006 年，该领域学术研究数量才首次突破了 10 篇，这与 2004 年世界卫生组织开始关注儿童安宁疗护有显著关系。2007 年，世界临终关怀与舒缓医疗日关于"across the age from children to older people"的主题进一步强化了研究者对生命终末期患儿权益与生存质量的关注。儿童安宁疗护的发展包括 4 个重要阶段。第一阶段（2000 年之前），即儿童临终关怀、生命终末期患儿管理与家庭情感等概念性研究阶段；第二阶段（2000—2009 年），即着重关注儿童安宁疗护症状管理，特别是疼痛控制等基础研究阶段；第三阶段（2010—2014 年），即重点聚焦于提升儿童安宁疗护质量与教育的研究重点过渡阶段；第四阶段（2015 年以后），即儿童安宁疗护服务被广泛关注的快速发展阶段。随着儿童安宁疗护发展阶段的不断演变，儿童安宁疗护的关注重点不断拓展与延伸，有助于促进儿童安宁疗护服务体系的成熟与完善。

在国外，自 20 世纪 70 年代首次提出儿童安宁疗护理念后，儿童安宁疗护服务逐渐被推广。1982 年，英国建立了世界上首个儿童临终关怀机构——海伦之家。至今，英国已建立了 50 多所儿童安宁疗护机构，平均每年可为约 7000 名生命终末期患儿提供安宁疗护服务。从 2003 年起，儿童安宁疗护已被英国皇家儿童健康学院和皇家护理学院认定为儿科亚专科。此后，美国、德国、南非等国家和地区也相继建立了儿童安宁疗护机构，为生命终末期患儿及其家庭提供专业的情感支持与咨询服务。这均为我国儿童安宁疗护的开展提供了经验借鉴。在我国，2010 年由长沙市第一福利院与英国慈善基金会合作创立的"蝴蝶之家儿童舒缓护理中心"标志着我国首家儿童安宁疗护机构的诞生，它主要为福利院的重症孤残儿童提供临终照护与护理服务。此后，上海、南京、北京等多个城市组建了跨学科的儿童安宁疗护团队，陆续开展了儿童安宁疗护服务项目。尽管儿童安宁疗护在我国已经起步，但与国际水平相比仍显不足，尚待进一步发展与提高。

二、儿童安宁疗护的概念内涵

安宁疗护（palliative care，PC）作为生命末期健康照护的主要方法，最初主要针对生存期≤6 个月的癌症患者及家属提供关怀性照护。随着不断的发展，这一概念已广泛应用于满足所有疾病类型临终患者及家属的"身 - 心 - 社 - 灵"全方位需求。在我国，安宁疗护也被称为"临终关怀""舒缓医疗"或"姑息治疗"。2016 年 4 月，全国政协在第 49 次双周协商座谈会上统一了这些相关名词术语，统称为"安宁疗护"，并明确了其功能定位与内涵。在 2017 年 2 月发布的《安宁疗护实践指南（试行）》中，安宁疗护被进一步定义为一种围绕临终患者及其家属的照护方式，涉及多学科团队的合作，主要涵盖了疼痛和其他症状的管理、提供舒适的照护以及心理、精神和社会支持等方面。

在成人安宁疗护得到重视之后，对于生命终末期患儿及其家庭的临终关怀也不断增强。儿童安宁疗护（pediatric palliative care，PPC）是一个多层次、跨学科的照护模式，旨在为患有生命限制性疾病的儿童及其家庭提供全面支持，其核心在于不仅关注生理症状的控制，更重视患儿及家属的心理、社会和精神需求。世界卫生组织指出，儿童安宁疗护的重点是从儿童生命限制性疾病的诊断开始，在整个病程中向患儿提供包括身体、心理和精神在内的全方位积极照护，同时对其家庭也给予必要的支持；儿童安宁疗护不只局限于儿童生命的最后几个月，而是一个连续的过程，涉及早期识别、全面评估及有计划地干预患儿及家庭的生理、心理、社会及精神问题，以缓解其面临的困难。在儿童安宁疗护领域，强调症状减缓、病程延缓的同时提高患儿及其家庭的心理及生活质量，通过提供广泛和层次丰富的医疗照护服务以满足患儿及其家庭的需求。

三、儿童安宁疗护的服务原则

随着儿童安宁疗护的不断发展和完善，许多国家已经制定了与儿童安宁疗护相关的指南和规范，以指导此类儿童安宁疗护实践。2016 年，英国国家卫生与临床优化研究所（national institute for health and care excellence，NICE）发布了《婴儿、儿童及青少年的临终关怀准备与管理指南》，该指南明确了儿童安宁疗护服务的 4 项基本原则。通过 4 项基本原则的落实，确保生命终末期患儿及其家庭在生命的最后阶段能够获得有尊严、高质量的支持和照护。

（一）以生命终末期患儿及家庭为中心

儿童安宁疗护中最根本的原则是确保所有照护活动和决策都以患儿及其家庭的需求和愿望为中心。这意味着照护团队应全方位理解家庭的文化、精神、社会以及经济背景，确保提供的护理与支持能够最大限度地满足患儿及其家庭的特定需要。这种以人为本的方法帮助患儿和家庭在面对生命最后阶段时感受到尊重和被理解。

（二）多学科团队与患儿及家属共同参与决策制订

多学科团队的合作是提供有效儿童安宁疗护的关键。多学科团队通常包括医生、护士、心理学家、社会工作者以及其他相关专业人员。在专业知识的指导下，多学科团队与患儿及家属共同制订照护计划，不仅确保了照护计划的全面性，还使患儿及其家属成为决策过程的积极参与者，增强了决策的透明度和接受度。

（三）做艰难决策时给予患儿及家属充足的时间和不同选择

在儿童安宁疗护中，由于生命末期的复杂性和临床决策的艰难性，为患儿及家属提供足够的时间去考虑和选择不同的治疗（照护）选项是至关重要的。多学科团队应提供全面的信息和可能的选择，包括不同治疗方案的利弊、预期对生活质量的影响等，以确保家庭能在充分信息的基础上作出最适合患儿情况的决策。

（四）不建议频繁更换临终患儿的医护人员

为了保持照护的连续性和稳定性，建议尽可能减少临终患儿的医护人员更换频率。稳定的医护团队有助于建立患儿及其家庭的信任，更好地理解和满足他们的需求。频繁更换医护人员可能会导致信息传递不畅和患儿及家庭的不安，因此，在人力资源允许的情况下，应维持固定的护理团队，以优化照护效果和提高家庭满意度。

四、儿童安宁疗护的服务方式

儿童安宁疗护服务方式多样，国际上多遵循分层的多学科协作模式，以有效整合资源满足生命终末期患儿及家庭的多层次、多元化需求。根据英国 NICE 指南的推荐，儿童安宁疗护服务可分为三个层级。一是初级层面，即在社区服务中心（站）实施初级的儿童安宁疗护，该层面以提供基础的支持和照护为主，包括日常的护理服务和基本的心理支持；二是专业层面，即由流动安宁疗护队伍、治疗中心和专门的临终关怀医院提供专业的儿童安宁疗护，以管理复杂生命终末期症状、提供心理和社会支持为主；三是专家层面，即由有 5 年及以上儿童安宁疗护经验、经过儿童安宁疗护培训并获得资格证书的专家提供专业的咨询和指导，该层面专门处理复杂和罕见的病例，提供高级的专业意见和管理策略。此外，通过联合志愿者提供的儿童安宁疗护"喘息"服务，患儿家庭成员可以获得必要的休息时间，这对于患儿家庭成员的体力恢复和家庭问题的处理非常重要。

在多学科团队的支持下，我国儿童安宁疗护服务可在医院、社区，乃至生命终末期患儿家庭中开展。由于受到区域经济发展水平的制约，医院、社区场景下的儿童安宁疗护服务主要集中在我国上海、成都等地区，这在我国经济水平较低或地理位置较偏远地区的适用性欠佳。以居家为主导的儿童安宁疗护尤其适合贫困的生命终末期患儿及家庭，这不仅符合我国国情与公众的传统观念，还具有显著的经济效益、能有效减轻患儿的家庭负担。因此，国内儿童安宁疗护服务方式常以家庭为中心，有条件者可以社区为依托、以医院为补充。在此方式下，社区、医院可根据患儿及家庭需求提供安宁疗护上门或远程支持服务。其中，远程支持形式多样，如利用智能手机开展远程生命终末期患儿管理、"医院—社区—家庭"三级安宁疗护服务等。

五、儿童安宁疗护的服务内容

由于儿童青少年正处于生长发育期，细胞更替周期短、新陈代谢快，机体对各类治疗及副作用也更为敏感，尤其是对疼痛感知更强烈。而且，面对生命限制性疾病，儿童青少年常受到恐惧、愤怒、焦虑、悲伤等负性情绪困扰。此外，儿童青少年尚未有独立的民事行为能力，家庭在患儿疾病全过程中发挥重要作用，也承受着来自精神、照护以及经济等多方面的压力。因此，儿童安宁疗护的服务内容主要包括以疼痛控制为主的症状管理、营养管理、舒适照护、心理精神慰藉、家庭社会支持等，以提升生命终末期患儿及家庭的生存质量。

六、儿科护士在儿童安宁疗护中的作用

儿科护士在儿童安宁疗护领域中扮演着评估、教育、实施、协调、研究等多重角色。这些角色体现了儿科护士在提升生命终末期患儿和家庭生活质量、进行有效疾病管理和心理社会支持中的重要作用，展现了儿科护士的专业技能、科研活动对于推动儿童安宁疗护领域发展的重要价值。

（一）儿科护士是生命终末期患儿及家庭资料的评估者

在儿科护理工作中，儿科护士扮演着患儿资料收集与评估的角色，特别是当面临生命限制性疾病患儿时，儿科护士需要对患儿的生理、心理、社会及精神状况进行综合评估。依据 2021 年美国国家综合癌症网络（National Comprehensive Cancer Network，NCCN）发布的《安宁疗护临床实践指南》，护士可从不同治疗方案的益处与负担，患儿及家庭的决策风格与能力、应对策略；患儿生理症状、心理社会和精神状况；患儿和 / 或家庭目标、价值观与期望、教育和信息需求等多个方面进行综合评估。综合评估有助于制订或调整治疗计划，确保患儿及家庭获得个性化和有尊严的照护。

（二）儿科护士是儿童安宁疗护领域的教育者

在儿童安宁疗护领域，儿科护士是生命终末期患儿及家庭健康教育的主要实施者，通过对患儿及家庭开展用药指导、饮食指导、运动指导、心理疏导等健康教育，旨在提高患儿的治疗依从性和生活质量，减轻其恐惧、焦虑等负性情绪。此外，儿科护士也是临床护理同行的教育者，通过分享儿童安宁疗护的经验和知识，可提高儿科护士开展儿童安宁疗护的专业能力，促进儿童安宁疗护的专业发展。

（三）儿科护士是儿童安宁疗护实践的主要实施者

儿科护士是与生命终末期患儿及家庭接触最多的安宁疗护团队成员。在整个儿童安宁疗护实践环节中，儿科护士是儿童安宁疗护的主要实施者。具体而言，儿科护士不仅承担着患儿症状管理、舒适照护等重要任务，还利用治疗性沟通技巧与患儿及家庭建立信任的关系，为其提供心理社会支持，引导其接受疾病状况，帮助患儿良好应对、平和面对生命终结。甚至，在患儿去世后，儿科护士还需持续为患儿家庭提供丧亲辅导，促进患儿家庭成员完成角色转变、回归正常生活。

（四）儿科护士是多学科儿童安宁疗护团队的协调者

在多学科儿童安宁疗护团队中，儿科护士不仅在多科学照护目标确定、计划制订、

问题解决中扮演着重要角色，以确保形成科学有效的多学科照护计划或实施方案，照护活动能围绕生命终末期患儿及家庭需求展开，是团队中不可或缺的工作人员；还发挥着信息传递、协调和联络等关键作用，保证安宁疗护照护计划的连续性和整体性。

（五）儿科护士是推动儿童安宁疗护专科化发展的研究者

科学研究有助于探索和验证最佳的护理实践方法或路径。护理学科与安宁疗护的共同发展离不开科学研究的助力，儿科护士在儿童安宁疗护领域的科研活动越发重要，是推动儿童安宁疗护专科化发展的研究者。儿科护士应积极开展儿童安宁疗护领域的原始研究，促进儿童安宁疗护证据转化，以便于儿童安宁疗护专业决策制定，进而推动儿童安宁疗护向专科化发展。

第二节　安宁疗护患儿的常见评估

一、生理状况评估

（一）疼痛评估

1. 评估内容

（1）疼痛特点评估。患儿疼痛部位、性质、强度、发生时间及持续时间，疼痛的诱因、镇痛治疗效果与不良反应、疼痛对食欲、睡眠及日常生活的影响等评估。

（2）疼痛反应评估。患儿疼痛发生时所伴随的身体反应（如血压、心率、呼吸变化）、心理反应（如出现抑郁、焦虑、恐惧、愤怒等情绪）、行为反应（如语言、躯体动作改变）评估。

2. 评估工具

儿童疼痛评估工具包括自我报告工具、他人评估工具和综合评估工具。其中，自我报告是儿童疼痛评估的金标准，但鉴于儿童年龄和认知能力的差异，其表达疼痛的方式各有特点，因此需要根据患儿年龄选择合适的疼痛评估方式。

（1）自我报告工具。

当患儿年龄≥3岁、无认知功能障碍且能清楚理解（表达）疼痛时，疼痛评估以自我报告为主。视觉模拟量表（visual analogue scale，VAS）、数字评定量表（numerical rating scale，NRS）、Wong-Baker 面部表情疼痛评定量表（faces rating scale，FRS）和疼痛评估量表应用的中国专家共识（2020 版）（faces rating scale revision，FPS-R）是常见的用于儿童自我报告的疼痛评估量表。

（2）他人评估工具。

当患儿年龄 <3 岁、不能说话或不能清楚理解（表达）疼痛时，疼痛评估以他人评估为主。他人评估包括血压、心率、呼吸等生理指标监测和声音、面部表情等疼痛行为观察两种方式。此外，也可使用他评量表进行疼痛评估，如新生儿疼痛评分量表（neonatal infant pain scale，NIPS）、新生儿面部编码系统（neonatal facial coding system，NFCS）、儿童疼痛行为量表（face，legs，activity，cry，consolability behavioral tool，FLACC）等。

（二）谵妄评估

1. 评估内容

谵妄（delirium）以短暂的（数小时至数天）、常规可恢复的认知功能损害和意识水平下降为特征，可随时间变化而波动。根据美国精神病学会《精神障碍诊断与统计手册》第 5 版修订版，对谵妄的评估包括注意和意识变化程度、发生时间、持续时长，以及是否伴有其他无法单纯以已存在的、已确诊的或正在进展的神经认知障碍来解释的认知障碍。需要注意的是，当安宁疗护患儿出现注意及意识方面的障碍时，还需仔细鉴别这些症状是否由其他躯体疾病、物质中毒或戒断反应、毒素接触、多病因状态或直接的生理反应所导致。

2. 评估工具

（1）主观评估工具。

主观评估主要由儿科医护人员通过儿童青少年谵妄筛查工具主观地测评患儿的谵妄情况。目前常用的儿童谵妄筛查工具主要包括儿童 ICU 谵妄评估量表（the pediatric confusion assessment method for the ICU，PCAM-ICU）、学龄前儿童 ICU 谵妄评估量表（the preschool confusion assessment method for the ICU，psCAMICU）、儿童麻醉苏醒期谵妄评估量表（the pediatric anesthesia emergence delirium scale，PAED）、康奈尔儿童谵妄评估量表（the cornell assessment of pediatric delirium，CAPD），上述筛查工具的情况如表 14-2-1 所示。

表 14-2-1　儿童常见谵妄筛查工具

评估工具	PCAM-ICU	PsCAM-ICU	PAED	CAPD	CAPD（R）
年份	2011	2016	2004	2012	2014
研究者	Smith 等	Smith 等	Sikich 等	Traube 和 Silver 等	Traube 和 Silver 等
来源	CAM-ICU	CAM-ICU 及 pCAM-ICU	美国《精神病诊断与统计手册》	PAED	PAED 及 CAPD
针对人群	≥5 岁以上儿童（排除发育障碍或精神疾病）	危重婴儿（6 个月至 2 岁）和学龄前儿童（2~5 岁）（至少对语音有反应的婴儿和儿童的谵妄）	1~17 岁儿童；鉴别麻醉后儿童苏醒期谵妄	3 个月至 21 岁，对年龄偏小（<2 岁）或发育迟滞的儿童均适用	0~21 岁，修订版提供了评估锚点
内容	4 个维度：F1 精神状态（波动或急剧变化）；F2 注意力筛查；F3 意识水平的改变；F4 思维紊乱（一系列需要口头或点头回答的问题）		5 个条目：与护理人员进行眼神接触；有目的的行动；对周围环境变化的感知；不安；可被安抚程度	8 项观察内容：与护理人员眼睛接触；有目的的运动；对周围环境变化的感知；沟通需求的能力；不安；可被安抚程度；活动减少；对互动的回应	
评价标准	存在维度 F1+F2+F3 或维度 F1+F2+F4，判断为谵妄		每个条目 0~4 分，Likert 5 级评分法，得分 ≥8 分判定为谵妄	当 RASS 评分 ≥— 3 分时，进行 CAPD 评分：每个条目 0~4 分，Likert 5 级评分法，得分 ≥10 分判定为谵妄	

来源：卫婉蕊，戈晓华，郑清如 . ICU 儿童谵妄管理的研究进展 [J]. 中国护理管理，2019, 19(8): 1238-1243.

（2）客观评估工具。

脑电图、脑磁共振成像、波谱或者糖代谢等客观评估工具也被逐渐应用于谵妄精准化检测。例如，一项 2014 年的研究观察了 5~15 岁儿童的脑电图，结果发现以弥漫性、混合性 α 和 β 频率活动为特征的"不确定状态"脑电图与谵妄有关。2015 年，国外学者就开发了基于脑电图的谵妄检测工具，可通过使用 2 个电极区来区分谵妄与非谵妄，但其准确性、有效性还有待进一步验证。

（三）营养评估

1. 评估内容

根据中华医学会儿科分会血液学组儿童舒缓治疗亚专业组发布的《儿童安宁疗护营

养管理专家建议》，生命终末期患儿营养评估的内容包括：

（1）患儿原发疾病状况评估。了解疾病的诊断与病史，评估目前疾病状态、近期疾病的进展情况、预期生存时间等，详细记录患儿的治疗时间和治疗方案。

（2）患儿营养摄入途径评估。需明确患儿是否能够正常经口进食，评估其咀嚼和吞咽功能，同时检查胃肠道的消化吸收能力。此外，还需注意患儿是否存在胃肠动力问题，以及是否正在采用管饲或静脉营养等人工营养方式。

（3）患儿喂养史信息采集。详细记录患儿当前摄入食物的质地、数量，每日进食频次；询问患儿食物过敏史和患儿的口味偏好，了解患儿当前进食是否能够满足其饥饿和口渴的需求，并关注患儿近期发生的变化及其发生原因。此外，将照护者在患儿进食时是否观察到如呛咳、呼吸困难、劳累等进食相关症状，以及家庭饮食习惯和烹饪风格等信息纳入考量。

（4）患儿营养相关症状负担识别。关注患儿是否存在厌食、呕吐、便秘、味觉异常、口腔问题、疼痛以及精神症状等营养相关症状负担。上述症状的存在可能对患儿的营养摄入和健康状况产生不良影响。

（5）患儿体格检查和测量指标采集。在体格检查时，应特别关注与营养状态密切相关的项目，如毛发、皮肤、皮下脂肪、肌肉和水肿等。人体学测量方面，除了身高、体重等基本指标外，对于年龄大于三岁的患儿，还可以选择进行身体成分分析，并了解体重、身高和体重指数（body mass index，BMI）的变化及速度。此外，可以根据需要选择其他体格测量指标，如肱三头肌皮褶厚度、上臂围、小腿围和握力等。

（6）营养相关实验室指标采集。在充分尊重患儿及家庭意愿的前提下，可以选择性地通过营养相关实验室指标进行营养评估，如血常规、血清白蛋白水平、电解质以及其他营养素水平等。在此过程中，以不增加患儿痛苦和避免过度检查为原则。

2. 评估工具

选择性地运用儿科营养风险筛查工具或主观营养评定工具来评估患儿的营养风险和营养状态。在我国，营养风险及发育不良筛查工具（screening tool for risk of impaired nutritional status and growth，STRONGkids）和儿科营养不良评估筛查工具（screening tool for the assessment of malnutrition in pediatrics，STAMP）是广泛应用的儿科营养风险筛查工具。

（1）营养风险及发育不良筛查工具（STRONGkids）。

该工具由主观临床评价、高风险疾病、营养的摄取与丢失、体重减轻/体重增长过缓 4 个板块组成，每个板块的具体介绍见第六章第二节。根据上述 3 个板块的得分之和，即可判断儿童营养风险及发育不良等级，其中得分 0 分为低度风险、1~3 分为中度风险，4~5 分为高度风险。

（2）STAMP。

该工具由疾病风险、饮食摄入和生长发育 3 个板块组成。其中，疾病风险是根据患儿疾病状况判断有无营养风险，得分依次为"不存在"为 0 分，"可能存在"为 2 分，"肯定存在"为 3 分。饮食摄入板块得分为"饮食无变化且摄入良好"为 0 分，"饮食摄入减少一半以上"为 2 分，"无饮食摄入"为 3 分。生长发育板块则通过测量患儿入院时体质量及身高 / 身长来进行判断。当患儿 <60 月龄，则生长发育评分参照 2007 年 WHO 提出的年龄体质量指数 Z 值（Weight-for-Age Z-Score，WAZ）确定，即当 $-2<WAZ<2$ 时评分为 0 分，$-3<WAZS \leqslant -2$ 或 $2 \leqslant WAZ<3$ 时评分为 1 分，$WAZ \leqslant -3$ 或 $WAZ \geqslant 3$ 时评分为 3 分；当患儿年龄 $\geqslant 60$ 月龄，则生长发育评分参照 WHO 提出的年龄体质量指数 Z 值（Body Mass Index-for-Age Z-Score，BAZ）确定，即当 $-2<BAZ<2$ 时评分为 0 分，$-3<BAZ \leqslant -2$ 或 $2 \leqslant BAZ<3$ 时评分为 1 分，$BAZ \leqslant -3$ 或 $BAZ \geqslant 3$ 时评分为 3 分。根据上述 3 个板块的得分之和，即可判断儿童营养风险等级，其中得分 0~1 分为低度风险、2~3 分为中度风险，$\geqslant 4$ 分为高度风险。

3. 注意事项

当患儿处于仅以安抚为目的的濒死阶段时，应审慎进行营养评估，不强调必须进行营养评估，以避免给患儿及其家庭带来不必要的心理精神负担。

（四）睡眠评估

1. 评估内容

睡眠评估的内容具体包括患儿性别、年龄、睡眠时长、睡眠质量；失眠状况、既往失眠史、诱发失眠的药物服用情况、睡眠环境情况；睡眠习惯、睡眠卫生习惯、生活作息方式；谵妄、抑郁、焦虑等情况；镇静剂或安眠药使用及相关不良反应情况。

2. 评估工具

儿童睡眠评估工具包括主观评估工具与客观评估工具。

（1）主观评估工具。

主观评估主要由儿科护士或患儿照护者借助睡眠评估量表主观地测评患儿的睡

眠状况。目前常用的儿童睡眠评估量表主要有睡眠日记、儿童睡眠障碍量表（sleep disturbance scale for children，SDSC）、儿童睡眠习惯问卷（children's sleep habits questionnaire，CSHQ）、简明婴儿睡眠问卷（brief infant sleep questionnaire，BISQ）、儿童睡眠问卷（pediatric sleep questionnaire，PSQ）、小熊睡眠筛查工具（BEARS sleep screening tool，BEARS）、Tayside 儿童睡眠问卷（Tayside children's sleep questionnaire，TCSQ）7个评估工具。上述 7 个儿童睡眠评估量表的情况如表14-2-2 所示。

表 14-2-2 儿童常用睡眠主观评估工具

工具	发布时间	适用年龄	评估方式	评估内容
睡眠日记	—	所有	家长填写	就寝时间、入睡潜伏期、夜醒次数、夜醒时间、晨醒时间、夜晚总睡眠时间、睡眠效率以及白天小睡时间
SDSC	1996	6~16 岁	家长报告	睡眠启动和维持障碍、睡眠呼吸障碍、觉醒障碍，睡眠觉醒转换障碍、过度嗜睡障碍、睡眠多汗症
CSHQ	2000	4~12 岁	家长填写	就寝习惯、入睡潜伏期、睡眠持续时间、睡眠焦虑、夜醒、异态睡眠、睡眠呼吸障碍、白天嗜睡
BISQ	2004	0~2 岁	家长填写	夜间睡眠时间、白天睡眠时间、夜醒次数、夜醒时间、夜间睡眠开始时间、夜间入睡潜伏期、入睡方式、睡眠地点、睡眠姿势
PSQ	1999	2~18 岁	家长报告	OSAS 呼吸、嗜睡、行为和其他
BEARS	2004	2~12 岁	家长 / 儿童报告	入睡情况、日间过度嗜睡、夜间觉醒、睡眠规律和时间、打鼾
TCSQ	2005	1~5 岁	家长报告	入睡、夜醒、喜欢的睡眠环境以及其他睡眠行为

来源：冯围围，张彤 . 儿童睡眠评估方法研究进展 [J]. 中国儿童保健杂志 , 2020, 2(4): 435-437, 446.

（2）客观评估工具。

临床常用于客观评估儿童睡眠状况的工具为多导睡眠监测仪和体动记录仪。其中，多导睡眠监测仪可同时监测睡眠结构与进程、呼吸事件、心血管事件等多项指标，可科学地、量化地评估患儿真实睡眠状况与睡眠障碍严重程度，是临床上用于评价睡眠相关呼吸障碍的金标准。体动记录仪则是通过记录手腕随时间的活动频次来测量患儿睡眠与清醒时间、睡眠效率、觉醒次数等昼夜节律活动参数。由于体动记录仪体积小、质量轻、佩戴方便且价格低廉，其在儿童青少年群体中更适用，但也存在不能监测睡眠阶段的局限性。

二、心理精神评估

（一）负性情绪评估

1. 焦虑

（1）评估内容。

焦虑的评估内容包括患儿生理上是否处于舒适状态，是否受到疼痛、失眠等困扰；患儿的自尊、隐私等是否受到威胁；患儿的家庭关系等社会支持系统是否存在问题；患儿在疾病照护中是否存在经济困难、照护资源匮乏等压力源；患儿是否存在死亡焦虑。

（2）评估工具。

儿童焦虑性情绪障碍筛查表（the screen for child anxiety related disorders，SCARED）：该量表由 Birmaher 于 1997 年编制，用于 8~18 岁儿童青少年焦虑障碍评估的自评量表。由躯体化惊恐、广泛性焦虑、分离性焦虑、社交恐惧以及学校恐惧 5 个分量表构成，共包含 41 个条目。每个条目按 3 级评分法进行评分，其中 0 分代表无此问题，1 分表示偶尔出现，2 分则代表频繁出现，得分越高儿童青少年焦虑程度则越高。

焦虑自评量表（self-rating anxiety scale，SAS）是广泛应用的焦虑自评工具，通过 4 级评分法来评估个体的焦虑水平。量表共包含 20 个条目，每个条目均设有四个选项，每个条目得分范围为 1~4 分。计算各条目得分总和后，再乘以 1.25，并通过四舍五入的方式得到最终的标准分。根据标准分的不同，可以判断焦虑的严重程度：≤49 分表示正常，50~59 分为轻度焦虑，60~69 分为中度焦虑，而≥70 分则代表重度焦虑。

汉密尔顿焦虑量表（Hamilton anxiety scale，HAMA）是由专业评估者进行的他评量表，用于全面评估患儿的焦虑状况。评估者根据患儿的认知功能、心境状态、会谈时具体表现等 14 个方面来进行评分。所有项目均采用 5 级评分法进行计分，将各项评分累加得到总分值。根据总分值的高低，可以判断患儿是否存在焦虑障碍：总分 <7 分表示无焦虑障碍，而总分≥7 分则提示存在焦虑障碍。

2. 抑郁

（1）评估内容。

抑郁的评估内容包括患儿是否存在难以控制的躯体症状；现有的照护措施是否能够有效缓解患儿的不适症状；患儿近期是否伴有食欲缺乏或吃太多的现象；患儿是否伴有沉默不言、悲伤等情绪失落现象；患儿是否存在放弃生命的想法；患儿社会支持系统是否完善。

（2）评估工具。

儿童抑郁量表（children's depression inventory，CDI）。该量表适用于7~17岁的儿童青少年。该量表共27个条目，包括快感缺乏、负性情绪、低自尊、低效能和人际问题5个维度。每个条目均由三句句式相似的陈述组成（例如，"我有时觉得疲倦""我时常感到疲惫""我总是被疲倦感笼罩"），上述陈述根据症状的频率分为一般、中等和严重3个等级并分别赋予0分、1分和2分，总分最高可达54分。为了控制可能的默认反应倾向，量表中的14个条目采用正向计分，而其余13个条目则采用反向计分。量表的总分越高，表明儿童青少年的抑郁程度越严重。

儿童抑郁障碍自评量表（depression self-rating scale for children，DSRS）。该量表可用于7~13岁的儿童青少年进行抑郁状况自评，量表共包含18个条目，受试者根据过去一周内症状的出现频率，对每个条目进行0~2分的3级评分，总分范围为0~36分。当总分超过13分时，提示受试者存在抑郁倾向。需要注意的是，该量表采用负性评分方式，即得分越高，抑郁症状越明显。

患者健康问卷抑郁量表（patient health questionnaire-9，PHQ-9）。该量表基于DSM-4（现已更新为DSM-5）的诊断标准修订而成，用于评估患儿的抑郁程度。量表共包含9个条目，每个条目分值范围为0~3分。总分越高表明患儿的抑郁程度越严重，当总分达到或超过10分时，提示患儿存在抑郁症状。

（二）自杀风险评估

1. 评估内容

（1）自杀危险因素评估。

自杀危险因素评估包括患儿有无自杀家族史、有无自杀未遂的经历或有无自杀计划；患儿是否对自己即将离世感到严重的绝望或无助感；患儿心理状态，是否有抑郁情绪或行为及情绪特征突然改变。

（2）自杀意念评估。

自杀意念评估包括患儿是否具有悲观抑郁、冲动、刻板、完美主义等人格特点；患儿面对压力时的问题解决能力；患儿家庭及社会支持状况；患儿是否对自己即将离世感到绝望；患儿是否曾谈论过自杀；患儿是否有自杀家族史、自杀未遂史。

2. 评估工具

（1）恶性肿瘤患者自杀风险评估量表（cancer pantient suicide risk assessment scale，CSRS）。该量表是由我国学者周霜等人在 2019 年编制，旨在为我国恶性肿瘤患者提供一个具有适应性和特异性的自杀风险评估工具。该量表包含 4 个维度，即负性情绪、自杀态度、自杀准备以及自杀动机，共计 19 个条目。评估采用 Likert 5 级评分法，其中 0 分代表"完全不符合"，1 分代表"比较不符合"，2 分代表"中立或不确定"，3 分代表"比较符合"，4 分则代表"完全符合"。量表的总分范围为 0~76 分，分数越高，则表明患儿面临的自杀风险越高。

（2）Beck 自杀意念量表中文版（Beck scale for suicide ideation-Chinese version，BSI-CV）。从最近一周和个体抑郁最严重时期这 2 个时间节点来评估患儿的自杀意念。量表共包含 19 个条目，每个条目均采用 0~2 分 3 级评分法，总分得分范围在 0~38 分之间，得分越高表示个体的自杀意念越强烈，相应地，其自杀风险也更高。需注意的是，量表的前 5 题为筛查项，若条目 4 或 5 的得分在 1 至 2 分之间，表明个体存在自杀意念，则需要继续评估条目 6~19；否则，评估结束。

（3）自杀可能性量表（suicide probability scale，SPS）。量表从绝望、消极自我评估、敌意和自杀意念 4 个维度出发，全面评估个体的自杀风险。量表包含 36 个条目，每个条目均采用 Likert 4 级评分法，得分范围为 1~4 分。量表总分为 36~144 分，得分越高，则预示着个体的自杀风险越大。

三、家庭及社会支持评估

（一）评估内容

1. 家庭支持评估

家庭支持评估包括患儿家庭的亲属关系，是否具有良好的家庭角色结构及充足的家庭资源来应对紧张事件和危急状态；评估患儿家庭成员间的沟通协调程度，预判潜在的冲突并提供相应的帮助解决这些问题。

2. 社会支持评估

社会支持评估包括患儿的工具性社会支持情况，如患儿是否具有能对其提供引导、协助的有形支持与解决问题的支持因素，能反映患儿及其家属需求的各类社会心理支持的表达性因素；评估由患儿接触而形成的社会支持网络，以维持患儿认同，助力患儿获得情绪支持、物质援助、服务信息、新的社会接触等。

（二）评估工具

社会支持评定量表与领悟社会支持量表是目前常用的用于评估个体家庭与社会支持的工具。

1. 社会支持评定量表（social support rating scale，SSRS）

该量表由我国学者肖水源编制，包括客观支持（条目 2、6、7）、主观支持（条目 1、3、4、5）和社会支持利用度（条目 8、9、10）3 个维度，共 10 个条目。量表总分为 10 个条目评分之和，总分范围 13~70 分。个体得分越高，表示其社会支持水平越高。

2. 领悟社会支持量表（perceived social support scale，PSSS）

该量表用于测定个体领悟到的来自家庭、朋友和其他人员的社会支持程度。该量表包括家庭支持、朋友支持、其他支持（老师、同学、亲戚）3 个维度，共 12 个条目，每个条目采用 7 级计分，得分为 1="极不同意"，7="极同意"。量表总分为 3 个维度得分之和，总分得分越高，表示个体感受到的社会支持程度越高。

（三）注意事项

评估者需要采取有针对性的方式主动与患儿沟通，评估过程中可以适当运用肢体语言。社会支持在性质上来说，分为客观的和主观的，因此评估者对患儿进行社会支持评估时需要考虑每个条目的具体要求，同时还要考虑采用患儿易于接纳的方式进行评估。

四、生活质量评估

（一）评估内容

生活质量评估包括生理状态、心理状态及社会功能 3 个方面。其中，生理状态评估包括患儿活动能力，如躯体活动、迁移能力、自我照顾能力等；患儿体力，如日常生活中有无疲劳感、无力感和虚弱感等。心理状态评估包括患儿情绪反应，如恐惧、忧虑、压抑等负性情绪；评估患儿认知功能，如思维、注意力、记忆力等情况；社会功能评估包括患儿社会接触、亲子关系状况；评估患儿满意度与幸福感水平。

（二）评估工具

儿童生存质量测定量表系列（the pediatric quality of life inventory measurement models，PedsQLTM）是全面且系统的测评工具，专门设计用于精确衡量 2~18 岁儿童和青少年过去 1 个月的生存质量水平。经过长期的实践运用与多次修订，PedsQLTM 已形成一套组件式量表集合。该集合包括普适性核心量表（generic core scales）和特异性疾病模块（disease specific modules）。前者旨在测量儿童生存质量的共性特征，已经修订至第 4 版，后者旨在评估不同疾病背景下儿童青少年的生存质量，已修订至第 3 版。PedsQLTM 每个条目分为五个等级：从未、几乎不、偶尔、经常、总是，依次计分为 100 分、75 分、50 分、25 分、0 分。量表总分为所有条目得分之和除以总条目数，得分越高，表明儿童青少年生存质量越好。

1. PedsQLTM 4.0 儿童生存质量普适性核心量表

该量表分为儿童自评与家长报告两种量表。自评量表采用第一人称表述，根据儿童不同年龄段的认知水平与理解能力差异，分别设置了适用于 5~7 岁、8~12 岁、13~18 岁 3 个量表。家长报告量表则使用第三人称表述，与对应年龄段儿童的自评量表内容相对应，涵盖 2~4 岁、5~7 岁、8~12 岁、13~18 岁 4 个年龄段。每个量表测评内容基本一致，均包括 4 个方面，即生理功能、情感功能、社会功能、角色功能，共计 23 个条目。其中，生理功能由 8 个条目组成，而情感、社会、角色功能 3 个维度则由剩余的 15 个条目共同构成心理领域。见图 14-2-1。

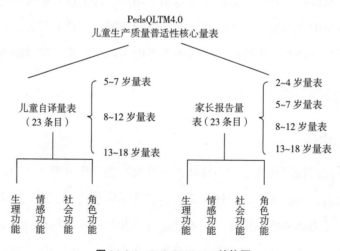

图 14-2-1　PedsQLTM4.0 结构图

来源：卢奕云，郝元涛，静进 . 儿童生存质量测定量表 PedsQLTM 的结构及应用概况 [J]. 现代预防医学，2006, 33(5): 732-734.

2. PedsQLTM 3.0 儿童生存质量特异性疾病模块

该量表分为儿童自评与家长报告两种量表。对于 2~4 岁儿童，仅提供家长报告量表；

而其他年龄段（5~7岁、8~12岁、13~18岁）的量表则同时包含儿童自评量表和家长报告量表。儿童自评量表采用第一人称表述，根据各年龄段儿童的认知水平与理解能力进行划分。家长报告量表使用第三人称表述，并覆盖所有年龄段（2~4岁、5~7岁、8~12岁、13~18岁）。以 PedsQLTM 3.0 儿童癌症模块生存质量量表为例，量表包括疼痛、恶心、操作焦虑、治疗焦虑、担忧、认知问题、接受外貌、社交问题 8 个维度，共 27 个条目。

（三）注意事项

在评估患儿的生活质量时，掌握沟通技巧，充分告知并确保患儿及家属能够理解。评估者需要根据患儿的年龄及具体情况选择最为恰当的量表，对评估内容正确掌握，保证收集资料的准确性。

第三节　安宁疗护患儿的护理及新进展

提升生命终末期患儿的生存质量是儿童安宁疗护的核心目标，通过对有安宁疗护需求的患儿开展综合护理与管理，尤其是生理需求管理、心理精神护理与社会支持管理，可有效提升生命终末期患儿的生存质量。

一、护理问题

（一）慢性疼痛

患儿在安宁疗护中可能会经历慢性疼痛，这通常与他们的原发疾病、疾病治疗过程以及可能的并发症有关。

（二）营养失调

患儿可能会出现营养失调，这与他们的摄入不足和疾病消耗有关。

（三）睡眠形态紊乱

患儿在安宁疗护期间可能会遇到睡眠形态紊乱的问题，这与他们疾病症状的困扰以及对环境感到陌生有关。睡眠问题不仅影响患儿的生活质量，还可能加剧他们的疼痛感和情绪困扰。

（四）焦虑 / 抑郁 / 恐惧

患儿可能会因为疾病的困扰加重和担心疾病预后而出现焦虑、抑郁或恐惧的情绪。

（五）自杀的风险

在安宁疗护中，患儿可能会因为症状困扰、社会支持不足以及生命意义感的缺失而有自杀的风险。

（六）复杂性哀伤的风险

家长可能因为无法接受患儿死亡的事实而有复杂性哀伤的风险。

二、护理措施

（一）生理需求管理措施

1. 疼痛管理

疼痛是生命终末期患儿最大的症状负担，缓解患儿疼痛是儿童安宁疗护的重要内容。在积极病因治疗的基础上，生命终末期患儿疼痛管理包括非药物治疗管理、药物治疗管理及其他治疗管理 3 个方面。

（1）非药物治疗管理。

针对患儿疼痛的病因进行积极治疗后仍未得到有效控制，或未查明其病因时，可根据其疼痛程度及性质选择适宜的非药物干预措施。例如，新生儿可通过给予襁褓包裹、母乳喂养、非营养性吸吮、口服蔗糖等措施缓解疼痛。抚触、冷 / 热疗法、体位转换、倾听音乐、与患儿沟通交流等方式可分散患儿注意力，这些方式也可用于缓解患儿疼痛。此外，营造和谐健康的家庭氛围，能够为患儿对疼痛的表达与缓解提供支持性环境。值得注意的是，非药物治疗需要遵循循序渐进、反复试验、恰当联合的理念来实施。

（2）药物治疗管理。

非药物治疗未能缓解患儿疼痛时，宜选择药物治疗以满足患儿疼痛管理的需求。儿童药物镇痛常规遵循 WHO 制定的三阶梯疗法规范治疗，即轻度疼痛时选择对乙酰氨基酚或非甾体类抗炎药治疗，可联用辅助镇痛药（如对神经病理性疼痛使用具有镇痛效果的抗抑郁药）、中度疼痛时选择弱阿片类和非甾体消炎药联合辅助镇痛药、重度疼痛时选择阿片类和非甾体消炎药联合辅助镇痛药；同时需遵从以下原则：①口服给药；②按时给药；③按阶梯给药；④个体化的药物剂量。此外，重点注意给药时应考虑患儿的特殊性，如年幼、吞咽功能障碍以及患有口腔疾病的患儿应避免服用药丸或胶囊，可考虑经皮或静脉给药途径；为提升患儿服药依从性，可将其药物碾成粉末状混入食物中，或用巧克力或水果味糖浆等掩盖患儿对药物味道的厌恶；对于慢性疼痛的患儿，可给予芬太尼或丁丙诺啡贴片；对于重度疼痛的患儿，可给予口服液体吗啡；对于顽固性疼痛的患儿，可选择使用局部麻醉药、神经抑制剂或射频消融术等。

2. 谵妄管理

谵妄是生命终末期患儿的常见症状，预防和治疗患儿谵妄是儿童安宁疗护不可或缺的内容之一。患儿谵妄管理主要包括环境控制、镇静/镇痛药物合理使用及集束化护理措施应用3个方面。

（1）控制患儿周围的环境。

生命终末期患儿周围的环境，如照明、噪声、约束带的使用情况、是否入住单人间以及家庭是否参与患儿照顾等均是影响其谵妄发生的重要因素。为了有效降低患儿谵妄的发生率，可以采取一系列措施，如定时拉起和放下窗帘以调节光线、打开和关闭病房及走廊灯光、在病房放置患儿熟悉的物品、尽量减少或停止不必要的护理操作、调整病房及个人电话为震动模式、指导患儿家庭参与患儿照顾等措施被报道可有效降低患儿谵妄的发生。

（2）合理使用镇静/镇痛药物。

生命终末期患儿药物的选择及镇静剂的调整是预防与治疗谵妄的重点。长期、不恰当使用苯二氮䓬类药物、阿片类镇痛药物可诱发患儿谵妄。当患儿必须使用镇静镇痛药物时，可采用康奈尔儿童谵妄评估量表（the Cornell assessment of pediatric delirium，CAPD）等工具及时评估患儿有无谵妄的症状，尽量避免谵妄的发生。临床研究表明，喹硫平和奥氮平等抗精神病类药物可用于治疗患儿谵妄，但儿科护士需要及时评估用药效果及观察用药副作用。

3. 营养管理

生命终末期的患儿因疾病本身或负性情绪等原因，不能经口进食或对进食失去兴趣，常导致患儿营养失调。护士需在定期营养评估的基础上，为患儿提供营养管理，管理流程如图 14-3-1 所示。

其中，生命终末期患儿营养管理的核心内容为舒适喂养、人工营养及水化，具体内容如下：

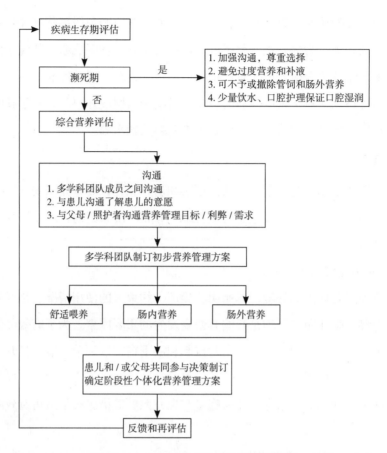

图 14-3-1　儿童安宁疗护营养管理流程图

来源：中华医学会儿科分会血液学组儿童舒缓治疗亚专业组. 儿童安宁疗护营养管理专家建议 [J]. 中国小儿血液与肿瘤杂志, 2023, 28(4): 209-216.

（1）舒适喂养。

当患儿病情相对稳定且无明显吞咽障碍、吸入风险时，鼓励通过经口进食对患儿进行舒适喂养。具体措施包括：①选择易吞咽、消化的食物，少食多餐，按需进食；②根据不同营养相关症状进行患儿食物选择。例如，当患儿的嗅、味觉改变时，根据患儿的新喜好调整食物；发生恶心、呕吐时，选择少油、清淡易消化的半流质饮食；发生口腔黏膜炎时，选择膏状、流质等质地柔软的食物；存在一定程度吞咽障碍时，调整食物形状和质地来改善进食；出现便秘时，增加食物中膳食纤维的摄入；③喂养过程中避免吸入和窒息风险；④避免痛苦、不适和强迫喂食，确保患儿的喂养体验舒适。当经口进食完全无法带给孩子舒适体验时，父母或照护者可以为孩子做口腔护理、抚触等照护工作，替代"喂养"所代表的亲情表达和联系。

（2）人工营养及水化。

在非濒死期，若患儿因神经损伤或其他原因导致吞咽障碍无法进食和／或存在吸入风险；或由于胃肠道疾病、胃肠功能衰竭或短肠综合征导致吸收不良；以及生命终末期患儿的饥饿和口渴症状无法缓解时，可考虑肠内营养或肠外营养。其中，当患儿的胃肠功能可以耐受时，优先选择采用肠内营养。但在濒死期，人工营养及水化无法使患儿获益，反而可能增加吸入性肺炎的风险、加重循环负担、加剧水肿等，同时也会增加患儿的不适感。因此，这种情况下需与患儿照护者充分沟通，考虑撤除人工营养及水化，采用少量饮水及继续口腔护理保证口腔湿润即可，不建议过度营养支持和补液。

4. 睡眠管理

生命终末期的患儿在生理、精神、心理等多种因素的共同作用下，常出现睡眠障碍。因此，有必要做好患儿的睡眠管理，具体包括以下 3 个方面：

（1）控制患儿睡眠环境。

帮助患儿调整睡眠昼夜节律，日间状态下尽量充分暴露在明亮环境中，减少患儿在日间的小憩频率。在夜间状态下，加强对患儿睡眠环境的管理，包括控制病房温湿度、降低噪声、调节光线、保持病房整洁等。此外，如夜间需执行护理措施，应尽量间隔 90 min，以避免患儿在一个睡眠周期内发生睡眠中断现象。

（2）协助患儿进行身心调适。

帮助患儿做好疼痛、呼吸困难、咳嗽、恶心呕吐等生命终末期症状管理。鼓励患儿保持规律作息，尤其是在患儿睡前协助患儿做好个人卫生护理，穿宽松、柔软的睡衣，保持床褥的平整干燥。尊重患儿的生活习惯，帮助患儿建立并保持良好睡眠习惯，如不要在床上玩电子产品，睡前避免饮用含有酒精、咖啡因的饮料。当患儿出现紧张、焦虑等负性情绪时，应尽量安抚患儿，指导患儿进行放松训练，以促进患儿睡眠。

（3）做好患儿用药护理。

当非药物治疗改善患儿睡眠效果不佳时，可考虑采用镇静催眠类药物改善患儿睡眠。常用的镇静催眠类药物包括苯二氮䓬类、激素类、抗抑郁类药物等。儿科护士必须掌握药物的名称、种类、性能、使用方法；了解药物对睡眠的影响及副作用，尤其是使用处方类镇静催眠药物时，要观察患儿有无跌倒、低血压等不良反应的发生；患儿服药期间应监测其睡眠情况及身心反应，若出现异常及时报告医生处理。

（二）安宁疗护患儿心理精神支持

由于疾病、家庭和社会等多因素影响，大部分患儿在生命终末期都会面临焦虑、抑郁等负性情绪，甚至出现自杀意念及行为；而处于不同年龄段的儿童青少年，因其情感、认知等方面存在差异，所以儿科护士应动态评估患儿心理、情绪状况，及时提供符合患儿年龄、发展能力与偏好的个性化心理精神干预，尽可能地满足患儿心理精神需求。

1. 常规心理精神支持技术

采用非语言关注、询问、重复、摘要、情感反应等倾听技巧、共情技术，与患儿平等沟通、交流，设身处地地为患儿着想，让患儿充分表达自我感受，释放内心焦虑、抑郁等负性情绪。指导患儿采用渐进式肌肉放松疗法、腹式呼吸放松法、想象放松法等放松疗法使患儿体验身心舒适，以缓解焦虑、抑郁情绪。对于具有较好认知和理解能力的儿童，也可考虑采用理性情绪疗法，主要通过理性分析和逻辑思辨的方式，改变使得患儿出现情绪困扰的不合理信念，以帮助患儿缓解负性情绪。根据患儿的喜好，选择音乐、绘画、跳舞、动画片/戏剧/电影、诗歌、书法、摄影等艺术疗法，通过艺术创造过程来缓解患儿的负性情绪，促进患儿的心理精神健康。在与照护者充分沟通的基础上，选择恰当的时机，对患儿开展死亡教育，减少其对死亡的恐惧心理。此外，也可利用同伴的支持来缓解患儿的负面情绪。

2. 沙盘游戏疗法

沙盘游戏疗法，又称"箱庭疗法"，是一种适用于儿童青少年群体的心理治疗技术，常按照介绍沙盘游戏、制作沙盘作品、感受和调整沙盘作品、交流与领悟、结束沙盘游戏5个步骤进行实施。当生命终末期患儿不愿语言交流，并且表现出焦虑、恐惧等情绪时，他们可以利用各种沙子、沙盘以及有关的人或物的微缩模型，在沙箱中进行自发性、自主性的创作。通过这种方式，患儿无形的潜意识得以以某种恰当的、象征性的方式展现出来，促进了患儿意识与潜意识之间的沟通与融合，最终实现心理分析与心理治疗的综合效果。需要注意的是，若患儿对沙盘游戏疗法缺乏信心、持消极态度、参与度不高，常无法释放其内心意向，应更换其他心理治疗方式。

3. 自杀危机干预

自杀危机干预采用三级预防策略。一级预防也称为"通用性自杀预防"，主要指预防个体自杀倾向的发展、面向所有住院患儿的预防策略，具体措施包括限制自杀工具、积极病因治疗、广泛心理健康教育与自杀预防教育，以增加患儿自杀预防保护因素、减少患儿自杀倾向危险因素，防止患儿出现自杀倾向。二级预防也称"选择性自杀预防"，主要指面向自杀高危人群开展工作，具体措施包括尽早筛查、自杀"守门人"培训、开展危机干预服务、保证转介资源可及，以实现早发现、早介入，预防患儿自杀的目标。三级预防也称"针对性自杀预防"，主要指面向自杀未遂患儿进行危机干预，具体措施包括医院建立心理支持小组、家属参与心理支持培训，以达到预防自杀未遂患儿再次自杀的目的。

（三）安宁疗护患儿社会支持管理

社会支持是儿童安宁疗护全人关怀的重要组成部分，对缓解患儿心理压力、消除患儿心理障碍、促进患儿心理健康具有重要意义。生命终末期患儿社会支持来源包括专业照护者支持与非专业照护者支持。

1. 专业照护者支持

对生命终末期患儿而言，专业照护者常规包括从事安宁疗护的医生、护士、心理咨询师、营养治疗师、物理治疗师、药剂师，可为患儿提供疾病咨询、健康指导、症状控制、舒适照护、心理精神支持等基本支持。而且，医务社会工作者，简称"医务社工"，主要指在医疗机构中为患儿提供心理关怀、社会服务的专业性社会工作者，也可作为专业照护者成员协助患儿及家庭排除医疗过程中的障碍，处理社会及家庭问题，提高患儿及家庭成员生活质量。此外，专业照护者可构建医 - 护 - 患交流线上平台，为患儿及家庭提供疾病相关知识的培训或安宁疗护教育；对来自偏远农村地区的患儿及家庭，可通过电话询问、短信慰问、信息支持等远程支持技术为患儿实施安宁疗护。

2. 非专业照护者支持

（1）家庭支持。

家庭是生命终末期患儿的重要情感和信息支持的来源，在儿童安宁疗护全过程中发挥着独特的作用。家庭支持作为非专业照护者支持的主体，主要是指家庭成员，包括父母、兄弟姐妹及其他亲属为患儿提供照护、帮助、交流、经济等多方面的支持。需要注意的是，面对生命终末期患儿，患儿家庭往往感受到沉重的身心负担，患儿家庭成员自己首先需要做好身心准备，适时寻求外力帮助，才能为患儿提供更好的家庭支持。此外，虽然患儿可能因年龄的制约而导致认知、理解能力不足，但患儿家庭也需要充分考虑患儿的感受，尊重患儿的自主权。

（2）志愿者支持。

志愿者即志愿工作者，指不计物质报酬、志愿贡献个人时间及精力，为改善社会服务、促进社会进步而提供服务的个体，具有鲜明的无偿性、志愿性、公益性和组织性。在儿童安宁疗护团队中，志愿者是其中不可或缺的组成成员，可为生命终末期患儿提供陪伴、按摩、抚触、洗浴、洗衣等生活照料服务，也可为患儿及家庭提供信息支持与建议、情感精神慰藉，不仅帮助患儿，也让患儿家庭得到喘息。志愿者在为患儿提供安宁疗护服务时，要注意从态度、语气等方面充分尊重患儿及家庭；避免打听、散播患儿及家庭隐私，参与临终患儿家属之间矛盾处理等不恰当操作。此外，在患儿离世后，志愿者与家属的联系应仅限于提供哀伤抚慰。

（四）安宁疗护患儿善终服务支持

善终服务是安宁疗护的"最后一公里"。生命终末期患儿的善终服务支持主要包括患儿死亡后的遗体护理以及针对患儿家庭成员开展哀伤辅导与治疗。

1. 遗体护理

接到医生开具的患儿死亡诊断书后，儿科护士即可对患儿遗体进行一般情况、诊断、治疗、抢救与死亡过程、是否具有传染病等评估，同时评估患儿家庭对遗体护理的意愿、需求、合作程度。明确患儿是否需要遗体捐献，若需遗体捐赠，则遵循相应的捐赠流程，否则在征得患儿家庭同意后，对患儿遗体开展护理。

2. 哀伤辅导与治疗

在生命终末期患儿离世丧葬1周左右，经培训的专业人员、志愿者或自助团体可针对经历正常哀伤的患儿家庭成员开展哀伤辅导，帮助其在合理时间内完成哀悼过程，促进其健康地适应没有患儿的现实生活。但若患儿家庭成员出现了延长、延迟、夸大和/或隐藏于躯体或行为症状表现的复杂性哀伤反应，则需要接受由心理或精神科专业人员提供的哀伤治疗，帮助其识别、解决阻碍哀悼过程完成的分离冲突，从而更好地接受患儿离世的事实。

三、护理新进展

（一）生理需求管理

问题1：疼痛管理的创新策略有哪些？

新进展： 除了常规的药物或非药物治疗外，近年来针灸、按摩疗法等中医疗法，以及催眠、引导意象、生物反馈和正念减压等认知行为技术也被逐渐应用于患儿疼痛管理中。有国外学者报道，动物辅助干预不仅可减轻生命终末期患儿的疼痛，还可提高患儿的生存质量。此外，在由医护人员、治疗师、儿童专家等组建的多学科团队中，为患儿提供符合发育阶段的游戏，如分散注意力的游戏、放松冥想类游戏、音乐互动游戏、故事讲述和创作游戏及手工制作游戏等，被报道对减轻患儿疼痛也有良好效果。

问题 2：谵妄管理的最新策略有哪些？

新进展： 通过儿科医护人员、康复理疗师、呼吸治疗师等多学科团队开发的技术化综合管理策略，可改善患儿身体功能和神经认知状态，从而预防患儿谵妄。2012 年美国重症护理协会基于循证医学首先提出的 ABCDE 镇痛、镇静集束化管理策略，即每日镇静中的唤醒试验（A，sedation awakening trial）、自主呼吸试验（B，spontaneous breathing trial）、镇静和镇痛药物的选择（C，choice of analgesia and sedation）、谵妄的预防和管理（D，delirium prevention and management）、早期运动和锻炼（E，early physical mobility）。此后，该策略内容不断拓展完善，目前已形成 ABCDEFGHI 集束化管理方案，新增了家庭的参与与配合（F，family engagement and empowerment）、深入了解患者的需求（G，gaining insight into patient needs）、全方位个性化的"家庭式"照护（H，holistic and personalized care with 'home-like' aspects）、ICU 设计的再定义（I，ICU design redefinition），被广泛应用于预防患儿谵妄的综合管理。

（二）心理精神支持

问题：实施沙盘游戏疗法的新技术有哪些？

新进展： 由于虚拟现实技术可利用计算机生成逼真的视觉场景并模拟感觉体验，其实践应用越发广泛。为提升沙盘游戏疗法的临床使用效果，我国学者已开展了虚拟现实技术和沙盘游戏疗法相结合的探索性研究，如虚拟沙盘、电子沙盘、3D 渲染沙具等，显示出良好的效果。然而，这些技术也面临触觉体验不足、电子沙盘空间安全问题等局限性，这些问题尚待解决。

米洁

附　录

英文缩写	英文全称	中文解释
AARC	American Association of Respiratory Care	美国呼吸治疗协会
ACT	activated clotting time of whole blood	激活全血凝固时间
ACT	airway clearance techniques	物理性气道廓清技术
AED	antiepileptic drug	抗癫痫药
AED	automated external defibrillator	自动体外除颤器
AFL	ablative fractional lazer	剥脱性点阵激光
AGF	acute gastrointestinal failure	急性胃肠功能衰竭
AGI	acute gastrointestinal injury	急性胃损伤
AHA	American Heart Association	美国心脏协会
AHF	acute heart failure	急性心力衰竭
AI	artificial intelligence	人工智能
AKI	acute kidney injury	急性肾损伤
ARDS	acute respiratory distress syndrome	急性呼吸窘迫综合征
ARF	acute respiratory failure	急性呼吸衰竭
BE	base excess	碱剩余
BEARS	BEARS sleep screening tool	小熊睡眠筛查工具
BiPAP	bi-level positive airway pressure	双水平正压通气
BIS	bispectral index	脑电双频指数
BISQ	brief infant sleep questionnairc	简明婴儿睡眠问卷
BLS	basic life support	基础生命支持
BMI	body mass index	体重指数
BNP	brain natriuretic peptide	脑钠肽
BSI-CV	Beck scale for suicide ideation-Chinese version	Beck 自杀意念量表中文版
CAPD	the cornell assessment of pediatric delirium	康奈尔儿童谵妄评估量表

英文缩写	英文全称	中文解释
CAPD revised	the cornell assessment of pediatric delirium revised	康奈尔儿童谵妄评估量表 - 修正版
CCEEG	critical care continuous electroen cephalography	重症持续性脑电图
CCM	critical care medicine	重症医学
CDI	children's depression inventory	儿童抑郁量表
CDI	clostridioides difficile infection	艰难梭菌感染
CFU	colony forming unit	菌落形成单位
CHQ	child health questionnair	儿童健康问卷
CO_2	carbon dioxide	二氧化碳
Comfort-B	comfort behavior scale	舒适行为量表
CPAP	continuous positive airway pressure	持续气道正压给氧
CPR	cardiopulmonary resuscitation	心肺复苏术
CRIES	children's revised impact of event scale	儿童事件影响量表
CRIES	cries, requires oxygen, increased vital signs, expression, sleeplessness	新生儿术后疼痛评估量表
CRRT	continuous renal replacement therapy	连续性肾脏替代疗法
CRT	capillary refilling time	毛细血管充盈时间
CSHQ	children's sleep habits questionnaire	儿童睡眠习惯问卷
CSRS	cancer pantient suicide risk assessment scale	恶性肿瘤患者自杀风险评估量表
CT	computed tomography	电子计算机断层扫描
CVC	central venous catheter	中心静脉导管
CVP	central venous pressure	中心静脉压
DGF	delayed graft function	移植物功能延迟
DIC	disseminated intravascular coagulation	弥散性血管内凝血
DSRS	depression self-rating scale for children	儿童抑郁障碍自评量表
DT	diphtheria and tetanus combined vaccine	白喉 - 破伤风联合疫苗
DVT	deep vein thrombosis	深静脉血栓

续表

英文缩写	英文全称	中文解释
ECCO$_2$R	extracorporeal carbon dioxide removal technology	体外二氧化碳清除技术
ECLA	extracorporeal liver-assist	体外肝脏辅助
ECMO	extracorporeal membrance oxygenation	体外膜肺氧合
EDP	external diaphragm pacing	体外膈肌起搏
EEG	electroencephalogram	脑电图
EFI	enteral feeding intolerance	肠内营养不耐受
EIT	electrical impedance tomography	生物电阻抗断层成像
ELSO	Extracorporeal Life Spport Organization	体外生命支持组织
EM	early mobilization	PICU 早期活动
EN	enteral nutrition	肠内营养
ESICM	European society of intensive medicine	欧洲重症医学会
ESPEN	European Society for Clinical Nutrition and Metabolism	欧洲临床营养与代谢协会
ESRD	end-stage renal disease	终末期肾病
F（ab'）2	tquine anti-tetanus f（ab'）2	马破伤风免疫球蛋白
FLACC	the faces, legs, activity, cry, and consolability	儿童疼痛行为量表
FMSF	family management style framework	家庭管理模式
FMT	fecal microbiota transplantation	粪菌移植
FOB	fibreoptic bronchoscopy	纤维支气管镜检查
FOURs	full outline of unresponsivenes	全面无反应性评分
FPS-R	Wong-Baker faces rating scale revision	修订版 Wong-Baker 面部表情疼痛评估法
FRS	Wong-Baker faces rating scale	Wong-Baker 面部表情疼痛评定量表
GCS	Glasgow coma score	格拉斯哥昏迷评分表
GFR	glomerular filtration rate	肾小球滤过率
CSE	convulsive status epilepticus	惊厥性癫痫持续状态
HAMA	Hamilton anxiety scale	汉密尔顿焦虑量表

英文缩写	英文全称	中文解释
HAZ	height-for-age Z score	年龄别身高 Z 值
HE	hepatic encephalopathy	肝性脑病
HFCWO	high-frequency chest wall oscillation	高频胸壁振荡
HFNC	high flow nasal cannula	经鼻高流量氧疗
HFOV	high frequency oscillation ventilation	高频振荡通气
HIT	heparin-induced thrombocytopenia	肝素诱导的血小板减少症
HIV	human immunodeficiency virus	人类免疫缺陷病毒
HLA	human leukocyte antigen	人类白细胞抗原
HLH	hemophagocytic lymphohistiocytosis	噬血细胞性淋巴组织细胞增生症
HRQL	health related quality of life	健康相关生命质量
HRV	heart rate variability	心率变异性
HTIG	human tetanus immunoglobulin	破伤风人免疫球蛋白
IABP	intra-aortic balloon pump	主动脉内球囊反搏
IASP	International Association for the Study of Pain	国际疼痛学会
IBD	inflammatory bowel disease	炎症性肠病
IBP	invasive blood pressure monitoring	有创血压监测
IBS	irritable bowel syndrome	肠易激综合征
ICD	implantable cardioverter defibrillator	植入型心律转复除颤器
ICH	intracranial hypertension syndrome	颅内高压综合征
ICP	intracranial pressure	颅内压
ICU	intensive care unit	重症监护单元
ICU-AW	ICU-acquired weakness	ICU 获得性衰弱
IED	interictal epileptiform discharge	发作间期癫痫样放电
IF	intestinal failure	肠衰竭
IFALD	intestinal failure associated liver disease	肠衰竭相关肝病
IHCA	in-hospital cardiac arrest	院内心搏骤停

续表

英文缩写	英文全称	中文解释
IIH	idiopathic intracranial hypertension	特发性颅内高压
IITR	international intestinal transplant registry	国际小肠移植登记中心
ILAE	International League Against Epilepsy	国际抗癫痫联盟
INRS	the individualized numerical rating scale	个性化数字评分表
IWS	iatrogenic withdrawal syndrome	医源性戒断综合征
KDIGO	Kidney Disease：Improving Global Outcomes	改善全球肾脏病预后组织
LDA	linear discriminant analysis	线性判别分析
LIPS	lung injury prediction score	肺损伤预测评分
LIU	liver injury units	肝损伤单元
LPVS	lung protective ventilation strategy	肺保护性通气策略
LSVM	linear support vector machine	线性核支持向量机
LVEDP	left ventricular end-diastolic pressure	左心室舒张末压
MFCC	Mel-frequencycepstrum coefficient	美尔倒谱系数
MMC	macrocirculation-microcirculation couple	"大循环 - 微循环"偶联
MMQL-YF	Minneapolis-Manchester quality of life-youth form	明尼阿波利斯 - 曼彻斯特生活质量量表 - 青年版
MOF	multiple organ failure	多器官功能衰竭
MRC	medical research council scale	改良肌力分级量表
MRI	magnetic resonance imaging	磁共振成像
NAFL	non-ablative fractional laser	非剥脱性点阵激光
NASPGHAN	North American Society for Pediatric Gastroenterology，Hepatology，and Nutrition	北美儿科胃肠病学、肝脏病学和营养学学会
NCBI	National Center for Biotechnology Information	美国国家生物技术信息中心
NCCN	National Comprehensive Cancer Network	美国国立综合癌症网络
NCCPC-PC	noncommunicating children's pain checklist-postoperative version	交流障碍儿童疼痛清单 - 术后版

英文缩写	英文全称	中文解释
NCCPC-R	noncommunicating children's pain checklist-revised	修订版 - 交流障碍儿童疼痛清单
NCS	nonconvulsive seizure	非惊厥性癫痫
NFCS	neonatal facial coding system	新生儿面部编码系统
NCSE	nonconlvusive status epilepticus	非惊厥性癫痫持续状态
NHS	National Health Service	英国国家医疗服务体系
NICE	National Institute for Health and Care Excellence	英国国家卫生与临床优化研究所
NICOM	non-invasive cardiac output monitoring	无创心排量监测
NICU	neonatal intensive care unit	新生儿重症监护室
NIPS	neonatal infant pain scale	新生儿疼痛评分量表
NIRS	near infrared spectroscopy	近红外线光谱
NNSOA	neural network synchronization algorithm	神经网络同步算法
NO	nitric oxide	一氧化氮
NPPV	non-invasive positive pressure ventilation	无创正压通气
NRS	numeric rating scale	数字分级评分法
NRSE	non-refractory status epilepticus	非难治性癫痫持续状态
NSAID	nonsteroidal anti-inflammatory drug	非甾体类抗炎药
NT-proBNP	N-terminal pro-brain natriuretic peptide	氨基末端脑钠肽前体
OHCA	out-of-hospital cardiac arrest	院外心搏骤停
$PaCO_2$	partial pressure of carbon dioxide	动脉血二氧化碳分压
PAED	the pediatric anesthesia emergence delirium scale	儿童麻醉苏醒期谵妄评估量表
PALF	pediatric acute liver failure	儿童急性肝衰竭
PALICC	pediatric acute lung injury consensus conference	儿童急性肺损伤共识会议
PaO_2	partial pressure of oxygen	动脉血氧分压
PAT	pediatric assessment triangle	儿科评估三角
PC	palliative care	安宁疗护

续表

英文缩写	英文全称	中文解释
PCA	patient-controlled analgesia	病人自控镇痛
PCA	principal component analysis	主成分分析
pCAM-ICU	the pediatric confusion assessment method for the ICU	儿童 ICU 谵妄评估量表
PCCM	pediatric critical care medicine	儿童重症医学
PCL-5	post-traumatic stress disorder checklist 5th edition	PTSD 症状核查表
PCO_2	partial pressure of carbon dioxide	动脉血二氧化碳分压
PCWP	pulmonary capillary wedge pressure	肺毛细血管楔压
PD	peritoneal dialysis	腹膜透析
PeDiSMART	pediatric digital scaled malnutrition risk screening tool	数字测量营养不良风险筛查工具
Pediatric PRO-CTCAE	pediatric patient-reported criteria outcomes version of common terminology criteria for adverse events	不良事件通用术语儿童自我报告版本
PedsQLTM	the pediatric quality of life inventory measurement models	儿童生存质量测定量表系列
PedsQLTM 3.0	pediatric quality of life inventory™ 3.0 cancer module	儿童生存质量癌症模块量表第 3 版
PEEP	positive end expiratory pressure	呼气末正压
PEG	percutaneous endoscopic gastrostomy	经皮内镜胃造瘘术
PELD	pediatric end-stage liver disease	儿童终末期肝病
PEWS	pediatric early warning score	儿科早期预警评分
PGCS	pediatric Glasgow coma score	儿童格拉斯哥昏迷评分表
pH	pondus hydrogenii	酸碱值
PHQ-9	patient health questionnaire-9	患者健康问卷抑郁量表
PICC	peripherally inserted central venous catheter	外周中心静脉导管
PiCCO	pulse indicator continuous cardiac output	脉搏指示连续心输出量监测
PICS	post-intensive care syndrome	ICU 后综合征

续表

英文缩写	英文全称	中文解释
PICS-F	post-intensive care syndrome in family	家庭重症监护后综合征
PICS-P	post-intensive care syndrome in pediatrics	儿童重症监护后综合征
PICU	pediatric intensive care unit	儿童重症监护病房
PLR	passive leg raising test	被动直腿抬高试验
PN	parenteral nutrition	肠外营养
PNRS	pediatric nutritional risk score	儿科营养风险评分工具
PNST	simple pediatric nutrition screening tool	简易营养筛查工具
PO$_2$	partial pressure oxygen	血氧分压
PORT	implantable venous access port	输液港
PPARs	peroxisome proliferator-activated receptors	过氧化物酶体增殖物激活受体
PPC	pediatric palliative care	儿童安宁疗护
PPS	proportionate palliative sedation	适当的舒缓镇静
PPV	positive-pressure ventilation	正压通气
PRAM	pediatric respiratory assessment measure	儿童呼吸困难评分
PS	pulmonary surfactant	肺表面活性物质
psCAMICU	the preschool confusion assessment method for the ICU	学龄前儿童 ICU 谵妄评估量表
PSG	polysomnography	多导睡眠监测
PSQ	pediatric sleep questionnaire	儿童睡眠问卷
PSSS	perceived social support scale	领悟社会支持量表
PSU	palliative sedation to unconsciousness	意识丧失的舒缓镇静
PTSD	post traumatic stress disorders	创伤后应激障碍
PU	polyurethane	聚氨酯
PVA	polyvinylacetal	聚乙烯醇缩乙醛
PYMS	pediatric Yorkhill malnutrition score	儿科 Yorkhill 营养不良评分工具
QOLCC	quality of life for children with cancer	癌症儿童生活质量量表
RASS	Richmond agitation-sedation scale	Richmond 躁动 - 镇静量表

续表

英文缩写	英文全称	中文解释
RCA	regional citrate anticoagulation	局部枸橼酸抗凝
RCU	respiratory care unit	呼吸监护病房
rFLACC	revised faces, legs, activity, cry, and consolability	改良版儿童疼痛行为量表
ROSC	return of spontaneous circulation	自主循环恢复
RSE	refractory status epilepticus	难治性癫痫持续状态
RVEDP	right ventricular end-diastolic pressure	右心室舒张末压
SARS	severe acute respiratory syndrome	严重急性呼吸综合征
SAS	self-rating anxiety scale	焦虑自评量表
SB	standard bicarbonate	标准碳酸氢盐
SBP	systolic blood pressure	收缩压
SBS	short bowel syndrome	短肠综合征
SC	skin conductance	皮肤电传导
SCARED	the screen for child anxiety related disorders	儿童焦虑性情绪障碍筛查表
SCCM	Society of Critical Care Medicine	美国重症医学会
SDSC	sleep disturbance scale for children	儿童睡眠障碍量表
SGNA	subjective global nutritional risk assessment	儿科主观全面营养风险评定
SMS	skin mottling score	皮肤花斑评分
SOS	Sophia observation withdrawal symptoms-scale	Sophia 观察量表
SpO$_2$	pulse oxygen saturation	脉搏血氧饱和度
SRSE	super-refractory status epilepticus	超难治性癫痫持续状态
SSPedi	symptom screening in pediatric tool	儿童症状筛查工具
SSRS	social support rating scale	社会支持评定量表
STAMP	screening tool for the assessment of malnutrition in pediatrics	儿科营养不良评估筛查工具

英文缩写	英文全称	中文解释
STRONGkids	screening tool for risk of impaired nutritional status and growth	营养风险及发育不良筛查工具
SVM	Suppor tvector machine	支持向量机
TACQOL	TNO-AZL children's health related quality of life	儿童健康相关生活质量问卷
TAT	tetanus antitoxin	破伤风抗毒素
TBSA	total body surface area	体表总面积
$TcPO_2$	transcutaneous oxygen pressure	经皮氧分压
TCSQ	Tayside children's sleep questionnaire	Tayside 儿童睡眠问卷
TH	therapeutic hypothermia	治疗性低温
TPE	therapeutic plasma exchange	治疗性血浆置换
TPN	total parenteral nutrition	全胃肠外营养
TRSC-C	therapy-related symptom checklist for children	儿童治疗相关症状检查清单
TTCV	tetanus toxoid-containing vaccine	破伤风类毒素疫苗
UNICEF	United Nations International Children's Emergency Fund	联合国儿童基金会
VAD	ventricular assist device	心室辅助装置
VAP	ventilator associated pneumonia	呼吸机相关性肺炎
VAS	visual analogue scale	视觉模拟量表
VILI	ventilator-induced lung injury	呼吸机相关性肺损伤
VSD	vacuum scaling drainage	负压封闭引流技术
WAT-1	withdrawal assessment tool version 1	戒断评估工具 -1
WAZ	weight-for-age Z score	年龄别体重 Z 值
WHO	World Health Organization	世界卫生组织
WHZ	weight-for-height Z score	身高别体重 Z 值

主要参考文献

[1] 刘大为 . 中国重症医学 30 年发展之路 [J]. 中国实用内科杂志 , 2011, 31（11）: 835-837.

[2] 中华医学会重症医学分会 .《中国重症加强治疗病房（ICU）建设与管理指南》（2006）[J]. 中国危重病急救医学 , 2006, 18（7）: 387-388.

[3] DU B, XI X, CHEN D, et al. Clinical review: criticaI care medicine in mainland China [J]. Crit Care, 2010, 14（1）: 206.

[4] 杜斌 . 中国病理生理学会危重病医学专业委员会 : 中国重症医学发展的引领者与亲历者 [J]. 中华重症医学电子杂志（网络版）, 2015, 1（1）: 10-12.

[5] 于凯江 , 邱海波 , 刘大为 . 发展与传承 贺中华医学会百年华诞暨华医学会重症医学分会成立十周年 [J]. 中华内科杂志 , 2015, 54（6）: 481-483.

[6] 刘大为 . 重症医学发展的又一个十年——写在重症医学专业学科建立十周年的日子 [J]. 中华重症医学电子杂志 , 2018, 4（3）: 221-222.

[7] 陈德昌 . 中国医师协会重症医学医师分会《宣言》[J]. 中华危重病急救学 , 2009, 21（8）: 510.

[8] 卫生部 . 卫生部关于在《医疗机构诊疗科目名录》中增加 "重症医学科" 诊疗科目的通知 [J]. 中华人民共和国卫生部公报 , 2009（4）: 34.

[9] HAUG C J, DRAZEN J M. Artificial Intelligence and Machine Learning in Clinical Medicine, 2023[J]. N Engl J Med, 2023, 388（13）: 1201-1208.

[10] SALVAGNO M, TACCONE F S, GERLI A G. Can artificial intelligence help for scientific writing?[J]. Crit Care, 2023, 27（1）: 75.

[11] LI H, CHIANG A W T, LEWIS N E. Artificial intelligence in theanalysis of glycosylation data[J]. Biotechnol Adv, 2022, 60: 108008.

[12] UCHE-ANYA E, ANYANE-YEBOA A, BERZIN T M, et al. Artificial intelligence in gastroenterology and hepatology: how to advance clinical practice while ensuring health equity[J]. Gut, 2022, 71（9）: 1909-1915.

[13] 中国政府网 . 国家卫生健康委办公厅印发《关于加强重症医学医疗服务能力建设的意见》[J]. 上海护理 , 2024, 24（5）: 36.

[14] 陈妞 , 陈莹 , 郭瑾 , 等 . 人工智能在危重症护理中的应用现状及挑战 [J]. 中华急危重症护理杂志 , 2022, 3（3）: 276-279.

[15] 来勇臣 , 叶舟 , 夏涛 . 基于互联网＋远程重症监护 e-ICU 系统创新设计与应用 [J]. 中国数字医学 , 2018, 13（7）: 43-45.

[16] 彭剑雄 , 刘美华 , 张新萍 , 等 . PICU 危重患儿护理评估单的设计及应用 [J]. 当代护士（中旬刊）, 2019, 26（9）: 64-67.

[17] 许峰 . 实用儿科危重症病抢救常规和流程手册 [M]. 2 版 . 北京 : 人民卫生出版社 , 2020.

[18] 胡燕琪 , 王莹 , 张雨萍 , 等 . 儿科评估三角的意义和应用 [J]. 临床儿科杂志 , 2017, 35（7）: 558-560.

[19] 段莎莎 . 儿童早期预警评分识别危重症患儿的应用价值 [D]. 乌鲁木齐 : 新疆医科大学 , 2020.

[20] 崔焱 , 张玉侠 . 儿科护理学 [M]. 7 版 . 北京 : 人民卫生出版社 , 2021.

[21] MONAGHAN A. Detecting and managing deterioration in children[J]. Paediatr Nurs, 2005, 17（1）: 32-35.

[22] CHAPMAN S M, MACONOCHIE I K. Early warning scores in paediatrics: an overview[J]. Arch Dis Child, 2019, 104（4）: 395-399.

[23] ALMBLAD A C, SILTBERG P, ENGVALL G, et al. Implementation of Pediatric Early Warning Score；Adherence to Guidelines and Influence of Context[J]. J Pediatr Nurs, 2018, 38: 33-39.

[24] SEIGER N, MACONOCHIE I, OOSTENBRINK R, et al. Validity of different pediatric early warning scores in the emergency department[J]. Pediatrics, 2013, 132（4）: e841-e850.

[25] 李昌崇 , 王立波 . 现代儿童呼吸病学 [M]. 北京 : 科学出版社 , 2024.

[26] 美国心脏协会 . 儿科高级生命支持实施人员手册 [M]. 杭州 : 浙江大学出版社 , 2022.

[27] 李小寒 , 尚少梅 . 基础护理学 [M]. 7 版 . 北京 : 人民卫生出版社 , 2022.

[28] 张涛 , 刘春峰 . 2023 版国际儿童急性呼吸窘迫综合征诊疗指南解读 [J]. 中国小儿急救医学 , 2023, 30（11）: 801-808.

[29] VAN DE VOORDE P, TURNER N M, DJAKOW J, et al. European Resuscitation Council Guidelines 2021: Paediatric Life Support[J]. Resuscitation, 2021, 161: 327-387.

[30] MARATTA C, POTERA R M, VAN LEEUWEN G, et al. Extracorporeal Life Support Organization （ELSO）: 2020 Pediatric Respiratory ELSO Guideline[J]. ASAIO J, 2020, 66（9）: 975-979.

[31] 儿童体外膜氧合专家共识撰写组 , 中华医学会儿科学分会急救学组 . 体外膜氧合在儿童危重症应用的专家共识 [J]. 中华儿科杂志 , 2022, 60（3）: 183-191.

[32] CHALUT D S, DUCHARME F M , DAVIS G M .The Preschool Respiratory Assessment Measure （PRAM）: a responsive index of acute asthma severity[J]. J Pediatr, 2000, 137（6）: 762-768.

[33] ALNAJI F, ZEMEK R, BARROWMAN N, et al. PRAM score as predictor of pediatric asthma hospitalization[J]. Acad Emerg Med, 2014, 21（8）: 872-878.

[34] 中华医学会儿科学分会呼吸学组 , 《中华儿科杂志》编辑委员会 . 儿童支气管哮喘诊断与防治指南（2016 年版）[J]. 中华儿科杂志 , 2016, 54（3）: 167-181.

[35] RÍOS-TORO J J, MÁRQUEZ-COELLO M, GARCÍA-ÁLVAREZ J M, et al. Soluble membrane receptors, interleukin 6, procalcitonin and C reactive protein as prognostic markers in patients with severe sepsis and septic shock[J]. PLoS One, 2017, 12（4）: e0175254.

[36] GAJIC O, DABBAGH O, PARK P K, et al. Early identification of patients at risk of acute lung injury: evaluation of lung injury prediction score in a multicenter cohort study[J]. Am J Respir Crit

Care Med, 2011, 183（4）: 462-470.

[37] 王文春, 柏基香, 李晓青, 等. 电阻抗断层成像技术在重度 ARDS 俯卧位通气病人肺部护理中的应用进展 [J]. 全科护理, 2022, 20（25）: 3504-3507.

[38] 中国研究型医院学会危重医学专业委员会. 基于循证的儿童床旁超声护理专家共识 [J]. 中华现代护理杂志, 2023, 29（2）: 141-155.

[39] 李颖, 郭锦丽, 郑佳颖, 等. 儿童人工气道管理的最佳证据总结 [J]. 中华现代护理杂志, 2023, 29（24）: 3308-3315.

[40] BLAKEMAN T C, SCOTT J B, YODER M A, et al. AARC Clinical Practice Guidelines: Artificial Airway Suctioning[J]. Respir Care, 2022, 67（2）: 258-271.

[41] 王文超, 沈菊, 沈伟杰, 等. 危重症患儿有创机械通气的循证护理实践 [J]. 中国护理管理, 2021, 21（7）: 1038-1043.

[42] 中华医学会呼吸病学分会感染学组. 中国成人医院获得性肺炎与呼吸机相关性肺炎诊断和治疗指南（2018 年版）[J]. 中华结核和呼吸杂志, 2018, 41（4）: 255-280.

[43] 薛洋, 徐培峰, 单玲, 等. 有创机械通气患儿呼吸评估与治疗进展 [J]. 中国当代儿科杂志, 2019, 21（1）: 94-99.

[44] 杨晓亚, 陆群峰. 早期活动在机械通气患儿中的应用进展 [J]. 广西医学, 2023, 45（11）: 1348-1352.

[45] EMERIAUD G, LÓPEZ-FERNÁNDEZ Y M, IYER N P, et al. Executive Summary of the Second International Guidelines for the Diagnosis and Management of Pediatric Acute Respiratory Distress Syndrome（PALICC-2）[J]. Pediatr Crit Care Med, 2023, 24（2）: 143-168.

[46] 沈柳, 徐婷婷, 付聪慧, 等. 儿童中重度急性呼吸窘迫综合征行俯卧位通气的护理 [J]. 全科护理, 2020, 18（11）: 1363-1365.

[47] 黄益, 赵静, 滑心恬, 等. 新生儿经鼻高流量氧疗应用指南（2023）[J]. 中国循证医学杂志, 2024, 24（4）: 385-404.

[48] 柯键, 刘于, 乐霄. 气道廓清技术在清理呼吸道无效患儿中的应用进展 [J]. 中华急危重症护理杂志, 2020, 1（1）: 86-90.

[49] FRERICHS I, AMATO M B, VAN KAAM A H, et al. Chest electrical impedance tomography examination, data analysis, terminology, clinical use and recommendations: consensus statement of the Translational EIT development study group[J]. Thorax, 2016, 72（1）: 83-93.

[50] 代琛. 经鼻高流量加温湿化氧疗在儿童重症肺炎中的疗效分析 [D]. 延安: 延安大学, 2023.

[51] DAFYDD C, SAUNDERS B J, KOTECHA S J, et al. Efficacy and safety of high flow nasal oxygen for children with bronchiolitis: systematic review and meta-analysis[J]. BMJ Open Respir Res, 2021, 8（1）: e000844.

[52] 王文静, 周育萍, 黄秋娜, 等. 预防呼吸机相关性肺炎的指南证据总结 [J]. 护理学报, 2021, 28（22）: 58-63.

[53] 尤婷, 胡莉, 米元元, 等. 呼吸机相关性肺炎预防的最佳证据总结 [J]. 护理学, 2023, 12（1）: 35-46.

[54] 中华医学会重症医学分会重症呼吸学组. 急性呼吸窘迫综合征患者俯卧位通气治疗规范化流程 [J]. 中华内科杂志, 2020, 59（10）: 781-787.

[55] 林嘉, 吴峤微. 肺保护通气策略在儿童机械通气中的研究进展 [J]. 临床荟萃, 2019, 34（2）: 189-192.

[56] BHALLA A, BAUDIN F, TAKEUCHI M, et al. Monitoring in Pediatric Acute Respiratory Distress Syndrome: From the Second Pediatric Acute Lung Injury Consensus Conference[J]. Pediatr Crit Care Med, 2023, 24（12 Suppl 2）: S112-S123.

[57] WANG F, WANG C, SHI J, et al. Lung ultrasound score assessing the pulmonary edema in pediatric acute respiratory distress syndrome received continuous hemofiltration therapy: a prospective observational study[J]. BMC Pulm Med, 2021, 21（1）: 40.

[58] 陈梦, 王白冰, 王丹丹, 等. 超声评估膈肌功能的应用进展 [J]. 临床超声医学杂志, 2022, 24（5）: 378-381.

[59] 中国病理生理危重病学会呼吸治疗学组. 重症患者气道廓清技术专家共识 [J]. 中华重症医学电子杂志（网络版）, 2020, 6（3）: 272-282.

[60] 姚叶林, 陈康, 陶金好, 等. 超声引导下对撤机失败儿童进行膈肌手法干预的疗效观察 [J]. 中国康复医学杂志, 2020, 35（7）: 813-819.

[61] YOUNG C C, HARRIS E M, VACCHIANO C, et al. Lung-protective ventilation for the surgical patient: international expert panel-based consensus recommendations[J]. Br J Anaesth, 2019, 123（6）: 898-913.

[62] KLOMPAS M, BRANSON R, CAWCUTT K, et al. Strategies to prevent ventilator-associated pneumonia, ventilator-associated events, and nonventilator hospital-acquired pneumonia in acute-care hospitals: 2022 Update[J]. Infect Control Hosp Epidemiol, 2022, 43（6）: 687-713.

[63] RAMBAUD J, BARBARO R P, MACRAE D J, et al. Extracorporeal Membrane Oxygenation in Pediatric Acute Respiratory Distress Syndrome: From the Second Pediatric Acute Lung Injury Consensus Conference[J]. Pediatr Crit Care Med, 2023, 24（12 Suppl 2）: S124-S134.

[64] 李俊辉, 韩志强. 设置最佳呼气末正压的临床应用进展 [J]. 临床麻醉学杂志, 2023, 39（1）: 98-102.

[65] MCDONAGH T A, METRA M, ADAMO M, et al. 2021 ESC Guidelines for the diagnosis and treatment of acute and chronic heart failure: Developed by the Task Force for the diagnosis and treatment of acute and chronic heart failure of the European Society of Cardiology（ESC）. With the special contribution of the Heart Failure Association（HFA）of the ESC[J]. Eur J Heart Fail, 2022, 24（1）: 4-131.

[66] 王天有, 申昆玲, 沈颖. 诸福棠实用儿科学 [M]. 9 版. 北京: 人民卫生出版社, 2022.

[67] 中华医学会儿科学分会心血管学组, 中国医师协会心血管内科医师分会儿童心血管专业委员会, 中华儿科杂志编辑委员会. 儿童心力衰竭诊断和治疗建议（2020年修订版）[J]. 中华儿科杂志, 2021, 59（2）: 84-94.

[68] 钱明阳, 洪钿. 儿童心力衰竭的诊断与治疗进展 [J]. 中华实用儿科临床杂志, 2020, 35（1）: 14-18.

[69] 张丽, 李伟. 儿童急性心力衰竭的诊治进展 [J]. 中华实用儿科临床杂志, 2021, 36（13）: 975-978.

[70] 李静, 许峰. 儿童重症无创血流动力学监测 [J]. 中华实用儿科临床杂志, 2019, [71] 34（18）: 1368-1371.

[71] 中华医学会心电生理和起搏分会, 中国医师协会心律学专业委员会. 植入型心律转复除颤器临床应用中国专家共识（2021）[J]. 中华心律失常学杂志, 2021, 25（4）: 280-299.

[72] PICCO 监测技术操作管理共识专家组. PiCCO 监测技术操作管理专家共识 [J]. 中华急诊医学杂志, 2023, 32（6）: 724-735.

[73] EPSTEIN A E, DIMARCO J P, ELLENBOGEN K A, et al. ACC/AHA/HRS 2008 Guidelines for Device-Based Therapy of Cardiac Rhythm Abnormalities: A Report of the American College of Cardiology/American Heart Association Task Force on Practice Guidelines（Writing Committee to Revise the ACC/AHA/NASPE 2002 Guideline Update for Implantation of Cardiac Pacemakers and Antiarrhythmia Devices）: Developed in Collaboration With the American Association for Thoracic Surgery and Society of Thoracic Surgeons[J]. Circulation, 2008, 117（21）: e350-e408.

[74] 魏丹, 任晓旭. 主动脉内球囊反搏在小儿的应用进展 [J]. 中国小儿急救医学, 2018, 25（6）: 419-423.

[75] 中国心室辅助装置专家共识委员会. 中国左心室辅助装置候选者术前评估与管理专家共识（2023年）[J]. 中国循环杂志, 2023, 38（8）: 799-814.

[76] BROWN G, MOYNIHAN K M, DEATRICK K B, et al. Extracorporeal Life Support Organization（ELSO）: Guidelines for Pediatric Cardiac Failure[J]. ASAIO J, 2021, 67（5）: 463-475.

[77] IJSSELSTIJN H, SCHILLER R M, HOLDER C, et al. Extracorporeal Life Support Organization（ELSO）Guidelines for Follow-up After Neonatal and Pediatric Extracorporeal Membrane Oxygenation[J]. ASAIO J, 2021, 67（9）: 955-963.

[78] 中华医学会器官移植学分会. 中国儿童心脏移植操作规范（2019版）[J]. 中华移植杂志, 2020, 14（3）: 136-142.

[79] 王丽竹, 李茜, 陈媛儿, 等. 脉搏指示连续心排血量监测护理的最佳证据总结 [J]. 中华急危重症护理杂志, 2023, 4（6）: 554-561.

[80] 国家儿童医学中心心血管专科联盟, 中华医学会小儿外科学分会心胸外科学组 CICU 协作组. 儿童先天性心脏病术后经肺热稀释及持续脉搏轮廓分析心输出量测定技术规范化使用专家共识 [J]. 中华心力衰竭和心肌病杂志, 2020, 4（2）: 75-83.

[81] FREEMAN R, NAULT C, MOWRY J, et al. Expanded resources through utilization of a primary care giver extracorporeal membrane oxygenation model[J]. Crit Care Nurs Q, 2012, 35（1）: 39-49.

[82] BROPHY G M, BELL R, CLAASSEN J, et al. Guidelines for the evaluation and management of status epilepticus[J]. Neurocrit Care, 2012, 17（1）: 3-23.

[83] 中国医师协会体外生命支持专业委员会儿科学组, 中国医师协会儿童重症医师分会体外生命支持委员会, 中华医学会儿科分会急救学组, 等. 体外膜氧合支持儿科暴发性心肌炎专家共识[J]. 中华急诊医学杂志, 2020, 29（1）: 36-42.

[84] 浙江大学医学院附属儿童医院护理部, 首都医科大学附属儿童医院儿科重症监护病房, 上海复旦大学附属儿科医院护理部, 等. 儿童体外膜肺氧合支持治疗的护理专家共识[J]. 中华急危重症护理杂志, 2023, 4（3）: 232-238.

[85] 陆静钰, 丁雯, 张丽萍. 急、慢性心力衰竭患儿氧疗管理的最佳证据总结[J]. 中国医药科学, 2023, 13（20）: 141-145.

[86] 赵冰楠, 徐志勇, 姜亦凡, 等. 住院患儿急性心力衰竭急救护理最佳证据总结[J]. 齐鲁护理杂志, 2024, 30（7）: 106-110.

[87] 中国医师协会急诊医师分会, 中国心胸血管麻醉学会急救与复苏分会. 中国急性心力衰竭急诊临床实践指南（2017）[J]. 中国急救医学, 2017, 26（12）: 1347-1357.

[88] DOOSTFATEMEH M, AYATOLLAHI S M T, JAFARI P. Assessing the effect of child's gender on their father-mother perception of the PedsQL™ 4.0 questionnaire: an iterative hybrid ordinal logistic regression/item response theory approach with Monte Carlo simulation[J]. Health Qual Life Outcomes, 2020, 18（1）: 348.

[89] TACKMANN E, DETTMER S. Health-related quality of life in adult heart-transplant recipients-a systematic review[J]. Herz, 2020, 45（5）: 475-482.

[90] 国家慢性肾病临床医学研究中心, 中国医师协会肾脏内科医师分会, 中国急性肾损伤临床实践指南专家组. 中国急性肾损伤临床实践指南[J]. 中华医学杂志, 2023, 103（42）: 3332-3366.

[91] SELEWSKI D T, CHARLTON J R, JETTON J G, et al. Neonatal Acute Kidney Injury[J]. Nephrology, 2015, 136（2）: 463-473

[92] BRIDGES B C, DHAR A, RAMANATHAN K, et al. Extracorporeal Life Support Organization Guidelines for Fluid Overload, Acute Kidney Injury, and Electrolyte Management[J]. ASAIO J, 2022, 68（5）: 611-618.

[93] CHERUKU S R, RAPHAEL J, NEYRA J A, et al. Acute Kidney Injury after Cardiac Surgery: Prediction, Prevention, and Management[J]. Anesthesiology, 2023, 139（6）: 880-898.

[94] 甘国能, 莫必华, 陈少武, 等. 肾动脉阻力指数对脓毒症所致急性肾损伤的诊断价值[J]. 中国急救复苏与灾害医学杂志, 2021, 16（2）: 178-182.

[95] 刘景刚，杨文宝，陈爽，等．肾阻力指数和肾灌注压多模化监测对急性重度有机磷中毒患者发生急性肾损伤的预测价值 [J]. 中国急救医学，2022, 42（8）：683-687.

[96] 吴家玉，熊冠泽，丁福全，等．血清胱抑素 C 和尿 NGAL 联合检测在急性肾损伤病情评估及预后中的价值 [J]. 中山大学学报（医学科学版），2014, 35（1）：152-155.

[97] 谢馥懋，刘凤鸣，易文枫．重症超声与脉搏指示连续心排出量监测在重症监护室急性肾损伤患者液体管理中的对比研究 [J]. 现代医学与健康研究（电子版），2023, 7（17）：39-42.

[98] TOMAR A, KUMAR V, SAHA A. Peritoneal dialysis in children with sepsis-associated AKI（SA-AKI）: an experience in a low- to middle-income country[J]. Paediatr Int Child Health, 2021, 41（2）: 137-144.

[99] CULLIS B, MCCULLOCH M, FINKELSTEIN F O. Development of PD in lower-income countries: a rational solution for the management of AKI and ESKD[J]. Kidney Int, 2024, 105（5）: 953-959.

[100] 李晓庆，陈冬梅，王瑞泉，等．连续性血液净化治疗新生儿重症脓毒症伴多器官功能障碍综合征临床效果分析 [J]. 中华新生儿科杂志（中英文），2019, 34（5）：334-337.

[101] 蔡成．新生儿急性肾衰竭的连续性肾脏替代治疗 [J]. 中华实用儿科临床杂志，2017, 32（2）：84-87.

[102] 王凌峰，卢尧，文爱清．全血在战伤失血性休克复苏中的应用研究进展 [J]. 中华创伤杂志，2019, 35（5）：472-478.

[103] NISHIMI S, SUGAWARA H, ONODERA C, et al. Complications During Continuous Renal Replacement Therapy in Critically Ill Neonates[J]. Blood Purif, 2019, 47 Suppl 2: 74-80.

[104] 洪文超，陈一欢，裴刚，等．连续性肾脏替代治疗在低体重新生儿应用中的可行性分析 [J]. 中华新生儿科杂志，2019, 34（3）：192-196.

[105] 夏耀方，石磊，刘翠青，等．连续性血液净化治疗新生儿急性肾功能衰竭五例 [J]. 中国小儿急救医学，2017, 24（11）：874-877.

[106] 全雪丽．腹膜透析在婴幼儿先天性心脏病手术后的应用[J]. 临床小儿外科杂志，2018, 17（10）：795-798.

[107] 庞亚昌，徐卓明，张明杰，等．腹膜透析在小儿先天性心脏病手术后的应用 [J]. 临床小儿外科杂志，2021, 20（8）：743-748.

[108] PAN X, PENG J, ZHU R, et al. Non-invasive biomarkers of acute rejection in pediatric kidney transplantation: New targets and strategies[J]. Life sci, 2024, 348: 122698.

[109] 上海市护理学会外科护理专业委员会．儿童肾移植围手术期护理规范专家共识 [J]. 器官移植，2023, 14（3）：343-351.

[110] 中华医学会器官移植学分会．儿童肾移植技术操作规范（2019 版)[J]. 器官移植，2019, 10（5）：499-504.

[111] NABER C, SHERIDAN R. Critical Care of the Pediatric Burn Patient[J]. Semin Plast Surg, 2024,

38（2）：116-124.

[112] HÖCKER B, AGUILAR M, SCHNITZLER P, et al. Incomplete vaccination coverage in European children with end-stage kidney disease prior to renal transplantation[J]. Pediatr Nephro, 2018, 33（2）：341-350.

[113] 陈刚 . 儿童肾移植术后供者特异性抗体的产生及其影响 [J]. 器官移植 , 2022, 13（3）：303-306.

[114] BROWN J R, BAKER R A, SHORE-LESSERSON L, et al. The Society of Thoracic Surgeons/Society of Cardiovascular Anesthesiologists/American Society of Extracorporeal Technology Clinical Practice Guidelines for the Prevention of Adult Cardiac Surgery–Associated Acute Kidney Injury[J]. Anesth Analg, 2023, 136（1）：176-184.

[115] SUREN K, CAROLINE A, SHEETAL B, et al. The Renal Association Clinical Practice Guideline Acute Kidney Injury（AKI）, August 2019[J]. KIDNEYS, 2019, 8（4）：217-224.

[116] 盛艳蕾 , 胡露红 , 何丽 , 等 . 丧亲者哀伤辅导及其干预模式的研究进展 [J]. 护理研究 , 2024, 38（5）：843-848.

[117] JAMES M, BOUCHARD J, HO J, et al. Canadian Society of Nephrology Commentary on the 2012 KDIGO Clinical Practice Guideline for Acute Kidney Injury[J]. Am J Kidney Dis, 2013, 61（5）：673-685.

[118] PALEVSKY M P, LIU D K, BROPHY D P, et al. KDOQI US Commentary on the 2012 KDIGO Clinical Practice Guideline for Acute Kidney Injury[J]. Am J Kidney Dis, 2013, 61（5）：649-672.

[119] KHWAJA A. KDIGO clinical practice guidelines for acute kidney injury[J]. Nephron Clin Pract, 2012, 120（4）：c179-c184.

[120] 中华医学会肾脏病学分会专家组 . 连续性肾替代治疗容量评估与管理专家共识 [J]. 中华肾脏病杂志 , 2024, 40（1）：74-81.

[121] NOURSE P, CULLIS B, FINKELSTEIN F, et al. ISPD guidelines for peritoneal dialysis in acute kidney injury: 2020 Update（paediatrics）[J]. Perit Dial Int, 2021, 41（2）：139-157.

[122] 赵蕊 , 周清 , 方晓燕 , 等 . 2 例急性肾损伤新生儿行腹膜透析治疗的护理 [J]. 中华急危重症护理杂志 , 2020, 1（5）：478-480.

[123] VEGA M R W, CERMINARA D, DESLOOVERE A, et al. Nutritional management of children with acute kidney injury-clinical practice recommendations from the Pediatric Renal Nutrition Taskforce[J]. Pediatr Nephrol, 2023, 38（11）：3559-3580.

[124] CHUA A N, KUMAR R, WARADY B A. Care of the pediatric patient on chronic peritoneal dialysis[J]. Pediatr Nephrol, 2022, 37（12）：3043-3055.

[125] 金是 , 滕杰 . 急性肾损伤患者的容量管理面面观 [J]. 上海医学 , 2022, 45（9）：610-613.

[126] 中华医学会肾脏病学分会专家组 . 连续性肾脏替代治疗的抗凝管理指南 [J]. 中华肾脏病杂志 ,

2022, 38（11）: 1016-1024.

[127] LIU S Y, XU S Y, YIN L, et al. Management of regional citrate anticoagulation for continuous renal replacement therapy: guideline recommendations from Chinese emergency medical doctor consensus[J]. Mil Med Res, 2023, 10（1）: 23.

[128] 儿童危重症连续性血液净化应用共识工作组. 连续性血液净化在儿童危重症应用的专家共识 [J]. 中华儿科杂志, 2021, 59（5）: 352-360.

[129] SQUIRES J E, MCKIERNAN P, SQUIRES R H. Acute Liver Failure: An Update[J]. Clin Liver Dis, 2018, 22（4）: 773-805.

[130] AMERICAN ASSOCIATION FOR THE STUDY OF LIVER DISEASES, EUROPEAN ASSOCIATION FOR THE STUDY OF THE LIVER. Hepatic encephalopathy in chronic liver disease: 2014 practice guideline by the European Association for the Study of the Liver and the American Association for the Study of Liver Diseases[J]. J Hepatol, 2014, 61（3）: 642-659.

[131] SUNDARAM S S, ALONSO E M, NARKEWICZ M R, et al. Characterization and outcomes of young infants with acute liver failure[J]. J Pediatr, 2011, 159（5）: 813-818.

[132] BHATT H, RAO G S. Management of Acute Liver Failure: A Pediatric Perspective[J]. Curr Pediatr Rep, 2018, 6（3）: 246-257.

[133] 张敏, 朱世殊. 实用简明儿童肝脏病学 [M]. 北京: 科学出版社, 2020.

[134] 王能里, 谢新宝. 儿童急性肝衰竭的肝移植治疗 [J]. 临床肝胆病杂志, 2022, 38（2）: 278-281.

[135] 徐虹, 丁洁, 易著文. 儿童肾脏病学 [M]. 北京: 人民卫生出版社, 2018.

[136] LU B R, ZHANG S, NARKEWICZ M R, et al. Evaluation of the liver injury unit scoring system to predict survival in a multinational study of pediatric acute liver failure[J]. J Pediatr, 2013, 162（5）: 1010-1016.

[137] SQUIRES J E, ALONSO E M, IBRAHIM S H, et al. North American Society for Pediatric Gastroenterology, Hepatology, and Nutrition Position Paper on the Diagnosis and Management of Pediatric Acute Liver Failure[J]. J Pediatr Gastroenterol Nutr, 2022, 74（1）: 138–158.

[138] 刘刚, 高恒妙, 钱素云. 儿童急性肝衰竭: 诊治现状与挑战 [J]. 中华急诊医学杂志, 2023, 32（6）: 715-718.

[139] BERNAL W, HALL C, KARVELLAS C J, et al. Arterial ammonia and clinical risk factors for encephalopathy and intracranial hypertension in acute liver failure[J]. Hepatology, 2007, 46（6）: 1844-1852.

[140] AKCAN ARIKAN A, SRIVATHS P, HIMES R W, et al. Hybrid extracorporeal therapies as a bridge to pediatric liver transplantation[J]. Pediatr Crit Care Med, 2018, 19（7）: e342-e349.

[141] 姜涛, 欧阳文献, 谭艳芳, 等. 儿童急性肝衰竭 120 例病因和预后分析 [J]. 中华实用儿科临床杂志, 2020, 35（6）: 422-425.

[142] 杨霞,江米足.儿童急性肝衰竭的病因及临床管理进展[J].中华儿科杂志,2023,61(10): 941-944.

[143] CHIOU F K, LOGARAJAH V, HO C, et al. Demographics, aetiology and outcome of paediatric acute liver failure in Singapore[J]. Singapore Med J, 2022, 63(11): 659-666.

[144] 明慧,何怡,许红梅.儿童急性肝衰竭的诊治进展[J].中国当代儿科杂志,2024,26(2): 194-200.

[145] YANG C F, LIU J W, JIN L M, et al. Association of duration and etiology with the effect of the artificial liver support system in pediatric acute liver failure[J]. Front Pediatr, 2022, 10(6): 951443.

[146] 杨子浩,许丹.儿童急性肝衰竭的重症监护和治疗进展[J].浙江医学,2021,43(18):1941-1945, 1952.

[147] BULUT Y, SAPRU A, ROACH G D. Hemostatic Balance in Pediatric Acute Liver Failure: Epidemiology of Bleeding And Thrombosis, Physiology, and Current Strategies[J]. Front Pediatr, 2020, 8: 618119.

[148] 张圳,张晓燕,李玉梅.儿童急性肝衰竭生物学标志物及临床意义[J].中国小儿急救医学, 2022, 29(12):946-950.

[149] WU Z, HAN M, CHEN T, et al. Acute liver failure: mechanisms of immune mediated liver injury[J]. Liver Int, 2010, 30(6): 782-794.

[150] 邓昕雨,马骁.肝损伤发生机制及其治疗研究进展[J].中药与临床,2022,13(5):118-123, 128.

[151] BERARDI G, TUCKFI LD L, DELVECCHIO M T, et al. Differential diagnosis of acute liver failure in children: a systematic review[J]. Pediatr Gastroenterol Hepatol Nutr, 2020, 23(6): 501-510.

[152] TROVATO F M, RABINOWICH L, MCPHAIL M J W. Update on the management of acute liver failure[J]. Curr Opin Crit Care, 2020, 26(2): 163-170.

[153] 沈颖,易著文.儿科血液净化技术[M].北京:清华大学出版社,2012.

[154] 蔡威,张潍平,魏光辉.小儿外科学[M].6版.北京:人民卫生出版社,2020.

[155] 张金哲.张金哲小儿外科学[M].北京:人民卫生出版社,2013.

[156] MISHRA S, PALLAVI P. Diagnosis and management of pediatric acute liver failure: ESPGHAN and NASPGHAN 2022[J]. Indian Pediatr, 2022, 59(4): 307-311.

[157] 赵仕国,何玮梅,谢倩茹,等.儿童急性肝衰竭复发行体外肝脏辅助的护理[J].中华急危重症护理杂志,2023,4(10):916-919.

[158] 周红琴,诸纪华,陈秀萍,等.神经母细胞瘤扩增序列基因突变致急性肝功能衰竭患儿的护理[J].中华急危重症护理杂志,2024,5(2):150-153.

[159] WEAVER M S, SHOSTROM V K, NEUMANN M L, et al. Homestead together: Pediatric

palliative care telehealth support for rural children with cancer during home- based end-of life care[J]. Pediatr Blood Cancer, 2021, 68（4）: e28921.

[160] 中国研究型医院学会加速康复外科专业委员会 . 儿童肝移植围手术期管理专家共识 [J]. 中华外科杂志 , 2021, 59（3）: 179-191.

[161] 柯嘉 , 康亮 . 短肠综合征相关肠衰竭的营养支持治疗 [J]. 中华胃肠外科杂志 , 2024, 27（3）: 231-235.

[162] 李海龙 , 李融融 . 慢性肠衰竭的诊断与营养管理 [J]. 中华临床营养杂志 , 2022, 30（6）: 334-339.

[163] 江米足 , 龚四堂 . 儿童消化病学 [M]. 北京 : 人民卫生出版社 , 2023.

[164] 褚怡青 , 冯海霞 , 陶怡菁 , 等 . 小儿肠衰竭实施家庭营养支持探索附十例临床分析 [J]. 中华临床营养杂志 , 2021, 29（4）: 226-231.

[165] 黄永坤 , 戴梅 . 小儿胃肠衰竭的诊断与治疗 [J]. 实用儿科临床杂志 , 2012, 27（19）: 1464-1467.

[166] 何小兵 , 陈飞燕 , 张锦 , 等 . 以急性胃肠损伤分级系统为导向的儿童急性肠衰竭临床分析 [J]. 中国小儿急救医学 , 2020, 27（11）: 858-860.

[167] 王吉文 , 张茂 . 欧洲危重病医学会关于急性胃肠损伤的定义和处理指南 [J]. 中华急诊医学杂志 , 2012, 21（8）: 812-814.

[168] 张真翊 , 张宏 . 短肠综合征治疗方案中粪菌移植潜在价值分析与展望 [J]. 中国综合临床 , 2022, 38（4）: 382-385.

[169] 龚剑峰 . 短肠综合征的病理生理改变及临床表现 [J]. 中华炎性肠病杂志 , 2022, 6（1）: 22-26.

[170] 李幼生 , 蔡威 , 黎介寿 , 等 . 中国短肠综合征诊疗共识（2016 年版）[J]. 中华医学杂志 , 2017, 97（8）: 569-576.

[171] 江利冰 , 张松 , 高培阳 , 等 . 欧洲临床营养与代谢学会 ICU 临床营养指南（ESPEN）[J]. 中华急诊医学杂志 , 2018, 27（11）: 1195-1197.

[172] 罗红凤 , 邝彩云 , 刘喜红 . 住院患儿营养风险筛查工具研究进展 [J]. 发育医学电子杂志 , 2020, 8（1）: 86-91.

[173] 王莹 , 陆丽娜 . 住院患儿营养筛查与评估工具应用现状 [J]. 临床儿科杂志 , 2022, 40（11）: 801-806.

[174] 洪莉 . 0~6 月龄婴儿营养评估 [J]. 中国实用儿科杂志 , 2019, 34（10）: 818-822.

[175] SERMET-GAUDELUS I, POISSON-SALOMON A S, COLOMB V, et al. Simple pediatric nutritional risk score to identify children at risk of malnutrition[J]. Am J Clin Nutr, 2000, 72（1）: 64-70.

[176] 吴太琴 , 甘秀妮 , 高燕 , 等 . 2023 年《ESPEN 指南 : 共病住院患者营养支持》解读 [J]. 中国全科医学 , 2024, 27（21）: 2557-2564.

[177] 亚洲急危重症协会中国腹腔重症协作组 . 重症病人胃肠功能障碍肠内营养专家共识（2021 版）[J]. 中华消化外科杂志 , 2021, 20（11）：1123-1136.

[178] 中华医学会肠外肠内营养学分会 . 中国成人患者肠外肠内营养临床应用指南（2023 版）[J]. 中华医学杂志 , 2023, 103（13）：946-974.

[179] 欧洲儿科胃肠肝病与营养学会 , 欧洲临床营养与代谢学会 , 欧洲儿科研究学会 , 等 . 儿科肠外营养指南（2016 版）推荐意见节译 [J]. 中华儿科杂志 , 2018, 56（12）：885-896.

[180] 韩艳 , 楼金玕 . 消化内镜技术在儿童肠内营养治疗中的应用 [J]. 中国实用儿科杂志 , 2024, 39（4）：285-288.

[181] 张远真 , 中华医学会消化内镜学分会老年内镜协作组 , 北京医学会消化内镜学分会 . 老年人经皮内镜下胃造瘘术中国专家共识（2022 版）[J]. 中华消化内镜杂志 , 2023, 40（2）：85-93.

[182] 何静婷 , 喻姣花 , 杨晓霞 , 等 .《成人患者经皮内镜胃造瘘及空肠造瘘护理管理的临床实践指南》解读 [J]. 中国实用护理杂志 , 2019, 35（24）：1841-1845.

[183] 夏俏 , 王自珍 , 李磊 , 等 . 肠衰竭儿童营养支持的最佳证据总结 [J]. 护理管理杂志 , 2022, 22（3）：180-185.

[184] 危重症儿童营养评估及支持治疗指南（中国）工作组 , 钱素云 , 陆国平 , 等 . 危重症儿童营养评估及支持治疗指南（2018, 中国 , 标准版）[J]. 中国循证儿科杂志 , 2018, 13（1）：1-29.

[185] 彭国庆 , 王小梅 , 王瑞 , 等 . 2023 版《ESPEN 实践指南 : 家庭肠外营养》解读 [J]. 护理研究 , 2024, 38（5）：753-762.

[186] 伍俐亭 , 张燕群 , 占敏 , 等 . STRONGkids 营养风险筛查在小儿胃肠外科围手术期中的应用 [J]. 江西医药 , 2018, 53（5）：432-434.

[187] 吴瑞 , 孔粼 , 宋莘 . 儿童青少年生长发育相关的营养状况评估与干预 [J]. 中华全科医师杂志 , 2023, 22（3）：255-262.

[188] GERASIMIDIS K, MACLEOD I, MACLEAN A, et al. Performance of the novel Paediatric Yorkhill Malnutrition Score（PYMS）in hospital practice[J]. Clin Nutr, 2011, 30（4）：430-435.

[189] 曾煜闺 , 聂晓晶 . 粪菌移植在儿科应用的研究进展 [J]. 中华实用儿科临床杂志 , 2022, 37（4）：311-314.

[190] 杜骏 , 徐治中 , 何宗琦 , 等 . 粪菌移植治疗克罗恩病的研究进展 [J]. 中华炎性肠病杂志 , 2021, 5（3）：229-232.

[191] 马磊 , 邢卉春 . 粪菌移植临床应用规范及前景 [J]. 中国医学前沿杂志（电子版）, 2024, 16（1）：8-12.

[192] 中华医学会肠外肠内营养学分会 , 上海预防医学会微生态专业委员会 . 肠道菌群移植供体筛选与管理中国专家共识（2022 版）[J]. 中华胃肠外科杂志 , 2022, 25（9）：757-765.

[193] 王莹 . 小儿肠衰竭长期营养相关问题探讨 [J]. 中国实用儿科杂志 , 2024, 39（4）：255-258.

[194] 中华医学会肠外肠内营养学分会护理学组 . 肠外营养安全输注专家共识 [J]. 中华护理杂志 , 2022, 57（12）：1421-1426.

[195] 梅伶俐，凌云，胡艳，等 . 短肠综合征继发肠衰竭患儿父母营养照护体验的质性研究 [J]. 中华护理杂志，2023, 58（20）: 2452-2458.

[196] 国家卫生健康委员会医院管理研究所，中华医学会肠外肠内营养学分会，中华医学会肠外肠内营养学分会肠道微生态协作组 . 肠道菌群移植临床应用管理中国专家共识（2022 版）[J]. 中华胃肠外科杂志，2022, 25（9）: 747-756.

[197] 管玲玲，高磊青，邱青，等 .1 例粪菌移植治疗儿童肝移植术后顽固性腹泻的护理 [J]. 中国临床案例成果数据库，2022, 4（1）: E07433-E07433.

[198] CAMMAROTA G, IANIRO G, TILG H, et al. European consensus conference on faecal microbiota transplantation in clinical practice[J]. Gut, 2017, 66（4）: 569-580.

[199] PAPANICOLAS L E, CHOO J M, WANG Y, et al. Bacterial viability in faecal transplants: Which bacteria survive?[J]. EBioMedicine, 2019, 41: 509-516.

[200] 朱长真，李元新 . 小肠移植现状和适应证的精准选择 [J]. 实用器官移植电子杂志，2024, 12（3）: 266-270.

[201] 中华医学会麻醉学分会全凭静脉麻醉专家共识工作小组 . 全凭静脉麻醉专家共识 [J]. 中华麻醉学杂志，2016, 36（6）: 641-649.

[202] 罗蓉，李登峰 . 儿童急性颅内高压的治疗与管理进展 [J]. 中华实用儿科临床杂志，2019, 34（12）: 889-892.

[203] 李珂，成怡冰，钱素云，等 . 颅内高压危象 [J]. 中国小儿急救医学，2020, 27（8）: 582-586.

[204] 符跃强，许峰 . 儿童颅内压监测研究进展 [J]. 中国小儿急救医学，2017, 24（6）: 412-415, 419.

[205] DOTAN G, HADAR COHEN N, QURESHI H M, et al. External lumbar drainage in progressive pediatric idiopathic intracranial hypertension[J]. J Neurosurg Pediatr, 2021, 28（4）: 490-496.

[206] PLOOF J, AYLWARD S C, JORDAN C O, et al. Case Series of Rapid Surgical Interventions in Fulminant Intracranial Hypertension[J]. J Child Neurol, 2021, 36（11）: 1047-1053.

[207] VARMA H, AYLWARD C S. Pediatric intracranial hypertension: A review of presenting symptoms, quality of life, and secondary causes[J]. ACNS, 2024, 2（1）: 15-26.

[208] 中华医学会神经病学分会神经重症协作组，中国医师协会神经内科医师分会神经重症专业委员会 . 难治性颅内压增高的监测与治疗中国专家共识 [J]. 中华医学杂志，2018, 98（45）: 3643-3652.

[209] ZHANG X, MEDOW J E, ISKANDAR B J, et al. Invasive and noninvasive means of measuring intracranial pressure: a review[J]. Physiol Meas, 2017, 38（8）: R143-R182.

[210] 中华医学会神经外科学分会，中国神经外科重症管理协作组 . 中国神经外科重症管理专家共识（2020 版）[J]. 中华医学杂志，2020, 100（19）: 1443-1458.

[211] KOCHAR A, HILDEBRANDT K, SILVERSTEIN R, et al. Approaches to neuroprotection in pediatric neurocritical care[J]. World J Crit Care Med, 2023, 12（3）: 116-129.

[212] MOLLAN S P, DAVIES B, SILVER N C, et al. Idiopathic intracranial hypertension: consensus guidelines on management[J]. J Neurol Neurosurg Psychiatry, 2018, 89（10）: 1088-1100.

[213] MEYFROIDT G, BOUZAT P, CASAER M P, et al. Management of moderate to severe traumatic brain injury: an update for the intensivist[J]. Intensive Care Med, 2022, 48（6）: 649-666.

[214] 廖敏, 刘鹏, 邓星, 等. 直肠亚低温技术目标温度管理能力和安全性临床实验报告[J]. 中国循证儿科杂志, 2018, 13（5）: 332-336.

[215] ELLIS K, LINDLEY L C. A Virtual Children's Hospice in Response to COVID-19: The Scottish Experience[J]. J Pain Symptom Manage, 2020, 60（2）: e40-e43.

[216] 中华医学会神经外科学分会颅脑创伤专业组, 中华医学会创伤学分会神经损伤专业组. 儿童颅脑创伤诊治中国专家共识[J]. 中华神经外科杂志, 2021, 37（12）: 1200-1208.

[217] 喻南慧, 祝益民. 儿童严重创伤性脑损伤的管理指南（第3版）解读[J]. 实用休克杂志（中英文）, 2019, 3（2）: 112-113.

[218] 马克·S.格林伯格. 神经外科手册: 原著第9版.[M]. 赵继宗主译. 南京: 江苏凤凰科学技术出版社, 2021.

[219] 赵金桂, 罗蓉. 渗透性治疗在儿童颅内高压综合征中的应用与研究[J]. 中华妇幼临床医学杂志（电子版）, 2019, 15（3）: 239-244.

[220] 中国医师协会神经外科分会神经重症专家委员会, 北京医学会神经外科分会神经外科危重症学组, 中国神经外科重症管理协作组. 神经重症目标温度管理中国专家共识（2022版）[J]. 中华神经医学杂志, 2022, 21（7）: 649-656.

[221] KOCHANEK P M, TASKER R C, BELL M J, et al. Management of Pediatric Severe Traumatic Brain Injury: 2019 Consensus and Guidelines-Based Algorithm for First and Second Tier Therapies[J]. Pediatr Crit Care Med, 2019, 20（3）: 269-279.

[222] LUI A, KUMAR K K, GRANT G A. Management of Severe Traumatic Brain Injury in Pediatric Patients[J]. Front Toxicol, 2022, 4: 910972.

[223] TRINKA E, COCK H, HESDORFFER D, et al. A definition and classification of status epilepticus-Report of the ILAE Task Forse on Classification of Status Epilepticus[J]. Epilepsia, 2015, 56（10）: 1515-1523.

[224] 儿童癫痫持续状态协作组. 儿童癫痫持续状态诊断治疗的中国专家共识（2022）[J]. 癫痫杂志, 2022, 8（5）: 383-389.

[225] 刘芳, 王晓英, 陈卫碧. 成人癫痫持续状态护理专家共识[J]. 中华现代护理杂志, 2023, 29（6）: 701-709.

[226] 中华护理学会重症护理专业委员会, 北京医学会肠外肠内营养学分会护理学组. 神经重症患者肠内喂养护理专家共识[J]. 中华护理杂志, 2022, 57（3）: 261-264.

[227] 上海市医学会脑电图与临床神经生理专科分会. 临床脑电图操作规范的上海专家共识[J]. 上海医学, 2021, 44（3）: 141-147.

[228] 廖良华，岑贞颐，黄月艳．惊厥性癫痫持续状态患儿相关指标及头颅磁共振成像价值的研究进展 [J]. 实用临床医药杂志，2021, 25（1）：109-112.

[229] 刘远航，王萱，江文．癫痫持续状态治疗研究进展 [J]. 中风与神经疾病杂志，2023, 40（6）：491-495.

[230] 中国抗癫痫协会神经调控专业委员会，中国医师协会神经调控专业委员会，中华医学会神经外科分会神经生理学组．迷走神经刺激治疗药物难治性癫痫的中国专家共识 [J]. 癫痫杂志，2021, 7（3）：191-196.

[231] 中国抗癫痫协会药物治疗专业委员会．终止癫痫持续状态发作的专家共识 [J]. 解放军医学杂志，2022, 47（7）：639-646.

[232] LEGRIEL S. Hypothermia as a treatment in status epilepticus: A narrative review[J]. Epilepsy Behav, 2019, 101（Pt B）：106298.

[233] 倪莹莹，王首红，宋为群，等．神经重症康复中国专家共识（上）[J]. 中国康复医学杂志，2018, 33（1）：7-14.

[234] 杨炯贤，樊超男，刘珺，等．生酮饮食治疗超难治性癫痫持续状态 PICU 病儿短期疗效探讨 [J]. 肠外与肠内营养，2023, 30（3）：129-134.

[235] 莫庭庭，贾珊珊，李霞，等．74 例儿童难治性癫痫应用生酮饮食疗法效果分析 [J]. 儿科药学杂志，2023, 29（7）：40-44.

[236] 李晓宇．家庭管理模式在癫痫患儿延续护理中的应用研究 [D]. 青岛：青岛大学，2021.

[237] 廖欢．癫痫防治中值得关注的几个问题 [D]. 重庆：重庆医科大学，2016.

[238] FERNANDEZ H, MCLEAN W, PARDUE Q, et al. New systems for a two-speed electroencephalograph with an auditory device for diminishing the length of seizures[J]. Aviat Space Environ Med, 1975, 46（5）：734.

[239] 许靖，孔祥永，张程和，等．儿童脓毒症诊疗进展 [J]. 发育医学电子杂志，2023, 11（6）：466-470.

[240] WEISS S L, PETERS M J, ALHAZZANI W, et al. Executive Summary: Surviving Sepsis Campaign International Guidelines for the Management of Septic Shock and Sepsis-Associated Organ Dysfunction in Children[J]. Intensive Care Medicine, 2020, 46（S1）：1-9.

[241] SCHLAPBACH L J , WATSON R S, SORCE L R , et al. International Consensus Criteria for Pediatric Sepsis and Septic Shock[J]. JAMA, 2024（8）：665-674.

[242] 向莉，万伟琳，曲政海，等．中国儿童严重过敏反应诊断与治疗建议 [J]. 中华实用儿科临床杂志，2021, 36（6）：410-416．

[243] 李晓桐，翟所迪，王强，等．《严重过敏反应急救指南》推荐意见 [J]. 药物不良反应杂志，2019, 21（2）：85-91.

[244] 程晔，应佳云，刘彦婷，等．《2020 拯救脓毒症运动国际指南：儿童脓毒性休克和脓毒症相关器官功能障碍管理》解读 [J]. 中国小儿急救医学，2020, 27（4）：241-248.

[245] 中国医师协会急诊医师分会，中华医学会急诊医学分会，中国医疗保健国际交流促进会急诊分会．血管加压药物在急诊休克中的应用专家共识 [J]. 中华急诊医学杂志，2021, 30（8）：929-936.

[246] 张家赫，王丽杰．大剂量液体复苏对儿童脓毒性休克预后影响的研究进展 [J]. 中国小儿急救医学，2021, 28（11）：993-997.

[247] EVANS L, RHODES A, ALHAZZANI W, et al. Surviving sepsiscampaign: international guidelines for management of sepsis andseptic shock 2021[J]. Intensive Care Med, 2021, 47（11）：1181-1247.

[248] 齐文旗，张斌，郑忠骏，等．拯救脓毒症运动：2021 年国际脓毒症和脓毒性休克管理指南 [J]. 中华急诊医学杂志，2021, 30（11）：1300-1304.

[249] 黄莉，陆国平．休克的快速处理 [J]. 中华实用儿科临床杂志，2018, 33（18）：1370-1375.

[250] 蒋佳维．休克患者微循环的直接评估一项多中心随机对照研究 [J]. 中华危重病急救医学，2023, 35（11）：1181.

[251] 应佳云，刘婷彦，周文彬，等．《2024 年国际共识标准：儿童脓毒症和脓毒性休克》解读 [J]. 中国小儿急救医学，2024, 31（5）：322-326.

[252] 汤丽，张春英，李君英，等．血管活性药物评分在危重症患者中应用的研究进展 [J]. 中华危重病急救医学，2022, 34（11）：1213-1217.

[253] AIT-OUFELLA H, LEMOINNE S, BOELLE P Y, et al. Mottling score predicts survival in septic shock[J]. Intensive Cure Med, 2011, 37（5）：801-807.

[254] 赖晓娟，刘楠，吴琴江，等．休克指数指导急诊外科严重创伤合并失血性休克患者急救护理的意义 [J]. 中国实用护理杂志，2020, 36（22）：1681-1684.

[255] 曹双．脓毒症和脓毒性休克患者容量监测指标的研究进展 [J]. 内科，2023, 18（2）：154-157.

[256] 孙玉梅，张立力，张彩虹．护理健康评估 [M]. 5 版．北京：人民卫生出版社，2021.

[257] 马健，陆国平．儿童创伤急救技术 [J]. 中华实用儿科临床杂志，2018, 33（6）：409-412.

[258] 史海燕，刘帅，耿文锦，等．床旁超声在儿童脓毒性休克液体复苏中的应用价值[J]. 河北医药，2024, 46（2）：214-218.

[259] 程东良，史长松．体外膜肺氧合在儿童脓毒症休克中的临床应用 [J]. 中国临床新医学，2023, 16（7）：673-677.

[260] 沈兴，李佳芩，禄子薇，等．儿童脓毒性休克液体复苏策略 [J]. 西南医科大学学报，2023, 46（3）：203-207.

[261] 袁远宏，肖政辉．儿童脓毒性休克早期识别与处理 [J]. 实用休克杂志（中英文），2022, 6（3）：137-140, 145.

[262] 黎鳌．黎鳌烧伤学 [M]. 上海：上海科学技术出版社，2001.

[263] 王卫平．儿科学 [M]. 8 版．北京：人民卫生出版社，2013.

[264] 胡爱玲，郑美春，李伟娟．现代伤口与肠造口临床护理实践 [M]. 北京：中国协和医科大学出

版社, 2010.

[265] 杨宗城. 烧伤救治手册 [M]. 北京：人民军医出版社, 2004.

[266] 申传安. 危重烧伤救治新技术体系 [M]. 北京：人民卫生出版社, 2021.

[267] 大卫·N. 赫顿. 烧伤治疗学：原书第 5 版 [M]. 陈旭林，肖仕初，罗高兴主译. 北京：中国科学技术出版社, 2020.

[268] 陆树良，吴敏洁，谢挺. 创面修复医师培训教程 [M]. 上海：上海科学技术出版社, 2020.

[269] ISBI PRACTICE GUIDELINES COMMITTEE, STEERING SUBCOMMITTEE, ADVISORY SUBCOMMITTEE. ISBI practice guidelines for burn care[J]. Burns, 2016, 42（5）：953-1021.

[270] ISBI PRACTICE GUIDELINES COMMITTEE, ADVISORY SUBCOMMITTEE, STEERING SUBCOMMITTEE. ISBI practice guidelines for burn care, part 2[J]. Burns, 2018, 44（7）：1617-1706.

[271] 中国老年医学学会烧创伤分会. 烧伤儿童心理康复治疗全国专家共识（2020 版）[J]. 中华烧伤杂志, 2020, 36（11）：987-992.

[272] 中国老年医学学会烧创伤分会. 含银敷料在创面治疗中应用的全国专家共识（2018 版）[J]. 中华损伤与修复杂志（电子版）, 2018, 13（6）：401-405.

[273] 中华医学会烧伤外科学分会，《中华烧伤杂志》编辑委员会. 负压封闭引流技术在烧伤外科应用的全国专家共识（2017 版）[J]. 中华烧伤杂志, 2017, 33（3）：129-135.

[274] 中华医学会烧伤外科学分会康复与护理学组，上海护理学会重症监护专委会. 吸入性损伤人工气道护理的专家共识 [J]. 海军医学杂志, 2023, 44（1）：1-6.

[275] 丁亚平，夏姗姗，童祥飞，等. 2022 版《AARC 临床实践指南：人工气道内吸痰》解读 [J]. 护理研究, 2022, 36（22）：3953-3957.

[276] PALMIERI T L. Initial Pediatric Burn Management: A Practical Guide[J]. Semin Plast Surg, 2024, 38（2）：88-92.

[277] ERICKSON M J, ENKHBAATAR P, LEE J O. Inhalation Injury[J]. Semin Plast Surg, 2024, 38（2）：93-96.

[278] ZHANG Y X, LAN M J, LIANG S Y, et al. Advances on the application of physical airway clearance techniques in the treatment of inhalation injury[J]. Zhonghua Shao Shang Za Zhi, 2023, 39（5）：475-480.

[279] CARTOTTO R, JOHNSON L S, SAVETAMAL A, et al. American Burn Association Clinical Practice Guidelines on Burn Shock Resuscitation[J]. J Burn Care Res, 2024, 45（3）：565-589.

[280] 王智忠，刘利华，曹强，等. 水凝胶联合藻酸盐银敷料在面部深Ⅱ度烧伤创面治疗中的应用研究 [J]. 中华损伤与修复杂志（电子版）, 2021, 16（1）：50-54.

[281] 姚兴伟，陈向军，王静，等. 小儿重度烧伤早期胃肠道营养支持治疗的临床研究 [J]. 中华损伤与修复杂志（电子版）, 2014, 9（1）：42-46.

[282] 中华医学会儿科学分会灾害儿科学学组，中国人民解放军儿科学专业委员会. 儿童烧伤预防

和现场救治专家共识 [J]. 中国当代儿科杂志 , 2021, 23（12）: 1191-1199.

[283] 李笑 . 小儿烧伤休克期复苏补液的临床分析 [D]. 石家庄 : 河北医科大学 , 2021.

[284] 中国老年医学学会烧创伤分会 . 烧伤休克防治全国专家共识（2020 版）[J]. 中华烧伤杂志 , 2020, 36（9）: 786-792.

[285] WACHTEL T L , BERRY C C, WACHTEL E E, et al. The inter-rater reliability of estimating the size of burns from various burn area chart drawings[J]. Burns, 2000, 26（2）: 156-170.

[286] 中国老年医学学会烧创伤分会 . 烧伤后关节功能障碍的预防与康复治疗专家共识（2021 版）[J]. 中华损伤与修复杂志（电子版）, 2021, 16（4）: 277-282.

[287] 李余杰 , 金琳博 , 张一鸣 . 2022 美国烧伤学会临床实践指南 : 危重烧伤病人的早期活动和康复解读 [J]. 临床外科杂志 , 2023, 31（1）: 39-41.

[288] 中国临床瘢痕防治专家共识制定小组 . 中国临床瘢痕防治专家共识 [J]. 中华损伤与修复杂志（电子版）, 2017, 12（6）: 401-408.

[289] 中国整形美容协会瘢痕医学分会 . 瘢痕早期治疗全国专家共识（2020 版）[J]. 中华烧伤杂志 , 2021, 37（2）: 113-125.

[290] 中华医学会眼科学分会角膜病学组 . 中国眼烧伤临床诊疗专家共识（2021 年）[J]. 中华眼科杂志 , 2021, 57（4）: 254-260.

[291] 张珂 , 俞瑾垚 . 心理危机干预联合安宁疗护对晚期癌症患者的影响 [J]. 当代护士 , 2024, 31（2）: 34-37.

[292] 光电技术治疗皮肤创伤性瘢痕专家共识（2018 版）编写组 . 光电技术治疗皮肤创伤性瘢痕专家共识（2018 版）[J]. 中华烧伤杂志 , 2018, 34（9）: 593-597.

[293] 王敏佳 , 杨攀 , 尹芳 , 等 . 沙盘游戏疗法在中国的应用及发展 [J]. 医学与哲学 , 2024, 45（7）: 66-69, 75.

[294] 郑徽 , 李明爽 , 吴丹 , 等 . 破伤风高风险人群主动免疫制剂使用专家共识 [J]. 中国预防医学杂志 , 2024, 25（6）: 641-649.

[295] 刘延青 , 崔健君 . 实用疼痛学 [M]. 北京 : 人民卫生出版社 , 2013.

[296] 本森 , 瑞加 , 斯宾塞 , 等 . 疼痛医学精要 [M]. 北京 : 北京大学出版社 , 2017.

[297] 韩济生 . 疼痛学 [M]. 北京 : 北京大学出版社 , 2011.

[298] 宋文阁 , 王春亭 , 傅志俭 , 等 . 实用临床疼痛学 [M]. 郑州 : 河南科学技术出版社 , 2008.

[299] 拉马默蒂 , 罗杰斯 , 阿兰马诺 . 疼痛治疗决策 [M]. 北京 : 北京大学出版社 , 2009.

[300] 郑显兰 . 儿科危重症护理学 [M]. 北京 : 北京大学出版社 , 2015.

[301] 中华医学会麻醉学分会 . 2017 版中国麻醉学指南与专家共识 [M]. 北京 : 人民卫生出版社 , 2017.

[302] 郭政 , 王国年 . 疼痛诊疗学 [M]. 4 版 . 北京 : 北京大学出版社 , 2016.

[303] 何碧云 . 新生儿疼痛、躁动及镇静评估量表的汉化及信效度评价 [D]. 杭州 : 浙江大学 , 2017.

[304] 白锦兵 . 舒适 "行为" 量表在儿童疼痛镇静评估中的应用分析 [J]. 中国实用护理杂志 , 2011,

27（31）：43-45.

[305] BAI J, HSU L, TANG Y, et al. Validation of the COMFORT Behavior scale and the FLACC scale for pain assessment in Chinese children after cardiac surgery[J]. Pain Manag Nurs, 2012, 13（1）：18-26.

[306] 中华医学会泌尿外科学分会小儿泌尿外科学组 . 儿童阴茎修复手术后疼痛管理专家共识（2022 版）[J]. 中华泌尿外科杂志 , 2022, 43（4）：241-244.

[307] 黄小只 . 三种量表用于机械通气新生儿急性疼痛评估的比较 [D]. 广州 : 南方医科大学 , 2017.

[308] 王蓉 . 母婴分离对新生儿疼痛反应、神经行为的影响 [D]. 成都 : 西南医科大学 , 2016.

[309] 中华医学会儿科学分会急救学组 , 中华医学会急诊医学分会儿科学组 , 中华儿科杂志编辑委员会 . 中国儿童重症监护病房镇痛和镇静治疗专家共识（2024）[J]. 中华儿科杂志 , 2024, 62（3）：196-203.

[310] MALVIYA S, VOEPEL-LEWIS T, BURKE C, et al. The revised FLACC observational pain tool: improved reliability and validity for pain assessment in children with cognitive impairment[J]. Paediatr Anaesth, 2006, 16（3）：258-265.

[311] 李肖肖 , 邓林琳 , 聂芳 , 等 . 应用 Richmond 躁动镇静评分对颅脑损伤躁动患者进行目标镇静的效果 [J]. 中国医科大学学报 , 2019, 48（5）：464-466.

[312] 何珊 . 儿童谵妄评估量表研究现状与康奈尔儿童谵妄量表的汉化及临床应用 [D]. 重庆 : 重庆医科大学 , 2019.

[313] 中华医学会儿科学分会康复学组 . 儿童脑性瘫痪疼痛管理专家共识 [J]. 中国实用儿科杂志 , 2020, 35（9）：673-677.

[314] MARILYN J H, DAVID W. Wong's Nursing Care of Infants and Children[M]. 11th ed. Amsterdam: Elsevier, 2019.

[315] RAJA S N, CARR D B, COHEN M, et al. The revised International Association for the Study of Pain definition of pain: concepts, challenges, and compromises[J]. Pain, 2020, 161（9）：1976-1982.

[316] SMITH H A B, BESUNDER J B, BETTERS K A, et al. 2022 Society of Critical Care Medicine Clinical Practice Guidelines on Prevention and Management of Pain, Agitation, Neuromuscular Blockade, and Delirium in Critically Ill Pediatric Patients With Consideration of the ICU Environment and Early Mobility[J]. Pediatr Crit Care Med, 2022, 23（2）：e74-e110.

[317] 陈月华 , 谌绍林 , 朱南希 , 等 . 信息化及自动化婴儿疼痛评估研究进展 [J]. 护士进修杂志 , 2022, 37（23）：2158-2162.

[318] SURGES S M, BRUNSCH H, JASPERS B, et al. Revised European Association for Palliative Care（EAPC）recommended framework on palliative sedation: An international Delphi study[J]. Palliat Med, 2024, 38（2）：213-228.

[319] IMAI K, MORITA T, AKECHI T, et al. Principles of Revised Clinical Guidelines about Palliative

Sedation Therapy of the Japanese Society for Palliative Medicine[J]. J Palliat Med, 2020, 23（9）: 1184-1190.

[320] MOTTA F, DE GIORGIO D, CERRATO M, et al. Postresuscitation Ventilation With a Mixture of Argon and Hydrogen Reduces Brain Injury After Cardiac Arrest in a Pig Model[J]. J Am Heart Assoc, 2024, 13（9）: e033367.

[321] LAURIDSEN K G, MORGAN R W, BERG R A, et al. Association Between Chest Compression Pause Duration and Survival After Pediatric In-Hospital Cardiac Arrest[J]. Circulation, 2024, 149（19）: 1493-1500.

[322] GIROTRA S, SPERTUS J A, LI Y, et al. Survival trends in pediatric in-hospital cardiac arrests: an analysis from Get With the Guidelines-Resuscitation[J]. Circ Cardiovasc Qual Outcomes, 2013, 6（1）: 42-49.

[323] BERG R A, REEDER R W, MEERT K L, et al. End-tidal carbon dioxide during pediatric in-hospital cardiopulmonary resuscitation[J]. Resuscitation, 2018, 133: 173-179.

[324] HANSEN M, SCHMICKER R H, NEWGARD C D, et al. Time to epinephrine administration and survival from nonshockable out-of-hospital cardiac arrest among children and adults[J]. Circulation, 2018, 137（19）: 2032-2040.

[325] SANRI E, KARACABEY S. The impact of backboard placement on chest compression quality: a mannequin study[J]. Prehosp Disaster Med, 2019, 34（2）: 182-187.

[326] OH J, SONG Y, KANG B, et al. The use of dual accelerometers improves measurement of chest compression depth[J]. Resuscitation, 2012, 83（4）: 500-504.

[327] MACONOCHIE I K, AICKIN R, HAZINSKI M F, et al. Pediatric Life Support: 2020 International Consensus on Cardiopulmonary Resuscitation and Emergency Cardiovascular Care Science With Treatment Recommendations[J]. Pediatrics, 2020, 147（suppl 1）: e2020038505B.

[328] WELSFORD M, NISHIYAMA C, SHORTT C, et al. Room Air for Initiating Term Newborn Resuscitation: A Systematic Review With Meta-analysis[J]. Pediatrics, 2019, 143（1）: e20181825.

[329] KNUDSON J D, NEISH S R, CABRERA A G, et al. Prevalence and outcomes of pediatric in-hospital cardiopulmonary resuscitation in the United States: an analysis of the Kids' Inpatient Database*[J]. Crit Care Med, 2012, 40（11）: 2940-2944.

[330] AYRAPETYAN M, TALEKAR K, SCHWABENBAUER K, et al. Apgar scores at 10 minutes and outcomes in term and late preterm neonates with hypoxic-ischemic encephalopathy in the cooling era[J]. Am J Perinatol, 2019, 36（5）: 545-554.

[331] GOTO Y, MAEDA T, GOTO Y. Impact of dispatcher-assisted bystander cardiopulmonary resuscitation on neurological outcomes in children with out-of-hospital cardiac arrests: a prospective, nationwide, population-based cohort study[J]. J Am Heart Assoc, 2014, 3（3）:

e000499.

[332] SUTTON R M, REEDER R W, LANDIS W, et al. Chest compression rates and pediatric in-hospital arrest survival outcomes[J]. Resuscitation, 2018, 130: 159-166.

[333] KAO P C, CHIANG W C, YANG C W, et al. What is the correct depth of chest compression for infants and children? A radiological study[J]. Pediatrics, 2009, 124（1）: 49-55.

[334] LEE J E, LEE J, OH J, et al. Comparison of two-thumb encircling and two-finger technique during infant cardiopulmonary resuscitation with single rescuer in simulation studies: a systematic review and meta-analysis[J]. Medicine（Baltimore）, 2019, 98（45）: e17853.

[335] LIN Y, WAN B, BELANGER C, et al. Reducing the impact of intensive care unit mattress compressibility during CPR: a simulation-based study[J]. Adv Simul（Lond）, 2017, 2: 22.

[336] FUNG F W, TOPJIAN A A, XIAO R, et al. Early EEG features for outcome prediction after cardiar arrest in children[J]. J Clin Neurophysiol, 2019, 36（5）: 349-357.

[337] SAWYER K N, CAMP ROGERS T R, KOTINI-SHAH P, et al. Sudden Cardiac Arrest Survivorship: A Scientific Statement From the American Heart Association[J]. Circulation, 2020, 141（12）: e654-e685.

[338] FUKUDA T, KONDO Y, HAYASHIDA K, et al. Time to epinephrine and survival after paediatric out-of-hospital cardiac arrest[J]. Eur Heart Cardiovasc Pharmacother, 2018, 4（3）: 144-151.

[339] WOLFE H, ZEBUHR C, TOPJIAN A, et al. Interdisciplinary ICU cardiac arrest debrief improves survival outcomes*[J]. Crit Care Med, 2014, 42（7）: 1688-1695.

[340] Cheng A, Brown L L, Dff J P, et al. Improving cardiopulmonary resuscitation with a CPR feedback device and refresher simulations（CPR CARES Study）: a randomized clinical trial[J]. JAMA Pediatr, 2015, 169（2）: 137-144.

[341] DUFF J P, TOPJIAN A A, BERG M D, et al. 2019 American Heart Association Focused Update on Pediatric Advanced Life Support: An Update to the American Heart Association guidelines for Cardiopulmonary Resuscitation and Emergency Cardiovascular Care[J]. Circulation, 2019, 140（24）: e904-e914.

[342] POLIMENAKOS A C, RIZZO V, EL-ZEIN C F, et al. Post-cardiotomy Rescue Extrcorporeal Cardiopulmonary Resuscitation in Neonates with Single Ventricle After Intractable Cardiac Arrest: Attrition After Hospital Discharge And Predictors Of Outcome[J]. Pediatr Cardiol, 2017, 38（2）: 314-323.

[343] TOPJIAN A A, RAYMOND T T, ATKINS D, et al. Part 4: Pediatric Basic and Advanced Life Support: 2020 American Heart Association Guidelines for Cardiopulmonary Resuscitation and Emergency Cardiovascular Care[J]. Circulation, 2020, 142（16_suppl_2）: S469-S523.

[344] ELLIOTT D, DAVIDSON J E, HARVEY M A, et al. Exploring the scope of post–intensive care syndrome therapy and care[J]. Crit Care Med, 2014, 42（12）: 2518-2526.

[345] KOVALEVA M A, JONES A C, KIMPEL C C, et al.Patient and caregiver experiences with a telemedicine intensive care unit recovery clinic[J]. Heart Lung, 20231 58: 47-53.

[346] NISHISAKI A, HALES R, BIAGAS K, et al. A multi-institutional high-fidelity simulation "boot camp" orientation and training program for first year pediatric critical care fellows[J]. Pediatr Crit Care Med, 2009, 10（2）: 157-162.

[347] ONG C, LEE J H, LEOW M K, et al. Functional Outcomes and Physical Impairments in Pediatric Critical Care Survivors: A Scoping Review[J]. Pediatr Crit Care Med, 2016, 17（5）: e247-e259.

[348] 丁敏 . 儿童重症监护后综合征相关躯体功能障碍对患儿出院后再入院和生活质量的影响和随访研究 [D]. 长春 : 吉林大学 , 2023.

[349] MAJOR M E, DETTLING-IHNENFELDT D, RAMAEKERS S P J, et al. Feasibility of a home-based interdisciplinary rehabilitation program for patients with Post-Intensive Care Syndrome: the REACH study[J]. Crit Care, 2021, 25（1）: 279.

[350] NG J Y, LANDGRAF J M, CHIU C S, et al. Preliminary evidence on the measurement properties of the Chinese version of the child health questionnaire, parent form（CHQ-PF50）and child form（CHQ-CF87）[J]. Qual Life Res, 14（7）: 1775-1781.

[351] KOSINSKI S, MOHAMMAD R A, PITCHER M, et al. What Is Post-Intensive Care Syndrome （PICS）?[J]. Am J Respir Crit Care Med, 2020, 201（8）: P15-P16.

[352] FIELD-RIDLEY A, DHARMAR M, STEINHORN D, et al. ICU-Acquired Weakness Is Associated With Differences in Clinical Outcomes in Critically Ill Children[J]. Pediatr Crit Care Med, 2016, 17（1）: 53-57.

[353] Bone M F, Feinglass J M, Goodman D M. Risk factors for acquiring functional and cognitive disabilities during admission to a PICU*[J]. Pediatr Crit Care Med, 2014, 15（7）: 640-648.

[354] YUAN C, TIMMINS F, THOMPSON D R. Post-intensive care syndrome: a concept analysis[J]. Int J Nurs Stud , 2021, 144（2）: 10381.

[355] KO M S M, POH P F, HENG K Y C, et al. Assessment of Long-term Psychological Outcomes After Pediatric Intensive Care Unit Admission: A Systematic Review and Meta-analysis[J]. JAMA Pediatr, 2022, 176（3）: e215767.

[356] PINTO N P, RHINESMITH E W, KIM T Y, et al. Long-Term Function After Pediatric Critical Illness: Results From the Survivor Outcomes Study [J]. Pediatr Crit Care Med, 2017, 18（3）: e122-e130.

[357] BEMBEA M M, FELLING R J, CAPRAROLA S D, et al. Neurologic Outcomes in a Two-Center Cohort of Neonatal and Pediatric Patients Supported on Extracorporeal Membrane Oxygenation[J]. ASAIO J, 2020, 66（1）: 79-88.

[358] WATSON R S, ASARO L A, HUTCHINS L, et al. Risk Factors for Functional Decline and Impaired Quality of Life after Pediatric Respiratory Failure[J]. Am J Respir Crit Care Med, 2019,

200（7）：900-909.

[359] HOLDING E Z, TURNER E M, HALL T A, et al. The Association Between Functional Status and Health-Related Quality of Life Following Discharge from the Pediatric Intensive Care Unit[J]. Neurocrit Care, 2021, 35（2）：347-357.

[360] CHOONG K, FRASER D, AL-HARBI S, et al. Functional Recovery in Critically Ill Children, the "WeeCover" Multicenter Study[J]. Pediatr Crit Care Med, 2018, 19（2）：145-154.

[361] KUKRETI V, SHAMIM M, KHILNANI P. Intensive care unit acquired weakness in children: Critical illness polyneuropathy and myopathy[J]. Indian J Crit Care Med, 2014, 18（2）：95-101.

[362] RODRIGUEZ-RUBIO M, PINTO N P, MANNING J C, et al. Post-intensive care syndrome in paediatrics: setting our sights on survivorship[J]. Lancet Child Adolesc Health, 2020, 4（7）：486-488.

[363] GREGORY J, GREENBERG J, BASU S. Outcomes Analysis of Children Diagnosed With Hemophagocytic Lymphohistiocytosis in the PICU[J]. Pediatr Crit Care Med, 2019, 20（4）：e185-e190.

[364] MADURSKI C, JARVIS J M, BEERS S R, et al. Serum Biomarkers of Regeneration and Plasticity are Associated with Functional Outcome in Pediatric Neurocritical Illness: An Exploratory Study[J]. Neurocrit Care, 2021, 35（2）：457-467.

[365] SMITH M, BELL C, VEGA M W, et al. Patient-centered outcomes in pediatric continuous kidney replacement therapy: new morbidity and worsened functional status in survivors[J]. Pediatr Nephrol, 2022, 37（1）：189-197.

[366] SADEH A. A brief screening questionnaire for infant sleep problems: validation and findings for an Internet sample[J]. Pediatrics, 113（6）：e570-e577.

[367] 冯围围, 潘晓平, 王惠珊, 等. 中国婴儿睡眠状况评估量表的编制与评价研究 [J]. 中国儿童保健杂志, 2021, 29（5）：468-472.

[368] OWENS J A, SPIRITO A, MCGUINN M. The Children's Sleep Habits Questionnaire（CSHQ）：psychometric properties of a survey instrument for school-aged children[J]. Sleep, 2000, 23（8）：1043-1051.

[369] 中华人民共和国国家卫生和计划生育委员会. 0 岁 ~5 岁儿童睡眠卫生指南：WS/T 579-2017[S/OL]. 北京：国家卫生和计划生育委员会, 2017：1-7[2024-07-26]. http//www.nhc.gov.cn/ewebeditor/uploadfile/2017/10/20171026154305316.pdf.

[370] SMITH P, PERRIN S, DYREGROV A, et al. Principal components analysis of the impact of event scale with children in war[J]. PERS INDIV DIFFER, 2003, 34（2）：315-322.

[371] 汪智艳, 高隽, 邓晶, 等. 修订版儿童事件影响量表在地震灾区初中学生中的信效度 [J]. 中国心理卫生杂志, 2010, 24（6）：463-466.

[372] AHLEN J, VIGERLAND S, GHADERI A. Development of the spence children's anxiety Scale-

Short Version（SCAS-S）[J]. J Psychopathol Behav Assess, 2018, 40（2）：288-304.

[373] 王凯，苏林雁，朱焱，等 . 儿童焦虑性情绪障碍筛查表的中国城市常模 [J]. 中国临床心理学杂志，2002, 10（4）：270-272.

[374] 苏林雁，王凯，朱焱，等 . 儿童抑郁障碍自评量表的中国城市常模 [J]. 中国心理卫生杂志，2003, 17（8）：547-549.

[375] 詹靖烨 . 创伤后应激症状与睡眠质量关系的追踪及神经机制研究 [D]. 上海：中国人民解放军海军军医大学，2023.

[376] NAKANISHI N, LIU K, KAWAUCHI A, et al. Instruments to assess postintensive care syndrome assessment: a scoping review and modified Delphi method study[J]. Crit Care, 2023, 27（1）：430.

[377] BLEVINS C A, WEATHERS F W, DAVIS M T, et al. The Posttraumatic Stress Disorder Checklist for DSM-5（PCL-5）: development and initial psychometric evaluation[J]. J Trauma Stress, 2015, 28（6）：489-498.

[378] MAYER K P, ORTIZ-SORIANO V M, KALANTAR A, et al. Acute kidney injury contributes to worse physical and quality of life outcomes in survivors of critical illness[J]. BMC Nephrol, 2022, 23（1）：137.

[379] NAKAMURA K, KAWASAKI A, SUZUKI N, et al. Grip Strength Correlates with Mental Health and Quality of Life after Critical Care: A Retrospective Study in a Post-Intensive Care Syndrome Clinic[J]. J Clin Med, 2021, 10（14）：3044.

[380] SEAMAN J B, ARNOLD R M, SCHEUNEMANN L P, et al. An Integrated Framework for Effective and Efficient Communication with Families in the Adult Intensive Care Unit[J]. Ann Am Thorac Soc, 2017, 14（6）：1015-1020.

[381] WHITE D B, ANGUS D C, SHIELDS A M, et al. A Randomized Trial of a Family-Support Intervention in Intensive Care Units[J]. N Engl J Med, 2018, 378（25）：2365-2375.

[382] DAVIDSON J E, ASLAKSON R A, LONG A C, et al. Guidelines for Family-Centered Care in the Neonatal, Pediatric, and Adult ICU[J]. Crit Care Med, 2017, 45（1）：103-128.

[383] AU S S, ORDONS A R D, SOO A, et al. Family participation in intensive care unit rounds: comparing family and provider perspectives[J]. J Crit Care, 2017, 38: 132-136.

[384] O'BRIEN A, O'REILLY K, DECHEN T, et al. Redesigning Rounds in the ICU: Standardizing Key Elements Improves Interdisciplinary Communication[J]. Jt Comm J Qual Patient Saf, 2018, 44（10）：590-598.

[385] WATSON R S, CHOONG K, COLVILLE G, et al. Life after Critical Illness in Children-Toward an Understanding of Pediatric Post-intensive Care Syndrome[J]. J Pediatr, 2018, 198: 16-24.

[386] TRICCO A C, LILLIE E, ZARIN W, et al. PRISMA Extension for Scoping Reviews（PRISMA-ScR）: Checklist and Explanation[J]. Ann Intern Med, 2018, 169（7）：467-473.

[387] 谌永毅, 杨辉. 安宁疗护 [M]. 北京: 人民卫生出版社, 2023.

[388] 肖亚洲, 谌永毅. 中国肿瘤整合诊治技术指南: 安宁疗护 [M]. 天津: 天津科学技术出版社, 2023.

[389] 刘辉, 赵咪, 徐奕旻. 儿童安宁疗护研究国际热点及发展趋势可视化分析 [J]. 医学与哲学, 2021, 42 (6): 34-38, 65.

[390] 王霜霜, 王鑫鑫, 郭玉芳, 等. 癌症儿童安宁疗护影响因素及对策研究进展 [J]. 医学研究与教育, 2019, 36 (5): 45-51.

[391] 徐华, 范宇君. 儿童临终关怀与社会工作 [J]. 社会工作, 2014 (5): 49-54.

[392] CHONG P H, HAMSAH E, GOH C. Paediatric palliative care in the Asia Pacific region: where are we now?[J]. BMJ Support Palliat Care, 2017, 7 (1): 17-22.

[393] CLARKE J, QUIN S. Professional carers' experiences of providing a pediatric palliative care service in Ireland[J]. Qual Health Res, 2007, 17 (9): 1219-1231.

[394] 张娜, 朱丽辉, 罗听薇, 等. 儿童安宁疗护应用研究进展 [J]. 护理学报, 2022, 29 (4): 12-16.

[395] 左亚梅, 苏茜, 马玉霞, 等. 国外儿童安宁疗护现状及启示 [J]. 解放军护理杂志, 2020, 37 (1): 67-70.

[396] 谌永毅, 吴欣娟, 李旭英, 等. 健康中国建设背景下安宁疗护事业的发展 [J]. 中国护理管理, 2019, 19 (6): 801-806.

[397] 赵亦周, 金慧玉. 儿童安宁疗护国内外研究进展 [J]. 护理管理杂志, 2021, 21 (12): 861-865.

[398] 张敏. 以家庭为中心的儿童临终关怀在我国的发展 [J]. 中国中西医结合儿科学, 2019, 11 (6): 496-498.

[399] 张永喜, 刘淑媛, 李君艳, 等. 晚期癌症患儿居家宁养服务与住院姑息治疗成本 - 效益分析 [J]. 中国卫生经济, 2012, 31 (4): 73-74.

[400] 王春立, 周翾, 王旭梅, 等. 86 例恶性肿瘤患儿临终关怀的远程支持实践 [J]. 护理学报, 2017, 24 (20): 58-63.

[401] 董诗奇, 王娟, 杜若飞, 等. 儿童姑息照护影响因素及管理实践的研究进展 [J]. 中华护理杂志, 2021, 56 (4): 618-622.

[402] DANS M, KUTNER J S, AGARWAL R, et al. NCCN Guidelines® Insights: Palliative Care, Version 2.2021[J]. J Natl Compr Canc Netw, 2021, 19 (7): 780-788.

[403] 白文辉, 丁金锋, 孙玫, 等. 临终患儿真实体验质性研究的系统评价 [J]. 中华护理杂志, 2017, 52 (6): 665-671.

[404] WILKES L, CIOFFI J, CUMMINGS J, et al. Clients with chronic conditions: community nurse role in a multidisciplinary team[J]. J Clin Nurs, 2014, 23 (5-6): 844-855.

[405] 吴欣娟, 李佳倩, 李真, 等. 加强专科护士培养与使用助力专科护理跨越式发展 [J]. 中国护理管理, 2017, 17 (7): 872-874.

[406] 谌永毅, 成琴琴, 刘翔宇, 等. 护士在安宁疗护中的角色和地位 [J]. 中国护理管理, 2018, 18

（3）：311-315.

[407] 卫婉蕊，戈晓华，郑清如 . ICU 儿童谵妄管理的研究进展 [J]. 中国护理管理，2019, 19（8）：1238-1243.

[408] 徐婷婷，张伟英，周如女 . 儿童谵妄早期识别及护理干预的研究进展 [J]. 中华护理杂志，2020, 55（8）：1170-1174.

[409] MARTIN J C, LILEY D T, HARVEY A S, et al. Alterations in the functional connectivity of frontal lobe networks preceding emergence delirium in children[J]. Anesthesiology, 2014, 121（4）：740-752.

[410] VAN DER KOOI AW, ZAAL I, KLIJN F A, et al. Delirium detection using EEG: what and how tomeasure[J]. Chest, 2015, 147（1）：94-101.

[411] 中华医学会儿科分会血液学组儿童舒缓治疗亚专业组 . 儿童安宁疗护营养管理专家建议 [J]. 中国小儿血液与肿瘤杂志，2023, 28（4）：209-216.

[412] 赵晓霞 . STRONGkids 营养风险筛查在普外科住院儿童的临床应用及评价 [D]. 杭州：浙江大学，2015.

[413] 柳之啸，李京，王玉，等 . 中文版儿童抑郁量表的结构验证及测量等值 [J]. 中国临床心理学杂志，2019, 27（6）：1172-1176.

[414] 周霜，张京，叶盈，等 . 恶性肿瘤患者自杀风险评估量表的初步编制 [J]. 中国全科医学，2019, 22（9）：1062-1067.

[415] 卢奕云，郝元涛，静进 . 儿童生存质量测定量表 PedsQLTM 的结构及应用概况 [J]. 现代预防医学，2006, 33（5）：732-734.

[416] 李梦婷，陈朔晖，陈晓飞 . 新生儿重症监护室安宁疗护的研究进展 [J]. 中华急危重症护理杂志，2021, 2（2）：156-161.

[417] BIRNIE K A, CHAMBERS C T, CHORNEY J, et al. A multi-informant Multi-Method Investigation of Family Functioning and Parent–Child Coping During Children's Acute Pain[J]. J Pediatr Psychol, 2017, 42（1）：28-39.

[418] PEARCE L. End of Life Care for Infants, Children and Young People with Life-limiting Conditions[J]. Nurs Stand, 2017, 31（23）：15.

[419] WARD A, AROLA N, BOHNERT A, et al. Social-emotional adjustment and pet ownership among adolescents with autism spectrum disorder[J]. J Commun Disord, 2017, 65: 35-42.

[420] 何晓娜，焦培娟，刘鑫鑫，等 . 安宁疗护视野下儿童肿瘤患者家庭照护的研究进展 [J]. 中国医学伦理学，2022, 35（9）：1000-1006.